Springer-Verlag Berlin Heidelberg GmbH

Dietrich Reinhardt (Hrsg.)

Asthma bronchiale im Kindesalter

3., aktualisierte und erweiterte Auflage

Unter Mitarbeit von

Dietrich Berdel, Matthias Griese, Helmut Küster, Josef Lecheler,
Horst Lemoine, Erika von Mutius, Thomas Nicolai,
Franz Petermann

Mit 82 Abbildungen und 59 Tabellen

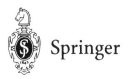 Springer

Prof. Dr. med. Dietrich Reinhardt
Dr. von Haunersches Kinderspital
Kinderklinik und Kinderpoliklinik
der Ludwig-Maximilians-Universität
Lindwurmstr. 4
D-80337 München

ISBN 978-3-642-63602-8

Die Deutsche Bibliothek – CIP-Einheitsaufnahme
Asthma bronchiale im Kindesalter / Dietrich Reinhardt unter Mitarb. von Dietrich Berdel ... – 3., aktua-
lisierte und erw. Aufl. – Berlin; Heidelberg; New York; Barcelona; Hongkong; London; Mailand; Paris;
Singapur; Tokio: Springer, 1999
   ISBN 978-3-642-63602-8   ISBN 978-3-642-58455-8 (eBook)
   DOI 10.1007/978-3-642-58455-8

Satz: K+V Fotosatz GmbH, Beerfelden

SPIN 10655239   26/3135 – 5 4 3 2 1 0 – Gedruckt auf säurefreiem Papier

Vorwort

Inzidenz und Prävalenz allergischer Erkrankungen, unter ihnen das Asthma bronchiale, haben in den letzten 20 Jahren um ein Vielfaches zugenommen. Asthma stellt heute die häufigste chronische Erkrankung des Kindesalters dar. Zahlreiche, kaum noch zu überschauende Untersuchungen haben innerhalb von wenigen Jahren wesentliche neue wissenschaftliche Erkenntnisse über diese Erkrankung geliefert. Diese betreffen die Ätiologie, Pathogenese und Genetik ebenso wie die Therapie des Asthma bronchiale. Da sich dieses so häufige Krankheitsbild im Kindesalter in vielerlei Hinsicht von dem des Erwachsenen unterscheidet, erscheint es gerechtfertigt, speziell die Besonderheiten des Asthma bronchiale im Kindesalter darzustellen.

Das vorliegende, 1985 erstmals erschienene Buch basiert auf einem Übersichtsartikel in den Ergebnissen der Inneren Medizin und Kinderheilkunde aus dem Jahre 1983. 1996 erschien die 2. Auflage. Aufgrund der großen Nachfrage wurde nun die dritte Auflage erforderlich, die völlig aktualisiert, überarbeitet und ergänzt wurde. Um die verschiedenen Bereiche des Asthma bronchiale kompetent darzustellen, war es erforderlich erneut den Kreis der Mitarbeiter zu erweitern.

Den Mitautoren und dem Verlag danke ich für die stets erfreuliche Zusammenarbeit, meiner Mitarbeiterin Frau Ch. von Bredow (ÄiP) für zusätzliches Korrekturlesen.

Es bleibt zu hoffen, daß das vorliegende Buch wiederum dazu beiträgt, einerseits den aktuellen wissenschaftlichen Stand der Asthmaforschung wiederzugeben, andererseits aber auch dem Kinderarzt und dem Kinder betreuenden Spezialisten bei Diagnostik und Therapie dieses wichtigen Krankheitsbildes Hilfe zu geben.

München, im Sommer 1999   Dietrich Reinhardt

Inhaltsverzeichnis

1 Definition und Einteilung 1

  1.1   Definition 2
           D. Reinhardt

  1.2   Einteilung 3
           D. Reinhardt

           Literatur 6

2 Epidemiologie 7

  2.1   Prävalenz 8
           E. v. Mutius, D. Reinhardt

  2.2   Disponierende Faktoren 12
           E. v. Mutius, D. Reinhardt
  2.2.1 Obstruktive Säuglingsbronchitis 12
           E. v. Mutius, D. Reinhardt
  2.2.2 Genetische Aspekte 16
           H. Küster
  2.2.3 Einfluß von Ernährung und Umwelt 22
           E. v. Mutius, D. Reinhardt
  2.2.4 Zusätzliche atopische Erkrankungen 28
           E. v. Mutius, D. Reinhardt
  2.2.5 Soziale und familiäre Aspekte 29
           E. v. Mutius, D. Reinhardt

  2.3   Verlauf und Mortalität 30
           E. v. Mutius, D. Reinhardt

           Literatur 34

3 Pathogenese 43

3.1   Allergie – Atopie 44
        H. Küster
3.1.1   Immunologische Grundlagen der allergischen Reaktion 44
        H. Küster
3.1.2   Zusammenspiel von IgE und seinen Rezeptoren 54
        H. Küster
3.1.3   Inhalative Allergien 55
        M. Griese
3.1.4   Nahrungsmittelallergien 61
        D. Reinhardt

3.2   Nervöse und neurohumorale Einflüsse 63
        H. Lemoine, D. Reinhardt
3.2.1   Sympathische Innervation 63
        H. Lemoine, D. Reinhardt
3.2.2   Cholinerge Innervation 64
        H. Lemoine, D. Reinhardt
3.2.3   Nichtadrenerge, nichtcholinerge Mechanismen
        und Neuropeptide 65
        H. Lemoine, D. Reinhardt
3.2.4   Rezeptorstrukturen 66
        H. Lemoine, D. Reinhardt
3.2.5   Molekulare Mechanismen der Signalaktivierung 72
        H. Lemoine, D. Reinhardt
3.2.6   Verteilung von Rezeptoren 75
        H. Lemoine, D. Reinhardt
3.2.7   Pathologie des autonomen Nervensystems 78
        H. Lemoine, D. Reinhardt

3.3   Stickoxid (NO) 85
        M. Griese

3.4   Leukotriene 87
        M. Griese

3.5   Infekte 89
        D. Reinhardt

3.6   Sinusitis und Asthma; Sinubronchitis 98
        D. Reinhardt

3.7   Hyperreagibles Bronchialsystem 102
        D. Reinhardt

3.8   Anstrengungsasthma 110
        D. Reinhardt

3.9   Psychische Faktoren 119
        D. Reinhardt

3.10   Andere Auslösefaktoren 119
        D. Reinhardt

        Literatur 120

4 Klinische Erscheinungsformen 133

4.1   Asthma im symptomfreien Intervall, intermittierendes
        und chronisches Asthma 134
        D. Reinhardt

4.2   Status asthmaticus 137
        Th. Nicolai

        Literatur 142

5 Diagnostik 145

5.1   Anamnese 146
        M. Griese

5.2   Körperliche Untersuchung 148
        M. Griese

5.3   Röntgenuntersuchung 149
        M. Griese

5.4   Allergietests 149
        M. Griese
5.4.1   Hauttests 150
        M. Griese
5.4.2   Bestimmung von Gesamt- und allergenspezifischen IgE 151
        M. Griese
5.4.3   Histaminfreisetzung aus Basophilen 152
        M. Griese

5.5   Lungenfunktionsuntersuchung 154
        M. Griese
5.5.1   Volumina und Flüsse 154
        M. Griese
5.5.2   Atemwegswiderstand 159
        M. Griese
5.5.3   Steifheit der Lunge 160
        M. Griese
5.5.4   Gastransferfunktion der Lunge 161
        M. Griese
5.5.5   Pathophysiologische Änderungen der Lungenfunktion
        und Asthmaschweregrad 162
        M. Griese

5.6   Monitoring der Entzündungsreaktion der Atemwege 163
M. Griese

5.7   Untersuchung der Reagibilität der Atemwege 168
M. Griese

5.8   Untersuchungen zur Differentialdiagnostik 171
M. Griese

Literatur 174

6 Therapie 177

6.1   Medikamentöse Therapie 179
D. Reinhardt
6.1.1 β-Sympathomimetika 180
D. Reinhardt, H. Lemoine
6.1.2 Theophyllin 201
D. Reinhardt
6.1.3 Atropinabkömmlinge 207
D. Reinhardt
6.1.4 Dinatrium cromoglicicum (DNCG) 208
D. Reinhardt
6.1.5 Nedocromil-Natrium 213
D. Reinhardt
6.1.6 Ketotifen 215
D. Reinhardt
6.1.7 Glukokortikoide 217
D. Reinhardt
6.1.8 Antileukotriene 232
M. Griese
6.1.9 Mukolytika/Expektoranzien 235
D. Reinhardt
6.1.10 Andere Therapieprinzipien 237
D. Reinhardt

6.2   Aerosolapplikation 239
M. Griese
6.2.1 Charakteristika von Aerosolen 239
M. Griese
6.2.2 Aerosolerzeugung 240
M. Griese
6.2.3 Aerosoldeposition 241
M. Griese
6.2.4 Praxis der Inhalationstechnik 243
M. Griese
6.2.5 Patientencompliance 252
M. Griese

6.3   Antigenelimination 255
        D. Reinhardt

6.4   Immuntherapie – Hyposensibilisierung 257
        D. Reinhardt
6.4.1   Wirkungsmechanismen 258
        D. Reinhardt
6.4.2   Klinische Anwendung und Erfolgskriterien 260
        D. Reinhardt

6.5   Psychotherapie 265
        D. Reinhardt

6.6   Asthmaverhaltenstraining – Grundlagen der Patientenschulung
        mit Kindern und Jugendlichen 267
        J. Lecheler, F. Petermann
6.6.1   Ziele pädiatrischer Asthmaschulungsprogramme 267
        J. Lecheler, F. Petermann
6.6.2   Pädiatrische Schulungsprogramme in Deutschland 269
        J. Lecheler, F. Petermann
6.6.3   Welche asthmatypischen Problembereiche bei einer Schulung
        sind zu berücksichtigen? 269
        J. Lecheler, F. Petermann
6.6.4   Formale Voraussetzungen 272
        J. Lecheler, F. Petermann
6.6.5   Evaluation pädiatrischer Asthmaschulungsprogramme 272
        J. Lecheler, F. Petermann

6.7   Generelle Anwendung der therapeutischen Prinzipien 273
        D. Berdel, D. Reinhardt
6.7.1   Präventive Langzeittherapie 274
        D. Berdel, D. Reinhardt
6.7.2   Therapie des Asthmaanfalls und des Status asthmaticus 281
        Th. Nicolai

        Literatur 282

Anhang 303

Sachverzeichnis 315

Adressen der Autoren

Prof. Dr. med. Dietrich Berdel
Kinderklinik/Marienhospital, Pastor-Janßen-Str. 8–38, 46483 Wesel

Priv. Doz. Dr. med. Matthias Griese
Dr. von Haunersches Kinderspital, Kinderklinik und Kinderpoliklinik
der Ludwig-Maximilians-Universität, Pettenkoferstr. 8 a, 80336 München

Dr. med. Helmut Küster
Dr. von Haunersches Kinderspital, Kinderklinik und Kinderpoliklinik
der Ludwig-Maximilians-Universität, Lindwurmstr. 4, 80337 München

Dr. med. Josef Lecheler
CFD Asthmazentrum Berchtesgaden, 83471 Berchtesgaden-Buchenhöhe

Prof. Dr. med. Horst Lemoine
Heinrich-Heine-Universität, Institut für Lasermedizin, Universitätsstr. 1,
40225 Düsseldorf

Priv. Doz. Dr. med. Erika von Mutius
Dr. von Haunersches Kinderspital, Kinderklinik und Kinderpoliklinik
der Ludwig-Maximilians-Universität, Lindwurmstr. 4, 80337 München

Priv. Doz. Dr. med. Thomas Nicolai
Dr. von Haunersches Kinderspital, Kinderklinik und Kinderpoliklinik
der Ludwig-Maximilians-Universität, Lindwurmstr. 4, 80337 München

Prof. Dr. med. Franz Petermann
Institut für Klinische Psychologie, Universität Bremen, Grazer Str. 6,
28359 Bremen

Prof. Dr. med. Dietrich Reinhardt
Dr. von Haunersches Kinderspital, Kinderklinik und Kinderpoliklinik
der Ludwig-Maximilians-Universität, Lindwurmstr. 4, 80337 München

KAPITEL 1

Definition und Einteilung 1

1.1 Definition 2

1.2 Einteilung 3

Literatur 6

1.1
Definition

Nach den Kriterien, die von einer gemeinsamen Kommission der American Thoracic Society und des American College of Chest Physicians 1975 erarbeitet (ACCP-ATS Joint Committee 1975) und 1991 durch eine Expertenrunde erweitert wurden (National Asthma Education Program 1991), ist das Asthma bronchiale definiert als eine chronische Entzündung des Bronchialsystems, die mit einer gesteigerten Reaktivität gegenüber verschiedenen exogenen und endogenen Stimuli einhergeht, sich als generelle Erhöhung des Atemwegswiderstandes darstellt und sich spontan oder als Folge einer medikamentösen Therapie in ihrem Ausmaß ändern kann (Busse u. Reed 1993). Unter diesen funktionellen Gesichtspunkten werden häufig auch die Atemwegsobstruktion im Säuglings- und Kleinkindalter sowie das Asthma bronchiale des älteren Kindes definiert. Die Besonderheiten der pathologisch-anatomischen Gegebenheiten des Atemwegstraktes im Säuglingsalter, die aufgrund der Reifung des Immunsystems bestehende besondere Infektanfälligkeit und die Unterschiede in der therapeutischen Ansprechbarkeit gegenüber den antiasthmatischen Wirkprinzipien machen jedoch deutlich, daß eine Definition unter funktionellen Gesichtspunkten nur sehr schwer auf die Atemwegsobstruktionen der verschiedenen Lebensaltersklassen des Kindes anzuwenden ist. Die Frage, welche prädiktiven Faktoren die Entstehung eines Asthma bronchiale bestimmen, ist nur sehr schwer zu beantworten (Aas 1981; Hofmann 1983; Martinez 1995). Mit zunehmendem Lebensalter wird die Wahrscheinlichkeit größer, daß einer Atemwegsobstruktion ein Asthma bronchiale zugrunde liegt (Eigen 1982). Hinweise auf eine Atopie in der Familie oder beim Betroffenen selbst, häufig rezidivierende Obstruktionen und exspiratorisches „Pfeifen" bei körperlicher Anstrengung sind sicherlich gewisse Indikatoren, machen aber eine weitere, gezieltere Diagnostik erforderlich.

Martinez et al. (1995, 1997) konnten anhand eines großen Kollektivs von Kindern (N = 826), die sie von der Geburt bis über das 6. Lebensjahr hinaus beobachtet hatten, einige Risikofaktoren herausarbeiten. Das Gesamtkollektiv wurde dabei in 4 Gruppen unterteilt:
1. Kinder, die nie eine obstruktive Bronchitis hatten;
2. Kinder mit Episoden während der ersten 3 Lebensjahre („early wheezers");
3. Kinder, die zwischen dem 3. und 6. Lebensjahr Episoden einer Atemwegsobstruktion gezeigt hatten („late wheezers");
4. Kinder, die während der gesamten Beobachtungsphase unter obstruktiven Episoden litten („persistent wheezers").

Es stellte sich heraus, daß zwar die Kinder der Gruppe 1 im frühen Kindesalter und im Alter von 6 Jahren als Folge von engen Atemwegen einen reduzierten exspiratorischen Fluß aufwiesen, jedoch keinen Hinweis auf eine allergische Sensibilisierung boten, während die Gruppe der Kinder, bei denen späte oder persistierende Atemwegsobstruktionen (Gruppe 3 und 4) auftraten, ein erhöhtes Allergierisiko besaßen. Die Kinder, die kontinuierliche Sym-

Tabelle 1.1. Haupt- und Nebenkriterien für die Diagnose eines Asthma bronchiale

Hauptkriterien	Nebenkriterien
Exspiratorische Dyspnoe	Atopiekonstellation in der Familie
„Pfeifen", Giemen und Brummen im Exspirium	Chronischer Husten mit „Pfeifen"
Verlängerung der forcierten Exspirationszeit	Bestehen einer anderen atopischen Konstellation
Verminderung der PEF und/oder des FEV_1	Eosinophile im peripheren Blut >10%
Persistierende Symptome über das 3. Lebensjahr hinaus	Positiver Pricktest oder RAST
Ausgeprägte Symptome	

ptome zeigten, hatten zudem auch im Alter von 6 Jahren einen erniedrigten exspiratorischen Fluß. Unter Einbeziehung dieser und anderer Kriterien ist es sinnvoll, das Asthma bronchiale auch durch bestimmte diagnostische Haupt- und Nebenkriterien einzugrenzen (Tabelle 1.1): Ein Asthma bronchiale sollte dann als gegeben angesehen werden, wenn zumindest zwei Hauptkriterien oder ein Hauptkriterium und zwei Nebenkriterien zutreffen. Wegen der beschränkten Möglichkeit und auch Aussagefähigkeit bestimmter diagnostischer Untersuchungsmethoden sind diese Definitionskriterien beim Säugling und Kleinkind jedoch nur bedingt zu verwerten.

Nach internationalen Standards, die auch pathogenetische Faktoren einschließen, ist das Asthma bronchiale eine vorwiegend anfallsweise, rezidivierend auftretende, in seltenen Fällen auch konstante Atemwegsobstruktion, die auf einer chronisch-eosinophilen Entzündung und in deren Folge auf einer Überempfindlichkeit des Bronchialsystems gegenüber physikalischen, chemischen, pharmakologischen und/oder immunologischen Reizen beruht. Im Kindesalter sollte man erst dann von einem Asthma bronchiale sprechen, wenn die Symptome auch über das 3. Lebensjahr hinaus anhalten. In den allermeisten Fällen ist das Asthma des Kindes allergisch bedingt.

1.2
Einteilung

Genauso wie der Ansatz, das Asthma bronchiale im frühen Kindesalter nach funktionellen Gesichtspunkten als Lumeneinengung des Bronchialsystems oder nach diagnostischen Haupt- und Nebenkriterien zu definieren, bieten auch die Einteilungsmöglichkeiten nach pathogenetischen Prinzipien Anlaß zur Kritik.

Tabelle 1.2. Einteilung des Asthma bronchiale nach verschiedenen Kriterien

Ätiologie (altes Konzept)	Ätiologie[a] (neues Konzept) Stimuli, die eine Bronchokonstrik- tion verursachen	Schweregrad[b] (nach Anzahl der Anfälle pro Jahr)	Schweregrad[c] (nach Belastungs- fähigkeit)	Klinischer Verlauf[d]
Extrinsisch- atopisch	Mediatoren der Allergie Histamin Leukotriene	Grad I (1–5 Anfälle)	Grad I (noch fähig, Sport zu treiben und zur Schule zu gehen)	Intermittieren- des Asthma
Extrinsisch- nichtatopisch	Prostaglandin F_{2a}	Grad II (6–10 Anfälle)	Grad II (fähig zur Schule zu gehen; nicht fähig, Sport zu treiben)	Persistierendes mildes Asthma
Intrinsisch	Infektionen	Grad III (11–20 Anfälle)	Grad III (nicht belastungsfähig, bettlägerig)	Persistierendes mittelschweres Asthma
Mischform	Anstrengung Temperatur Pharmakolo- gische Substanzen Physikochemische Noxen Infektionen	Grad IV (mehr als 20 Anfälle)	Grad IV (moribund)	Persistierendes schweres Asth- ma

[a] Nach McFadden (1982).
[b] Nach Meyer et al. (1976).
[c] Mod. nach Jones (1980).
[d] Nach Berdel et al. (1998).

Die gebräuchlichste Einteilung berücksichtigt neben dem extrinsisch-atopi-schen das extrinsisch-nichtatopische und das intrinsische Asthma, das An-strengungsasthma sowie Asthmaformen, die im Rahmen anderer chronischer Lungenerkrankungen auftreten (Tabelle 1.2). Vorstellungen, die das Asthma-syndrom auf molekularbiologischer und/oder biochemischer Ebene zu erklä-ren versuchen (König et al. 1983), lassen jedoch die Frage aufkommen, ob die genannten unterschiedlichen Formen des Asthmas nicht auch eine ge-meinsame pathogenetische Reaktionskette auslösen, die dann am Erfolgsor-gan, den Atemwegen, die Bronchokonstriktion verursacht. Für die *Pathoge-nese* asthmatischer Erkrankungen werden dabei folgende Faktoren als verant-wortlich angesehen:
- ein Defekt auf zellulärer Ebene,
- Mediatoren der Allergie und Entzündung,
- pathophysiologische Mechanismen, die eine Hyperreagibilität des Bronchi-alsystems auslösen und unterhalten,
- die Zusammensetzung und Menge des Bronchialsekrets.

Alle Versuche, das Asthma bronchiale nach pathogenetischen Prinzipien zu definieren und einzuteilen, werden jedoch sicherlich auch in Zukunft fehlschlagen. Denn stets müssen, wenn auch mit unterschiedlicher Wertigkeit, verschiedene Faktoren zusammenkommen, um die dem Asthma zugrundeliegenden Symptome einer exspiratorischen Dyspnoe und/oder eines rezidivierenden Hustens mit oder ohne vermehrten Schleimauswurf zu verursachen. Ob die vorhandenen pathologisch-anatomischen Veränderungen, die in einem Spasmus der Bronchialmuskulatur, einem Ödem der Bronchialschleimhaut sowie in einer Vermehrung der Schleimproduktion oder auch einer Schleimdyskrinie bestehen, darauf beruhen, daß verschiedene Auslösefaktoren ein und dasselbe Muster biochemischer oder molekularbiologischer Veränderungen auf zellulärer Ebene verursachen, müssen weitere Untersuchungen zeigen. Für die Klinik sind neben den pathogenetisch zugrundeliegenden Mechanismen sicherlich auch pragmatischere Einteilungen sinnvoll, die den Schweregrad sowie den Verlauf berücksichtigen (s. Tabelle 1.2), da sie über den Einsatz therapeutischer Mittel, aber auch über die Langzeitprognose entscheiden.

Die für die einzelnen Stadien charakteristischen Merkmale, die den klinischen Verlauf und damit die Therapie bestimmen, sind der Tabelle 1.2 zu entnehmen.

Erscheinungsformen

Das typische Asthma ist leicht zu diagnostizieren, wenn der Patient eine exspiratorische Dyspnoe mit exspiratorischem Giemen und Brummen bietet. Diese Symptomatik stellt jedoch nur die Spitze eines Eisberges dar, und häufig ist es gerade eine uncharakteristische Symptomatik mit Hustenattacken nach körperlicher Belastung oder in den Nachtstunden (Kelly et al. 1996), die auf ein Asthma bronchiale hindeutet. Im Prinzip können *4 klinische Erscheinungsformen* des Asthma bronchiale unterschieden werden (Abb. 1.1):

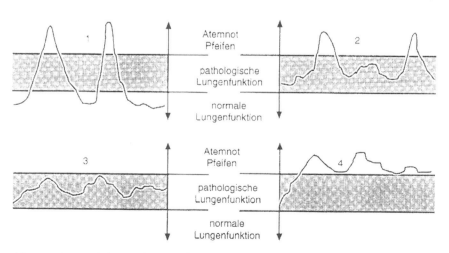

Abb. 1.1. Vier mögliche Erscheinungsformen des Asthma bronchiale im Kindesalter. (Nach Bierman u. Pearlman 1990)

- Einige Patienten zeigen nur gelegentlich kurz oder lang, schwach oder heftig auftretende Asthmaanfälle oder -episoden, etwa nach starker körperlicher Belastung oder nach Allergenkontakt, sind jedoch zwischen diesen Anfällen völlig symptomfrei.
- Eine Reihe von Patienten hat wie die erste Gruppe immer wieder einsetzende Asthmaanfälle, ist jedoch in der Zeit zwischen den Asthmaanfällen nie ganz symptomfrei und unterliegt einer funktionellen Beeinträchtigung.
- Andere Patienten zeigen nie Asthmaanfälle, der „asthmatische Eisberg" versteckt sich sozusagen unter der Oberfläche. Diese Kinder sind vermindert leistungsfähig und in ihrer Lungenfunktion beeinträchtigt. Häufig imponieren sie nur durch einen kontinuierlichen Husten, so daß gezielte Lungenfunktionsuntersuchungen – unter Einschluß unspezifischer Provokationen (Anstrengung, Kälte, Histamin usw.) – die Aufdeckung des Asthma bronchiale erbringen müssen.
- Etwa 15% der Asthmakinder zeigen eine chronische Symptomatik mit kontinuierlichem Giemen und Brummen ohne symptomfreie Intervalle.

Literatur

Aas K (1981) Heterogeneity of bronchial asthma. Allergy 36:3

ACCP-ATS Joint Committee on pulmonary nomenclature (1975) Pulmonary terms and symbols. Chest 67:383

Berdel D, Reinhardt D, Hofmann D, Lindemann H (1998) Therapieempfehlungen der Gesellschaft für Pädiatrische Pneumologie zur Behandlung des Asthma bronchiale bei Kindern und Jugendlichen. Monatsschr Kinderheilkd 146:492

Biermann WC, Pearlman DS (1990) Asthma. In: Kendig EL, Chernick V (eds) Disorders of the respiratory tract in children. Saunders, Philadelphia London, p 557

Busse WW, Reed CE (1993) Asthma: Definition and pathogenesis. In: Middleton E, Reed CE, Ellis EF, Adkinson NF, Yunginger FW, Busse WW (eds) Allergy, principles and practice, vol 2. Mosby, St. Louis Toronto, p 1173

Eigen H (1982) The clinical evaluation of chronic cough. Pediatr Clin North Am 29:67

Hofmann D (1983) Die Klinik des Asthma bronchiale im Kindesalter. Monatsschr Kinderheilkd 131:118

Jones ES (1980) The recognition and management of acute severe asthma. In: Belingham AJ (ed) Advanced medicine, vol 16. Pitman, London, p 9

Kelly YJ, Brabin BJ, Milligan PJM, Reid JA, Itlof D, Pearson MG (1996) Clinical significance of cough and wheeze in the diagnosis of asthma. Arch Dis Child 75:489

König W, Theobald K, Pfeiffer P, Szperalski B, Bohn A (1983) Biochemische Aspekte der Pathogenese des Asthmasyndroms. Monatsschr Kinderheilkd 131:118

Martinez F (1995) Definitions, risk factors and early natural history. Am J Respir Crit Care Med 151:52

Martinez FD, Wright AL, Taussig LM, Holberg CJ, Halonen M, Morgan WJ (1995) Asthma and wheezing during the first six years of life. N Engl J Med 332:133

Martinez FD (1997) Definition of pediatric asthma and associated risk factors. Pediatr Pulmonol 15:9

McFadden ER (1982) Modification of bronchial reactivity by existing asthma therapies (Abstr). In: International Conference on bronchial hyperreactivity held at the Hague. Oxford Publ, p 47

Meyer E, Menger W, Wenner J (1976) Beurteilung und Begutachtung des kindlichen Asthmas. Kinderarzt 2:165

National asthma education program. Expert panel report (1991) Guidelines for the diagnosis and management of asthma. National Heart and Lung Institute. J Allergy Clin Immunol 77:537

KAPITEL 2

Epidemiologie 2

2.1   Prävalenz   8

2.2   Disponierende Faktoren   12
2.2.1   Obstruktive Säuglingsbronchitis   12
2.2.2   Genetische Aspekte   16
2.2.3   Einfluß von Ernährung und Umwelt   22
2.2.4   Zusätzliche atopische Erkrankungen   28
2.2.5   Soziale und familiäre Aspekte   29

2.3   Verlauf und Mortalität   30

Literatur   34

2.1
Prävalenz

Aufgrund des Fehlens einheitlicher Definitionen, der Unzulänglichkeit der
diagnostischen Methoden im Säuglings- und Kleinkindalter und der häufig
uncharakteristischen Symptomatik in den ersten Lebensjahren schwanken die
Angaben über die Häufigkeit des Asthma bronchiale erheblich. Einige bemer-
kenswerte Besonderheiten in der Verteilung des Asthma bronchiale sind dennoch offensichtlich. So deutet manches darauf hin, daß Asthma und allergische Erkrankungen in ländlichen Gebieten und in Entwicklungsländern
kaum vorkommen. In Papua-Neuguinea z.B. war Asthma vor Einführung
westlicher Lebensgewohnheiten bei Kindern und Jugendlichen kaum zu finden (Anderson 1974). In Südafrika betrug die Prävalenz der bronchialen Hyperreaktivität nach Laufbelastung bei schwarzen, in der Stadt lebenden
Schulkindern 3,2%, wohingegen in der ländlichen Transkei nur ein einziger
Proband unter 671 untersuchten Kindern einen signifikanten Abfall des FEV_1
aufwies (van Niekerk et al. 1979). Ähnliches wurde von Zimbabwe berichtet
(Keeley et al. 1991), wo in den wohlhabenderen Regionen der Hauptstadt Ha-
rare 5,9% der untersuchten Schulkinder auf eine Laufprovokation reagierten,
im ländlichen Bereich von Wheezda Communal Land hingegen nur ein einzi-
ges Kind aus einer Stichprobe von über 600 Kindern eine bronchiale Hyperreaktivität aufwies.

Kürzlich wurden die Resultate einer standardisierten weltweiten epidemiologischen Studie (International Study of Asthma and Allergies, ISAAC) zur
Häufigkeit von Asthma bronchiale und allergischen Erkrankungen im Kindesalter veröffentlicht (ISAAC 1998). Die Studie zeigt eindrücklich die
höchst unterschiedliche Ausbreitung dieser Erkrankungen in über 150
Zentren der Welt. So reicht die Prävalenz des „wheeze", d.h. giemender
Atemnotattacken, von 2% bis über 35%. Wie bereits in anderen Studien
gezeigt, fanden sich die höchsten Prävalenzzahlen in Australien, Neuseeland und Großbritannien, die niedrigsten Raten in Osteuropa.

Frühere Untersuchungen nach dem Fall der kommunistischen Systeme hatten
bereits aufgezeigt, daß innerhalb Europas ein deutlicher Ost-West-Gradient
existiert. In Deutschland war dabei eine einmalige Situation gegeben. Fast
wie in einem natürlichen Experiment haben Bevölkerungsgruppen, die ähnliche genetische Veranlagungen aufweisen, im östlichen wie im westlichen Teil
des Landes über Jahrzehnte hinweg unter sehr verschiedenen Umweltbedin-
gungen (im weitesten Sinne des Wortes) gelebt. Dies führte zu deutlichen
Unterschieden in der Manifestation des Asthma bronchiale und, noch verstärkt, von allergischen Erkrankungen (von Mutius et al. 1992, 1994b). In
München war die Prävalenz des Heuschnupfens (8,6% vs. 2,7%, $p<0,0001$),
des Asthma bronchiale (9,3% vs. 7,2%, $p<0,05$) und der bronchialen Hyperreaktivität (8,3% vs. 5,5%, $p<0,001$) bei 9–11 Jahre alten Schulkindern signi-

fikant höher als in Leipzig oder Halle im Osten des Landes. Die Häufigkeit der atopischen Sensibilisierung, gemessen im Hautpricktest, war ebenfalls bei den westdeutschen Kindern höher als bei den ostdeutschen Kindern (36,7% vs. 18,2%, p<0,001). In ähnlicher Weise wurde in Estland und Polen eine geringere Prävalenz der atopischen Sensibilisierung als in Schweden gefunden (13,6% vs. 19,9% vs. 30,3%, p<0,001) (Braback et al. 1995). Untersuchungen an Erwachsenen in Ost- und Westdeutschland (Nowak et al. 1996; Nicolai et al. 1997) bestätigen diese Befunde.

In vielen westlichen Ländern wird über eine Zunahme der Prävalenz des Asthmas wie auch des Heuschnupfens und der atopischen Dermatitis berichtet (von Mutius 1997). In wiederholten Untersuchungen, die über Jahre hinweg mit identischer Methodik durchgeführt wurden, konnte ein konsistenter Anstieg der Erkrankungshäufigkeiten dokumentiert werden.

In den meisten Studien wurde die Prävalenz mittels Fragebögen erfaßt, wobei die meisten Untersucher keine objektiven Parameter wie die Messung der atopischen Sensibilisierung oder der bronchialen Hyperreaktivität in die Untersuchungen einbezogen. Deshalb könnten diese Resultate auch durch veränderte Wahrnehmung von Ärzten oder betroffenen Eltern zu erklären sein, da in den letzten Jahrzehnten zunehmend Diskussionen über allergische und asthmatische Erkrankungen stattfanden.

Daß dies nicht die einzige Erklärung für die zunehmende Häufigkeit dieser Erkrankungen ist, geht aus jenen wenigen Studien hervor, die eine objektive Erfassung der bronchialen Hyperreaktivität als Marker für das Asthma bronchiale miteinschließen. Burr et al. (1989) führten Laufbelastungstests unter gleichen Bedingungen an englischen Schulkindern im Jahre 1973 und 1988 durch. Die Autoren berichten von einem signifikanten Anstieg der Prävalenz von Asthma und Giemen wie auch von einem 2fachen Anstieg der Prävalenz der bronchialen Hyperreaktivität über diesen Zeitraum (Abb. 2.1). Die Untersuchungen von Peat et al. (1994) über die Jahre 1982–1992, die ihre Probanden einer Histaminprovokation unterzogen, zeigen, daß bei 8–10 Jahre alten australischen Schulkindern neben einem 2fachen Anstieg der Prävalenz asthmatypischer Beschwerden die bronchiale Hyperreaktivität um das 1,4- bis 2fache angestiegen ist.

Die meisten Studien lassen vermuten, daß die Häufigkeit von schwereren Verlaufsformen in den letzten Jahrzehnten nicht zugenommen hat. Anderson et al. (1994) berichten, daß die Prävalenz von Giemen und Asthma im Zeitraum 1978–1991 signifikant anstieg. Gleichzeitig nahm aber die Häufigkeit der Schulabwesenheit und der Aktivitätseinschränkungen wegen respiratorischer Beschwerden ab. Die Prävalenz schwerer Asthmaattacken verringerte sich in diesem Zeitraum um ungefähr die Hälfte, wobei der Verbrauch antiasthmatischer Medikamente anstieg. Dies deutet darauf hin, daß eine Verbesserung der Behandlung der Asthmaerkrankten den Rückgang im Schweregrad der Beschwerden erklärt, jedoch nicht das Neuauftreten der Erkrankung beeinflußt. Ähnliches ist aus Kanada berichtet worden (Manfreda et al. 1993;

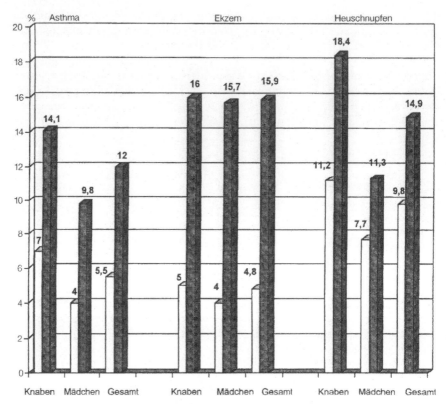

Abb. 2.1. Zunahme allergischer Erkrankungen bei Zwölfjährigen. Zwei Erhebungen mit 16
Jahren Abstand. (Nach Burr et al. 1989)
☐ im Jahr 1973
■ im Jahr 1989

Erzen et al. 1995). Hier verringerten sich die Häufigkeit der Krankenhaus-
und Intensivaufnahmen, die mittlere Liegedauer und die Häufigkeit der Not-
fallvorstellungen wegen Asthma bronchiale, obwohl die Prävalenz des Asthmas und der Prozentsatz der asthmaerkrankten Kinder, die zu Spezialisten
überwiesen wurden, insgesamt zugenommen hatte. Über die letzten Jahrzehnte ist ferner auch von einem mindestens ebenso starken Anstieg der Prävalenz des Heuschnupfens und der atopischen Dermatitis berichtet worden.

■ **Beginn.** In den meisten Fällen beginnt das Asthma bronchiale *in den ersten 5 Lebensjahren.* Während der Zeit des Heranwachsens und der frühen
Erwachsenenzeit tritt die Erstmanifestation des Asthmas seltener auf, während des späteren Erwachsenenalters nur in einem geringen Prozentsatz
(Siegel et al. 1983). Bei Patienten, die über 6–24 Jahre beobachtet wurden,
ließ sich zeigen, daß ein früh einsetzendes Asthma („early onset", <3. Lj.) zu
einem geringeren Anteil positive Allergietests und einen milderen Verlauf
aufwies als ein spät einsetzendes Asthma („late onset", >3. Lj.) nach dem

2. Lebensjahr (Holt et al. 1990; Gergen et al. 1992). Dabei scheint in jungen Jahren eine Allergie die Hauptursache darzustellen, während in späteren Jahren andere Faktoren als Auslöser in Frage kommen.

Die von Rackeman u. Edwards (1952) getroffene Feststellung „When asthma begins before age 30, the cause is allergy unless proved otherwise, but when asthma begins after age 30, the cause is not allergy unless proven otherwise" hat bis heute Gültigkeit. In einer prospektiven Studie konnte Blair (1977) zeigen, daß von 2244 untersuchten asthmatischen Kindern 39% bereits Symptome während des 1. Lebensjahres, 57% während der ersten 2 und 84% während der ersten 5 Lebensjahre aufwiesen.

■ **Familiäre Belastung.** Bei einer familiären Atopiebelastung prägt sich die Allergie früher aus als in den Fällen, in denen keine familiäre Belastung besteht (Abb. 2.2). Häufig werden positive Hauttests und Atopie als Synonyme verwandt. Untersuchungen an großen Kollektiven konnten jedoch zeigen, daß z. B. 9% der untersuchten Mädchen und 5% der untersuchten Jungen positive Hauttests hatten, obwohl sie klinisch gesund waren. Tatsächlich entwickelten einige dieser Kinder später eine allergische Symptomatik. Eine Prädiktion, welches der Kinder mit positiven Hauttests auch eine klinische Manifestation entwickelt, ist nicht möglich (Schwartz et al. 1990). Bestimmte Triggerfaktoren wie Allergenexposition dürften eine Verstärker- und Auslöserrolle spielen. *Jungen* sind von einer atopischen Erkrankung wesentlich *häufiger betroffen als Mädchen,* die Ursache ist unklar. Obwohl die Angaben über das Geschlecht zwischen 4:1 bis 3:2 variieren, wird von den meisten Autoren ein

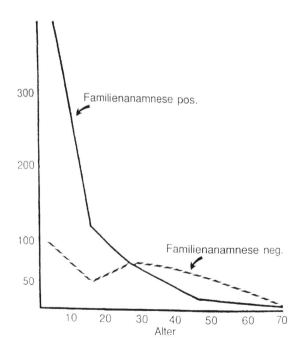

Abb. 2.2. Beziehung zwischen dem Alter bei Auftreten einer Allergie und der Familienanamnese bei 1125 allergischen Patienten. (Nach Smith 1993)

2:1-Verhältnis zuungunsten der Jungen angenommen (McNicol u. Williams 1973; Schwartz et al. 1990).

Mehr asymptomatische Schwestern als Brüder von asthmatischen Patienten zeigen positive Allergentests, was zu der Vermutung führen kann, daß eher die Entwicklung allergischer Symptome als die Entstehung der Atopie selbst beim weiblichen Geschlecht verzögert ist (Smith 1993). Da mehr Mädchen und Frauen im Jugendlichen- und Erwachsenenalter Allergien entwickeln als Männer, ferner auch mehr Jungen als Mädchen eine Spontanheilung in der Pubertät zeigen, gleicht sich das Verhältnis der allergischen Manifestationsrate beim weiblichen und männlichen Geschlecht in der Adoleszenz an. Im Erwachsenenalter ist jedoch das Asthma bronchiale häufiger bei Frauen als bei Männern zu finden. Die Assoziation zwischen genetischen Faktoren und dem allergischen Asthma bronchiale wird ausführlich in Kap. 2.2.2 besprochen.

2.2
Disponierende Faktoren

2.2.1
Obstruktive Säuglingsbronchitis

Prädiktion

Die Frage, ob sich aus einer obstruktiven Bronchitis im Säuglings- und Kleinkindalter auf die Entwicklung eines Asthma bronchiale schließen läßt, ist schwierig zu beantworten (Tabelle 2.1). Nach Untersuchungen verschiede-

Tabelle 2.1. Faktoren, die möglicherweise bestimmen, ob aus einer obstruktiven Säuglingsbronchitis ein Asthma bronchiale entsteht. (Mod. nach Kuzemko 1980; Gerritsen et al. 1989; Mazon et al. 1994)

Günstig	Ungünstig	Fraglicher Einfluß
Persistierend negative Hauttests	Ausgeprägte Symptome	Geschlecht
	Ausgeprägte Hyper- reagibilität	Früher Krankheitsbeginn
Fehlen einer zusätzlichen atopischen Manifestation		Frühe und ausreichende Therapie
	Vorhandensein einer oder mehrerer anderer atopischer	
Keine Hinweise auf eine Atopie in der Familie	Manifestationen	Polyallergie
Fehlende Allergenexposition im frühen Säuglingsalter	Atopie bei Verwandten 1. Grades	Glukokortikoidabhängigkeit
		Familiäre und soziale Konfliktsituation
Stillen, besonders bei Kindern mit Hinweisen auf eine Atopie in der Familie		
		Nasale Polypen Tonsillektomie/Adenotomie
		Ernährung mit Kuhmilch- formula, besonders bei einer Atopie in der Familie

ner Autoren muß davon ausgegangen werden, daß *20–35%* der Patienten, die im Säuglingsalter unter rezidivierenden Bronchitiden litten, *im späteren Lebensalter ein Asthma bronchiale* entwickeln (Möller 1955; Foucard u. Sjöberg 1984; Pullan u. Hey 1981; Geller-Bernstein et al. 1987; Martinez et al. 1995a). Obwohl die Zahlen somit auf eine gewisse Disposition für ein späteres Asthma hinweisen, belegen sie andererseits, daß der Atemwegsobstruktion im Säuglingsalter in vielen Fällen andere Faktoren als eine Allergie zugrunde liegen müssen.

Die Atemwege des Säuglings sind eng (Reid 1977), der Atemwegswiderstand ist dementsprechend hoch und erreicht erst im Schulalter Erwachsenenwerte (Hogg et al. 1970). Da sich der Atemwegswiderstand umgekehrt proportional zur 4. Potenz des Radius der Atemwege verhält ($R_t = 1/r^4$), wird verständlich, daß sich in der frühen Kindheit eine Verkleinerung des Bronchiallumens, z.B. durch eine Schleimhautschwellung und eine vermehrte Schleimproduktion mit veränderter Schleimzusammensetzung, wesentlich stärker auswirkt als im späteren Lebensalter. Ferner sind andere Faktoren wie eine Nahrungsmittelaspiration, ein gastroösophagealer Reflux, Links-rechts-Shunt-Vitien, eine Mukoviszidose, Gefäßfehlbildungen wie ein doppelter Aortenbogen und z.B. auch eine Tracheo- oder Bronchomalazie ebenfalls als Ursache rezidivierender Atemwegsobstruktionen zu berücksichtigen (Tabelle 2.2) (Eigen 1982; Berquist et al. 1981; Tabachnik u. Levison 1981).

Tabelle 2.2. Ätiologie der chronischen Atemwegsobstruktion und des chronischen Hustens im Kindesalter. (Mod. nach Eigen 1982; s. auch Tabelle 5.5)

Säuglingsalter	Vorschulalter	Schulalter
Infektionen	Infektionen	Allergie (Asthma bronchiale)
Viral	Viral	
– RS	– Parainfluenza	Infektionen
– Adeno	– Adeno	– Mykoplasmen
– Parainfluenza	Mykoplasmen	
		Sinubronchiales Syndrom
Gastroösophagealer Reflux	Sinubronchiales Syndrom	Gastroösophagealer Reflux
Passives Rauchen	Gastroösophagealer Reflux	(Passives) Rauchen
Allergie	Passives Rauchen	Irritative Reize
Bronchopulmonale Dysplasie	Fremdkörper	Psychogen
Mukoviszidose	Immotiles-Zilien-Syndrom	
	Mukoviszidose	
IgA-Mangel		
Fehlbildungen		
Tracheobronchomalazie		
Stenosen		
Tracheoösophageale Fistel		
Kongenitales, lobäres Emphysem		
Gefäßbildungen		
Herzvitien (Links-rechts-Shunt)		

Obstruktive Atemwegserkrankungen kommen im frühen Kindesalter sehr häufig vor. Ungefähr die Hälfte einer Zufallsstichprobe von Kindern, die als Neugeborene in eine Geburtskohortenstudie in den USA aufgenommen worden waren, wiesen ab Geburt bis zum Alter von 6 Jahren irgendwann einmal giemende Atemgeräusche auf (Martinez 1995a). Europäische Studien schätzen, daß ca. 15–32% der Kinder in den ersten 5 Lebensjahren giemen (Strachan 1985; Park 1986). In retrospektiven Studien fiel auf, daß Kinder mit obstruktiven Säuglingsbronchitiden im Schulalter Einbußen in der Lungenfunktion und eine gesteigerte bronchiale Reaktivität aufwiesen. Es wurde deshalb angenommen, daß infolge dieser Erkrankungen die normale pulmonale Entwicklung gestört ist, was später zur Manifestation eines Asthma bronchiale führen könnte.

Eine Veranlagung des Kindes sowohl für obstruktive Atemwegserkrankungen als auch für Einbußen der Lungenfunktion könnte diese Zusammenhänge jedoch auch erklären. Kürzlich durchgeführte Studien haben in der Tat gezeigt, daß bei einem Teil der Säuglinge mit obstruktiven Bronchitiden eine Einschränkung der Lungenfunktion ein prädisponierender Faktor für die nachfolgende Entwicklung dieser Erkrankungen ist (Martinez 1995a; Tager et al. 1993). Die Ergebnisse der umfangreichen amerikanischen Kohortenstudie (Martinez 1995a) legen nahe, daß diese Kinder im Säuglinsalter zu giemen beginnen, aber ihre Beschwerden im Alter von ungefähr 3 Jahren verlieren. Bei diesem prognostisch günstigen Verlauf der Erkrankung fand sich weder ein Asthma in der Familie noch ein Ekzem oder erhöhte IgE-Werte beim Kind. Diese Ergebnisse wurden von einer britischen Geburtskohortenstudie bestätigt, die 67 Neugeborene von Eltern mit Heuschnupfen oder Asthma über 11 Jahre weiterverfolgt hatte. Die jährliche Prävalenz obstruktiver Beschwerden wies eine bimodale Verteilung mit einem Gipfel vor dem 2. Geburtstag und einem stetigen Anstieg danach auf. Von den 21 Kindern, die vor ihrem 2. Geburtstag giemten, hatten die meisten im weiteren Verlauf keinerlei obstruktive Beschwerden mehr und wiesen im Alter von 11 Jahren weder eine atopische Sensibilisierung noch eine bronchiale Hyperreaktivität auf.

Virusinfektionen

Empey et al. (1976) vermuten, daß bei Kindern mit einer asthmatischen Disposition eine primäre bronchiale Hyperreagibilität vorliegt, auf deren Boden eine Virusinfektion zu einer Atemwegsobstruktion führt. Andererseits führt eine Virusinfektion zu einer Epithelschädigung, die eine bronchiale Hyperreagibilität auslösen bzw. verstärken kann. Es gibt ferner Hinweise dafür, daß endogene Mediatoren der Allergie auch bei Virusinfektionen eine Rolle spielen. So konnten Ida et al. (1977) zeigen, daß die Inkubation von Atopikerleukozyten mit Viren zu einer Steigerung der allergeninduzierten Histaminfreisetzung führte. Der gleiche potenzierende Effekt auf die IgE-vermittelte Histaminfreisetzung ließ sich in vitro auch nach Inkubation mit B.-pertussis-Toxin nachweisen (Fischer u. Schmutzler 1982). Bei Kindern, die eine durch RS-Viren verursachte Bronchiolitis durchgemacht hatten, konnte vermehrt zellgebundenes, spezifisches IgE im Nasen-Rachen-Raum nachgewiesen werden (Welliver et al. 1980), so daß die Bronchiolitis von vielen eher als Erstmanifestation eines Asthma bronchiale angesehen wird. Hierfür spricht auch, daß sich nur bei einem Teil der Kinder mit einem RS-Virusinfekt eine Bronchiolitis entwickelt. Dies sind offenbar diejenigen, die bereits eine atopische Konstellation und/oder eine Vorschädigung der Lunge mit eingeschränkter Lungenfunktion aufweisen (Young et al. 1995).

König u. Godfrey (1973) zeigten, daß Verwandte 1. Grades von Kindern mit obstruktiver Bronchitis gehäuft positive Hinweise auf eine Atopie oder ein hyperreagibles Bronchialsystem bieten. Diese Befunde deuten in Übereinstimmung mit dem Nachweis von zellgebundenem IgE bei Kindern mit RS-Virus-bedingten Atemwegsinfekten darauf hin, daß eine Atopiebereitschaft für Atemwegsinfekte mit „asthmogenen" Viren disponiert. Eine Erklärung hierfür könnte in einer Assoziation zwischen atopischen Erkrankungen und einer veränderten T-Zellfunktion mit einer verzögerten Reifung der T-Suppressorzellen zu suchen sein. Andererseits wird vermutet, daß Virusinfekte eine Triggerfunktion für die Entstehung von Allergien haben (Frick et al. 1979, Übersicht bei Li u. O-Connell 1987). Ferner verstärken sie ein hyperreagibles Bronchialsystem bzw. lösen es erst aus (s. Kap. 4.5).

Bakterielle Infekte scheinen bei der Auslösung obstruktiver Bronchitiden nur eine untergeordnete Rolle zu spielen (McIntosh et al. 1973). Andererseits wurde in epidemiologischen Studien festgestellt, daß die Wahrscheinlichkeit, im späteren Leben eine Allergie zu entwickeln, um so geringer ist, je häufiger Atemwegsinfekte im Kindesalter durchgemacht wurden. Möglicherweise stimulieren häufige Infektionen T_H1-Helferzellen. Im Gefolge davon könnte über eine Suppression der Ausschüttung von IL-3, -4 und -5 die Entwicklung einer Allergie unterdrückt oder abgeschwächt werden (von Mutius et al. 1994b). Neuere Studien unterstützen diese Hypothese. So konnte in Italien an Militärrekruten (Matricardi et al. 1997) gezeigt werden, daß diejenigen, die seropositiv für Hepatitis A und somit wahrscheinlich unter unhygienischen Umständen aufgewachsen waren, eine geringere Prävalenz von Asthma und atopischer Sensibilisierung aufwiesen als die seronegativen Rekruten. Eine weitere prospektive Untersuchung (Martinez 1995b) hat gezeigt, daß 6 Jahre alte Kinder, die in den ersten 3 Lebensjahren eine Pneumonie oder Tracheobronchitis erlitten hatten, eine geringere Sensibilisierungsrate und ein niedrigeres Gesamt-IgE aufwiesen.

Nabelschnur-IgE

Eine gewisse prädiktive Bedeutung für die Entwicklung eines allergisch bedingten Asthma bronchiale hat die Bestimmung des Gesamt-IgE im Nabelschnurblut (Tabelle 2.3). In prospektiven Untersuchungen an mehreren tausend Kindern über einen Zeitraum von 18–48 Monaten ließ sich zeigen, daß das Risiko, eine allergische Erkrankung zu entwickeln, bis zu 10mal höher ist, wenn der postnatal bestimmte IgE-Spiegel über 0,9 kU/l liegt. Dieses Risiko wird noch größer, wenn Mutter und/oder Vater Atopiker sind. Nach übereinstimmenden Zahlen mehrerer Untersuchungen entwickeln nur etwa

Tabelle 2.3. Screening-Vergleich von Nabelschnur-IgE und positiver Familienanamnese. (Aus Croner u. Kjellman 1990)

Screening-Sicherheit	NS-IgE	Pos. Familienanamnese
Sensitivität	26%	45%
Spezifität	94%	74%
Effizienz	72%	64%

5–10% der Kinder, bei denen das Nabelschnur-IgE nicht erhöht ist und die eine negative Familienanamnese haben, eine Allergie, dagegen 50% der Kinder mit erhöhtem Nabelschnur-IgE und über 70% mit erhöhtem Nabelschnur-IgE und positiven Hinweisen auf eine Allergie in der Familie (Übersicht: Bousquet et al. 1983).

Das Screening des Nabelschnur-IgE erlaubt eine bessere Vorhersage für ein späteres Asthma bronchiale als für eine Neurodermitis. Neuere Untersuchungen (s. Tabelle 2.3) zeigen, daß die Spezifität des Nabelschnur-IgE größer ist als die einer positiven Familienanamnese. Die Sensitivität ist jedoch geringer und liegt für das Nabelschnur-IgE bei 26%, während sie für eine *positive Familienanamnese* bei 45% liegt. Die Zahlen belegen, daß weder das Nabelschnur-IgE noch die Familienanamnese alleine als Screening für die Identifikation von allergischen Personen geeignet erscheint.

Die von Tabachnik u. Levison (1981) gemachte Feststellung „Not all that wheezes is asthma; however, almost all that wheezes is asthma" gilt sicherlich für das Schulkind, nicht jedoch für den Säugling. Die Vielfalt der Ursachen, die zu obstruktiven Bronchitiden in dieser Altersgruppe führen können (Tabelle 2.2), erfordert zuweilen eine umfassende Diagnostik. Bei häufig rezidivierenden und chronischen Bronchitiden müssen Grundkrankheiten durch einen Tuberkulintest, eine Herzfernaufnahme mit Breischluck, evtl. durch ein hochauflösendes CT, eine Bronchoskopie mit Bronchographie, durch Echokardiographie sowie durch einen Schweißtest ausgeschlossen werden (s. Kap. 5). Bestimmte Befunde in der Anamnese, eine Atopie in der Familie sowie eine durch Anstrengung ausgelöste Bronchokonstriktion bieten Hinweise auf ein bestehendes Asthma. Hauttests, das Gesamt-IgE oder der RAST sind bei jungen Kindern häufig falsch-negativ (s. Kap. 5), so daß die Diagnose oftmals erschwert wird. Die Wechselwirkungen zwischen Atemwegsinfekten, hyperreagiblem Bronchialsystem und Atopie sollten jedoch daran denken lassen, daß sich das Asthma bronchiale in über zwei Dritteln der Fälle gerade in einem Alter von unter 5 Jahren manifestiert.

2.2.2
Genetische Aspekte

Populations-, Zwillings- und Familienstudien sind die klassischen Untersuchungsinstrumente der Humangenetik, mit deren Hilfe man seit langem versucht, Aufschlüsse über den Vererbungsmodus von Erkrankungen zu gewinnen. Durch Populationsstudien erhält man Daten zu Prävalenz, Inzidenz und Assoziation, aber keine Aussagen zur Zahl der beteiligten Gene, deren Vererbungsmodus und Penetranz. Zwillingsstudien dagegen helfen bei der Abwägung der relativen Bedeutung genetischer gegenüber umweltbedingter Einflüsse, Probleme ergeben sich in der Festlegung der Zygote (eineiig vs. zweieiig) und der notwendigen Stichprobengröße. Viele Ergebnisse werden heute durch Familienstudien gewonnen. Die zugrundeliegenden Methoden sind in den letzten Jahren sehr verfeinert worden und erlauben u. U. detaillierte Aussagen zur Anzahl involvierter Gene sowie deren Vererbung und Lage im Genom, wodurch ihre Klonierung und Mutationsanalyse in großer Zahl möglich geworden ist.

Konkordanzraten

Derartige Untersuchungen weisen bei der Atopie auf eine multifaktorielle Ursache, bei der mehrere genetische Faktoren ebenso eine Rolle zu spielen scheinen wie verschiedenste Umwelteinflüsse (Edfors-Lubs 1971; Bazaral et al. 1974; König u. Godfrey 1974; Hopp et al. 1984; Svartengren et al. 1990). So liegt die Konkordanzrate, die die Übereinstimmung eines Merkmals zwischen 2 Individuen anzeigt, in einer schwedischen Untersuchung von 7000 Zwillingspaaren für die 3 Formen atopischer Erkrankungen (Asthma, allergische Rhinitis und atopisches Ekzem) bei eineiigen Zwillingen (EZ) signifikant höher als bei zweieiigen Zwillingen (ZZ). Sie betrug bei EZ bzw. ZZ für Asthma 19,0% bzw. 4,8%, für Heuschnupfen 21,4% bzw. 13,6% und für das atopische Ekzem 15,4% bzw. 4,5% (Tabelle 2.4) (Lubs 1971). Andere Untersuchungen fanden ähnliche Verhältniszahlen (Voigtländer 1977). Da die Konkordanzraten nicht bei 100% liegen, müssen neben den genetischen Einflüssen auch umweltbedingte Faktoren eine erhebliche Rolle spielen.

Erkrankungsrisiko

Untersuchungen von Familien deuten auf die Existenz genetischer Einflüsse bei atopischen Erkrankungen hin (s. Tabelle 2.1) (Abb. 2.3). So betrug 1977 das relative Risiko eines 7 jährigen Kindes, an einer Atopie zu erkranken, bei unauffälliger Familiengeschichte 15,1%, bei Atropie eines Elternteils 11,8%,

Tabelle 2.4. Konkordanzfrequenz verschiedener atopischer Erkrankungen bei 6736 Zwillingspaaren (2434 monozygot, 4302 dizygot). (Nach Lubs 1971)

Atopische Erkrankungen	Monozygot [%]	Dizygot [%]
Ekzem	15,4	4,5
Allergische Rhinitis	21,4	13,7
Asthma	19,0	4,8

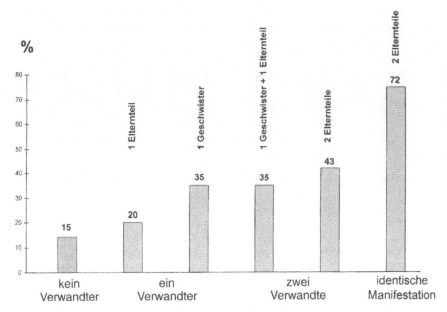

Abb. 2.3. Einfluß einer Atopie bei Familienangehörigen auf die Entwicklung einer atopischen Erkrankung in den ersten 7 Lebensjahren (%). (Nach Kjellman 1977)

bei einem erkrankten Geschwister 13,8% und bei zwei erkrankten Elternteilen 42,6%. Mit 72,2% ist das Erkennungsrisiko besonders hoch, wenn beide Elternteile an derselben Atopieform leiden (Kjellman 1983; Leigh u. Marley 1967). In einer neueren Untersuchung betrug die kumulative Inzidenz für Atopie bis zum Alter von 11 Jahren bei positiver Familiengeschichte 45% gegenüber 26,7% bei negativer Familienanamnese (Croner u. Kjellman 1990). Andererseits besitzen nur 50% der Kinder, die eine atopische Erkrankung entwickeln, nahe Verwandte mit einer Atopie, bei einem weiteren Viertel finden sich entfernte atopische Verwandte. Damit hat etwa ein Viertel aller Atopiker eine negative Familienanamnese (Schnyder 1972; Croner u. Kjellman 1990).

Ferner ließ sich zeigen, daß es bei Verwandten 1. Grades zur homotypischen Ausprägung der allergischen Manifestation kommt (Tabelle 2.5) (Lubs

Tabelle 2.5. Empirisches Wiederholungsrisiko (%) für verschiedene Atopieformen bei Verwandten 1. Grades nach der Atopieform beim Patienten. Zum Vergleich ist die Häufigkeit in der Bevölkerung angegeben. (Propping u. Voigtländer 1983; nach Lubs 1972)

Patient	% in der Bevölkerung	Verwandte 1. Grades		
		Asthma	Heuschnupfen	Neurodermitis
Asthma	3,8	9,2	25,2	4,3
Heuschnupfen	14,8	6,0	24,1	3,3
Neurodermitis	2,5	6,2	20,1	7,7

1971; Sibbald et al. 1980; Townley et al. 1990). Zudem scheint auch das Manifestationsalter einer genetischen Kontrolle zu unterliegen: je mehr Verwandte betroffen sind, desto früher liegt der Erkrankungsbeginn (Kjellman 1977; de Weck et al. 1977; Wittig et al. 1978; Kjellman 1983). Interessant ist auch, daß Asthma, Reaktion im Hauttest und bronchiale Hyperreagibilität durch Knochenmarktransplantation übertragen bzw. geheilt werden können (Saarinen 1984; Saurat 1985; Agosti et al. 1988; Higenbottam u. Varma 1989).

Genetische Determinierung

Es ist versucht worden, die genetische Determinierung des IgE-Spiegels, der als „Maß" für die Atopie angesehen wird, mit einem Mendelschen Erbgang zu erklären. Dabei wurden autosomal-dominante (Cookson u. Hopkin 1988; Hopkin 1989; Rich et al. 1992), rezessive (Pauwels et al. 1985; Caraballo u. Hernandez 1990) und polygene (Marsh et al. 1981; Hasstedt et al. 1983) Vererbungsmodelle herangezogen (Marsh 1990). Sie beruhen meistens auf einer großen Zahl von Einzelbeobachtungen bei Atopikern. So finden sich im Vergleich zu normalen Kontrollen höhere Nabelschnur-IgE-Werte bei Neugeborenen aus Atopikerfamilien (Michel et al. 1980) bzw. von Eltern mit hohem IgE-Spiegel (Bazaral et al. 1971) wie auch bei Neugeborenen, die später Atopien entwickeln (Orgel et al. 1975; Kjellman u. Croner 1984; Croner u. Kjellman 1990). Dieser genetische Einfluß spielt bei älteren Kindern keine Rolle mehr, Umwelteinflüsse scheinen dann zu überwiegen (Croner u. Kjellman 1990).

Als Ursache für einen erhöhten IgE-Spiegel werden verschiedene laborchemische Auffälligkeiten diskutiert, die in einzelnen Studien bei Atopikern im Vergleich zu Kontrollpersonen gefunden wurden. Dazu gehören eine veränderte T4/T8-Ratio (Strannegard u. Strannegard 1981; Chandra u. Baker 1983; Leung et al. 1983), T-Zellen, die mehr sCD23 exprimieren und freisetzen (Matsumoto et al. 1990; Yanagihara et al. 1990), eine erhöhte Zahl an Natural-Killerzellen (Timonen u. Stenius-Aarnala 1985), eine geringere Steroidsensitivität von T-Zellen (Lans u. Rocklin 1989), eine vermehrte Arachidonsäureausschüttung (Lans u. Rocklin 1989) sowie eine erhöhte Phosphodiesteraseaktivität bei atopischem Ekzem, bei Heuschnupfen (Edfors-Lubs 1971; Chan et al. 1982; Grewe et al. 1982; Butler et al. 1983) und bei Neugeborenen mit positiver Familienanamnese (Heskel et al. 1984; McMillan et al. 1985). Letzteres wird evtl. durch eine erhöhte Proteinkinase-A- sowie eine erniedrigte Proteinkinase-C-Aktivität bedingt (Trask et al. 1988).

Verschiedene Auffälligkeiten im Fettstoffwechsel bei Atopikern haben zu der These geführt, daß der der Atopie zugrundeliegende Defekt in einer Kombination aus einem Mangel an Prostaglandin-E_2-Rezeptoren und einem Defekt der δ_6-Desaturase besteht (Strannegard et al. 1987). Ersteres bewirkt eine verminderte Ausreifung und Aktivität der Suppressor-T-Zellen, die normalerweise die IgE-Synthese von B-Zellen hemmen. Dieser Effekt würde durch die geringere Aktivität der δ_6-Desaturase verstärkt, so daß ungenügende Mengen von Linolsäure zu Linolen- und Arachidonsäure, den Vorläufern von Prostaglandin E, umgewandelt würden. Ein Vergleich zwischen Kindern mit und ohne Neurodermitis erbrachte jedoch keinen Unterschied bezüglich der Aktivität der δ_6-Desaturase (Koletzko, persönliche Mitteilung).

Genloci

Zusammengenommen deuten die vorhandenen Studien darauf hin, daß die genetische Determination der IgE-Produktion durch mindestens 2 verschiedene Gene kontrolliert wird: neben einer Kontrolle des Gesamt-IgE-Spiegels, der vom HLA-System unabhängig ist (de Weck et al. 1977; Blumenthal et al. 1980; Marsh et al. 1980), scheint es einen weiteren Genort zu geben, der für die MHC-kontrollierte Produktion spezifischer IgE-Antikörper verantwortlich ist (Huang et al. 1994).

Großangelegte Familienstudien konzentrieren sich daher z.Z. auf chromosomale Regionen, die Kandidatengene enthalten, die durch ihren Einfluß auf den IgE-Stoffwechsel für den Atopiestatus eines Probanden von Bedeutung sein könnten: HLA-System (6p21.3), IgE-Rezeptor (11q13) und Interleukine (5q31).

■ **Chromosom 6.** Auf dem kurzen Arm von Chromosom 6 finden sich die Gene für die beiden Klassen des Haupthistokompatibilitätskomplexes MHC I und II, wobei ersterer durch die Gene der Gruppen HLA-A, -B und -C und letzterer durch die von HLA-D kodiert wird. Ein Einfluß des HLA-Systems auf die IgE-Produktion ist aus physiologischer Sicht anzunehmen: Antigene werden durch Makrophagen, Granulozyten, B-Zellen und Langerhans-Zellen der Haut MHC-restingiert, d.h. nur zusammen mit einem MHC-Molekül präsentiert. Jedes MHC-Molekül kann aufgrund seiner dreidimensionalen Form nur bestimmte Antigene aufnehmen und damit präsentieren. Dadurch besitzt jeder Mensch ein individuelles MHC-Muster, das auf verschiedene Antigene – dazu zählen auch Allergene – unterschiedlich reagiert. Assoziationsstudien zwischen einer großen Zahl verschiedener Allergene und den MHC-Genen haben bislang kein eindeutiges Ergebnis erbracht (Rich et al. 1992; Amelung et al. 1992). Sie lassen jedoch vermuten, daß bei monosensibilisierten Patienten eine Assoziation zwischen einzelnen HLA-D-Loci und allergenspezifischer IgE-Antwort existiert (Blumenthal et al. 1988; Marsh 1990). Polysensibilisierte Probanden zeigen allerdings diese Assoziationen in der Regel nicht. Auch beim nichtallergischen Asthma findet sich keine Beziehung zum HLA-System (Caraballo u. Hernandez 1990), es handelt sich dabei also im Gegensatz zum allergischen Asthma um eine eigene Entität. Da die MHC-Moleküle die Antigene den T-Zellrezeptoren präsentieren, ist es nicht überraschend, daß ein bestimmtes Allel der α-Kette des T-Zellrezeptors auf Chromosom 14 mit höheren Spiegeln an spezifischem IgE assoziiert ist (Moffat et al. 1997).

■ **Genort 11q13.** Der *Genort 11q13* wurde von einer englischen Arbeitsgruppe durch Kopplungsanalysen zwischen dem IgE-Spiegel und dem Auftreten atopischer Erkrankungen entdeckt (Cookson et al. 1989; Moffat et al. 1992). Eine maternale Vererbung für die Atopie im Rahmen eines autosomal-dominanten Erbgangs wurde postuliert (Cookson et al. 1992). Kurze Zeit später wurde an diesem Genort mit der β-Untereinheit des hochaffinen IgE-Rezeptors (Fc$_{\varepsilon}$RI) ein Kandidatengen für die Atopie lokalisiert (Sandford et al. 1993). Die gleiche Arbeitsgruppe publizierte 1994 eine Punktmutation im Bereich der 4. transmembranen Domäne der β-Kette (I181L) bei 15% einer Zufallsstichprobe, von der die Hälfte Atopiker waren, vereinbar mit uniparentaler Vererbung (Shirakawa et al. 1994). Diese Mutation zeigte sich auch in 17% von Familien mit einem atopischen Kind, sie war immer maternal vererbt und mit hoher Assoziation zum Atopiestatus des Kindes. Keine von 9 anderen Arbeitsgruppen konnte bislang ein Linkage zwischen Atopie und dem Genort 11q13 nachweisen, unabhängig von der Definition einer Atopie (Amelung et al. 1992; Hizawa et al. 1992; Lympany et al. 1992a, b; Rich et al. 1992; Brereton et al. 1994; Watson et al. 1995; Kofler et al. 1996; Martinati et al. 1996; Thomas et al. 1996; Thomas u. Holgate 1997). Auch die publizierte Mutation wurde in anderen Stichproben nicht gefunden (Küster et al. 1993; Duffy et al. 1995; Hill et al. 1995; Küster et al. 1996; Sandford et al. 1996; Shirakawa et al. 1994; Thomas et al. 1996; Amelung et al. 1997), teilweise fand sich jedoch eine andere Mutation mit einer Häufigkeit von 3–6% (Hill et al. 1996; Shirakawa et al. 1996).

■ **Genort 5q31–35.** Ein 3. Kandidatengen liegt im Bereich der Chromosomenregion 5q31–34. Hier befinden sich u. a. die Gene für den Glukokortikoidrezeptor, den β$_2$-Adrenorezeptor und für mehrere Zytokine, darunter das für IL-4, das in der Steuerung der IgE-Produktion eine zentrale Rolle besitzt (s. Kap. 3) (Marsh et al. 1994). Transgene Mäuse ohne IL-4 („IL-4 knockout mouse") reagieren ebenso wie solche ohne MHC auf eine adäquate Provokation weder mit einer Produktion von spezifischem IgE noch mit einer Eosinophilie oder einer bronchialen Hyperreagibilität (Brusselle et al. 1994; Brusselle et al. 1995). Eine Blockierung von IL-5 dagegen verhindert nur die Eosinophilie, die Gabe von IL-12 oder IFNγ nur Eosinophilie und bronchiale Hyperreagibilität. Die Bedeutung der Interleukine liegt dabei ausschließlich in der initialen Phase der Sensibilisierung, sie sind also vermutlich bei der Entwicklung der T-Helferzelle zum Subtyp Th2 wirksam (Coyle et al. 1995). Darüber hinaus weisen Experimente mit transgenen Mäusen, die defizient für den niederaffinen IgE-Rezeptor (Fc$_{\varepsilon}$RII) sind, darauf hin, daß dieser in der IgE-Homöostase involviert zu sein scheint (Marsh et al. 1994; Conrad 1990).

■ **Weitere Kandidatenregionen.** Weitere Kandidatenregionen wurden, u. a. durch ein Screening des gesamten menschlichen Genoms, auf den Chromosomen 1, 4, 5p15, 7, 12q, 13q, 14q, 16 und 17p11 ausgemacht (Daniels et al. 1996; Bleecker et al. 1997; Rosenwasser u. Borish 1997). Diese Regionen wurden durch Analysen umschriebener Subpopulationen identifiziert und sind noch nicht an mehreren Patientengrupppen reproduziert worden. Sie enthalten verschiedene Kandidatengene, die für die Ausprägung der Atopie von Bedeutung sein könnten und derzeit in mehreren Studien untersucht werden. Hilfreich sind hier auch Mausmodelle, die bereits zur Identifizierung weiterer potentieller Genorte für die bronchiale Hyperreagibilität beigetragen haben (Mauschromosom 2, 6, 15 und 17) (De Sanctis et al. 1995; Ewart et al. 1996). Da die homologen menschlichen Chromosomenabschnitte in der Regel bereits bekannt sind, kann die Bedeutung auch dieser Genorte für die allergische Reaktion beim Menschen relativ leicht überprüft werden. Ein anderer Zugang zur Entschlüsselung beteiligter Gene liegt in der sog. Reversen Genetik, die versucht, die Auswirkung bekannter Gene auf das klinische Erscheinungsbild zu evaluieren (Rosenwasser u. Borish 1997; Ligett 1997).

2.2.3
Einfluß von Ernährung und Umwelt

In der Zwischenzeit liegt eine Reihe von Studien vor, die den präventiven Einfluß verschiedener Maßnahmen auf die Entstehung von Allergien untersucht haben. Die Ergebnisse dieser Studien sind schwierig zu interpretieren und lassen nicht immer eindeutige Schlüsse über mögliche Folgen präventiver Maßnahmen zu, so daß die Einflußnahme prä- und postnataler Faktoren, die möglicherweise für die Entwicklung von Allergien eine Rolle spielen könnten, nach wie vor Gegenstand zahlreicher Diskussionen sind.

Pränatale Faktoren

Im Gegensatz zum IgG vermag mütterliches IgE nicht die Plazentaschranke zu durchdringen. Der menschliche Fetus ist jedoch offenbar in der Lage, aufgrund einer ausreichenden Immunkompetenz IgE-Antikörper zu produzieren. So ließen sich in In-vitro-Studien an fetalem Lungen- und Lebergewebe sowie im Fruchtwasser IgE-Antikörper nachweisen (Miller et al. 1973). Unter normalen Umständen ist die IgE-Produktion der Feten jedoch außerordentlich gering, so daß die IgE-Spiegel im Nabelschnurblut sogar unter der Nachweisgrenze liegen.

Erhöhte IgE-Spiegel im Nabelschnurblut (>0,6 kU/L) werden etwa bei 10% der Neugeborenen beobachtet. Eine Erhöhung über diesen Bereich hinaus stellt ein erhöhtes Risiko für die Entwicklung einer allergischen Erkrankung während der Kindheit dar (Croner u. Kjellmann 1990). Ein Nachweis von IgE-Antikörpern bedeutet jedoch nicht, daß eine intrauterine allergische Sensibilisierung stattgefunden hat, da spezifische Antikörper gegen definierte Allergene nur sehr selten nachgewiesen werden können, so z.B. bei einer mütterlichen Wurminfektion. Die wahrscheinlichste Erklärung für eine IgE-Erhöhung im Nabelschnurblut bei Neugeborenen, die aufgrund einer bestimmten erblichen Disposition die Bereitschaft haben, eine Allergie zu entwickeln, ist die Bildung von polyklonalem IgE aufgrund einer defekten Suppression der

IgE-Synthese. Eine andere Erklärungsmöglichkeit für eine fetale IgE-Bildung könnte darin bestehen, daß Allergene die Plazenta passieren und dadurch zu einer Immunantwort im Fetus führen.

Es gibt einige Hinweise darauf, daß eine *intrauterine Sensibilisierung* gegenüber Kuhmilch wie auch gegenüber Penizillin, Hausstaubmilben und Gräserpollen stattfinden kann (Kimpen et al. 1989). Neuere Studien haben darüber hinaus gezeigt, daß bei Geburt T-Lymphozyten eines Neugeborenen bereits mit Umweltallergenen stimuliert werden können (Piccinini et al. 1993), so daß eine intrauterine Sensibilisierung angenommen werden muß. Eine weitere Möglichkeit für die Stimulation einer IgE-Synthese in Feten besteht möglicherweise im transplazentaren Übergang von maternalen antiidiotypischen Antikörpern, die gegen antigenspezifische Teile anderer Antikörper gerichtet sind und eine ähnliche Struktur haben wie das Antigen (Vassella et al. 1994).

Unter dem Gesichtspunkt, daß Nahrungsmittelallergien die prädominanten Allergien im Säuglingsalter darstellen und offenbar auch die Möglichkeit einer pränatalen Induktion zur IgE-Antikörperbildung besteht, wurden Studien durchgeführt, in denen der Einfluß einer Eliminationsdiät während der Schwangerschaft auf die Entwicklung der IgE-Antikörperproduktion und die Entwicklung von Allergien bei Säuglingen untersucht wurde. Dabei ergab sich der Nachweis, daß eine Eliminationsdiät bei schwangeren Frauen, bei denen der Hinweis auf eine Nahrungsmittelallergie in der Familie besteht, einen Einfluß auf die Inzidenz einer allergischen Manifestation bei ihren Kindern hat (Übersicht bei Hattevig u. Björksten 1993).

Daneben sind auch andere pränatale Faktoren, die über die Mutter den Feten erreichen, für erhöhte IgE-Konzentrationen in der Nabelschnur und damit für eine erhöhte Allergiebereitschaft verantwortlich gemacht worden. So ist das Rauchen der Mutter während der Schwangerschaft für eine erhöhte Allergiebereitschaft ihrer Kinder angeschuldigt worden (Magnusson 1986; Rantakalio 1978), ein Befund, der jedoch in anderen Studien nicht bestätigt werden konnte (Ownby et al. 1991). Auch einer pränatalen Arzneimitteltherapie der Mutter mit β-Blockern wurde aufgrund von früheren Studien eine Bedeutung sowohl für eine IgE-Erhöhung im Nabelschnurblut als auch für eine Atopieassoziation in den ersten Lebensjahren zugesprochen. Die Studie von Björksten et al. (1988) ist jedoch die einzige, die einen solchen Zusammenhang bisher aufgezeigt hat.

Insgesamt scheint die Rolle der pränatalen Faktoren, die über die Mutter auf den Fetus einwirken, für die Entwicklung von Allergien eine untergeordnete Rolle zu spielen, so daß die Empfehlung einer umfassenden Allergieprävention durch Eliminationsmaßnahmen bei der Mutter angesichts des Aufwandes und der Gefahren, den diese Maßnahmen mit sich bringen, nicht sinnvoll zu sein scheint.

Postnatale Faktoren

Der präventive Einfluß einer Ernährung mit *Muttermilch* auf die Entstehung von Nahrungsmittelallergien ist durch zahlreiche Studien dokumentiert, wobei sich auch der Zeitraum der ausschließlichen Muttermilchernährung günstig auswirkt (Saarinen et al. 1979; Saarinen u. Kajosaari 1995). Da das Auftreten von allergischen Symptomen bei Kindern mit der Zahl der Nahrungsmittel, die in den ersten 4 Lebensmonaten zugeführt werden, proportional ansteigt, gilt generell die Empfehlung, daß Kinder der Risikogruppe für die Entwicklung von Allergien möglichst bis zum 6. Monat voll gestillt werden sollten. Als Ursache für die protektive Effizienz der Muttermilch wird ein passiver Transfer von mütterlichen sekretorischen IgA-Antikörpern und ein Transfer von Substanzen, die die Reifung des kindlichen Immunsystems stimulieren, angenommen. Die protektive Wirkung der Muttermilch scheint das atopische Ekzem und die gastrointestinalen Manifestationen einer Kuhmilchallergie zu betreffen. Bisherige Studien belegen keinen asthmaprotektiven Effekt der Muttermilch (Zeiger et al. 1989; Zeiger u. Heller 1995).

Neben dem geringen Fremdallergengehalt der Muttermilch können jedoch auch Fremdantigene, wie z.B. Kuhmilch- und Hühnereiweißallergene, das gestillte Kind erreichen und somit eine allergische Sensibilisierung auslösen. Basierend auf diesen Befunden wurden Studien durchgeführt, in denen der Einfluß einer hypoallergenen Diät der Mutter während der Laktationszeit auf die Inzidenz von Allergien bei ihren gestillten Kindern untersucht wurde (Hattevig et al. 1989, 1990). Obwohl ein gewisser protektiver Effekt auf verschiedene allergische Manifestationsformen bis zu einem Zeitraum von 4 Jahren nach der Stillphase nachgewiesen werden konnte, waren die Unterschiede jedoch so gering, daß eine allgemeine Empfehlung zur präventiven hypoallergenen Diät von stillenden Müttern auch bei Existenz eines Hochrisikos für die gestillten Kinder sehr sorgfältig erwogen werden sollte.

Die Faktoren, die die Wirksamkeit eines spezifischen Allergens determinieren und festlegen, ob ein Allergen als Major- oder Minorantigen fungiert, hängen neben der Zahl der allergenen Epitope, die für die Bindung an spezifische Antikörper notwendig sind, auch von der Bindungsdynamik zwischen den Epitopen und den IgE-Antikörpern ab. Die Epitope können zum einen in ihrer Konformation verändert werden, z.B. durch Erhitzen, zum anderen kann die Allergenaktivität durch Beeinflussung der Segmente der Epitope verändert werden. Dies geschieht z.B. durch Digestion, d.h. durch enzymatische Verdauung.

Das Prinzip der *Reduzierung der Allergenität von Kuhmilchproteinen* besteht bei der Molke aus beiden Vorgängen, bei Kasein wird infolge seiner Hitzeunempfindlichkeit nur eine Hydrolyse durchgeführt. In einer Reihe von Studien, in denen der präventive Effekt von solchen hypoallergenen Nahrungen gegenüber Muttermilch und Kuhmilchformula bei Hochrisikokindern für die Entwicklung einer Allergie verglichen wurde, ergab sich, daß zumindest über einen Zeitraum von 3–5 Jahren die Manifestation einiger atopischer Symptome wie die einer atopischen Dermatitis präventiv beeinflußt wurde (Abb. 2.4) (Zeiger 1990; Chandra u. Hamed 1991; Vandenplas et al. 1992; Chandra 1995; Vandenplas et al. 1995). Dieser Effekt ist jedoch nur vorüber-

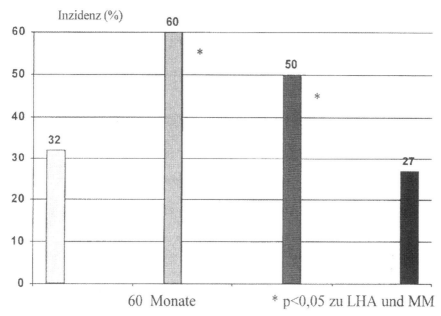

Abb. 2.4. Entwicklung allergischer Manifestationen bei Kindern bis zum Alter von 160 Monaten, die im Säuglingsalter 4 Monate lang mit verschiedenen Milchformula ernährt wurden. (Nach Chandra 1995)
☐ Molkenhydrolysat-Säuglingsnahrung (*LHA*), n = 68
▨ Standard-Kuhmilch-Säuglingsnahrung, n = 67
■ Standard-Soja-Säuglingsnahrung, n = 68
■ Muttermilch (*MM*), n = 60

gehend. Auch ist sehr fraglich, ob das Auftreten eines allergisch bedingten Asthma bronchiale durch eine hypoallergene Milchernährung in den ersten Lebensmonaten verhindert werden kann (Businco et al. 1993). So fanden Zeiger u. Heller (1995) nach 7 Jahren keinen Unterschied mehr zwischen den Gruppen mit und ohne Prävention.

In Anlehnung an Empfehlungen von Koletzko u. Schmidt (1991) sowie der ESPACI (Businco et al. 1993) sollten folgende *Maßnahmen bei Säuglingen mit erhöhtem genetischem Risiko* für eine Allergie beachtet werden:
- ausschließliches Stillen mindestens 4, besser 6 Monate;
- evtl. Elimination einzelner Nahrungsallergene aus der Ernährung der stillenden Mutter (Kuhmilch, Eier, Fisch, Zitrusfrüchte, Weizen und anderes Getreide, Nüsse, Schokolade), zusätzlich 1 g Calcium pro Tag geben; Gefahr: Stillentmutigung;
- keine zusätzliche Gabe von Säuglingsnahrung auf Kuhmilch- oder Sojabasis;
- später Beikostbeginn (>6 Monate); Vermeiden von Produkten mit starken Nahrungsallergenen wie Kuhmilch, Soja, Eier, Weizen etc.; ▶

- falls ein Muttermilchersatz benötigt wird, evtl. Produkte mit reduziertem Allergengehalt („hypoallergene Produkte") verwenden.

Umweltfaktoren

Auch wenn das Asthma des Kindes in den meisten Fällen eine multifaktorielle Ursache hat, sind inhalative Allergien doch in der Regel sehr eng mit der bronchialen Hyperreagibilität assoziiert, auf deren Boden dann andere Faktoren wirksam werden können. Dementsprechend könnten Umweltfaktoren in der Umgebung des Kindes auch die Entstehung von Allergien und damit eines Asthma bronchiale begünstigen.

Sporik et al. (1990) konnten zeigen, daß die im Jahre 1979 im häuslichen Bereich von 59 Kindern ermittelte Hausstaubmilbendichte mit der Allergisierungsrate und der Häufigkeit der Asthmasymptomatik bei diesen Kindern im Jahre 1983 in einem direkten Zusammenhang stand (Abb. 2.5). Das Alter bei Auftreten der 1. Asthmasymptomatik korrelierte dabei umgekehrt mit der Milbendichte, d.h. je stärker die Milbenexposition, desto früher trat die 1. Asthmasymptomatik auf. Diese Ergebnisse sind bislang jedoch an größeren

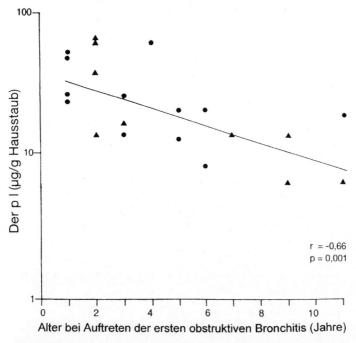

Abb. 2.5. Beziehung zwischen dem Alter bei Auftreten der ersten Asthmaepisode bei 21 atopischen Kindern und der höchsten, im Jahre 1979 gemessenen Hausstaubmilbendichte im Haushalt von Säuglingen. Der Beobachtungszeitraum betrug 10 Jahre (1979–1989). (Nach Sporik et al. 1990)

Fallzahlen nicht reproduziert worden. Auch zeigen 2 neuere Studien, daß Kinder, die in milbenfreien Regionen in den Alpen oder in Neumexiko aufgewachsen sind, keine signifikant niedrigere Prävalenz des Asthmas aufweisen (Charpin et al. 1991; Sporik et al. 1995). Wenn ein Kind jedoch bereits an Asthma erkrankt ist, ergibt sich eine Besserung der Symptomatik nach Sanierung des häuslichen Bereiches (Übersicht bei Platts-Mills et al. 1995).

In einer anderen Studie ergeben sich keine Hinweise für eine lineare Beziehung zwischen Asthmasymptomen und Hausstaubmilbenexpositionen (Marks et al. 1995). Die Schwierigkeit, einen solchen Nachweis zu führen, mag darauf zurückzuführen sein, daß:

- die quantitative Ermittlung der Milbendichte sehr ungenau ist,
- die individuelle lokale Entzündung in den Atemwegen von Asthmatikern nicht (oder nur sehr vage) mit dem spezifischen IgE oder dem Hauttest, die in vielen Studien als Sensibilisierungsmaß angegeben werden, korreliert,
- zahlreiche andere Faktoren wie Ozon, kalte Luft etc. bei zugrundeliegender bronchialer Hyperreagibilität als Triggerfaktoren für eine asthmatische Symptomatik dienen können (Platts-Mills et al. 1995).

Daß auch andere Umweltfaktoren einen Einfluß auf die Asthmainzidenz haben, konnte beispielhaft eine Studie von Martinez et al. (1988) nachweisen: in Abhängigkeit von den Rauchgewohnheiten der Mutter war eine enge Korrelation mit dem Auftreten eines Asthma bronchiale gegeben (Abb. 2.6).

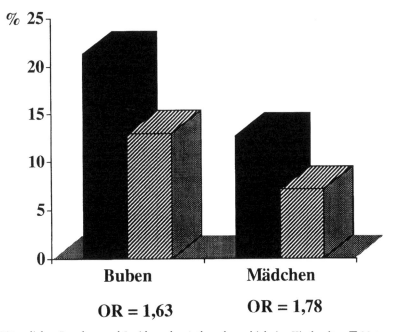

Abb. 2.6. Mütterliches Rauchen und Inzidenz des Asthma bronchiale im Kindesalter. ■ Mutter raucht $\geq$ 1/2 Packung/die, ▨ kein Rauchen (Martinez et al., Pediatrics 1992; 89:21–26

Diese enge Korrelation zwischen Exposition mit Tabakrauch und Asthmainzidenz konnten auch Lindfors et al. (1995) belegen. Das höchste Risiko für die Entwicklung eines Asthma bronchiale zeigten dabei die Kinder aus Haushalten mit hoher Exposition von Tabakrauch, Katzen- und Hundehaaren sowie einer hohen Luftfeuchtigkeit.

Die genannten Untersuchungen sprechen dafür, daß zumindest bei Risikokindern für die Entwicklung einer Allergie ein umfassendes Präventionsprogramm, das eine entsprechende Ernährung, eine strikte Rauchabstinez sowie eine Sanierung der Umgebung einbeziehen sollte, erstellt und mit den Eltern besprochen werden sollte.

2.2.4
Zusätzliche atopische Erkrankungen

60% der Kinder, die an einem endogenen Ekzem leiden, entwickeln später ein Asthma bronchiale, eine allergische Rhinitis oder eine andere atopische Erkrankung, während sich bei nur 5–10% der Kinder mit einer allergischen Rhinitis im Laufe des Lebens auch ein ganzjähriges Asthma ausprägt (Kuzemko 1980).

Neuere Untersuchungen an jeweils 250 Kindern mit atopischer Dermatitis und gesunden Kontrollkindern konnten zeigen, daß sogar 85% der Kinder mit atopischer Dermatitis chronische Atemwegssymptome entwickeln (Tabelle 2.6) (Salob u. Atherton 1993). Zwar haben Familienuntersuchungen ergeben, daß sich innerhalb der Erkrankungen des atopischen Formenkreises eine Neigung zu gleichen Manifestationsformen einstellt, die Größenordnung der Wiederholungsziffern für die verschiedenen Atopieformen (Asthma, Heuschnupfen, Neurodermitis) bei den Patienten und deren Verwandten 1. Gra-

Tabelle 2.6. Häufigkeit obstruktiver Bronchitiden bei Kindern mit atopischer Dermatitis (AD). Angegeben sind die Absolutzahlen und in Klammern die Prozentzahlen. (Nach Salob und Atherton 1993)

	Kinder mit AD n = 90	Kontrollkinder n = 30
Einmal/Jahr	12 (6)	12 (40)
2 bis 4mal/Jahr	32 (17)	9 (30)
4 bis 8mal/Jahr	45 (24)	6 (20)
Einmal/Monat	25 (13)	1 (3)
Einmal/Woche	23 (12)	1 (3)
Fast täglich	46 (24)	1 (3)

des jedoch auch eine gewisse Wechselwirkung zwischen den Atopiekonstellationen zeigt (s. Tabelle 2.5).

Die Frage, inwieweit andere atopische Manifestationen den Beginn und den Verlauf des Asthmas bestimmen, ist dagegen schwer festzulegen. Bei einem gleichzeitig bestehenden Ekzem wird allgemein mit einem schweren Verlauf des Asthmas gerechnet, wobei sich nach der klinischen Erfahrung jedoch beide Organmanifestationen einer Atopie wechselseitig beeinflussen können: bei Exazerbation des Asthmas bessert sich das Ekzem und umgekehrt.

2.2.5
Soziale und familiäre Aspekte

Vorhandene Daten über soziale Einflüsse auf die Prävalenz und den Verlauf des kindlichen Asthmas sind widersprüchlich. Ebenso wie sich Hinweise darauf finden, daß sich das kindliche Asthma eher bei Kindern der Mittel- und der Oberschicht findet, gibt es Befunde, die dafür sprechen, daß in manchen Regionen die Prävalenz bei Kindern von Arbeitern größer ist (Williams u. McNicol 1969; Peckham u. Butler 1978; Mitchell u. Dawson 1973). Unbestritten ist, daß die „Compliance" und damit eine konsequente präventive Therapie der Kinder vom Alter, der Intelligenz und dem sozialen Status der Mütter bzw. der Eltern abhängt (Anderson et al. 1981). Eine Analyse der Daten des Child Health Supplement von 15416 Kindern in den USA ergab, daß die Asthmarate bei schwarzen Kindern doppelt so hoch lag wie bei weißen. Als Ursache für diesen Unterschied wurden der sozioökonomische Status, Zigarettenrauchen der Mutter, Größe der Familie, Größe der Wohnung, niedriges Geburtsgewicht und das Alter der Mutter angesehen (Weitzman et al. 1990).

Zahlreiche neuere Studien haben deutlich gemacht, daß die Familiengröße, in der Regel die Anzahl der Geschwister eines Probanden, einen bedeutsamen Einfluß auf die Entwicklung eines Heuschnupfens, einer atopischen Sensibilisierung und in geringerem Ausmaß eines Asthma bronchiale hat. Je mehr Geschwister in einer Familie vorhanden sind, desto geringer ist das Risiko, eine derartige atopische Manifestation aufzuweisen. Auffallend ist bei den meisten dieser Studien, daß der inverse Zusammenhang zwischen Geschwisterzahl und Atopie stärker bei älteren als bei jüngeren Geschwistern war. Die Gründe hierfür sind noch unbekannt.

Die Persönlichkeitsstruktur asthmatischer Kinder unterscheidet sich nicht von der anderer Kinder mit chronischen Erkrankungen (Neuhaus 1958). Das gleiche gilt auch für die Eltern asthmatischer Kinder (Dubo et al. 1961). Die psychologischen Besonderheiten des Kindes, falls solche bestehen, wie auch die Beeinflussung der Umgebung und der Familie sind als Folge der chronischen Erkrankung zu werten. Sie sind daher auch bei anderen chronischen Krankheiten im Kindesalter zu finden (Staudenmayer 1981).

2.3
Verlauf und Mortalität

Die Untersuchungen zur *Prognose* des kindlichen Asthmas unterliegen großen methodischen Schwierigkeiten. Zu den Gründen für das Fehlen genereller Aussagemöglichkeiten gehören: die Einbeziehung selektiver und nicht repräsentativer Populationen, die Schwierigkeiten der Definition des Asthmas, die subjektive Einteilung in verschiedene Schweregrade, unterschiedliche Beobachtungszeiträume und Fragenkataloge sowie die retrospektive Anlegung der meisten Studien und die Nichtberücksichtigung therapeutischer Kriterien.

Die Zusammenstellung einer Reihe von Untersuchungen unterschiedlicher Autoren aus verschiedenen Ländern (Tabelle 2.7) zeigt, daß bei einem hohen Prozentsatz der Patienten (29–57%) im Laufe von 10–20 Jahren die Asthmasymptomatik verschwindet, während bei einem etwa gleich großen Anteil (30–70%) die Symptomatik bestehen bleibt. Die bereits erwähnte nationale britische Untersuchung (Peckham u. Butler 1978), in der 11914 Kinder in einer Longitudinalstudie über 11 Jahre beobachtet wurden, ergab, daß von den 3%, die innerhalb der ersten 7 Lebensjahre ein Asthma bronchiale entwickelt

Tabelle 2.7. Langzeitprognose des Asthma bronchiale im Kindesalter

Literatur	Kinder (n)	Beobach-tungszeit-raum (Jahre)	Kein Asthma mehr [%]	Noch Asthma (alle Schwere-grade) [%]	Mortalität [%]	Art der Studie
Rackemann u. Edwards (1952)	688	20	49,1	30,8	1,4	Retrospektiv
Barr u. Logan (1964)	336	17–27	51,5	47,5	1	Retrospektiv
Buffum u. Settipane (1966)	518	10	41	58	1	Retrospektiv
Blair (1977)	244	20	51	48	1	Prospektiv
Peckham u. Butler (1978)	371	7–11	50	50[a]	1	Retrospektiv
Martin et al. (1980)	295	21	55	45	?	Prospektiv
Kelly et al. (1988)	247	14–28	32	68[b]	?	Prospektiv
Gerritsen et al. (1989)	119	20	57	43	?	Prospektiv

[a] Nach Angaben der Autoren waren von 12000 erfaßten Kindern 3% an Asthma erkrankt. Von diesen 3% hatten im 11. Lebensjahr noch 43% Asthmaanfälle und 7% obstruktive Bronchitiden.
[b] Bezogen auf die Patientengruppe mit häufigen Symptomen.

hatten, nach 11 Jahren nur noch 43% Asthmasymptome, 50% jedoch keine Symptomatik mehr zeigten. Diese Zahlen entsprechen in etwa auch neueren Daten anderer Autoren (Luyt et al. 1994; Weiss 1995).

Bezüglich der Geschlechtsunterschiede, die eine Prävalenz zuungunsten der männlichen Kinder aufweisen, scheint mit zunehmendem Alter eine Anglei-chung zu erfolgen, da offenbar in der Adoleszenz mehr Mädchen als Jungen ein Asthma entwickeln (Martin et al. 1980). Für die Prognose werden keine Geschlechtsunterschiede (Blair 1977) beschrieben bzw. es wird sogar eine bessere Prognose für Jungen (Martin et al. 1980; Barr u. Logan 1964; Mazon et al. 1994; Weiss u. Gold 1995) gestellt.

Die Faktoren, die die Prognose bestimmen können, sind vielfaltig und in ihrer Wertigkeit nur sehr schwer abzuschätzen. In Tabelle 2.1 sind sie in gün-stige, ungünstige und fragliche Einflüsse unterteilt.

Die *Mortalität* des Asthma bronchiale ist gering (Abb. 2.7) (Sly 1984, 1993; Silverstein et al. 1994). Interessanterweise zeigte sich jedoch in England und Wales eine jährliche Zunahme in den Jahren 1959–1966 von 0,6 auf 1,5 pro 100000 Einwohner in der Altersgruppe von 5–34 Jahren (Speizer u. Doll 1968). Ähnliche Beobachtungen wurden in Australien und Neuseeland, nicht jedoch in den USA und in der BRD gemacht (Stolley 1972).

Ein 2. epidemischer Mortalitätsgipfel konnte in verschiedenen Ländern in den späten 70er Jahren beobachtet werden (s. Abb. 2.7). In Neuseeland nahm die Mortalitätsrate 1974–1979 bei 5- bis 34jährigen Asthmatikern dramatisch von 1,3:100000 auf 4,1:100000 zu (Sly 1993). Eine Reihe von Autoren stellte diese Zunahmen in einen direkten Zusammenhang mit dem übermäßigen Gebrauch an $\beta2$-Sympathomimetika (s. S. 194). Während für Deutschland keine vergleichbaren Zahlen vorliegen, ließ sich in den USA in den Jahren

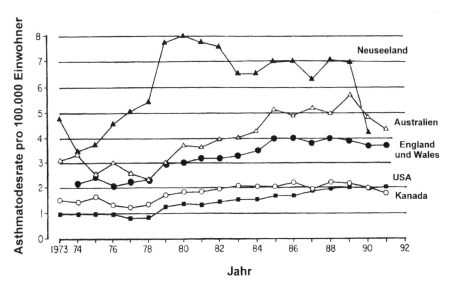

Abb. 2.7. Asthmatodesraten pro Jahr und 100000 Einwohner in Neuseeland, Australien, Eng-land und Wales, Kanada und den Vereinigten Staaten. (Aus Sly 1984, 1993)

1968–1978 eine stetige Abnahme der Asthmamortalität bei weißen, vor allen
Dingen aber nichtweißen Asthmapatienten verfolgen. Seither steigen die Mor-
talitätszahlen jedoch wieder an, wobei insbesondere das farbige männliche
Geschlecht und die Altersgruppe der 5- bis 14jährigen mit einer jährlichen
Zunahme von 10,1% betroffen sind (Abb. 2.8) (Weiss u. Wagener 1990; Lang
u. Polansky 1994; Arrighi 1995).

■ **Wachstumsretardierung.** Über die Wachstumsretardierung bei Asthmatikern liegt ebenfalls eine Reihe von Untersuchungen vor. Eine Wirkung der intermittierenden Glukokortikoidtherapie (s. S. 228) wird ebenso verantwortlich gemacht wie der Einfluß der Krankheit und ihr Schweregrad (Abb. 2.9)
(Ninan u. Russell 1992; Crowley et al. 1995). Ateminsuffizienz mit konsekutiver Hypoxie, inadäquate Ernährung, rezidivierende Infekte, Langzeitstreß sowie Suppression des Wachstumshormons sind als Ursachen diskutiert worden (Reimer et al. 1975; Hauspie et al. 1977; Russell 1993). Da sowohl die
Größe von Kindern mit Asthma als auch von solchen mit einer allergischen
Rhinitis in einem größeren Anteil unter der 3. Perzentile lag (6%) als die einer normalen Kinderpopulation (2%), wurde eine verminderte periphere Ansprechbarkeit gegenüber Somatomedin und/oder eine verminderte Ansprechbarkeit adrenerger Rezeptoren, die für die Ausschüttung von Wachstumshor-
monen mitverantwortlich sind, als Ursache der Wachstumsretardierung verantwortlich gemacht.

Gesichert erscheint, daß insbesondere bei Jungen mit Asthma bronchiale
eine konstitutionelle Entwicklungsverzögerung mit einer verspätet einsetzen-

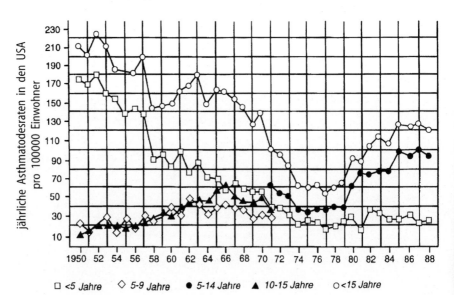

Abb. 2.8. Todesrate pro Jahr bei Asthmapatienten unterschiedlichen Alters von 1950–1988 in
den Vereinigten Staaten. (Aus Sly 1984, 1993)

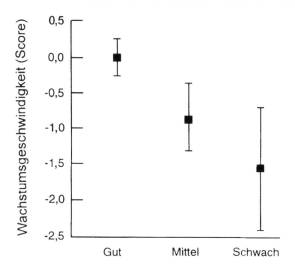

Abb. 2.9. Wachstumsgeschwindigkeit in Abhängigkeit von der therapeutischen Einstellung des Asthmas. (Nach Ninan u. Russell 1992)

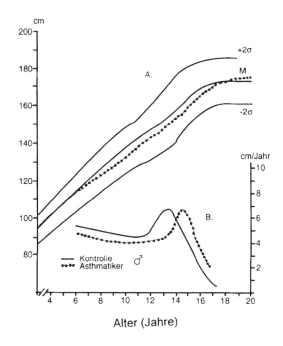

Abb. 2.10. Mittlere Größe *(A)* und mittlere jährliche Größenzunahme *(B)* von asthmatischen Jungen im Vergleich zu mittleren Referenzwertkurven. Für die Wachstumskurve ist auch der 2s-Bereich angegeben. (Aus Hauspie et al. 1977, unter Verwendung von Daten aus Twieselmann 1969)

den Pubertät und einer um 1,3–3 Jahre verzögerten maximalen präpubertären Wachstumsgeschwindigkeit besteht, ohne daß die Endgröße beeinflußt wird (Abb. 2.10) (Hauspie et al. 1977; Ferguson et al. 1982; Russell 1993). Das Ausmaß einer Wachstumsretardierung hängt dabei entscheidend vom Schweregrad der Erkrankung bzw. von der medikamentösen Einstellung des Asthmas ab (s. Abb. 2.9) (Ninan u. Russell 1992; Crowley et al. 1995).

Literatur

Agosti JM, Sprenger JD, Lum LG, Witherspoon P, Fisher LD, Storb R, Henderson WR (1988) Transfer of allergen specific IgE-mediated hypersensitivity with allogeneic bone marrow transplantation. N Engl J Med 319:1623

Amelung PJ, Panhuysen CIM, Postma DS et al. (1992) Atopy and bronchial hyperresponsiveness: exclusion of linkage to markers on chromosome 11q and 6 p. Clin Exp Allergy 22:1077

Amelung PJ, Postma DS, Xu J, Meyers DA, Bleecker ER (1997) Exclusion of chromosome 11q and the Fc$_\varepsilon$RI gene as etiologic factors in allergy and asthma in a population of dutch asthmatic families. Am J Respir Crit Care Med 155:A488

Anderson HR (1974) The epidemiological and allergic features of asthma in the New Guinea Highlands. Clin Allergy 4:171–183

Anderson HR, Bailey PA, Cooper JS, Palmer JC (1981) Influence of morbidity, illness label and social, family, and health service factors on drug treatment of childhood asthma. Lancet VII:1030

Anderson HR, Butland BK, Strachan DP (1994) Trends in prevalence and severity of childhood asthma. Br Med J 308:1600–1604

Arrighi HM (1995) US asthma mortality: 1941 to 1989. Ann Allergy Asthma Immunol 74:321

Barr LW, Logan GB (1964) Prognosis of children having asthma. Pediatrics 34:856

Bazaral M, Orgel H, Hamburger RN (1971) IgE levels in normal infants and mothers and an inheritance hypothesis. J Immunol 107:794

Bazaral M, Orgel H, Hamburger R (1974) Genetics of IgE and allergy: serum IgE levels in twins. J Allergy Clin Immunol 54:288

Berquist WE, Rachelefsky GS, Kadden M, Siegel SC, Katz RM, Fonkalsrud EM, Ament ME (1981) Gastroesophageal reflux-associated recurrent pneumonia and chronic asthma in children. Pediatrics 68:29

Björksten B, Finnström O, Wichman K (1988) Intrauterine exposure to beta-adrenergic receptor-blocking agent metropolol and allergy. Int Arch Allergy Appl Immunol 87:59

Blair H (1977) Natural history of childhood asthma: 20 years follow-up. Arch Dis Child 52:613

Bleecker ER, Postma DS, Meyers DA (1997) Evidence for multiple genetic susceptibility loci for asthma. Am J Respir Crit Care Med 156:113

Blumenthal M, Mendell N, Yunis E (1980) Immunogenetics of atopic disease. J Allergy Clin Immunol 65:403

Blumenthal M, Yunis E, Mendell N, Elston RC (1988) Preventive allergy: genetics of IgE-mediated diseases. J Allergy Clin Immunol 78:962

Bousquet J, Menardo JL, Robinet-Levy M, Michel FB (1983) Möglichkeiten der Vorhersage allergischer Erkrankungen im Säuglingsalter. In: Wahn U (Hrsg) Aktuelle Probleme der pädiatrischen Allergologie. Fischer, Stuttgart New York, S 53

Braback L, Breborowicz A, Julge K, Knutsson A, Riikjarv MA, Vasar M, Bjorksten B (1995) Risk factors for respiratory symptoms and atopic sensitisation in the Baltic area. Arch Dis Child 72:487–493

Brereton HM, Ruffin RE, Thompson PJ, Turner DR (1994) Familial atopy in Australian pedigrees: adventitious linkage to chromosome 8 is not comfirmed nor is there evidence of linkage to the high affinity IgE receptor. Clin Exp Allergy 24:868

Buffum WP, Settipane GA (1966) Prognosis of asthma in childhood. Am J Dis Child 112:214

Brusselle GG, Kips JC, Tavernier JH, Heyden JG van der, Cuvelier CA, Pauwels RA, Bluethmann H (1994) Attenuation of allergic airway inflammation in IL-4 deficient mice. Clin Exp Allergy 24:73

Brusselle G, Kips J, Joos G, Bluethmann H, Pauwels R (1995) Allergen-induced airway inflammation and bronchial responsiveness in wild-type and interleukin-4-deficient mice. Am J Respir Cell Mol Biol 12:254

Burney PG, Chinn S, Rona RJ (1990) Has the prevalence of asthma increased in children? Evidence from the national study of health and growth 1973–1986. Br Med J 300:1306

Burr ML, Buthand BK, King S, Vaughn-Williams E (1989) Changes in asthma prevalence: two surveys 15 years apart. Arch Dis Child 64:1452

Businco L, Dreborg S, Einarsson R et al. (1993) Hydrolysed cow's milk fomulae, allergenity and use in treatment and prevention. An ESPACI position paper. Pediatr Allergy Immunol 4:101

Butler M, Chan SC, Stevens S, Hanifin JM (1983) Increased leukocyte histamine release with elevated cyclic AMP-phosphodiesterase activity in atopic dermatitis. J Allergy Clin Immunol 71:490

Caraballo LR, Hernandez M (1990) HLA haplotype segregation in families with allergic asthma. Tissue Antigens 35:182

Chan SC, Grewe SC, Stevens SR, Hanifin SM (1982) Functional desensitization due to stimulation of cyclic AMP-phosphodiesterase in human mononuclear leukocytes. J Cyclic Nucleotide Res 8:211

Chandra RK (1992) Influence of maternal diet during lactation and use of formula feeds on development of atopic eczema in high risk infants. Br Med J 299:228

Chandra RK (1995) Formulas in the prevention of allergic disease. In: Weck AL de, Sampson H (eds) Intestinal immunology and food allergy. Raven, New York

Chandra RK, Baker M (1983) Numerical and functional deficiencies of suppressor T cells precedes development of atopic eczema. Lancet 2:1393

Chandra RK, Hamed A (1991) Cumulative incidence of atopic disorders in high risk infants fed whey hydrolysate, soy and conventional cow's milk formula. Ann Allergy 67:129

Charpin D, Birnbaum J, Haddi E et al. (1991) Altitude and allergy to house-dust mites. A paradigm of the influence of environmental exposure on allergic sensitization. Am Rev Respir Dis 143:983–986

Conrad DH (1990) Fc_ϵ RII/CD23: the low affinity receptor for IgE. Annu Rev Immunol 8:623

Cookson WOCM, Hopkin JM (1988) Dominant inheritance of atopic immunogobulin E responsiveness. Lancet 1:86

Cookson WOCM, Sharp PA, Faux JA, Hopkin JM (1989) Linkage between immunoglobulin E response underlying asthma and rhinitis and chromosome 11q. Lancet i:1292–1295

Cookson WOCM, Young RP, Sandford AJ et al. (1992) Maternal inheritance of atopic IgE responsiveness on chromosome 11q. Lancet 340:381

Coyle A, Le Gros JG, Bertrand C, Tsuyuki S, Heusser CH, Kopf M, Anderson GP (1995) Interleukin-4 is required for the induction of lung Th2 mucosal immunity. Am J Respir Cell Mol Biol 13:54

Croner S, Kjellman N-IM (1990) Development of atopic disease in relation to family history and cord blood IgE level. Pediatr Allergy Immunol 1:14

Croner S, Kjellman N-IM, Eriksson B, Roth A (1982) IgE screening in 1701 newborn infants and the development of atopic disease during infancy. Arch Dis Child 57:364

Crowley S, Hindmarsh PC, Matthews DR, Brook CGD (1995) Growth and growth hormone axis in prepubertal children with asthma. J Pediatr 126:297

Daniels SE, Bhattacharyya S, James A et al. (1996) A genome-wide search for quantitative trait loci underlying asthma. Nature 383:247

Dees SC (1969) Asthma in infants and young children. Br Med J 4:321

De Sanctis GT, Merchant M, Beier DR et al. (1995) Quantitative locus analysis of airway hyperresponsiveness in A/J and C57BL/6J mice. Nat Genet 11:150

Dubo S, McLean JA, Ching AYT, Wright HL, Kauffman PE, Sheldon JM (1961) A study of relationships between family situation, bronchial asthma and personal adjustment in children. J Pediatr 59:402

Duffy DL, Healey SC, Chenevix-Trench G, Martin NG, Weger J, Lichter J (1995) Atopy in Australia. Nat Genet 10:260

Edfors-Lubs ML (1971) Allergy in 7000 twin pairs. Acta Allergol 26:249

Eigen H (1982) The clinical evaluation of chronic cough. Pediatr Clin North Am 29:67

Empey DW, Laitinen LA, Jakobs L, Gold WM, Nadel NA (1976) Mechanisms of bronchial hyperreactivity in normal subjects after upper respiratory tract infection. Am Rev Respir Dis 113:13

Ewart SL, Mitzner W, DiSilvestre DA, Meyers DA, Levitt RC (1996) Airway hyperresponsiveness to acetylcholine: segregation analysis and evidence for linkage to murine chromosome 6. Am J Respir Cell Mol Biol 14:487

Erzen D, Roos LL, Manfreda J, Anthonisen NR (1995) Changes in asthma severity in Manitoba. Chest 108:16–23

Ferguson AC, Murray AB, Tze WJ (1982) Short-stature and delayed skeletal maturation in children with allergy disease. J Allergy Clin Immunol 69:461

Fischer B, Schmutzler W (1982) Quantitative Methoden der Allergologie. II. Bestimmung von Immunmodulatoren (Biological response modifiers) RABS-Referenz Allergen Bioassay. Standardisierung von Allergenextrakten – Prinzipien und Ausführung. Allergologie 5:303

Foucard T, Sjöberg (1984) A prospective 12-year-follow-up study of children with wheezy bronchitis. Acta Paediatr Scand 73:6577

Frick OL, German DF, Mills J (1979) Development of allergy in children. I. Association with virus infection. J Allergy Clin Immunol 63:228

Gregg J (1977) Epidemiology. In: Clark TJH, Godfrey S (eds) Asthma. Chapman & Hall, London, p 214

Geller-Bernstein G, Kenett R, Weisglass T, Tsur S, Lahar M, Levin S (1987) Atopic babies with wheezy bronchitis. Allergy 42:85

Gergen PJ, Weiss KB (1990) Changing patterns of asthma, hospitalization among children. JAMA 264:1688

Gergen PJ, Turkeltaub PC, Kremer RA (1992) Age of onset in childhood asthma; data from a national cohart study. Ann Allergy 68:507

Gerritsen J, Koeter GH, Postma DS, Schouten JP (1989) Prognosis of asthma from children to adulthood. Am Rev Respir Dis 140:1325

Grewe SR, Chan SC, Hanifin JM (1982) Elevated leukocyte cyclic AMP-phosphodiesterase in atopic disease: a possible mechanism for cAMP-agonist hyporesponsiveness. J Allergy Clin Immunol 70:452

Hasstedt SJ, Meyers DA, Marsh DG (1983) Inheritance of immunoglobulin E: genetic model fitting. Am J Genet 14:61

Hattevig G, Björkstein B (1993) Environmental factors in the development of asthma. In: Schatz M, Zeiger RS (eds) Asthma and allergy in pregnancy and early infancy. Marcel Dekker, New York Basel Hongkong, p 395

Hattevig G, Kjellman B, Sigurs N, Björksten B, Kjellman N-IM (1989) Effect of maternal avoidance of eggs, cow's milk and fish during lactation upon allergic manifestations in infants. Clin Exp Allergy 19:27

Hattevig G, Kjellman B, Sigurs N, Grodzinsky E, Hed J, Björksten B (1990) The effect of maternal avoidance of eggs, cow's milk and fish during lactation on the development of IgE, IgG and IgA antibodies in infants. J Allergy Clin Immunol 85:108

Hauspie R, Susanne C, Alexander F (1977) Maturational delay and temporal growth retardation in asthmatic boys. Pediatrics 59:200

Heskel NS, Chan SC, Thiel ML, Stevens SR, Casperson LS, Hanifin JM (1984) Elevated umbilical cord blood leucocyte cyclic adenosin monophosphate-phosphodiesterase activity in children with atopic parents. J Am Acad Dermatol 11:422

Higenbottam T, Varma N (1989) Asthma: an inherited dysfunction of bone marrow cells? Eur Resp J 2:921

Hill MR, James AL, Faux JA et al. (1995) FcERI-β polymorphism and risk of atopy in a general population sample. Br Med J 311: 776–779

Hizawa N, Yamaguchi E, Ohe M, Itoh A, Furuya K, Ohnuma N, Kawakami X (1992) Lack of linkage between atopy and locus 11q13. Clin Exp Allergy 22:1065

Hogg JC (1981) Bronchial mucosal permeability and its relationship to airways hyperreactivity. J Allergy Clin Immunol 67:421

Hogg JC, Williams J, Richardsen JB, Macklem PT, Thurlbeck WM (1970) Age as a factor in the distribution of lower-airway conductance and in the pathologic anatomy of obstructive lung disease. N Engl J Med 282:1283

Holt PG, McMenanim C, Nelson D (1990) Primary sensitization to inhalant allergen during infancy. Pediatr Allergy Immunol 1:3

Hopkin JM (1989) Genetics of atopy. Clin Exp Allergy 19:263

Hopp RJ, Bewtra AK, Watt GD, Nair NM, Townley RG (1984) Genetic analysis of allergic disease in twins. J Allergy Clin Immunol 73:265

Huang S-K, Yi M, Kumai M, Marsh DG (1994) Immunogenetic aspects of IgE-mediated responses. In: Atassi MZ (ed) Immunobiology of proteins and peptides, vol VII. Plenum, New York, p 11

Ida S, Hooks JJ, Siraganian RP, Notkins AL (1977) Enhancement of IgE-mediated histamine release from human basophils by viruses: role of interferon. J Exp Med 145:892

The ISAAC Study Group (1998) Worldwide variations in the prevalence of atopic diseases: the International Study of Asthma and Allergies in Childhood (ISAAC). Lancet 351:1225–1232

Keeley DJ, Neill P, Gallivan S (1991) Comparison of the prevalence of reversible airways obstruction in rural and urban zimbabwean children. Thorax 46:549–553

Kelly LOY, Hudson M, Raven J, Phelan PD, Pain MCF, Olinsky A (1988) Childhood asthma and adult lung function. Am Rev Respir Dis 138:26

Kimpen J, Callaert H, Embrechts P, Bossmanns E (1989) Influence of sex and gestational age on cord blood IgE. Acta Paediatr Scand 78:233

Kjellman N-IM (1977) Atopic disease in 7-year old children. Incidence in relation to family history. Acta Paediatr Scand 66:465

Kjellman N-IM (1983) Development and prediction of atopic allergy in childhood. In: Kjellmann N-IM (ed) Theoretical and clinical aspects of allergic disease. Almqvist & Wiksell, Stockholm, p 52

Kjellman N-IM, Croner S (1984) Cord blood IgE determination for allergy prediction: a follow-up to seven years of age in 1651 children. Ann Allergy 53:167

König P, Godfrey S (1973) Prevalence of exercise induced bronchial lability in families of children with asthma. Arch Dis Child 48:513

König P, Godfrey S (1974) Exercise induced bronchial lability in monozygotic (identical) and dizygotic (non-identical) twins. J Allergy Clin Immunol 54:280

Kofler H, Aichberger S, Ott G, Casari A, Kofler R (1996) Lack of association between atopy and the Ile181Leu variant of the β-subunit of the high-affinity immunoglobulin E receptor. Arch Allergy Imunol 111:44

Koletzko B, Schmidt E (1991) Nutritional and dietetic aspects of food allergy and food intolerance in childhood. In: Müller JC, Ockhuizen Th (eds) Food allergy and food intolerance somogy. Biol Nutr Dieta 48:116

Küster H, Ruocchio S, Reinhardt D (1993) Versuch eines molekulargenetischen Nachweises von Veränderungen am hochaffinen IgE-Rezeptor (Fc$_{\varepsilon}$RI) bei non-responder Basophilen. Monatsschr Kinderheilkd 141:46

Küster H, Herzog M, Brunn A von, Reinhardt D (1996) Atopie und Mutationen am hochaffinen IgE-Rezeptor. Monatsschr Kinderheilkd 144:45

Kuzemko JA (1980) Natural history of childhood asthma. J Pediatr 97:886

Lang DM, Polansky M (1994) Patterns of asthma mortality in Philadelphia from 1963 to 1991. N Engl J Med 331:1542

Lans DM, Rocklin RE (1989) Dysregulation of arachidonic acid release and metabolism by atopic mononuclear cells. Clin Exp Allergy 19:37

Leigh G, Marley E (1967) Bronchial asthma. A genetic populations and psychiatric study. Pergamon, Oxford

Leung DYM, Bhan AK, Schneeberg EE, Geha RS (1983) Characterization of the mononuclear cell infiltrate in atopic dermatitis using monoclonal antibodies. J Allergy Clin Immunol 71:47

Li JT, O'Connell EF (1987) Viral infections and asthma. Ann Allergy 59: 321

Ligett SB (1997) Polymorphism of the β_2-adrenergic receptor and asthma. Am J Respir Crit Care Med 156:156

Lindfors A, Wickman M, Hedin G, Pershagen G, Rietz H, Nordvall SL (1995) Indoor environmental risk factors in young asthmatics: a case-control study. Arch Dis Child 73:408

Lubs ML (1971) Allergy in 7000 twin pairs. Acta Allergol 26:249

Lubs ML (1972) Empiric risks for genetic counselling in families with allergy. J Pediatr 80:26

Luyt DK, Burton P, Brooke AM, Simpson H (1994) Wheeze in preschool children and its relation with doctor diagnosed asthma. Arch Dis Child 71:24

Lympany P, Welsh KI, Cochrane GM, Kemeny DM, Lee TH (1992a) Genetic analysis of the linkage between chromosome 11q and atopy. Clin Exp Allergy 22:1085

Lympany P, Welsh K, MacCochrane G, Kemeny DM, Lee TH (1992b) Genetic analysis using DNA polymorphism of the linkage between chromosome 11q13 and atopy and bronchial hyperresponsiveness to metacholine. J Allergy Clin Immunol 89:619

Magnusson CGM (1986) Maternal smoking influences cord serum IgE and IgD levels and increases the risk for subsequent infant allergy. J Allergy Clin Immunol 78:898

Manfreda J, Becker AB, Wang P-Z, Roos LL, Anthonisen NR (1993) Trends in physician-diagnosed asthma prevalence in Manitoba between 1980 and 1990. Chest 103:151–157

Marks GB, Tovey ER, Toelle BG, Appl B, Wachinger S, Peat JK, Woolcock AJ (1995) Mite allergen (Der p 1) concentration in houses and its relation to the presence and severity of asthma in a population of Sydney school children. J Allergy Clin Immunol 96:441

Marsh DG (1990) Immunogenetic and immunochemical factors determining immune responsiveness to allergens: studies in unrelated subjects. In: Marsh DG, Blumenthal EN (eds) Genetic and environmental factors in clinical allergy. University of Minnesota Press, Minneapolis, p 97

Marsh DG, Hsu SH, Hussain R, Meyers DA, Freidhoff LR, Bias WB (1980) Genetics of human immune response to allergens. J Allergy Clin Immunol 65:322

Marsh DG, Meyers DA, Bias WB (1981) The epidemiology and genetics of atopic allergy. N Engl J Med 305:1551

Marsh DG, Neeley JD, Breazeale DR et al. (1994) Linkage analysis of 114 and other chromosome 5q31.1 markers and total serum immunoglobulin E concentrations. Science 264:1152

Martin AJ, McLennan LA, Landau LI, Phelan PD (1980) The natural history of childhood asthma to adult life. Br Med J XIV:1397

Martinati LC, Trabetti E, Casartelli A, Boner AL, Pignatti PF (1996) Affected sib-pair and mutation analysis of the high affinity IgE receptor b chain locus in italian families with atopic asthmatic children. Am J Respir Crit Care Med 153:1682

Martinez FD, Antognoni G, Macri F, Bonci E, Midulla F, DeCastro G, Ronchetti R (1988) Parenteral smoking enhances bronchial responsiveness in nine-year-old children. Am Rev Respir Dis 138:518

Martinez FD, Wright AL, Taussig LM, Holberg CJ, Halonen M, Morgan WJ (1995a) Asthma and wheezing in the first six years of life. N Engl J Med 332:133

Martinez FD, Stern DA, Wright AL, Taussig LM, Halonen M, GHM Associates (1995b) Association of non-wheezing lower respiratory tract illnesses in early life with persistently diminished serum IgE levels. Thorax 50:1067–1072

Matricardi PM, Rosmini F, Ferrigno L et al. (1997) Cross sectional retrospective study of prevalence of atopy among italian military students with antibodies against hepatitis A virus. Br Med J 314:999–1003

Matsumoto T, Miike T, Takahashi H, Hosoda M, Kawabe T, Yodoi J, Hirashima M (1990) Fc_{ε} RII on T cells and IgE binding factors in children with atopic asthma. Pediatr Allergy Immunol 1:21

Mazon A, Nieto A, Javier Nieto F, Menendez R, Boquete M, Brines J (1994) Prognostic factors in childhood asthma: a logistic regression analysis. Ann Allergy 72:455

McIntosh K, Ellis EF, Hoffmann LS, Lybass TG, Eller JJ, Fulginiti VA (1973) The association of viral and bacterial respiratory infections with exacerbations of wheezing in young asthmatic children. J Pediatr 82:578

McMillan JC, Heskel NS, Hanifin JM (1985) Cyclic AMP-phosphodiesterase activity and histamine release in cord blood leukocyte preparations. Acta Derm Venerol 114 (Suppl):24

McNicol KN, Williams HB (1973) Spectrum of asthma in children. I. Clinical and physiological components. Br Med J IV:7

Michel FB, Bousquet J, Greillier P, Robinet-Levy M, Coulomb Y (1980) Comparison of cord blood immunoglobulin E concentrations and maternal allergy for the prediction of atopic disease in infancy. J Allergy Clin Immunol 65:422

Miller DL, Hirvonen T, Gitlin D (1973) Synthesis of IgE by human conceptus. J Allergy Clin Immunol 52:182

Mitchell RG, Dawson B (1973) Educational and social characteristics of children with asthma. Arch Dis Child 48:467

Möller KL (1955) The prognosis of bronchitis asthmatoides during in first year of life. Acta Paediatr Scand 44:399

Moffat MF, Sharp PA, Faux JA, Young RP, Cookson WOCM, Hopkin JM (1992) Factors confounding genetic linkage between atopy and chromosome 11q. Clin Exp Allergy 22:1046

Moffat MF, Schou C, Faux J, Cookson WOCM (1997) Germline TCR-A restriction of immunoglobulin E response to allergen. Immunogenetics 46:226

Mutius E von (1997) Epidemiologie des Asthma bronchiale im Kindesalter. Pneumologie 51:949–961

Mutius E von, Fritzsch C, Weiland SK, Roell G, Magnussen H (1992) Prevalence of asthma and allergic disorders among children in united Germany: a descriptive comparison. Br Med J 305:1395–1399

Mutius E von, Martinez FD, Fritzsch C, Nicolai T, Reitmeir P, Thiemann HH (1994a) Skin test reactivity and number of siblings. Br Med J 308:692

Mutius E von, Martinez FD, Fritzsch C, Nicolai T, Roell G, Thiemann HH (1994b) Prevalence of asthma and atopy in two areas of West and East Germany. Am J Respir Crit Care Med 149:358

Mutius E von, Weiland SK, Fritzsch C, Duhme H, Keil U (1998) Increasing prevalence of hay fever and atopy among children in Leipzig, East Germany. Lancet 351: 862–826

Neuhaus EC (1958) A personality study of asthmatic and cardiac children. Psychosom Med 20:181

Nicolai T, Bellach B, Mutius E von, Thefeld W, Hoffmeister H (1997) Increased prevalence of sensitization against aeroallergens in adults in West- compared to East-Germany. Clin Exp Allergy 27:886–892

Niekerk CH van, Weinberg EG, Shore SC, De v. Heese H, Schalkwyk DJ van (1979). Prevalence of asthma: a comparative study of urban and rural Xhosa children. Clin Allergy 9:319–324

Ninan TK, Russel G (1992) Asthma, inhaled corticosteroid treatment and growth. Arch Dis Child 67:703

Nowak D, Heinrich J, Jörres R et al. (1996) Prevalence of respiratory symptoms, bronchial hyperresponsiveness and atopy among adults: West and East Germany. Eur Respir J 9:2541–2552

Ownby DR, Johnson CC, Peterson EL (1991) Maternal smoking does not influence cord serum IgE or IgD concentrations. J Allergy Clin Immunol 88:555

Orgel HA, Hamburger RN, Bazaral M et al. (1975) Development of IgE and allergy in infancy. J Allergy Clin Immunol 56:296

Park ES, Golding J, Carswell F, Stewart-Brown S (1986) Preschool wheezing and prognosis at 10. Arch Dis Child 61:642–646

Pauwels R, Straeten M van der, Weyne J, Bazin H (1985) Genetic factors in non-specific bronchial reactivity in rats. Eur J Respir Dis 66:98

Pearce N, Weiland S, Keic U et al. (1993) Self-reported prevalence of asthma in children in Australia, England, Germany and New Zealand: An international comparison using the JAAC protocol. Eur Respir J 6:1455

Peat JK, Berg RH van den, Green WF, Mellis CM, Leeder SR, Woolcock AJ (1994) Changing prevalence of asthma in Australian children. Br Med J 308:1591–1596

Peckham C, Butler N (1978) A national study of asthma in childhood. J Epidemiol Community Health 32:79

Piccinini MP, Mecacci F, Sampognaro S, Manetti R, Parronchi P, Maggi E, Romagnani S (1993) 102:301–303

Platts-Mills TAE, Sporik RB, Wheatley LM, Heyman PW (1995) Is there a dose-response relationship between exposure to indoor allergens and symptoms of asthma? J Allergy Clin Immunol 96:435

Propping P, Voigtländer V (1983) Was ist gesichert in der Genetik der Atopien? Allergologie 293:257

Pullan CR, Hey EN (1981) 10-years follow-up of respiratory syncytial virus chest infection in infancy. Prog Respir Res 17:252

Rackeman FM, Edwards MC (1952) Asthma in children: A follow-up study 688 patients after an interval of twenty years. N Engl J Med 246:814

Rantakallio P (1978) Relationship of maternal smoking to morbidity and mortality of the child up to age five. Acta Paediatr Scand 67:621

Reid L (1977) Influence of the pattern of structural growth of lung on susceptibility to specific infectious diseases in infants and children. Pediatr Res 11:210

Reimer LG, Morris HG, Ellis EF (1975) Growth of asthmatic children during treatment with alternate-day steroids. J Allergy Clin Immunol 55:224

Rich SS, Roltman-Johnson B, Greenberg B, Roberts S, Blumenthal MN (1992) Genetic analysis of atopy in three large kindreds: no evidence of linkage to D11S97. Clin Exp Allergy 22:1070

Rosenwasser LJ, Borish L (1997) Genetics of atopy and asthma: the rationale behind promoter-based candidate gene studies (IL-4 and IL-10). Am J Resp Crit Care Med 156:152

Russel G (1993) Asthma and growth. Arch Dis Child 89:695

Saarinen UM (1984) Transfer of latent atopy by bone marrow transplantation: a case report. J Allergy Clin Immunol 74:196

Saarinen UM, Kajosaari M (1995) Breast feeding as prophylaxis against atopic disease: prospective follow-up study until 17 years old. Lancet 346:1065

Saarinen UM, Kajosaari M, Backman A, Siimes M (1979) Prolonged breast-feeding as prophylaxis for atopic disease. Lancet 2:163

Salob SP, Atherton DJ (1993) Prevalence of respiratory symptoms in children with atopic attending pediatric dermatology clinics. Pediatrics 91:8

Sandford AJ, Shirakawa T, Moffat MF et al. (1993) Localisation of atopy and β subunit of high-affinity IgE receptor (Fc$_c$RI) on chromosome 11q. Lancet 341:332

Sandford A, Weir T, Pare P (1996) The genetics of asthma. Am J Respir Crit Care Med 153:1749

Saurat JH (1985) Eczema in primary immune-deficiencies. Acta Derm Venerol 114: 125

Schnyder UW (1972) Zur Humangenetik der Neurodermitis atopica. Arch Dermatol Forsch 244:347

Schwartz J, Gold D, Dockery DW, Weiss ST, Speizer FE (1990) Predictors of asthma and persistent wheeze in a national sample of children in the United States. Am Rev Respir Dis 142:555

Shaw RA, Crane J, O'Donnell TV, Porteous LE, Coleman ED (1988) Increasing asthma in a rural New Zealand adolescent population 1975–1989. Arch Dis Child 65:1319

Shirakawa T, Li A, Dubowitz M et al. (1994) Association between atopy and variants of the BBB subunit of the high affinity immunoglobulin E receptor. Nat Genet 7:125

Sibbald B, Horn MEC, Brain EA, Gregg I (1980) Genetic factors in childhood asthma. Thorax 35:671

Siegel SC, Katz RM, Rachelefsky GS (1983) Asthma in infancy and childhood. In: Middleton E, Reed CE, Ellis EF (eds) Allergy, principles and practice. Mosby, St Louis Toronto, p 863

Silverstein MD, Reed CE, O'Connell E, Melton LJ, O'Follon WM, Yunginger JW (1994) Long term survival of a cohort of community residents with asthma. N Engl J Med 331:1537

Skoner D, Caliguiri L (1988) The wheezing infant. Pediatr Clin North Am 35:1011

Sly RM (1984) Increases in deaths from asthma. Ann Allergy 53:20

Sly RM (1993) Increases in asthma morbidity and mortality. In: Tinkelman DG, Naspitz CK (eds) Childhood asthma. Marcel Dekker, New York Basel Hongkong, p 195

Smith JM (1993) Epidemiology and natural history of asthma, allergic rhinitis and atopic dermatitis. In: Middleton E, Reed CE, Ellis EF, Adkinson NF, Yunginger JW (eds) Allergy, principles and practice. Mosby, St Louis Washington Toronto, p 1109

Speizer FE, Doll R (1968) A century of asthma deaths in young people. Br Med J 3:245

Sporik R, Holgate ST, Platts-Mills TAE, Cogswell JJ (1990) Exposure to house dust mite allergen and the development of asthma in childhood. A prospective study. N Engl J Med 323:502

Sporik R, Ingram JM, Price W, Sussman JH, Honsinger RW, Platts-Mills TAE (1995) Association of asthma with serum IgE and skin test reactivity to allergens among children living at high altitude. Tickling the dragon's breath. Am J Respir Crit Care Med 151:1388–1392

Staudenmayer H (1981) Parental anxiety and other psychosocial factors associated with childhood asthma. J Chronic Dis 34:627

Stolley PD (1972) Asthma mortality. Why the United States was spared an epidemic of deaths due to asthma. Am Rev Respir Dis 105:883

Strachan DP (1985) The prevalence and natural history of wheezing in early childhood. J R Coll Gen Pract 35:182–184

Strachan DP, Anderson HR, Limb ES, O'Neill A, Wells N (1990) A national survey of asthma, prevalence, severity and treatment in Great Britain. Arch Dis Child 70:171

Strannegard I-L, Strannegard Ö (1981) The T cell deficiency in atopic disease and its relation to hyperproduction of IgE. Acta Derm Venerol Suppl (Stockh) 95:20–24

Strannegard I-L, Svennerholm L, Strannegard Ö (1987) Essential fatty acids in serum lecithin of children with atopic dermatitis and in umbilical cord serum of infants with high or low IgE levels. Int Arch Allergy Appl Immunol 82:422

Svartengren M, Ericsson CH, Mossberg B, Camner P (1990) Bronchial reactivity and atopy in asthma discordant monozygotic twins. Ann Allergy 64:124

Tabachnik E, Levison H (1981) Infantile bronchial asthma. J Allergy Clin Immunol 67:339

Tager IB, Hanrahan JP, Tosteson TD, Castile RG, Brown RW, Weiss ST, Speizer FE (1993) Lung function, pre- and postnatal smoke exposure and wheezing in the first year of life. Am Rev Respir Dis 147:811–817

Thomas NS, Holgate ST (1997) Asthma and polymorphism on chromosome 11q. Clin Exp Allergy. In press

Thomas NS, Wilkinson J, Lio P, Holgate ST, Morton NE (1998) Genes for asthma on chromosome 11: an update. Clin Exp Allergy 28:387

Timonen T, Stenius-Aarnala B (1985) Natural killer cell activity in asthma. Clin Exp Immunol 59:85

Townley RG, Hopp RJ, Bewtra AK, Nair NM (1990) Predictive value of airway reactivity. J Allergy Clin Immunol 86:650

Trask DM, Chan SC, Sherman SE, Hanifin JM (1988) Altered leukocyte activity in atopic dermatitis. J Invest Dermatol 90:526

Twiesselmann F (1969) Development biometrique de l'enfant á l'adult. Presse universitaire de Bruxelles, Librairie Maloine

Vandenplas Y, Hauser B, Borre C van den, Sacre L, Dab J (1992) Effect of whey hydrolysate prophylaxis on atopic disease. Ann Allergy 68:419

Vandenplas Y, Hauser B, Borre C van den et al. (1995) The long-term effect of partial hydrolysate formula on the prophylaxis of the atopic disease. Eur J Pediatr 154:488

Vassella CC, Odelram H, Kjellman NI, Borres MP, Vanto T, Björksten B (1994) High anti-IgE levels at birth are associated with a reduced allergy prevalence in infants at risk. A prospective study. Clin Exp Allergy 24:771

Voigtländer V (1977) Genetik der Neurodermitis. Z Hautkr 52:65

Watson M, Lawrence S, Collins A et al. (1995) Exclusion from proximal 11q of a common gene with megaphenic effect on atopy. Ann Hum Genet 59:403

Weck A de, Blumenthal M, Yunis E, Jeannet M (1977) HLA and allergy. In: Dausset J, Svejgaard A (eds) HLA and disease. Williams & Wilkins, Baltimore, p 196

Weiss S (1995) Long-term outcome in early childhood asthma. Am J Respir Crit Care Med 151:6

Weiss ST, Gold DR (1995) Fender differences in asthma. Pediatr Pulmonol 19:153

Weiss KB, Wagener DK (1990) Changing, patterns of asthma mortality. Identifying target populations at risk. JAMA 264:1683

Welliver RC, Kaul TN, Ogra PL (1980) The appearance of cell bound IgE in respiratory tract epithelium after respiratory-syncytial-virus infection. N Engl J Med 303:1198

Weitzman M, Gortmaker S, Sobol MA (1990) Racial, social and environmental risks for childhood asthma. AJDC 144:1189

WHO (Regional Office for Europe) (1974) Long-term program in environmental pollution control in Europe. Chronic respiratory disease in children in relation to air pollution. WHO, Copenhagen

Williams H, McNicol KN (1969) Prevalence, natural history and relationship of wheezy bronchitis and asthma in children. An epidemiological study. Br Med J IV:321

Wittig HJ, McLaughlin ET, Leifer KL, Belloit JD (1978) Risk factors for the development of allergic disease: analysis of 2,190 patient records. Ann Allergy 41:84

Yanagihara Y, Sarfati M, Marsh D, Nutman T, Delespesse G (1990) Serum levels of IgE-binding factor (soluble CD23) in diseases associated with elevated IgE. Clin Exp Allergy 20:395

Young S, O'Keeffe PTO, Arnott J, Landau LI (1995) Lung function, airway responsiveness and respiratory symptoms before and after bronchiolitis. Arch Dis Child 72:16

Zeiger RS (1990) Prevention of food allergy in infancy. Ann Allergy 65:430

Zeiger RS, Heller S (1995) The development and prediction of atopy in high risk children: Follow up at age seven years in a prospective randomized study of combined maternal and infant food allergen avoidance. J Allergy Clin Immunol 95:1179

Zeiger RS, Heller S, Mellon MH, Forsythe AB, O'Connor RD, Hamburger RN, Schatz M (1989) Effect of combined maternal and infant food-allergen avoidance on development of atopy in early infancy: a randomized study. J Allergy Clin Immunol 84:72

KAPITEL 3

Pathogenese 3

3.1 Allergie – Atopie 44
3.1.1 Immunologische Grundlagen
der allergischen Reaktion 44
3.1.2 Zusammenspiel von IgE
und seinen Rezeptoren 54
3.1.3 Inhalative Allergien 55
3.1.4 Nahrungsmittelallergien 61

3.2 Nervöse und neurohumorale Einflüsse 63
3.2.1 Sympathische Innervation 63
3.2.2 Cholinerge Innervation 64
3.2.3 Nichtadrenerge, nichtcholinerge Mechanismen
und Neuropeptide 65
3.2.4 Rezeptorstrukturen 66
3.2.5 Molekulare Mechanismen
der Signalaktivierung 72
3.2.6 Verteilung von Rezeptoren 75
3.2.7 Pathologie des autonomen Nervensystems 78

3.3 Stickoxid (NO) 85

3.4 Leukotriene 87

3.5 Infekte 89

3.6 Sinusitis und Asthma, Sinubronchitis 98

3.7 Hyperreagibles Bronchialsystem 102

3.8 Anstrengungsasthma 110

3.9 Psychische Faktoren 115

3.10 Andere Auslösefaktoren 119

Literatur 120

Wenn auch eine befriedigende Definition des Asthma bronchiale bisher ebenso wie eine allgemeingültige und akzeptierte Einteilung für das Kindesalter fehlt, so hat die immunologische Forschung in den letzten Jahren unsere Kenntnisse über die Grundlagen dieser Erkrankung erheblich erweitert.

Heute wird Asthma als Ausdruck einer chronischen Entzündung mit einer gemeinsamen Endstrecke, in die verschiedene Stimuli einmünden, aufgefaßt. Allergien, Virusinfekte, ein verändertes Gleichgewicht innerhalb des autonomen Nervensystems, eine Hyperreagibilität des Bronchialsystems sowie eine veränderte Permeabilität der Bronchialschleimhaut sind dabei Faktoren, die als Ursache, teilweise aber auch als Folge eines komplexen Asthmageschehens angesehen werden.

3.1
Allergie – Atopie

3.1.1
Immunologische Grundlagen der allergischen Reaktion

Vor fast 75 Jahren fand das 1. systematische Experiment der allergologischen Forschung statt: Carl Prausnitz injizierte sich subkutan Serum des Fischallergikers Heinz Küstner und übertrug sich damit eine Fischallergie lokal an den Injektionsort (Prausnitz u. Küstner 1921). Auf diese Weise war gezeigt, daß für die Auslösung einer allergischen Reaktion zweierlei benötigt wird: eine spezifische Serumkomponente, die 1967 von Ishizaka u. Ishizaka (1968) als IgE identifiziert wurde, sowie eine unspezifische zelluläre Komponente. Letztere rückte in den vergangenen 2 Jahrzehnten immer mehr in das Interesse der Forschung. Es handelt sich dabei um eine Vielzahl von Zellen, die auf ihrer Oberfläche 2 verschiedene Typen von Rezeptoren für IgE tragen (Bonnefoy et al. 1993). Damit befinden sich das IgE-Molekül und seine beiden Rezeptoren nicht nur an zentraler Stelle in der allergischen Reaktion, sie stehen zudem auch an deren Anfang.

Immunglobulin E (IgE)

Struktur
Ein Immunglobulin setzt sich aus 2 schweren und 2 leichten Ketten zusammen. Jede schwere Kette besteht aus 4 oder 5, jede leichte aus 2 homologen Sequenzen von je 110 Aminosäuren. Diese legen sich durch kompakte Faltung zu Domänen zusammen und bilden miteinander die typische Y-förmige Gesamtstruktur eines Antikörpers (Abb. 3.1). Es gibt 2 Isotypen der leichten Ketten (K und λ). In einem einzelnen Immunglobulinmolekül ist jedoch immer nur entweder K oder λ vorhanden (Watson et al. 1987; Burton 1990).

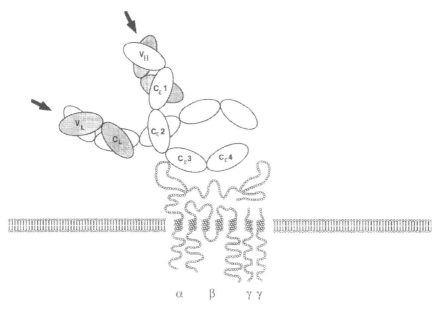

Abb. 3.1. Bindung eines IgE-Moleküls an den hochaffinen IgE-Rezeptor (Fc$_\varepsilon$RI). Gezeigt ist ein Modell der 3 Rezeptoruntereinheiten (α, β, γ) in der Zellmembran. Jeder *Kreis* repräsentiert eine Aminosäure. An die α-Kette ist ein IgE-Antikörper angebunden, bestehend aus 2 leichten (*schraffiert*) und 2 schweren Ketten. Die *Pfeile* weisen auf die Antigenbindungsstelle des Antikörpers

Am Aminoterminus eines Immunglobulins befinden sich die variablen Domänen der schweren (V_H) und der leichten (V_L) Kette. V_H und V_L besitzen je 3 hypervariable Regionen (Komplementaritätsdeterminante CDR 1–3), die durch tertiäre Faltung am Kopf nebeneinander liegen und die spezifische Bindungsstelle für Antigen formen (Watson et al. 1987). Da jeder Antikörper somit 2 Antigenbindungsstellen besitzt (Multivalenz), ist er in der Lage, eine Brücke zwischen 2 Antigenen zu bilden. Dieser Vorgang ist das elementare Signal für die Zellaktivierung. Im Falle des IgE- und des IgM-Antikörpers schließen sich an diese variablen Regionen die konstanten Domänen der schweren (C_H1, C_H2, C_H3, C_H4) bzw. der leichten Kette (C_L) an. Am proximalen Ende von C_H3 liegt die Bindungsstelle für Zelloberflächenrezeptoren und Komplement (Burton 1990).

Demgegenüber besitzen die Schwerketten von IgA, IgG und IgD statt der C_H2-Domäne eine hinge Region von 60 Aminosäuren Länge und keine C_H4-Domäne (Burton 1990). Sie setzen sich also aus V_H-C_H1-hinge-C_H2-C_H3 zusammen. IgM liegt als Pentamer und sekretorisches IgA als Dimer vor. Daher besitzen IgM und IgA durch die dazwischenliegende J-(„joining"-)Kette zusätzlich ein Endstück für die Polymerisation. Die Gesamtstruktur eines Antikörpers ermöglicht eine interne Flexibilität, insbesondere an den Enden der hinge Region bzw. der C_H2-Domäne. Diese Beweglichkeit der beiden Antigenbindungsstellen zueinander erhöht die Wahrscheinlichkeit einer multivalenten Bindung erheblich (Metzger 1990b).

Die beiden schweren Ketten sind sowohl untereinander als auch mit je einer leichten Kette durch Disulfidbrücken verbunden. Darüber hinaus existiert eine unterschiedliche Anzahl von Disulfidbrückenbindungen innerhalb der Schwerkettendomänen (Burton 1990). Jedes Immunglobulin kann enzymatisch zerlegt werden, wobei je nach Lage der Spaltstelle in Relation zu den Disulfidbrücken unterschiedliche Fragmente entstehen. Papain spaltet das Immunglobulin nach der C_H1-Domäne, also vor der Disulfidbrücke, die die beiden Schwerketten verbindet. Dadurch entstehen 2 antigenbindende Fragmente (Fab), je aus V_H-V_L-C_H1-C_L, sowie ein sog. kristallisierbares Fragment (Fc) aus den verbleibenden disulfidverbundenen 6 Domänen (Roitt 1993). Pepsin dagegen spaltet das Immunglobulin nach dieser Disulfidbrücke zwischen C_H2 und C_H3 bzw. zwischen hinge und C_H2. Dadurch entsteht ein $F(ab')_2$-Fragment mit 2 Antigenbindungsstellen aus den vorderen 10 und ein degradiertes pFc'-Fragment aus den übrigen 4 Domänen (Watson et al. 1987).

Immunglobulinklassen

Es existieren 5 Immunglobulinklassen mit je 1–4 Subtypen. Die wichtigsten Eigenschaften der verschiedenen Immunglobuline sind in Tabelle 3.1 zusammengestellt. Von den 5 Immunglobulinklassen ist nur IgG in der Lage, die Plazentaschranke zu passieren. Dies erfolgt durch aktiven Transport über Fc_γ-Rezeptoren, wodurch ein neonataler IgG-Spiegel über dem der Mutter entsteht (Simister 1990). IgA existiert als Monomer und als Dimer. Letzteres ist die sezernierte Form (sekretorisches IgA) und findet sich daher v. a. im Darm und in der Muttermilch. Für IgG gibt es 4 Subtypen (IgG 1–4), für IgA 2 Subtypen (IgA 1 und 2). Das relative Mengenverhältnis der Subtypen beträgt für IgG 10:6:1:1 und für IgA 6:1 (Burton 1990).

Der Metabolismus von IgE weist gegenüber dem anderer Immunglobuline die Besonderheit auf, daß Syntheserate, intravenöser Anteil und Abbaurate vom IgE-Serumspiegel beeinflußt werden (Tabelle 3.2). Zudem ist die Halbwertszeit von IgE im Gewebe gegenüber der im Serum auf das 6fache erhöht (von 2,3 auf 14 Tage) (Mariani u. Strober 1990).

Tabelle 3.1. Eigenschaften der Immunglobulinsubklassen. (Nach Metzger 1990a)

Subtypen	Molekular-gewicht [kDA]	Serumkon-zentration [mg/ml]	Gesamt-menge [mg/kg KG]	Intravenö-ser Anteil [%]	Halbwerts-zeit (Tage)	Abbaurate [mg/kg/Tag]
IgG (4)	150	12	1098	45	23	33
IgM (1)	970	1	49	76	5,1	2,2
IgA (2)	160	2	226	42	5,8	24
IgD (1)	175	0,03	1,5	75	2,8	0,4
IgE (1)	190	0,0005	0,008	33	1,3	0,0016

Tabelle 3.2. IgE-Metabolismus

IgE-Serumspiegel	Syntheserate [μg/kg KG/Tag]	iv-Pool [%]	Halbwertszeit (Tage)	Abbaurate [%]
Niedrig	1,6	33	1,9	52
Mittel	109	–	4,3	20
Hoch	209	90	5,8	15

Rearrangement

Ein Antikörper wird im Genom durch eine Vielzahl verschiedener Bauelemente kodiert. Im Rahmen der B-Zell-Reifung werden aus diesen Elementen einzelne zu einer neuen Genstruktur zusammengesetzt, von der dann eine mRNA zur Produktion eines funktionstüchtigen Antikörpers abgelesen werden kann. Dieser als Rearrangement bezeichnete Vorgang findet nur bei den Genen der Antikörper in B-Zellen und beim T-Zellrezeptor statt (Watson et al. 1987). Er unterscheidet sich grundsätzlich von der Produktion eines jeden anderen Proteins, bei dem nur Modifikationen an der mRNA vorgenommen werden und das Genom unangetastet bleibt. Daher besitzen B- und T-Zellen ein von allen anderen Körperzellen differentes Genom.

Die Bauelemente für einen Antikörper befinden sich in 3–4 Regionen eines Chromosomenabschnitts und bestehen aus einer unterschiedlichen Anzahl ähnlicher Gene. Prinzipiell existieren Genabschnitte für eine „variable" (V), eine „diversity" (D), eine „joining" (J) und eine „constant" (C) Region. Im Falle der schweren Kette befinden sich diese auf dem Chromosom 14 und kodieren für etwa 300 V-, 10 D-, 4 J- und 9 C-Segmente (Lewin 1987).

Im Rahmen des Rearrangement wird bei der schweren Kette zunächst die DNA zwischen einem D- und einem J-Segment herausgenommen (Abb. 3.2). Als zweites erfolgt die Annäherung eines V-Segments an dieses DJ durch Entfernung der zwischenliegenden DNA. Welches der innerhalb einer Region zur Verfügung stehenden Segmente dabei verbleibt, scheint zufällig zu sein.

Struktur und Rearrangement der leichten Ketten sind ähnlich, allerdings besitzen sie keine Gene für die D-Region. Auch ist die Anzahl der V-, J- und C-Segmente geringer und beträgt für κ-Leichtketten etwa 300, 5 und 1, während für die λ-Leichtketten 300 V- und 6 JC-Segmente existieren (Lewin 1987). Die Gene hierfür befinden sich auf den Chromosomen 22 (κ) und 2 (λ) (Watson et al. 1987).

Das Rearrangement läuft in einer streng geregelten zeitlichen Reihenfolge ab. Dies verhindert, daß eine Zelle mehr als einen Antikörpertyp produziert und bewirkt ein möglichst häufiges Gelingen des Rearrangements. Der Prozeß läuft dabei parallel mit der Reifung der B-Zelle etwa folgendermaßen ab: Der 1. Schritt ist die Verbindung eines D- und eines J-Segments für die Schwerkette auf beiden Chromosomen in der sog. Nullzelle (Watson et al.

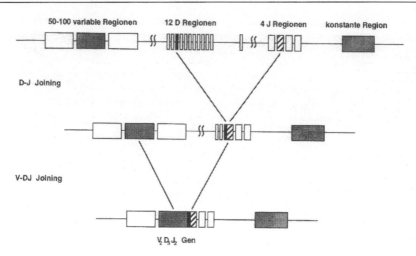

Abb. 3.2. Immunglobulingen-Rearrangement

1987). Die daraus hervorgehende unreife Prä-B-Zelle führt das V-DJ-Rearrangement auf nur einem Chromosom aus. Nur wenn dieses ineffektiv verläuft, findet das gleiche für die 2. Schwerkette statt. Es folgt das V-J-Rearrangement für eine der beiden κ-Leichtketten, falls dieses ineffizient ist, das für die zweite. Kommt es auch hierbei durch einen Fehler nicht zu einem Genprodukt, werden nacheinander die Gene für die beiden λ-Leichtketten modifiziert.

Erst nach erfolgreichem Abschluß dieses Rearrangements kann eine mRNA für eine leichte und eine schwere Kette abgelesen und damit ein Antikörper produziert werden. Dadurch entsteht die reife B-Zelle, die die produzierten Antikörper als membrangebundene Rezeptoren an der Zelloberfläche trägt. Diese Immunglobulinproduktion verhindert dann jedes weitere Rearrangement („Allel-Ausschluß"; Lewin 1987; Watson et al. 1987). Daher kann eine bestimmte B-Zelle immer nur eine Immunglobulinlinklasse produzieren. Diese gehört in etwa 60% der Fälle zum κ- und in 40% der Fälle zum λ-Subtyp (Lewin 1987). Da ein Rearrangement der Immunglobulingene nur in B-Zellen stattfindet, sind auch nur diese zur Antikörperproduktion in der Lage.

Durch Antigenkontakt wandelt sich die reife B-Zelle entweder zur Plasmazelle, die pro Sekunde 10000 Immunglobulinmoleküle gegen das spezifische Antigen sezerniert, oder zur langlebigen Gedächtniszelle mit zellmembrangebundenem, antigenspezifischem Immunglobulin als Antigenrezeptor (Watson 1987).

Durch die verschiedenen Kombinationen von V-, D- und J-Segmenten der leichten und schweren Ketten können mehr als 10^9 verschiedene Antikörper

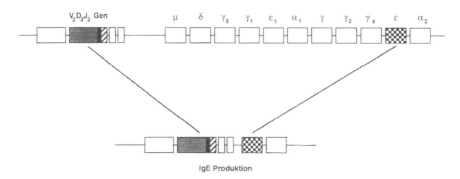

Abb. 3.3. Immunglobulinsubklassen-Switching am Beispiel eines Switch zum ε-Gen

geschaffen werden. Weitere Variabilität entsteht durch Anhängen zusätzlicher Nukleotide an Übergängen, ungleichen Austausch von V_H-Domänen zwischen den Schwesterchromatiden, Verschiebung der Splicestellen im Leseraster („junktionale Diversität") sowie eine erhöhte Mutationsrate („somatische Hypermutation"; Watson 1987).

Subklassen-Switching

Im Anschluß an die VDJ-Region der Schwerkette liegt auf dem Chromosom 14 die konstante Region mit 9 Genen für die verschiedenen Immunglobulinklassen und -subtypen sowie 2 funktionsuntüchtigen Genen (ε_1 und γ) (Abb. 3.3). Ein Gen für ε-Schwerketten gibt es nur bei Säugetieren (Sutton u. Gould 1993).

Da das erste Gen, das sich im Anschluß an die VDJ-Region in der konstanten Region befindet, für eine µ-Schwerkette kodiert, produziert jede reife B-Zelle zunächst IgM. Im Verlauf ihrer weiteren Reifung stellt sie dann sowohl IgM- als auch IgD-Antikörper mit identischer VDJ-Region her. Nach Aktivierung der B-Zelle durch Antigenkontakt kann es jederzeit durch Verbindung der VDJ-Region mit einer beliebigen anderen konstanten Region zum Subklassen-Switch kommen, indem die dazwischenliegende genomische DNA entfernt wird (Watson et al. 1987). Somit ist dieser Schritt endgültig.

Welche Faktoren für das Subklassen-Switching verantwortlich sind, ist im einzelnen noch nicht geklärt. Im Falle von IgE scheint IL-4 zusammen mit direktem Kontakt der B-Zelle mit Th2-Zellen über CD40 das Switchsignal zu geben (Abb. 3.6). Dagegen bewirkt das von Th1-Zellen produzierte IFN-γ eine Inhibition der ε-Switchregion (Mariani u. Strober 1990).

Der hochaffine IgE-Rezeptor

Struktur

Der hochaffine IgE-Rezeptor gehört, ebenso wie sein Ligand IgE, zur Immunglobulinsuperfamilie (Ravetch u. Kinet 1991). Der Rezeptor wurde zuerst auf Mastzellen und Basophilen (Bonnefoy et al. 1993), dann auch auf den

Langerhans-Zellen der Haut (Bieber et al. 1992; Wang et al. 1992) nachgewiesen. Letztere stellen dendritische Zellen mit der speziellen Fähigkeit zur Antigenpräsentation bereits bei Erstkontakt dar. Vermittelt werden hier Aufnahme, Prozessierung und Präsentation von IgE-gebundenem Antigen.

Die Expression des IgE-Rezeptors auf Langerhans-Zellen ist variabel und v. a. bei Patienten mit Neurodermitis gesteigert. Auch Monozyten, die ebenfalls zu den antigenpräsentierenden Zellen gehören, tragen bei atopischen Patienten IgE-Rezeptoren (Maurer et al. 1994). Mit hoher Affinität können so Antigene gebunden und später T-Zellen präsentiert werden. Durch deren Zytokinsekretion wird die allergische Entzündungsreaktion im Gewebe zusätzlich aufrecht erhalten. Der Nachweis des hochaffinen IgE-Rezeptors auf eosinophilen Granulozyten bedeutet, daß ihm neben der Beteiligung bei allergischen Erkrankungen eine Rolle bei der Immunabwehr von parasitären Infektionen zukommt (Gounni et al. 1994).

Jede Zelle trägt auf ihrer Zelloberfläche etwa 250000 IgE-Rezeptoren (Ogawa et al. 1983). IgE besitzt zu $Fc_\varepsilon RI$ eine sehr hohe Affinität (Assoziationskonstante 10^{10} M^{-1}), die Halbwertszeit beträgt 28 h (Metzger 1990b). Dadurch erklärt sich, warum schon geringste Mengen an IgE für lange Zeit sensibilisieren können.

Der Rezeptor ist ein Tetramer, das sich aus 3 verschiedenen Untereinheiten zusammensetzt: eine α- und eine β-Kette sowie zwei γ-Ketten (s. Abb. 3.1) (Ravetch u. Kinet 1991; Metzger 1992a):

- Die α-Kette ist ein glykosyliertes Protein mit einem Molekulargewicht von 45–65 kDa, das sich hauptsächlich außerhalb der Zellmembran befindet. Sie besitzt 2 immunglobulinähnliche Domänen und ist vermutlich ausschließlich für die Bindung des IgE-Moleküls verantwortlich.
- Die β-Kette ist ein 33 kDa-Protein, das die Besonderheit aufweist, 4mal die Zellmembran zu kreuzen, so daß sich beide Enden dieses Proteins auf der intrazellulären Seite der Zellmembran befinden (Küster et al. 1992).
- Die 3. Untereinheit ist die 9 kDa schwere γ-Kette, die in jedem Rezeptor als disulfidverbundenes Homodimer vorkommt (Küster et al. 1990).

Die Funktion der β- und γ-Kette liegt in der Signalübertragung (Benhamou et al. 1990; Paolini et al. 1991). Alle 3 Untereinheiten werden jeweils nur durch 1 Gen kodiert, das auf Chromosom 1q23 (α), 11q13 (β) bzw. 1q23 (γ) liegt (Le Coniat et al. 1990; Sandford et al. 1993; Szepetowski u. Geudray 1994). Für alle 3 Proteine gibt es Sequenz- und Strukturhomologe ($Fc_\gamma RIII$ für α, CD20 für β, ξ- und η-Kette des T-Zellrezeptors für γ), die jeweils auf demselben Chromosom kodiert sind (Ravetch u. Kinet 1991). Man kann daher annehmen, daß sie jeweils durch Genverdopplung entstanden und Teil einer größeren Familie von rezeptorassoziierten Proteinen sind.

Signaltransduktion

Die Bindung von IgE an $Fc_\varepsilon RI$ verursacht allein noch keine Wirkung auf den Zellstoffwechsel. Da ein multivalentes Antigen mehrere IgE-Moleküle aggregieren kann, führt die Bindung von Antigen zur Kreuzvernetzung von IgE-beladenen Rezeptoren. Erst dadurch kommt es zur Zellaktivierung und damit zur Ausschüttung von Mediatorstoffen wie Histamin, die ihrerseits für die

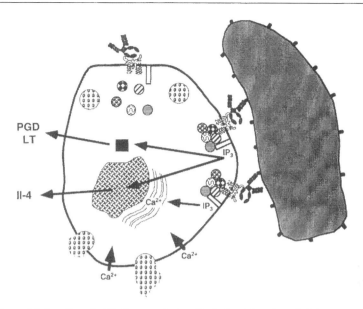

Abb. 3.4. Signaltransduktion über Fc$_\varepsilon$RI. Dargestellt ist die Reihenfolge der Aktivierungsschritte an einer Zelle. Die Bindung von IgE an den hochaffinen Rezeptor (*oben*) besitzt keine Wirkung auf die Zelle. Erst die Kreuzvernetzung mehrerer Rezeptoren durch ein Antigen (*rechts*) führt über die Aktivierung verschiedener Proteine zur Bildung von IP$_3$. Dieses bewirkt erstens durch Freisetzung von Kalzium aus intrazellulären Speichern als Triggermechanismus einen Einstrom von extrazellulärem Ca^{2+} in die Zelle, wodurch letztendlich präformierte Mediatoren aus Granula freigesetzt werden. Zweitens kommt es durch Genaktivierung zur Produktion von Interleukinen (*mittlerer Pfeil*), drittens zur Neusynthese von Prostaglandinen und Leukotrienen (*oberster Pfeil*)

Symptome des allergischen Geschehens verantwortlich sind (Ravetch u. Kinet 1991). Dabei sind Rezeptordimere ein ausreichender, wenn auch nicht maximaler Stimulus. Zur Induktion eines maximalen Signals ist die Aktivierung von weniger als 10% der Rezeptoren erforderlich (Metzger et al. 1990b).

Als Folge der Rezeptoraggregation kommt es zunächst zur morphologischen Veränderung der Zellmembran sowie zur Immobilisation, Clusterbildung („capping") und vermehrten Endozytose des Rezeptors (Beaven u. Metzger 1993). Die anschließenden Schritte sind im Detail und v. a. in ihrer zeitlichen Sequenz noch nicht ganz geklärt. Sie könnten in etwa wie folgt ablaufen (Abb. 3.4):

Die Immobilisation des Rezeptors erhöht die Wahrscheinlichkeit, daß intrazellulär gelegene Kinasen mit dem Rezeptor zusammentreffen (Metzger 1992b). Dadurch werden bestimmte Aminosäuren innerhalb von Sequenzmotiven („antigen receptor activation motiv") der β- und γ-Kette phosphoryliert. Eine fortlaufende Phosphorylierung und Dephosphorylierung konstant aggregierter Rezeptoren ist dabei der Stimulus für die weitere Zellaktivierung (Paolini et al. 1991; Beaven u. Metzger 1993). Sekundär kommt es zur Phosphorylierung anderer Zellproteine, die sich letztendlich in Form eines Signalpartikels an den Rezeptor anlagern. Darunter befinden sich auch die Isoenzyme der Proteinkinase C (PKC), die nun ihrerseits 3 verschiedene Kaskaden aktivieren:

- Der 1. Weg führt über die Hydrolyse von Phosphatidylinositol durch die Phospholipase C zu Diacylglycerol und Inositolphosphatderivaten. Von diesen setzt 1,4,5-Inositoltriphosphat (IP$_3$) aus dem endoplasmatischen Retikulum Kalzium frei (Beaven u. Cunhamelo 1988). Dieser intrazelluläre Kalziumanstieg führt über die Öffnung von Kalziumkanälen in der Zellmembran, die Aktivierung von kalziumabhängigen Kinasen und die Phosphorylierung von Aktin/Myosin zur Fusion von Vesikeln mit der Zellmembran, wodurch präformierte Mediatoren wie Histamin freigesetzt werden („Exozytose"; Beaven u. Metzger 1993).
- Ein 2. Aktivierungsweg führt über die Phospholipase A$_2$ zur Produktion von Arachidonsäure, die dann zelltypabhängig über den Zyklooxygenaseweg zu Prostaglandinen (PGD$_2$, PGE$_2$, PGF$_{2\alpha}$, PGI$_2$) und Thromboxan (TXA$_2$) oder über den Lipoxygenaseweg zu Leukotrienen (LTB$_4$, LTC$_4$, LTD$_4$, LTE$_4$) verstoffwechselt wird (Beaven u. Metzger 1993). Dieser Prozeß wird auf der Ebene der Phospholipase A$_2$ durch Glukokortikoide spezifisch gehemmt, während nichtsteroidale Antiphlogistika wie Acetylsalicylsäure die Zyklooxygenase inhibieren (Mygind 1986).
- Der 3. Weg beinhaltet die Produktion von Transkriptionsfaktoren (c-fos, c-jun), wodurch die Transkription verschiedener Interleukine (IL-1, -3, -4, -5, -6, TNF-α, GM-CSF) erhöht wird (Plaut et al. 1989).

Bei allen 3 Stoffwechselwegen sind die Art und Zahl der freigesetzten Mediatoren, der Releaseprozeß sowie die Pharmakologie je nach Herkunftsort der untersuchten Zellpopulationen unterschiedlich.

Frühere Untersuchungen der Signaltransduktion durch Fc$_\varepsilon$RI hatten Hinweise auf die Beteiligung von Serinesterasen, Methyltransferasen, cAMP, cGMP sowie auf einen Ca-Kanal („cromolyn binding protein"), der durch Cromoglicinsäure blockiert werden kann, ergeben. Diese Moleküle schienen ideale Kandidaten als Angriffsort für diverse Pharmaka wie Isoprenalin, β-Blocker, α-Agonisten, Glukokortikoide, Theophyllin sowie für Zellstoffwechselprodukte wie Histamin, Prostaglandine und Acetylcholin zu sein (Metzger 1992b). Spätere Experimente haben diese Vermutungen jedoch nicht untermauern können. Diese Mediatoren scheinen zumindest nicht direkt an der Aktivierungskaskade des IgE-Rezeptors beteiligt zu sein.

Der niederaffine IgE-Rezeptor (Fc$_\varepsilon$RII oder CD23)

Struktur
Der niederaffine IgE-Rezeptor wurde 1975 entdeckt. Er ist ein Protein von 45–50 kDa Größe, liegt wahrscheinlich als Homotrimer vor und ist in der Zellmembran kopfüber, d.h. mit dem NH$_3$-Terminus im Zellinneren, verankert (Abb. 3.5) (Dierks et al. 1993). Als einziger Immunglobulinrezeptor gehört er nicht zur Immunglobulinsuperfamilie, sondern hat Ähnlichkeiten mit der Familie der Lektine (Dessaint et al. 1990).

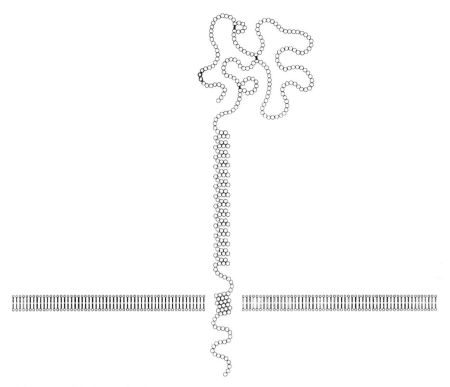

Abb. 3.5. Modell des niederaffinen IgE-Rezeptors (Fc$_\varepsilon$RII) in der Zellmembran

Nachgewiesen wurde der niederaffine IgE-Rezeptor auf aktivierten Monozyten/Makrophagen, Eosinophilen, Thrombozyten, Prä-B-Zellen, T-Zellen, NK-Zellen, follikulären dendritischen Zellen, dendritischen Zellen und Langerhans-Zellen. Je nach Zellart findet man zwischen 6000 und 500000 IgE-Rezeptoren pro Zelle, allerdings trägt immer nur ein gewebsspezifischer Prozentsatz der Zellen den Rezeptor an der Zelloberfläche (Dessaint et al. 1990).
Es existieren 2 Formen des Rezeptors (Fc$_\varepsilon$RIIa und Fc$_\varepsilon$RIIb), die sich nur durch das 1. Exon und damit durch wenige, intrazellulär gelegene Aminosäuren unterscheiden (Dierks et al. 1993). Sie werden verschieden reguliert. Fc$_\varepsilon$RIIa ist nur auf aktivierten reifen B-Zellen vorhanden, kommt dort aber immer vor. Demgegenüber wird Fc$_\varepsilon$RIIb nach Induktion durch IL-4 auf der Oberfläche aller anderen genannten Zellen exprimiert. Darüber hinaus führen IFN-γ und TNF-α zu einer erhöhten Syntheserate des Rezeptors, während ein erhöhter IgE-Serumspiegel durch IgE-Bindung an den Rezeptor dessen Abbau reduziert (Dessaint et al. 1990). Diese Mechanismen bewirken bei Allergikern sowie im Rahmen von Parasiteninfektionen eine erhöhte Rezeptorexpression.
Fc$_\varepsilon$RII hat im Vergleich zu Fc$_\varepsilon$RI eine 1000mal niedrigere Assoziationskonstante für monomeres und eine 50mal niedrigere für dimeres IgE. Die Halb-

wertszeit für am Rezeptor gebundenes IgE beträgt entsprechend 2 bzw. 94 Min. Die Bindungsfähigkeit von IgE wird durch Prostaglandine, „eosinophil chemotactic factor of anaphylaxis" (ECF-A) und „platelet activating factor" (PAF acether) erhöht (Dessaint et al. 1990).

Signaltransduktion

Zur Aktivierung wird auch bei $Fc_\varepsilon RII$ mindestens 1 IgE-Dimer benötigt. Im Gegensatz zu $Fc_\varepsilon RI$ ist $Fc_\varepsilon RII$ auch durch IgG aktivierbar, allerdings ist IgE ein potenterer und schnellerer Trigger. Auf bislang nicht genau charakterisiertem Weg führt die ausgelöste Zellaktivierung zur Freisetzung von O_2-Radikalen, lysosomalen Enzymen, Leukotrien B_4, Prostaglandinen, „platelet activating factor", Histamin, „major basic protein" (MBP), „eosinophilic cationic protein" (ECP) und „eosinophil peroxidase" (EPO). Art und Menge der freigesetzten Mediatoren sind je nach Zellart und deren Herkunftsort unterschiedlich; für die einzelnen Substanzen existieren vermutlich verschiedene Releasewege (Dessaint et al. 1990).

$Fc_\varepsilon RII$ kommt auch in löslicher Form im Serum vor ($sFc_\varepsilon RII$ oder sCD43). Diese entsteht durch Abspaltung des extrazellulären Anteils des $Fc_\varepsilon RII$ von B-Zellen nahe der Zelloberfläche (s. Abb. 3.5) und besitzt eine Größe von 37 kDa. Das lösliche Produkt kann durch Proteasen in kleinere Teile von 16–33 kDa zerlegt werden. Die physiologische Funktion dieser Bruchstücke ist nicht sicher. Es kann spekuliert werden, daß sie zur Kontrolle der Menge an freiem IgE im Serum dienen. Reguliert wird $sFc_\varepsilon RII$ durch IFN-γ, IL-4, Dexamethason, IgE und IgE-BF. Letzteres ist ein von T-Zellen produzierter IgE-Bindungsfaktor von 60 kDa Größe, der je nach Glykosylierung potenzierend bzw. suppressiv auf die IgE-Produktion wirkt (Ishizaka 1984).

3.1.2
Zusammenspiel von IgE und seinen Rezeptoren

Auch wenn noch lange nicht alle Details geklärt sind, so ist doch in den letzten Jahren ein grobes Bild über den Ablauf einer allergischen Reaktion und die dabei involvierten Komponenten entstanden, welches in vereinfachender Zusammensetzung folgendermaßen aussehen könnte (Abb. 3.6).

Von der Umwelt aufgenommenes Allergen bindet einerseits über IgE an den niederaffinen IgE-Rezeptor auf verschiedenen Zelltypen. Von diesen sind B-Zellen in der Lage, den Komplex aus Rezeptor-IgE-Antigen zu internalisieren, das Antigen enzymatisch zu zerlegen und durch das MHCII-Molekül den T-Helferzellen zu präsentieren. Dadurch werden diese T-Zellen aktiviert und exprimieren den CD40-Liganden.

Andererseits bindet Allergen über IgE an den hochaffinen IgE-Rezeptor auf Mastzellen und Basophilen. Dies führt durch Kreuzvernetzung der Rezeptoren zur Zellaktivierung und letztendlich zur Freisetzung von Mediatoren. Zu letzteren zählen Histamin, verantwortlich für die Frühsymptome der allergischen Reaktion, sowie Prostaglandine und Leukotriene, die die Symptome

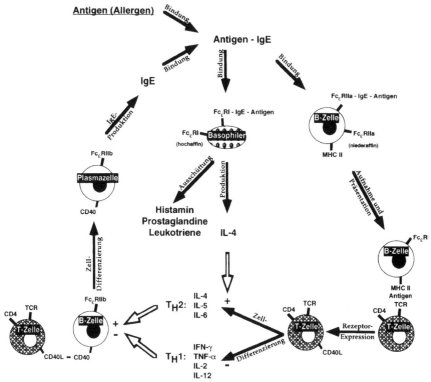

Abb. 3.6. Zusammenspiel von IgE und seinen Rezeptoren. Erklärung siehe Text; Fc$_\varepsilon$RI hochaffiner IgE-Rezeptor auf Basophilen und Mastzellen, Fc$_L$RII/MHCII/CD40 niederaffiner IgE-Rezeptor, MHC Klasse II und CD40-Oberflächenmarker auf B-Zellen, TCR/CD4/CD40L T-Zellrezeptor, CD4-Oberflächenmarker und CD40-Ligand auf T-Zellen

der Spätphase hervorrufen. Außerdem werden Interleukine produziert. Von diesen bewirkt IL-4 eine Differenzierung der oben genannten aktivierten T-Helferzelle zum Subtyp Th2, der IL-4, -5 und -6 produziert. Diese Interleukine lösen bei einer reifen B-Zelle nach deren Kontakt mit einer aktivierten T-Zelle einen Immunglobulin-Switch zur IgE-Produktion aus, Interleukin-5 führt außerdem zur Eosinophilie. Inhibiert wird diese Reaktion durch von Th1-Zellen sezerniertes Interferon-γ, Tumor-Nekrose-Faktor-α, IL-2 und -12.

3.1.3
Inhalative Allergien

Mehr als 90% aller Kinder mit Asthma haben Allergien (van Asperen 1994). Die allergische Reaktion im Atemtrakt ist sowohl für die Genese als auch für die Unterhaltung eines Asthma bronchiale von großer Wichtig- ▶

keit. Während andere Faktoren v. a. bei der Unterhaltung und akuten Verschlechterung eine wichtige Rolle spielen (virale Infekte, gastroösophagealer Reflux, Nahrungsmittelintoleranzen, Zigarettenrauch und Luftverschmutzung), belegen eine Reihe von experimentellen und klinischen Daten eindeutig die kausale, pathogenetische Rolle, die Allergene spielen können.

Zelluläre und molekulare Abläufe der allergischen Reaktion

Immunhistopathologisch findet sich beim allergischen Asthma eine chronische Th2-lymphozytenabhängige, desquamative eosinophile Bronchitis. Die allergische Immunantwort startet mit der allergischen Sensibilisierung. Inhalierte Antigene sind hier die zentralen Allergene. Diese werden initial von den antigenpräsentierenden Zellen der Schleimhaut (dendritische Zellen) phagozytiert, in prozessierter Form den T-Lymphozyten dargeboten und von der passenden spezifischen T-Zelle erkannt, die sich in Abhängigkeit von der Art und Weise, wie und welches Signal auf sie einwirkt (im einzelnen noch nicht komplett bekannt), in eine proallergische Th2-Zelle entwickelt. Diese bildet regulatorische Zytokine wie IL-4 und IL-5. Die allergische Entzündung entsteht nun, indem diese und weitere kostimulatorische Zytokine (IL-13) zu einer B-Lymphozytenaktivierung und -differenzierung führen (s. Abb. 3.26).

Die produzierten spezifischen IgE-Moleküle binden an Mastzellen. Nach erneutem Kontakt mit dem spezifischen Allergen kommt es neben einer Mediatorfreisetzung auch zu einer Sekretion von IL-4, was im Sinne einer positiven Rückkopplungsreaktion zu einer Proliferation weiterer Th2-Zellen führt. Jetzt steht in den Atemwegen das vorbereitete, sensibilisierte zelluläre Armentarium bereit, das immer dann, wenn das Allergen erneut in den Atemtrakt gelangt ist, die allergische Atemwegsentzündung erneut verstärkt und so aufrechterhält.

Eindringende Allergene binden an mittels hochaffinem IgE-Rezeptor auf Gewebsmastzellen und basophilen Granulozyten fixiertes spezifisches IgE, was die Aktivierung dieser Zellen auslöst und zu einer Freisetzung von Mediatoren wie Histamin, Tryptase, Leukotrienen, Prostaglandinen, Kininen und Endothelinen führt. Diese Mediatoren bewirken eine Bronchokonstriktion, Plasmaexsudation und Schleimsekretion. Sie führen v. a. bei persistierender Allergenexposition zur klinischen Symptomatik des Asthma bronchiale. Von den ebenfalls involvierten Th2-Lymphozyten werden solche Zytokine und Chemokine freigesetzt, die insbesondere eosinophile Granulozyten in die Atemwege anlocken. Die Atemwegseosinophilie entsteht auch dadurch, daß der rasche, natürliche Zelltod (Apoptose) der Eosinophilen gehemmt wird. Zusätzlich bewirken die freigesetzten Mediatoren auch im Knochenmark eine Stimulation der Bildung eosinophiler Vorläuferzellen und perpetuieren so die Eosinophilie.

Die freigesetzten Mediatoren bewirken eine Hypertrophie der Becherzellen sowie eine Aktivierung von Fibroblasten, Myofibroblasten und glatten Mus-

kelzellen. Auch die Atemwegsepithelzellen sind aktiv an der Entzündungsreaktion beteiligt. Sie setzen selbst große Mengen an Chemokinen frei. Akti-
vierend wirken auch zusätzliche Faktoren wie virale Infekte und Atemwegs-
schadstoffe. In den Atemwegsepithelzellen wird ferner die Expression einer
induzierbaren Form der Stickoxidsynthase (NO-Synthase, iNOS) stimuliert,
was zu einer erhöhten Bildung von Stickoxid (NO) und konsekutiv auch zu
einer erhöhten Konzentration von NO in der Ausatemluft führt. Daher
könnte diese sehr einfach in der Ausatemluft meßbare Verbindung ein Parameter für den Grad der epithelialen Entzündungsreaktion der Atemwege sein
(s. Kap. 3.3).

Die genannten pathogenetischen Vorgänge laufen im Prinzip allergenspezi-
fisch für alle Allergene nach demselben Muster ab. Welche Allergene klinisch im Vordergrund stehen, wird v. a. durch das Ausmaß der pulmonalen Exposition (Konzentration, Partikelgröße, Verteilung) und durch die
Potenz des Allergens selbst bestimmt. Vorraussetzung für all diese Vorgänge ist jedoch, daß ein ausreichendes Maß an „atopischer Empfänglichkeit" vorliegt. Diese wird einerseits durch (verschiedene) genetische Faktoren, andererseits aber sicher auch durch weitere Faktoren wie Lebensalter
oder gleichzeitig ablaufende Infekte bestimmt.

Klinische Daten

Die allergische Reaktion am Atemtrakt ist der bedeutenste Einzelfaktor, der
zur Entwicklung eines chronischen, lebenslangen Asthma bronchiale führt.
Um zu diesem Schluß zu gelangen, mußte der Nachweis geführt werden, daß
eine spezifische Sensibilisierung durch ein definiertes Allergen erfolgt, eine
kontinuierliche Exposition zu Asthma führt, und daß schließlich eine reduzierte Exposition bzw. Elimination die Symptome reduziert bzw. wieder verschwinden läßt.
   Die klinischen Daten, die diese Schlußfolgerungen erlauben, sind im folgenden zusammengestellt.

Innenraumallergien

■ **Hausstaubmilbe.** Bei den Innenraumallergien kommt die größte Bedeutung der Hausstaubmilbe zu. Sporik et al. (1990) fanden in einer Stichprobe
von 11jährigen Kindern mit akutem Asthma in England eine Sensibilisierung
gegenüber Hausstaubmilben in 94% der Fälle. Dabei zeigte sich, daß bei 93
Kindern, die in den Jahren 1977 und 1978 geboren wurden und die mindestens einen Elternteil mit Asthma bronchiale oder Heuschnupfen hatten, bei
einer Untersuchung 10 Jahre später eine eindeutige Abhängigkeit der allergischen Sensibilisierung und der Asthmasymptomatik von der 10 Jahre zuvor
ermittelten Milbendichte im häuslichen Bereich bestand (Tabelle 3.3).

Tabelle 3.3. Risikofaktoren für ein Asthma bronchiale im Alter von 11 Jahren. (Nach Sporik et al. 1990)

Risikofaktor	Akute Asthmasymptomatik im Alter von 11 Jahren (Anzahl der entsprechenden Kinder)		Relatives Risiko
	Ja	Nein	
Exposition von >10 µg Der pI/g Staub im Alter von 2 Jahren	16/17	19/50	14,5 (p<0,005)
Atopie im Alter von 11 Jahren	16/17	12/50	19,7 (p<0,001)
Milbensensibilisierung mit 11 Jahren	12/13	30/46	4,9 (p=0,05)

Die Bedeutung der genetischen Ausgangslage für die Pathogenese wird dadurch belegt, daß etwa 50–60% einer Population nicht gegenüber inhalativen Allergenen sensibilisierbar sind und keine IgE-Antikörper entwickeln werden, unabhängig von der Höhe des Expositionsgrades. Bei gegebener genetischer Prädisposition muß eine genügend lange Antigenexposition vorliegen, um zu einer Sensibilisierung zu führen. Die kontinuierliche Exposition mit einer genügend großen Antigenmenge ist zur Ausbildung einer Asthmasymptomatik nötig. So kann ein Schwellenwert von mehr als 2 µg Gruppe-1-Allergen der Hausstaubmilbe/g Staub (entsprechend etwa 100 Milben/g Staub) als Schwellenwert für das Risiko einer Milbensensibilisierung und Entstehung eines Asthma bronchiale angegeben werden. Werte von mehr als 10 µg Allergen/g Staub bergen ein erhöhtes Risiko für die Entwicklung eines akuten Asthmaanfalls (Duff u. Platts-Mills 1992).

Eine ähnlich enge Korrelation zwischen der Exposition mit Milbenantigen und der Sensibilisierung bei Kindern mit Asthma bronchiale fand die Arbeitsgruppe von Wahn in Berlin (Lau et al. 1989). Umgekehrt führt die Elimination der Milbenexposition von Kindern mit milbeninduziertem Asthma schon nach einem Monat in einer häuslichen, deutlich antigenreduzierten Umgebung zu einer Verbesserung der klinischen Symptomatik, einer reduzierten Anwendung der Asthmamedikation und zu einer besseren Lungenfunktion im Vergleich zu weiterhin exponierten asthmatischen Kontrollen (Murray u. Ferguson 1983).

Die klinisch zu bemerkende Häufung der Asthmaanfälle bei milbensensibilisierten Asthmatikern zu Beginn der Heizperiode und im weiteren Verlauf des Winters läßt sich aus der Tatsache erklären, daß einerseits eine feuchtwarme Umgebung zum Milbenwachstum führt, andererseits auch nach rascher Abnahme der Milbenpopulation bei nachlassender Feuchte oder sinkender Temperatur konstant hohe Milbenallergenspiegel persistieren (Abb. 3.7). Dies unterscheidet die Innenraumallergene von den weiter unten erläuterten Pollenallergenen.

■ **Katzenallergene.** Die Charakteristika der Hausstaubmilbenantigene bei der Pathogenese eines Asthma bronchiale gelten analog auch für die weiteren In-

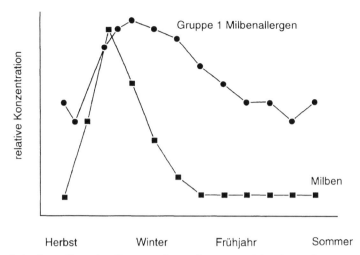

Abb. 3.7. Schematische Darstellung der Konzentrationsänderung von lebenden Milben und Milbenallergen (Der p und Der f) in Abhängigkeit von der Jahreszeit. Obwohl die Zahl der Milben rasch nach Wegfall der optimalen Lebensbedingungen sinkt, bleiben die Allergen-level protrahiert hoch. (Duff u. Platts-Mills 1992)

nenraumallergene. So begünstigt ein intensiver Kontakt mit Katzen in den ersten 6 Lebensmonaten das spätere Auftreten einer Katzenhaarallergie (Suoniemi et al. 1981). Obgleich für Katzenallergen (Fel d I) kein Schwellenwert bekannt ist, führen Konzentrationen von mehr als 8 µg Fel d I/g Staub zu akuten asthmatischen Symptomen bei sensibilisierten Patienten. Derartige Allergenwerte werden in allen Haushalten mit einer Katze gefunden.

Katzenallergen findet sich sowohl im Speichel des Tieres als auch im Fell und ist besonders hartnäckig assoziiert mit Teppichen und Polstermöbeln, da es ein halbes Jahr oder länger dauern kann, bis die Antigene nach einmaliger Exposition mit einer Katze wieder aus der Wohnung eliminiert sind (Wood et al. 1989). Darüber hinaus fanden sich in Schweden Katzenallergenspiegel in Klassenräumen, die höher waren als die in Haushalten, in denen eine Katze vorhanden war, da die Allergene von den Schülern mit der Kleidung in den Klassenraum gebracht wurden und dort kumulierten (Dreborg et al. 1991).

Das Waschen von Katzen mit ausreichend großen Wassermengen ist eine effektive Methode, Allergene von der Katze zu entfernen und kann hilfreich sein, die Akkumulation dieser Allergene im Innenraum zu vermindern.

■ **Hundeallergene.** Hundeallergene verhalten sich in vieler Hinsicht sehr ähnlich wie Katzenallergene. So gelangen sie auch als kleine Teilchen, die sehr lange in der Luft suspendiert sind, inhalativ in die Lunge. Aufgrund dieses Verhaltens können Hundeallergenkonzentrationen in der Atemluft durch HEPA-Filtration reduziert werden. Da auch Hundeallergene in Teppichen und Polstermöbeln akkumulieren, kann die Allergenmenge durch wöchentliches Waschen der Tiere reduziert werden.

■ **Schimmelpilze.** Penicillinum und Cladosporium sind mit etwa 50% der Innenraumpilzmenge die häufigsten Innenraumpilze. Generell ist aber die Konzentration von Pilzen im Außenraum häufig um ein Vielfaches höher als in Innenräumen. Dies wird unterstützt durch klinische Langzeitbeobachtungen an 8 schimmelpilzallergischen Asthmatikern aus den Niederlanden, deren Symptomatik weniger mit den Innenraum-, als vielmehr mit den Außenraumkonzentrationen der Pilze korrelierte (Beamont et al. 1985). Allergenvermeidungsstrategien gegenüber Pilzen sind extrem schwierig. Innerhalb des Hauses sind die Reduktion der Feuchtigkeit und eine vermehrte Belüftung als ebenso günstig anzusehen wie das Meiden von Topfpflanzen, Biomülleimern und die regelmäßige Reinigung von nicht entfernbaren pilzbefallenen Arealen mit Fungiziden.

■ **Sonstige.** Für die weiteren bekannten Innenraumallergene, wie ganzjährig aktive Schimmelpilze, weitere Milbensorten wie die Mehlmilbe oder Antigen von Nagetieren, müssen detaillierte Daten zur Pathogenese erst noch erarbeitet werden.

Außenraumallergien

Aufgrund des saisonalen Charakters und der relativen Einfachheit des Nachweises einer Sensibilisierung bzw. deren Verlust ist der pathogenetische Zusammenhang zwischen Allergenmenge, Exposition und klinischer Symptomatik seit langem bekannt. Bei starkem Pollenflug einer gewissen Spezies, z. B. Roggen, kommt es bei entsprechend sensibilisierten Patienten parallel zu vermehrten Symptomen, die sich z. B. über einen Anstieg der stationären Aufnahmen von Kindern mit Asthma quantifizieren läßt. Mit rascher Abnahme des Außenraumallergens kommt es auch entsprechend zu einem Verschwinden der klinischen Symptomatik (Duff u. Platt-Mills 1992).

Die neueren quantitativen Daten, die eine eindeutige pathogenetische Sequenz zwischen einem definierten Antigen, einer spezifischen Sensibilisierung und der Asthmasymptomatik sowie deren Verschwinden bei Elimination des Antigens belegen, werden durch eine Vielzahl von älteren Untersuchungen, die den Zusammenhang zwischen beobachteter Allergie und Asthmasymptomatik beschreiben, getragen. Demnach ist das kindliche Asthma bronchiale zum weitaus größten Prozentsatz allergisch bedingt. So fanden Rackeman u. Edwards (1952) in einer umfangreichen Studie, die einen Beobachtungszeitraum von 1925–1950 in den Vereinigten Staaten umfaßte, bei 82% von 450 untersuchten asthmatischen Kindern eine Allergie (43% Polyallergie, 26% Tierhaarallergie, 8% Nahrungsmittelallergie, 4,2% Graspollenallergie), während 13% keinen Hinweis auf eine Allergie boten.

Im Gegensatz zum Kindesalter wird im Erwachsenenalter nach den allgemeinen Literaturdaten nur bei etwa 50–70% eine allergische Sensibilisierung als Ursache des Asthma bronchiale angenommen. Was zu der Verschiebung vom allergischen zum nichtallergischen Asthma in der Pubertät bei einer gleichzeitigen deutlichen Tendenz zur Spontanheilung führt, ist z. Z. noch unklar und bedarf weitergehender Studien.

3.1.4
Nahrungsmittelallergien

Im Kindesalter sind Nahrungsmittelallergien selten Ursache eines Asthma bronchiale; sie scheinen jedoch eine größere Rolle zu spielen als beim Erwachsenen (Bousquet u. Michel 1988; Burge 1983).

Häufig bestehen große Schwierigkeiten, eine Assoziation zwischen einer Nahrungsmittelallergie und Atemwegssymptomen nachzuweisen. Der Grund dafür dürfte u. a. darin liegen, daß eine Nahrungsmittelallergie häufig mit inhalativen Allergien und anderen Triggerfaktoren gemeinsam vorkommt, denen dann die ursächliche Rolle zugesprochen wird. Eine Nahrungsmittelallergie kann Ursache einer bronchialen Hyperreagibilität sein, auf deren Boden dann andere Faktoren eine Asthmasymptomatik auslösen können, so daß eine primäre Nahrungsmittelallergie als Ursache des Asthmas verkannt wird. Schließlich wirkt sich eine Eliminationsdiät häufig erst nach 1–2 Wochen aus, weshalb der diagnostische Nachweis eines Zusammenhangs zwischen Asthmasymptomen und einer Nahrungsmittelallergie oft schwierig zu führen ist.

Hinweise auf eine dem Asthma zugrundeliegende Nahrungsmittelallergie geben:
- ein Beginn der asthmatischen Symptome im frühen Lebensalter,
- eine gleichzeitig bestehende atopische Dermatitis,
- gleichzeitig bestehende anaphylaktische Reaktionen,
- eine Urticaria,
- ein deutlich erhöhtes Gesamt-IgE bei allgemeiner medikamentöser Therapieresistenz.

In einer Studie an 100 Kindern mit einem mittleren Alter von 16 Monaten, die den klinischen Hinweis auf eine Kuhmilchallergie zeigten, ergab sich bei 20 Kindern nach oraler Provokation mit Kuhmilch eine Atemwegssymptomatik, die sich in Form von Husten und/oder Pfeifen äußerte (Tabelle 3.4) (Hill et al. 1986). Das postprovokative Gesamtreaktionsmuster erlaubte es dabei, aus dem Patientenkollektiv je nach Reaktionszeit, IgA-Spiegel, Pricktestergebnis und RAST 3 Gruppen zu bilden. Von den Patienten mit Husten/Pfeifen nach Provokation entfielen dabei 8 auf die Gruppe I, 2 auf die Gruppe II und 10 auf die Gruppe III. Wieviele der Kinder ausschließlich mit einer Atemwegssymptomatik reagierten, geht aus den Studiendaten nicht hervor.

In einer anderen Untersuchung an 140 Kindern (2–9 Jahre) verliefen von 19 Nahrungsmittelprovokationen 12 mit einer Polysymptomatik unter Einschluß von Husten und Pfeifen, aber nur eine ausschließlich mit einer Atemwegssymptomatik (Novembre et al. 1988).

Tabelle 3.4. Klinische Erscheinungsbilder und ihre Beziehung zur Atopie bei Kuhmilchunverträglichkeit von 100 Kindern. (Nach Hill et al. 1986)

	Anzahl (n)	Organmanifestation		Zeit bis zum Auftreten der Symptome	IgA	Pricktest	RAST
		Symptome	Anzahl positiv				
Gruppe I	27	a	21	45 min	Normal	16/18	18/26
		b	3				
		c	10				
		d	8				
Gruppe II	53	a	6	30–35 min	Erniedrigt	7/26	19/52
		b	2	5/53			
		c	32	>20 h			
		d	2	48/53			
Gruppe III	20	a	2	8–16 h	Normal	1/7	4/19
		b	7	3/20			
		c	12	>24 h			
		d	10	17/20			

[a] Urtikaria.
[b] Ekzem.
[c] Magen-Darm-Trakt-Symptome.
[d] Atemwegssymptome.

Diagnose

Die Einteilung der verschiedenen Reaktionstypen bei einer Kuhmilchallergie entsprechend den immunologischen Gegebenheiten und den Reaktionszeiten nach oraler Provokation (s. Tabelle 3.4) zeigen, daß neben IgE-vermittelten Reaktionen vom Soforttyp und IgE-vermittelten Reaktionsformen vom verzögerten Typ auch Typ-III- und Typ-IV-Reaktionen an nahrungsmittelbedingten Atemwegssymptomen beteiligt sind. Auch aus diesem Grund ist der Nachweis eines Zusammenhangs zwischen einer Nahrungsmittelallergie und einer asthmatischen Symptomatik schwer zu führen.

Ein Pricktest mit in Frage kommenden Nahrungsmitteln hat einen hohen prädiktiven Aussagewert bei negativem Ausfall, ist jedoch zu einem großen Teil falsch-positiv, so daß Nahrungsmittel als Ursache allergischer Reaktionen hiermit eher überdiagnostiziert werden. Im Hinblick auf die Testsensitivität ist der RAST dem Pricktest vergleichbar, ihm jedoch keineswegs überlegen (Bock u. Sampson 1993). Eine Anwendung in der Diagnostik bleibt den Fällen überlassen, in denen wegen des Alters des Kindes oder z.B. infolge eines gleichzeitig bestehenden Ekzems ein Hauttest nicht möglich ist. Andere Untersuchungen, wie die Bestimmung des Gesamt-IgE oder von Mediatoren (Histamin), sind ohne großen Wert oder müssen, wie die Dünndarmbiopsie, bestimmten Indikationen vorbehalten bleiben.

Eine genaue Anamnese, evtl. auch ein über Wochen geführtes Nahrungsmittelprotokoll, ist selbstverständlich das diagnostische Hilfsmittel der ersten Wahl, in der Regel aber nur bei Kindern aussagekräftig, die mit einer Sofortreaktion reagieren (s. Tabelle 3.4). Anamnestische Angaben von Eltern/Patienten treffen jedoch nur in 40–60% der Fälle zu (Bock u. Sampson 1993). Standard ist daher nach wie vor die doppelblinde, placebokontrollierte Provokation unter stationären Bedingungen und unter Einschluß von Lungenfunktionsuntersuchungen (s. Abb. 5.10). Eine Eliminationsdiät kann ex juvantibus durchgeführt werden, bei Nachweis der Nahrungsmittelallergie im Provokationstest ist sie obligat. Orales Dinatriumcromoglicin (DNCG; Colimune) hat in einigen wenigen Fällen einen präventiven Effekt, eine generelle Anwendung ist aber abzulehnen. Da viele Kinder ihre Nahrungsmittelallergie im Laufe des Lebens „verlieren" (ein Drittel während der ersten 1–3 Jahre), sind wiederholte Provokationen unter klinischer Kontrolle in jährlichen Abständen bei nach wie vor positivem Ausfall erforderlich.

3.2
Nervöse und neurohumorale Einflüsse

3.2.1
Sympathische Innervation

Die sympathische Innervation des Atemtraktes ist außerordentlich spärlich. Dies zeigen Untersuchungen, bei denen die durch eine elektrische Feldstimulation ausgelöste neurale Relaxation durch Tetrodotoxin, nicht jedoch durch Propranolol beeinflußt werden konnte (Davis et al. 1982; Taylor et al. 1984). Zwischen unterschiedlichen Spezies bestehen allerdings beträchtliche Unterschiede (Richardson 1979).

Die im Atemwegssystems des Menschen lokalisierten zahlreichen β-Rezeptoren werden somit nahezu ausschließlich durch zirkulierende Katecholamine aus dem Nebennierenmark stimuliert (Barnes 1986). Es wird vermutet, daß die normalen Serumkonzentrationen von Adrenalin zur Protektion des Asthmapatienten gegenüber bronchokonstriktorischen Stimuli ausreichen. Diese Hypothese wird durch die enge Assoziation zwischen der Serumkonzentration von Adrenalin und der im Nachtrhythmus gemessenen Lungenfunktion mit minimalen Werten um 4.00 Uhr morgens unterstützt (Barnes 1986).

Trotzdem bleibt die Frage, wie es möglich ist, daß die extrem niedrigen Serumkonzentrationen von Adrenalin (<500 pM) die Homöostase aufrechterhalten können, da Adrenalin in diesen Konzentrationen auf die glatte Muskulatur der Atemwege des Bronchialsystems nur einen geringen Einfluß hat. Möglicherweise hemmt Adrenalin über inhibitorische β_2-Rezeptoren an cholinergen Neuronen die Freisetzung von Acetylcholin. Diese Vorstellung wird durch die Beobachtung unterstützt, daß Anticholinergika eine durch β-Blocker induzierte Bronchokonstriktion präventiv hemmen können (Rhoden et al. 1988, Ind et al. 1989). Diese Hinweise lassen vermuten, daß Adrenalin (Barnes 1986) und Noradrenalin (Reinhardt et al. 1980) im Rahmen eines anstrengungsinduzierten Asthmaanfalls exzessiv ansteigen. Ob dieser Anstieg als Epiphänomen zu deuten ist oder in der Pathogenese des Anstrengungsasthmas eine Rolle spielt, ist bisher noch unklar.

Daß die Rolle des Noradrenalins bei der Relaxation der glatten Atemwegsmuskulatur nicht unterschätzt werden darf, wurde in isolierten Trachealmuskelstreifen als Modellsystem nachgewiesen (Lemoine et al. 1989; Lemoine 1990). Die Autoren konnten durch elektrische Feldreizung der Präparate nachweisen, daß die in den sympathischen Nervenendigungen gespeicherte Noradrenalinmenge (ca. 1 µg/g Feuchtgewicht) ausreicht, um weitreichende supramaximale Relaxationen des Gewebes zu induzieren, und daß der maßgeblich am Relaxationsvorgang durch Noradrenalin beteiligte Rezeptor dem β_1-Typus angehört.

3.2.2
Cholinerge Innervation

Efferente Nerven

Im Gegensatz zum Sympathikus weist das menschliche Atemwegssystem eine dichte cholinerge Innervation auf.

Die efferenten Nerven entspringen dem Vaguskern im Hirnstamm und verlaufen zusammen mit dem Vagus zu den Synapsen der parasympathischen Ganglien, die unmittelbar in den Bronchien lokalisiert sind. Von diesen Ganglien entspringen relativ kurze postganglionäre Fasern, die direkt die glatte Muskulatur und die serösen Drüsen innervieren. Die Innervationsdichte wird in den kleineren Atemwegen geringer. In den terminalen Bronchiolen sind nur wenige, in den Alveolen keine cholinergen Fasern nachzuweisen.

Eine elektrische Stimulation des N. vagus verursacht eine Bronchokonstriktion, die durch Cholinesterasehemmer potenziert und durch muskarinische Rezeptorantagonisten wie z. B. Atropin blockiert werden kann (Nadel u. Barnes 1984). Nach cholinerger Stimulation wird Acetylcholin aus den granulären Vesikeln der cholinergen Nervenendigungen, die direkt in der Bronchialwand lokalisiert sind, freigesetzt und gelangt dann über eine relativ kurze Distanz zu den cholinergen Rezeptoren (Abb. 3.8). Die Freisetzung der cholinergen Transmitter aus den postganglionären Neuronen wird durch Stimulation von β_2-Rezeptoren (Rhoden et al. 1988) und Prostaglandin E_2 (Walters et al. 1984) gehemmt, während Serotonin und Thromboxan die Freisetzung von Acetylcholin potenzieren (Sheller et al. 1982; Chung et al. 1985).

Afferente Nerven

Es gibt gesicherte Hinweise darauf, daß auch afferente cholinerge Neurone im N. vagus verlaufen, die direkt das Atemmuster, aber auch den Tonus der glatten Bronchialmuskulatur beeinflussen. So kommt es über die Stimulation von Dehnungsrezeptoren im Bronchialsystem zu einer Hemmung der Inspiration und zu einer Verlängerung der Exspiration (Tabelle 3.5). Unter normalen Bedingungen spielt dieser sog. Hering-Breuer-Reflex keine Rolle; bei Asthmapatienten jedoch, die starke Lungenüberblähungen aufweisen, löst er eine Verkürzung der Inspiration und eine Verlängerung der Exspirationszeit aus (Guz u. Trenchard 1971).

Der Atemwegstrakt enthält auch myelinisierte Nervenendigungen, die im Gegensatz zu den Dehnungsrezeptoren eine rasche Adaptation und eine un-

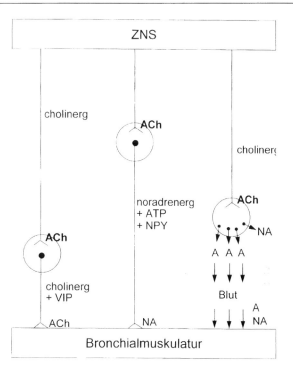

Abb. 3.8. Cholinerge und adrenerge Regulation des Tonus der glatten Bronchialmuskulatur (*Links* parasympathische Innervation, *Mitte* und *Rechts* sympathische Innervation). Die sympathische Innervation verläuft über sympathische Nerven, die in Ganglien des sog. Grenzstranges umgeschaltet werden, bis zur Zielzelle mit Noradrenalin als Transmitter (*Mitte*), oder über das Nebennierenmark, wo hauptsächlich Adrenalin als Hormon ausgeschüttet wird; *ACh* Acetycholin, *NA* Noradrenalin, *A* Adrenalin, *VIP* vasoaktives intestinales Peptid, *NPY* Neuropeptid Y

regelmäßige Impulsentladung zeigen. Sie werden durch mechanische und chemische Reize stimuliert und sind daher als Reizrezeptoren, sog. „irritant receptors" bekannt. Diese Rezeptoren sind unterhalb der Epithelzellen, aber auch zwischen den Epithelzellen in den sog. „tight junctions", lokalisiert. Ihre Stimulation führt zu einer Bronchokonstriktion durch eine frequenzbedingte Zunahme der afferenten Aktivität im N. vagus (Nadel u. Barnes 1984).

Zu den nichtmyelinisierten Nervenendigungen gehören die sog. C-Fasern. Sie können durch zahlreiche Substanzen wie Bradykinin, Histamin, Prostaglandin $F_{2\alpha}$, PGE_2, PGI_2 und Schwefeldioxid stimuliert werden (Coleridge u. Coleridge 1984) und enthalten Substanz P.

3.2.3
Nichtadrenerge, nichtcholinerge Mechanismen und Neuropeptide

Zusammen mit dem N. vagus verlaufen weitere Nervenfasern, die nicht zum adrenergen oder cholinergen System zu rechnen sind (s. Abb. 3.8). Ihre postganglionären Fasern endigen in der glatten Bronchialmuskulatur. Durch Freisetzung spezifischer Mediatoren kann sowohl eine Relaxation als auch eine Kontraktion ausgelöst werden. Die Aktivierung sog. nichtadrenerger inhibitorischer Nervenfasern führt zu einer Relaxation der Bronchialmuskulatur. Me-

Tabelle 3.5. Eigenschaften der pulmonalen Neurorezeptoren. (Nach Hahn 1988)

	Langsam-adaptierende Dehnungsrezeptoren	Schnell-adaptierende Reizrezeptoren	C-Faserrezeptore (= J-Rezeptoren)
Typ	Myelinisiert, schnellei-tend, kälteblockiert bei +7°C	Myelinisiert, schnellei-tend, kälteblockiert bei +7°C	Nichtmyelinisiert, lang-same Reizleitung, kälte-blockiert bei −2°C
Lokalisation	Trachea und größere Bronchien, glatte Mus-kulatur (z. B. Trachea: nur hintere Membran)	Trachea, Hauptbron-chien, Bifurkationen (kleine Bronchien), Epithelschicht über gesamte Zirkumferenz? Muskulatur?	Alveolarwände (nahe Pneumozyten Typ I), große und kleine Bron-chien, Epithel und Lamina propria, Neuro-epithelkörperchen
Reiz	Einatmung, Lungen-dehnung, mechanische Deformation (Tumor), Rezeptoren in Atem-mittellage aktiv	Lungenkollaps, rasche Lungendehnung, Luft-fluß, mechanische De-formation von Epithel oder Bronchus, Stäube, Reizgase und -dämpfe	Chemische Substanzen: Phenyldiguanid, Capsai-cin, Bradykinin, SO_2, Prostaglandin E_2, Ent-zündungen, Ödem, Lungendehnung, mechanische Reize (Sonde), CO_2
Wirkungen	Hemmung der Ein-atmung, Förderung der Ausatmung	Förderung der Ein-atmung (Seufzer), Bronchokonstriktion, Hypersekretion	Schnelle, flache Atmung durch Verkürzung von Einatmung und Aus-atmung, Bronchokon-striktion, verstärkte Schleimsekretion aus submukösen Drüsen, pulmonaler Abwehr-reflex

diatoren sind das sog. vasoaktive intestinale Peptid (VIP) sowie ein verwand-tes Peptid, das Histidin-Isoleucin (Said 1982).

Bei elektrischer Stimulation des N. vagus ließ sich zeigen, daß nur ein Teil der hierdurch vermittelten Bronchokonstriktion durch Atropin zu blockieren war. Da der nicht hemmbare Anteil der Bronchokonstriktion durch Substanz P imitiert werden konnte und durch bestimmte Peptidanaloge, die die Wir-kung von Substanz P antagonisieren, blockiert wurde, wird Substanz P als Hauptmediator dieser Nervenfasern angesehen. In der Zwischenzeit ist be-kannt, daß ein verwandtes Peptid, das Neurokinin A (NKA), sowie ein weite-res sog. Tachykin (NKP) ebenfalls Mediatorfunktionen im Bereich dieser Neurone, des sog. nichtcholinergischen exzitatorischen Nervensystems, über-nehmen (Lundberg et al. 1987).

3.2.4
Rezeptorstrukturen

Spezialisierte Funktionen von differenzierten Zellen, wie etwa die der glatten Muskelzellen der Atemwege oder die der Mastzelle, unterliegen einer präzisen Regulation durch exogene oder endogene Faktoren. Zur Vermittlung nervös regulierter Funktionen sind zellständige Rezeptoren eingeschaltet. Sie haben die Aufgabe, endogen freigesetzte Transmitter oder exogen zugeführte Substanzen spezifisch zu erkennen, durch Bindung ein Sekundärsignal zu vermitteln und so eine Folgereaktion auszulösen. Die durch Interaktion von Transmittern mit zellständigen Rezeptoren ausgelösten Reaktionen folgen in der Regel 2 Prinzipien:

- Die Reaktion mit dem Rezeptor führt ohne Zwischenschaltung einer Vermittlersubstanz über eine Öffnung spezifischer Ionenkanäle zu De- oder Hyperpolarisationen von Zellen und dadurch zur Auslösung eines Effektes *(Klasse-1-Rezeptoren)*.
- Die Bindung an den Rezeptor löst über intrazelluläre Signale die Bildung einer intrazellulären Überträgersubstanz (z. B. cyclisches $3'5'$-Adenosinmonophosphat, cAMP, oder Inositoltriphosphat IP_3) aus, die durch Phosphorylierung funktionelle Veränderungen und dadurch zelluläre Reaktionen vermittelt *(Klasse-2-Rezeptoren)*.

Sympathische und parasympathische Effekte können, je nachdem, welcher Rezeptortyp stimuliert wird, sowohl dem einen als auch dem anderen Reaktionstyp folgen.

Adrenerge Rezeptoren

1948 postulierte erstmals Ahlquist, daß die die adrenergen Wirkungen vermittelnden Rezeptoren nicht einheitlicher Natur sein können. Die Rezeptoren, die vornehmlich exzitatorische Wirkungen an unterschiedlichen Organen auslösten, wurden α-Rezeptoren genannt und Rezeptoren, die hemmende Wirkungen vermitteln, β-Rezeptoren.

In der Zwischenzeit weiß man, daß auch α- und β-Rezeptoren keine einheitlichen Populationen darstellen (Lands et al. 1967; Ariëns u. Simonis 1983). Diese Erkenntnis basiert auf Affinitätsstudien mit verschiedenen Agonisten und Antagonisten an unterschiedlichen Gewebsstrukturen. In der letzten Zeit ist auch die biochemische Charakterisierung mehrerer α- und β-Rezeptoruntertypen gelungen. β-Rezeptoren konnten mit Hilfe der Affinitätschromatographie (immobilisiertes Alprenolol) gereinigt und dann über eine Polyacrylamidgelelektrophorese analysiert werden (Abb. 3.9) (Vauquelin et al. 1977). Die β-adrenergen Rezeptoren stellen danach Proteinmoleküle mit einem Molekulargewicht von 62–67 kDa dar.

Aus den gereinigten Rezeptoren konnte auch die Aminosäurensequenz ermittelt werden. Dies ermöglichte die Synthese von Oligonukleotidsonden, mit denen DNA-Bibliotheken auf Genen, die die Rezeptormoleküle kodieren, durchmustert werden können. Die vollständige Aminosäurensequenz kann dann aus der DNA-Sequenz abgeleitet werden. Mit dieser Methode gelang es 1986, die vollständige Sequenz des β_2-Rezeptors der Hamsterlunge aufzudecken (Dixon et al. 1986). In der Zwischenzeit sind auch die Sequenzen des β_1- und des α_1-Rezeptors aufgeklärt (Regan et al. 1988).

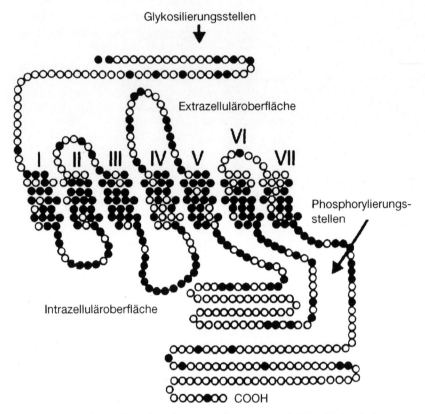

Abb. 3.9. Sekundärstruktur des adrenergen β-Rezeptors. *Gefüllte Kreise* Aminosäuren, die sowohl im β_1- als auch im β_2-Rezeptor des Menschen vorkommen. Die meisten Übereinstimmungen finden sich in den Transmembranhelices. (Nach Vauquelin 1994; Barnes 1995)

Adrenerge β-Rezeptoren

■ **Struktur.** Adrenerge β-Rezeptoren bestehen aus 4000–5000 Aminosäuren. Die Peptidkette durchkreuzt die Zellmembran 7mal. In Abb. 3.9 sind die Aminosäuren durch Kreise dargestellt. Die ausgefüllten Kreise geben die bei β_1- und β_2-Rezeptoren identischen Aminosäuren an. Die Übereinstimmung ist insbesondere in den transmembranären Teilen der Helices besonders groß.

Das N-terminale Ende ragt in den Extra-, das C-terminale Ende in den Intrazellularraum. Während sich Agonisten an eine vom extrazellulären Anteil mehrer Helices gebildeten „Tasche" anlagern, binden sich G-Proteine an die Helix zwischen den membranüberbrückenden Regionen V und VI. Im C-terminalen Bereich enthalten die Aminosäuren Serinreste, die als Ort der Phosphorylierung durch Proteinkinasen eine Desensibilisierung bewirken sollen (Frielle et al. 1988; Koblika et al. 1988; Lefkowitz et al. 1989, 1993; Übersicht bei Barnes 1995; Johnson 1998). Wahrscheinlich sind die membranüberbrükkenden Bereiche dabei kreisförmig um eine zentrale Vertiefung gruppiert.

Funktionsuntersuchungen an isolierten glattmuskulären Organen lassen vermuten, daß die β_1- und β_2-Rezeptoruntertypen einer ganz unterschiedlichen Kontrolle durch die endogenen Transmitter des sympathischen Nervensystems, Adrenalin und Noradrenalin, unterliegen. So wurde am isolierten Trachealmuskel des Hundes die adrenalininduzierte Relaxation über die Stimulation von β_2-Rezeptoren, die noradrenalininduzierte Relaxation, die durch Reizung des N. sympathicus erzeugt wurde, hingegen über die Stimulation von β_1-Rezeptoren ausgelöst.

Diese Koexistenz beider β-Rezeptoruntertypen am Trachealmuskel des Hundes mit einer Prädominanz des β_2-Subtypes hat dazu geführt, β_1- als neuronale und β_2-Rezeptoren als hormonale Rezeptoren zu bezeichnen (Ariens u. Simonis 1983).

Die Koexistenz von β_1- und β_2-Rezeptoren auf einem Zelltyp konnte auch mit einem anderen Verfahren nachgewiesen werden (Lemoine et al. 1989; Lemoine 1990). Hierzu wurden Trachealmuskelstreifen des Kalbes enzymatisch zu Einzelzellen desaggregiert, gereinigt und in Radioligandbindungsversuchen eingesetzt. Unter Benutzung eines unselektiven Radioliganden, der sowohl β_1- als auch β_2-Rezeptoren besetzt, wurde mit einem hochselektiven Antagonisten für β_1-Rezeptoren (CGP 20, 712 A) gezeigt, daß ca. 25% der β-Rezeptoren dem β_1-Typus angehören (s. Abb. 3.10a). Weiterhin bewiesen die

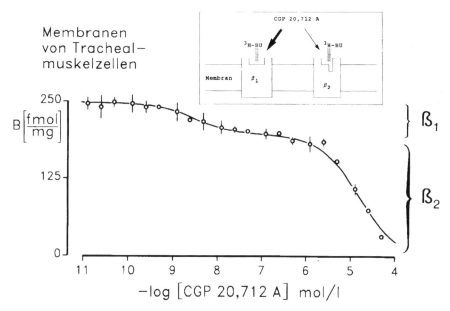

Abb. 3.10a. Nachweis der Koexistenz von β_1- und β_2-Rezeptoren an Membranen von isolierten Trachealmuskelzellen. Das β_1-/β_2-Verteilungsverhältnis wird durch Verdrängung der Bindung des unselektiven Radioliganden (^{3}H-(−)Bupranolol) durch den hochselektiven β1-Rezeptorantagonisten CGP 20, 712A bestimmt. Die nichtlineare Regressionsanalyse des Experiments ergab die Dissoziationskonstanten (K_D-log mol/l) von CGP 20, 712A (β_1: 8,73±0,13, β_2: 5,19±0,07) und ein β_1-/β_2-Verteilungsverhältnis von 0,25/0,75

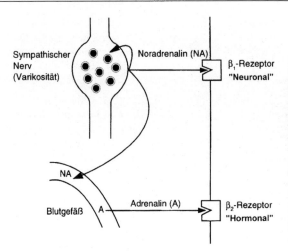

Abb. 3.10 b. β-Rezeptorsubtypen. Der Neurotransmitter stimuliert nach Freisetzung aus der sympathischen Nervenendigung aufgrund seiner Selektivität im wesentlichen den β_1-Subtyp (neuronaler Rezeptor). Das Hormon Adrenalin induziert seine Wirkung in der glatten Atemwegsmuskulatur im wesentlichen über die zahlenmäßig dominierenden β_2-Rezeptoren (hormonale Rezeptoren). Für Organe, in denen andere Rezeptorsubtypen dominieren, gilt die letztgenannte Aussage nicht. (Nach Barnes 1986, 1995)

Autoren, daß diese β_1-Rezeptoren mit derselben Effizienz wie der β_2-Typ an die Adenylatzyklase gekoppelt sind. Unter Benutzung des Neurotransmitters Noradrenalin konnten ca. 20% der maximalen cAMP-Syntheserate über Besetzung von β_1-Rezeptoren mit einer EC_{50} von ca. 1 µmol/l stimuliert werden, während die β_2-Rezeptoren erst auf höhere Noradrenalinkonzentrationen ($EC_{50} = 20$ µmol/l) reagierten. Hingegen besitzt das Hormon Adrenalin eine gleiche Wirkstärke für beide Subtypen, die mit einer EC_{50} von ca. 1 µmol/l charakterisiert werden kann.

■ **Rezeptoraktivität.** Aus der experimentellen Bestimmung der Rezeptordichte (B_{max}) mittels Radioligandbindung sowie der Messung der Maximalaktivierung der Zyklaseaktivierung (v_{max}) kann die Anzahl der cAMP-Moleküle berechnet werden, die pro Minute und pro stimuliertem Rezeptor gebildet werden. Da die relative β_1-Rezeptorfraktion ($f_1 = 25\%$) (s. Abb. 3.10a) in etwa der Stimulationsfraktion ($f_{S1} = 23\%$) bei Aktivierung der Adenylatzyklase entspricht, kann unabhängig vom jeweiligen Rezeptorsubtyp aus den B_{max}-Werten (250–330 fmol/mg Protein) und aus den v_{max}-Werten (60–100 pmol cAMP/min pro mg Protein) abgeschätzt werden, daß 240–300 cAMP-Moleküle pro Minute bei Maximalaktivierung pro aktiviertem Rezeptor gebildet werden (Lemoine et al. 1989; Lemoine 1990). Bei 10000–20000 Rezeptoren pro Zelle können maximal 40000–100000 Moleküle cAMP/sec in einer Zelle gebildet werden.

Adrenerge α-Rezeptoren

Auch die α-Rezeptoren repräsentieren keine einheitliche Fraktion. Klassische pharmakologische Experimente sowie biochemische Trennverfahren ergaben, daß 2 Untertypen, α_1 und α_2, existieren, die über ganz unterschiedliche intrazelluläre Mechanismen Signale vermitteln. Für die Atemwege scheinen – wenn überhaupt – nur α_1-Rezeptoren eine Rolle zu spielen (Kneussl u. Richardson 1978).

Cholinerge Rezeptoren

Mit dem gleichen Verfahren, mit denen auch β-adrenerge Rezeptoren in ihrer Struktur aufgeklärt werden konnten, ließ sich auch die vollständige Aminosäurensequenz von muskarinartigen cholinergen Rezeptoren erfassen. Muskarinrezeptoren gehören dabei zur großen Familie der Plasmamembranrezeptoren, deren intrazelluläre Signale durch die Kopplung an G-Proteine vermittelt werden (Abb. 3.11) (Wess 1993). Wie der adrenerge β-Rezeptor bestehen auch Muskarinrezeptoren aus 7 hydrophoben transmembranären Helices. An die Aminosäuren im Bereich des Aminoendes, d.h. auf der extrazellulären Seite der Membran, sind eine oder mehrere Kohlenhydratketten angelagert. Das N-terminale Ende ragt in den Intrazellularraum. Punktmutationsuntersuchungen konnten nachweisen, daß bestimmte Aminosäurensequenzen in den hydrophoben Anteilen der Helices für die Bindung von Acetylcholin an den Rezeptor verantwortlich sind, während die Bindung an das G-Protein durch bestimmte intrazelluläre Rezeptordomänen (Wess 1993) determiniert wird.

In Übereinstimmung mit der durch pharmakologische Bindungsstudien mit verschiedenen Agonisten und Antagonisten nachgewiesenen Heterogenität der Muskarinrezeptoren zeigten auch molekulare Klonierungen der Rezeptoren, daß mindestens 5 unterschiedliche muskarinartige Rezeptoren M_1–M_5 existieren, von denen jedoch nur die Rezeptoren M_1, M_2 und M_3 eine Bedeutung für die Lunge haben (Fryer u. Jacobi 1998).

M_1-Rezeptoren sind in parasympathischen Ganglien lokalisiert, in denen sie die Neurotransmission fördern; sie finden sich aber auch in der Alveolar-

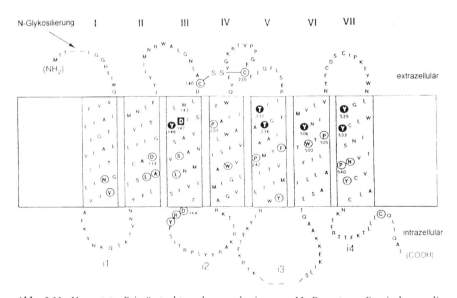

Abb. 3.11. Vermutete Primärstruktur des muskarinergen M_3-Rezeptors. Es sind nur die membrannahen Teile des N-terminalen Endes (tatsächlich hat es 66 Aminosäuren), der 3. zytoplasmatischen Schleife (240 AS) und des C-terminalen Endes (43 AS) wiedergegeben. (Nach Wess 1993)

wand, wo die Funktion allerdings unklar bleibt. M_2-*Rezeptoren* finden sich präganglionär auf cholinergen Fasern, auf denen sie die Acetylcholinausschüttung kontrollieren. M_2-Rezeptoren finden sich allerdings auch zusammen mit M_3-*Rezeptoren* auf glatten Muskelzellen, wo sie kontrahierende Impulse von Acetylcholin direkt vermitteln (M_3-Rezeptoren über IP_3-Release) oder aber relaxierende Mechanismen blockieren (M_2-Rezeptoren z. B. über Inhibition der β-rezeptorgekoppelten Adenylatzyklase, s. Kap. 3.2.5). M_4-Rezeptoren wurden in Lunge und Atemwegen von Kaninchen nachgewiesen, spielen aber in anderen Spezies kaum eine Rolle (Eglen et al. 1994; Zaagsma et al. 1997).

3.2.5
Molekulare Mechanismen der Signalaktivierung

Aktivierung und Hemmung der Adenylatzyklase: β_2- und α_2-Rezeptoren

Aktivierung durch β_2-Rezeptoren
In den Atemwegen besteht die Hauptrolle der β-Rezeptoren in der Vermittlung einer Bronchodilatation, an der Mastzelle in einer Hemmung der Mediatorfreisetzung. Über den molekularen Mechanismus, der der β-Adrenozeptor-Effektor-Kopplung und damit der Übertragung von Informationen auf die Zelle zugrunde liegt, bestehen mittlerweile genaue Vorstellungen (Hildebrandt et al. 1984; Schultz u. Rosenthal 1985; Lefkowitz 1993, 1995)

Das Kommunikationssystem, das die β-adrenergen Wirkungen vermittelt, wird durch die Interaktion eines Katecholamins oder eines β-Adrenozeptoragonisten mit dem membranbeständigen Rezeptor angestoßen (Abb. 3.12). Über die Bindung des Agonisten an den Rezeptor kommt es zu einer Konformationsänderung im Rezeptormolekül, so daß sich der Agonist-Rezeptor-Komplex an ein guaninnukleotidbindendes Regulationsprotein (G_s) anlagern kann. Dieses Protein, das aus den 3 Untereinheiten, α, β und γ besteht, leitet das Signal vom Rezeptor zur katalytischen Untereinheit des Systems, der Adenylatzyklase, weiter. Nach Bindung des Agonist-Rezeptor-Komplexes an die α-Untereinheit, dissoziiert Guanindiphosphat (GDP) im Austausch gegen Guanintriphosphat (GTP) von der α-Untereinheit. Hierdurch löst sich die α-Untereinheit vom β-, γ-Komplex und lagert sich an die Adenylatzyklase an, deren katalytische Aktivität dadurch gesteigert wird: ATP wird in cAMP umgewandelt.

Der Rezeptor selbst reagiert ebenfalls auf die Bindung von GTP an das G-Protein: er konvertiert aus einem hochaffinen Bindungsstadium für Agonisten in ein niederaffines Bindungsstadium, das eine ca. 100fach geringere Affinität für den Agonisten hat. Hierdurch löst sich der Rezeptor-Agonist-Komplex, der Agonist dissoziiert ab, und die Konformationsänderung des Rezeptors bildet sich zurück.

Die Stimulation der Adenylatzyklase wird dadurch beendet, daß infolge der GPTase-Eigenschaft des G-Proteins das gebundene GTP zu GDP hydroli-

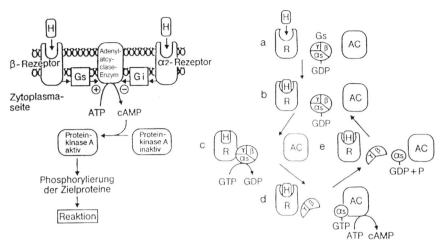

Abb. 3.12. Struktur und Funktion des Adenylatzyklasesystems. (Nach Vauquelin 1994; Erklärung s. Text)

siert und damit das Protein inaktiviert wird: Die α-Untereinheit reassoziiert wieder mit der $\beta\gamma$-Einheit (Lefkowitz 1995; Linder u. Gilman 1992).

Hemmung durch α_2-Rezeptoren

Neben Rezeptoren, die wie die adrenergen β-Rezeptoren eine intrazelluläre Signalvermittlung über das cAMP weitergeben, existieren in den meisten Zellen auch Rezeptoren, deren Wirkung mit einer Hemmung der Adenylatzyklase und damit Verminderung des cAMP-Gehaltes einhergeht. Es wird angenommen, daß die Stimulation solcher Rezeptoren, zu denen α_2-Rezeptoren gerechnet werden, zur Aktivierung eines hemmenden Proteins (G_i) mit Austausch von GDP gegen GTP an der α-Untereinheit führt und dadurch einen hemmenden Einfluß auf das cAMP-System auslöst (Schultz u. Rosenthal 1985). Die Hydrolyse des GTP erfolgt auch beim G_i durch die hochspezifische GTPase.

Beeinflussung des Ca^{2+}-Stoffwechsels

Eine Aktivierung der Adenylatzyklase und die dadurch bedingte Erhöhung des cAMP verursacht eine Verminderung des freien, intrazellulären Ca^{2+}. Hierdurch wird an der glatten Muskelzelle eine Relaxation, an der Mastzelle eine Hemmung der Mediatorfreisetzung ausgelöst. cAMP beeinflußt dabei den Ca^{2+}-Stoffwechsel nicht direkt, sondern aktiviert über Phosphorylierungsvorgänge verschiedene Proteinkinasen.

Durch Aktivierung dieser cAMP-Proteinkinasesequenzen werden unterschiedliche Systemfunktionen des Ca^{2+}-Stoffwechsels beeinflußt. Zum einen kommt es zur Steigerung der Aufnahme von Ca^{2+} in das endoplasmatische Retikulum, zum anderen wird der transmembranale Ca^{2+}-Einstrom durch Phosphorylierung der Ca^{2+}-Kanäle wahrscheinlich gehemmt, der Efflux über die Plasmamembran gesteigert (Rodger 1986). Darüber hinaus scheint eine cAMP-abhängige Stimulation über Na^+, K^+-ATPase-Aktivität mit einer Muskelrelaxation assoziiert zu sein. Hierdurch wird über eine Erhöhung des Membranpotentials einerseits die Ca^{2+}-Permeabilität vermindert, gleichzeitig bedingt die Reduktion der intrazellulären Natriumionen einen Na_{IN}^+/Ca_{OUT}^{2+}-Austausch (Scheid et al. 1979).

Neben Rezeptoren, die durch eine Stimulation oder Hemmung der Adenylatzyklase in den intrazellulären Ca^{2+}-Stoffwechsel eingreifen, gibt es Rezeptoren, die cAMP-unabhängig die zytoplasmatische Ca^{2+}-Konzentration beeinflussen. Hierzu gehören z. B. die α_1-Rezeptoren, die Muskarin M_1- und M_2- sowie die Tachykininrezeptoren, deren Stimulation zu einer Erhöhung des freien intrazellulären Ca^{2+} in der glatten Muskulatur führt.

Aktivierung der Phospholipase C: α_1-adrenerge, muskarinerge M_3-, histaminerge H_1- und Tachykininrezeptoren

Die Interaktion der jeweiligen Rezeptoragonisten mit den genannten Rezeptoren führt über die Aktivierung der jeweiligen G-Proteine zur Stimulation der Phospholipase C, die als Diesterase die Spaltung von Phosphatidylinositol-4,5-diphosphat (PIP_2) in Inositol-1,4,5-triphosphat (IP_3) und Diacylglycerol (DG) einleitet (Michell 1975; Berridge u. Irvine 1984; Berridge 1987). IP_3 seinerseits führt zur Freisetzung von Ca^{2+} aus intrazellulären, nichtmitochondrialen Speichern (Übersicht bei Abdel-Latif 1986). Während die Freisetzung von IP_3-aktiviertem Ca^{2+} aus intrazellulären Speicherorganellen mit der Auslösung schneller Muskelkontraktionen in Verbindung gebracht wird, soll Diacylglycerol über die Aktivierung der Proteinkinase C die langanhaltende Komponente der Muskelkontraktion vermitteln. Hierbei wird die Proteinkinase C in Gegenwart von Diacylglycerol durch Ca^{++} zu einer hochaktiven Kinase konvertiert, die eine Reihe intrazellulärer Zielenzyme phosphoryliert (Rasmussen 1986; Takuwa et al. 1988; Rasmussen et al. 1990).

Obwohl die Aktivation von α_1-Rezeptoren zu einer Hydrolyse von Phosphatidylinositol führt (Minneman u. Johnson 1984), bleibt ein möglicher Beitrag einer kontraktilen Wirkung von α-Rezeptoragonisten auf die glatte Atemwegsmuskulatur weiterhin fraglich. Von den 5 bislang geklonten muskarinergen Rezeptorsubtypen wird den M_3-Rezeptoren eine Wirkung über Stimulierung der Phospholipase C mit nachfolgender Kontraktion der glatten Atemwegsmuskulatur zugeschrieben (Übersicht bei Eglen et al. 1994). Von den 3 bekannten Histaminrezeptoren ist der H_1-Rezeptor an die Phospholipase C gekoppelt (Hall u. Hill 1988). Ebenso sind die durch Serotonin induzierbaren Kontraktionen der glatten Muskulatur über 5-HT_2-Rezeptoren durch Inositolphosphate vermittelt (Lemoine et al. 1988a). Auch scheinen die kontraktilen Wirkungen der *Tachykinine* (Substanz P, Neurokinine und andere; Buckner et al. 1991) mit der Stimulation des „Phosphatidylinositol-Turnover's" assoziiert zu sein (Grandordy et al. 1988; Chilvers u. Nahorski 1990).

Der rezeptorstimulierte „Phosphatidylinositol-Turnover" ist in einigen Fällen durch antagonistische Rezeptoren hemmbar. So blockieren aktivierte β-Rezeptoren zumindest z.T. die Bildung von Inositolphosphaten, die durch Histamin (Hall u. Hill 1988) oder Serotonin (Lemoine u. Pohl, unveröffentlicht) angeregt wurde. Dieser Hemmechanismus scheint über die β-rezeptoraktivierte Adenylatzyklase vermittelt zu werden, die ihrerseits cAMP-abhängige Proteinkinasen stimuliert, welche die Spaltung von PIP_2 zu IP_3 und Diacylglycerol verhindern.

Beeinflussung von Ionenkanälen

Durch Klasse-2-Rezeptoren kommt es ohne Zwischenschaltung eines „second messenger" wie cAMP, IP_3 und anderen zu einer direkten Beeinflussung von Ionenkanälen. Die Erstbeschreibung ist der Arbeitsgruppe von Lutz Birnbaumer zuzuschreiben, die in einer Serie von Arbeiten, in denen Patch-clamp-Verfahren am isolierten Gewebe (zellfrei) mit biochemischen Methoden kombiniert wurden, die direkte Regulation von Ionenkanälen durch Rezeptorstimulation zeigen konnten (Übersicht bei Birnbaumer u. Brown 1990; Birnbaumer et al. 1990).

In der Erstpublikation von Yatani et al. (1987) wurde gezeigt, daß der K^+-Kanal des Herzvorhofes direkt durch muskarinerge Rezeptoren aktivierbar ist. Später wurden mit ähnlicher experimenteller Technik die direkte Regulation des Ca^{++}-aktivierten, charybdotoxinsensitiven K^+-Kanals (BK_{Ca}) sowie der ATP-sensitiven K^+-Kanäle, die alle in der glatten Muskulatur vorkommen, beschrieben. Dem BKCa wird eine Beteiligung an der Vermittlung der Relaxation durch β-Rezeptoragonisten zugeschrieben. Die Wirkung von Isoproterenol und Salbutamol kann durch den K^+-Kanalblocker Charybdotoxin verhindert werden. Ob diesem Effekt eine grundsätzliche oder nur akzessorische Bedeutung zugemessen werden kann, wird noch kontrovers diskutiert (Chiu et al. 1993).

3.2.6
Verteilung von Rezeptoren

Adrenerge Rezeptoren

Adrenerge β-Rezeptoren
Autoradiographische Untersuchungen und Bindungsstudien, die unter Verwendung von Radioliganden durchgeführt wurden, haben eine hohe Dichte von β-Rezeptoren in Lungengeweben verschiedener Spezies nachweisen können (Engel 1981; Barnes et al. 1982; Carswell u. Nahorski 1983; Übersicht bei Barnes 1995). Dabei scheinen sowohl beim Tier als auch beim Menschen neben β_2-Rezeptoren auch zu einem geringen Anteil β_1-Rezeptoren im Bereich der Bronchien vorzukommen (Rugg et al. 1978).

Ein wesentliches Hilfsmittel bei der Subklassifizierung waren die von Lemoine et al. (1985) sowie von Kaumann u. Lemoine (1985) eingeführten selektiven Radioliganden für β_2-(^{3}H-ICI 118, 551) und β_1-Rezeptoren(^{3}H-(-)-Bisoprolol). β_1-Rezeptoren vermitteln nach Stimulation durch den β_1-selektiven Transmitter Noradrenalin eine bronchiale Muskelrelaxation auf einen sympathischen Reiz hin (neuronale Rezeptoren), während β_2-Rezeptoren im wesentlichen in Reaktion auf Adrenalin bzw. exogene Adrenozeptoragonisten eine Relaxation auslösen (hormonale Rezeptoren).

Beim Hund liegt der Anteil der β_1-Rezeptoren, bezogen auf die gesamte β-Rezeptorpopulation, bei 20%, beim Meerschweinchen bei 15%. Beim Menschen, bei dem keine bzw. nur eine spärlich sympathische Innervation der glatten Atemwegsmuskulatur existiert, ist keine β_1-rezeptorvermittelte Relaxation zu erzielen, und somit scheint auch keine nennenswerte β_1-Rezeptorpopulation in der Mukosa der Atemwege zu bestehen (Richardson 1979; Barnes et al. 1982; Nadel u. Barnes 1984). Lediglich die submukösen Drüsen zeigen eine geringe sympathische Innervation und besitzen demnach einen geringen Anteil von β_1-Rezeptoren (etwa 10%), die ebenso wie die β_2-Rezeptoren eine Steigerung der mukösen Schleimsekretion vermitteln.

Die Stimulation adrenerger β_2-Rezeptoren des Atemwegstraktes führt v. a. zur Auslösung einer Relaxation des Tracheobronchialbaumes (Tabelle 3.6). Dieser Effekt ist vom kontraktionsauslösenden Stimulus unabhängig. Eine β_2-adrenerge Stimulation beeinflußt die Atemwegsobstruktion über eine Reihe weiterer Mechanismen. Die Schleim- und Wassersekretion in das Atemwegsvolumen wird gesteigert und dadurch die mukozilliare Clearance erhöht (Pavia et al. 1980).

Die durch Allergene verursachte In-vitro- und In-vivo-Ausschüttung von Histamin wird ebenso wie die Zunahme der Permeabilität im Bereich kleiner Pulmonalgefäße reduziert (Persson et al. 1982). Kürzlich konnte in einem eleganten In-vitro-Modell zur Bestimmung der endothelialen Permeabilität, in dem die Diffusion fluoreszenzmarkierter Dextrane durch Endothelzellmonolayer bestimmt werden kann, gefunden, daß β_2-Sympathomimetika mit ebensolcher Effizienz die Endothelzellschicht abdichten, mit der sie die glatte Muskulatur relaxieren. Für Formoterol konnten sogar Effekte im subnanomolaren Bereich gezeigt werden (Zink et al. 1993, 1995).

Tabelle 3.6. Verteilung und Funktion von β-Rezeptoren im Atemwegstrakt

Zelltyp	Wirkung	Rezeptoruntertyp
Glatte Muskulatur	Relaxation	β_2
Mastzelle	Hemmung der Mediatorfreisetzung	β_2
Kleine Bronchialgefäße	Verminderung der Permeabilität	β_2
Epithel	Zunahme des Flüssigkeitstransports	β_2
Submuköse Drüsen	Zunahme der Sekretion	$\beta_1 + \beta_2$
Alveolartyp-I-Zellen	Erhöhung der Flüssigkeitsresorption	β_1
Alveolartyp-II-Zellen	Synthese von Surfactant	β_1
	Erhöhung der Flüssigkeitsresorption	$\beta_1 + \beta_2$

In welchem Ausmaß diese Effekte neben der Bronchodilatation im einzelnen an der klinischen Effizienz beim Asthma bronchiale beteiligt sind, ist abhängig von der individuellen Pathogenese einer Atemwegsobstruktion.

Nach autoradiographischen Studien muß davon ausgegangen werden, daß der Hauptanteil der gesamten β-Rezeptorpopulation der Lunge an Alveolarzellen lokalisiert ist. Über β-Rezeptoren an Typ-II-Pneumozyten wird die Surfactant-Synthese stimuliert und wahrscheinlich auch die Flüssigkeitsresorption gesteuert (Griese et al. 1993). Die Relevanz dieser Effekte ist jedoch noch nicht geklärt. Dies betrifft auch die Funktion der β-Rezeptoren an Typ-I-Pneumozyten, die möglicherweise ebenfalls die Alveolarpermeabilität regulieren (Ballard 1986).

Adrenerge α-Rezeptoren

Adrenerge α_1-Rezeptoren, die eine Atemwegsobstruktion vermitteln, sind an isolierten Tracheal- und Bronchomuskelpräparaten nachgewiesen worden. Darüber hinaus ließ sich durch α-Rezeptorantagonisten eine protektive Wirkung gegenüber bronchokonstriktorischen Stimuli auch unter In-vivo-Bedingungen erreichen (Kneussl u. Richardson 1978; Barnes 1986). Die klinische Bedeutung der α-Rezeptoren für das Asthma ist jedoch fraglich, ein differenzierteres Verteilungsmuster wie für β-Rezeptoren ist bisher nicht untersucht.

Cholinerge Rezeptoren

In der Lunge des Menschen kommen alle Muskarinrezeptorsubtypen vor. M_1-Rezeptoren sind in den parasympathischen Ganglien lokalisiert: sie vermitteln die Neurotransmission durch Schließung von K^+-Kanälen (Bloom et al. 1988). M_2-Rezeptoren, die den prädominanten Subtyp der muskarinergen Rezeptoren im Myokard darstellen (Barnes et al. 1988), werden auch in den postganglionären cholinergen Nerven gefunden. Ihre Funktion als sog. Autorezeptoren besteht in der Hemmung der Freisetzung von Acetylcholin durch Öffnung von K^+-Kanälen (Barnes et al. 1988).

Präjunktionale M_2-Rezeptoren konnten unter In-vitro-Bedingungen auch am menschlichen Bronchialsystem nachgewiesen werden. Sie scheinen einen ausgeprägt inhibitorischen Effekt auf die cholinerge Neurotransmission zu haben. So hemmen sie die cholinerge Reflexbronchokonstriktion am gesunden Probanden. Es gibt Hinweise dafür, daß bei Patienten mit Asthma bronchiale eine Rezeptordysfunktion besteht und daß sie eine Reflexbronchokonstriktion potenzieren (Minette et al. 1989; Ayala u. Ahmed 1989).

Postganglionär befinden sich in der glatten Muskulatur und in den exokrinen Drüsen sowohl M_2- als auch M_3-Rezeptoren. Die Wirkung der M_2-Rezeptoren besteht in einer G_i-vermittelten Hemmung der Adenylatzyklase, während M_3-Rezeptoren an den „Phosphatidylinositol-Turnover" gekoppelt sind. Beide Mechanismen wirken an der glatten Atemwegsmuskulatur synergistisch und induzieren Muskelkontraktionen (Eglen et al. 1994; Yang et al. 1991; Lemoine u. Pohl, unveröffentlicht).

3.2.7
Pathologie des autonomen Nervensystems

Aufgrund der Bedeutung, die das autonome Nervensystem für die Fein-regulation des glatt-muskulären Bronchialtonus hat, ist immer wieder ver-sucht worden, das Asthma bronchiale als Resultat einer autonomen Imba-lance mit Überwiegen exzitatorisch wirksamer neuraler Einflüsse und ei-ner Hemmung inhibitorischer neuronaler Einflüsse zu definieren. Zahlrei-che Untersuchungen scheinen zumindest Teilaspekte dieser Hypothese zu bestätigen (Übersicht bei Barnes 1995).

Adrenerges System

Die Kopplung zwischen dem adrenergen β-Rezeptor und dem Signalgenera-tor, der Adenylatzyklase, kann unterschiedlich sein. In Abwesenheit von funktionellen Antagonisten reicht bereits die Besetzung weniger Rezeptoren, um einen maximalen Effekt zu erzielen („high-efficiency coupling") (Abb. 3.13). Beispiele für das „high-efficiency coupling" wurden beim Menschen beschrieben (Myokard: Kaumann u. Lemoine 1987; Lemoine et al. 1988b; Le-moine 1990; Pulmo: Lemoine et al. 1993; Lemoine et al. 1994; Overlack 1994).

In den Atemwegen hingegen ist der erzielte Effekt in Anwesenheit von funktionellen Agonisten (z.B. Agonisten des muskarinergen Rezeptors) nur proportional zur Zahl der besetzten Rezeptoren („stoichiometric coupling"). Experimentelle Belege finden sich hier in Tiermodellen (Abb. 3.14) (z.B. Le-moine u. Overlack 1992; Overlack 1992; Lemoine et al. 1992; Lemoine et al. 1993; Overlack 1994).

Diese verschiedene Effizienz der Rezeptorsignalkopplung hat wesentliche funktionelle Konsequenzen. So verursacht eine Verminderung der Rezeptor-zahl beim „high-efficiency coupling" nur eine Parallelverschiebung der Dosis-wirkungskurve nach rechts, was eine Abnahme der Rezeptorempfindlichkeit repräsentiert, während beim „stoichiometric coupling" neben der Reduktion der Empfindlichkeit auch ein Verlust des Wirkmaximums stattfindet.

Die β-Rezeptordichte an Zellmembranen hängt von zahlreichen Faktoren ab und wird bestimmt von der Geschwindigkeit der Rezeptorsynthese und des Rezeptorabbaus, vom Zellzyklus, einer Selbstregulation durch einen Desensibilisierungsvorgang über zirkulierende Katecholamine, durch Schilddrüsen- und Nebennierenrindenhormone und zirkulierende Auto-antikörper gegen adrenerge β_2-Rezeptoren (Nahorski u. Barnett 1986). Darüber hinaus ist das Alter eine entscheidende Determinante für die β-Rezeptordichte: an unterschiedlichen Geweben, auch an der Lunge. Sie ist im Säuglings- und Kleinkindalter, dann aber auch wieder im Senium signifikant geringer als bei Jugendlichen und jungen Erwachsenen.

Abb. 3.13 a, b. Signalamplifikation des β_2-Rezeptors am Trachealmuskel des Kalbs. Vergleich von relaxierender Wirkung, Stimulation der Adenylatzyklase und der Rezeptorbesetzung an Membranen aus Trachealmuskelzellen mit Fenoterol (**a**) als partiellem Agonisten und Isoproterenol (**b**) als vollem Agonisten. Die Relaxation (*Kreise*) wurde an isolierten Trachealmuskelstreifen gemessen, die mit 25 mmol/l K$^+$ vorkontrahiert wurden (Lemoine 1990). Die Stimulationskurve der Adenylatzyklase (*Quadrate*) (Lemoine et al. 1989) und die Rezeptorbindungskurve (*durchgezogene sigmoidale Kurve*) wurden an Membranen enzymatisch desaggregierter Trachealmuskelzellen gemessen. Die Signalamplifikation ist im Sinne eines „high-efficiency coupling" sehr hoch. Für den vollen Agonisten genügen 1000fach kleinere Konzentrationen für die Relaxation als für die Rezeptorbesetzung notwendig sind. Die Hauptamplifikation liegt nicht zwischen Rezeptor und Adenylatzyklase, sondern ist der Adenylatzyklase nachgeschaltet. Wegen der effektiven Signalamplifikation ist auch der partielle Agonist Fenoterol im Sinne einer vollständigen Relaxation ein voller Agonist

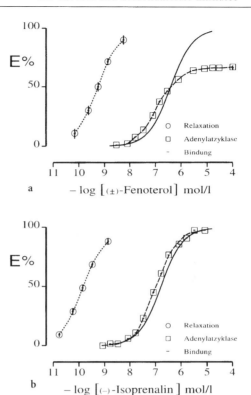

Desensibilisierungsprozeß

Von klinischer Bedeutung ist die Frage, inwieweit pathologische Bedingungen oder auch Arzneimittel durch eine Beeinflussung der Rezeptordichte an der Zellmembran die physiologische Funktion des Zielorgans reduzieren können. Unter bestimmten Bedingungen kann eine sog. Desensibilisierung einsetzen (Abb. 3.15). So führt an isolierten Zellen die Stimulation von β-Rezeptoren durch hohe Dosen von β-Adrenozeptoragonisten in Anwesenheit physiologischer Mengen an Guanidintriphosphat (GTP) zu einer Entkopplung des Rezeptor-Agonist-Komplexes vom Regulationsprotein. Am auslösenden Mechanismus ist eine spezifische Kinase aus der Gruppe der G-proteingekoppelten Rezeptorkinase (GRKn), die β-Adrenozeptorkinase (β-ARK), beteiligt. Sie liegt im Zytoplasma vor und phosphoryliert den freien Rezeptor nicht. Nach Bindung des Agonisten an den Rezeptor wird dieser jedoch dann durch die β-ARK phosphoryliert. Die Phosphorylierung des agonistbesetzten Rezeptors durch die β-ARK seinerseits führt zu einer Erhöhung der Affinität des inhibitorischen Proteins β-Arrestin, welches an den phosphorylierten β-Rezeptor bindet und dessen Kopplung an das stimulatorische G-Protein verhindert (Lohse et al. 1990).

Für die sog. Downregulation der Rezeptoren, die mit ihrer Internalisierung in das Zellinnere eingeleitet wird, ist die Phosphorylierung allerdings keine

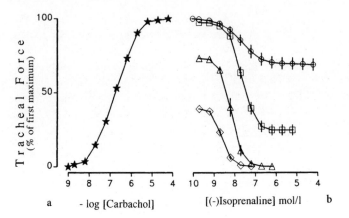

a   - log [Carbachol]   [(-)Isoprenaline] mol/l   b

Abb. 3.14a,b. Verlust der hohen Signalamplifikation durch zunehmende Aktivierung antagonistischer Rezeptoren. Das Experiment wurde an isolierten Trachealmuskelstreifen des Meerschweinchens durchgeführt. **a** Dosiswirkungskurve (n = 12) für Carbachol, die mit 60 µmol/l ein Maximum erreicht. **b** 4 Dosiswirkungskurven für (-)-Isoproterenol, die die Relaxation der Trachealmuskulatur nach 40%iger (0,1 µmol/l, *Rauten*), 70%iger (0,6 µmol/l, *Dreiecke*), 99%iger (6,0 µmol/l, *Quadrate*) und 100%iger (60 µmol/l, *Kreise*) Vorkontraktion mit Carbachol wiedergeben. Auffallend ist, daß die hohe Effizienz von Isoproterenol, partielle Kontraktionen vollständig und mit nanomolaren Dosen zu erschlaffen, nach starker Vorkontraktion mit Carbachol verloren geht, und auch mit bis zu 1000fach höheren Dosen keine Maximalrelaxation mehr erzielbar ist. Durch antagonistische Stimuli wird also aus einem „high-efficiency coupling" ein „stoichiometric coupling", bei dem 10^{-7} mol/l Isoproterenol (entsprechend seiner Bindungskonstante) notwendig sind, um die Kontraktion mit hohen Carbacholdosen halbmaximal, und das auch nur bezogen auf seine eingeschränkte Maximalwirkung, zu erschlaffen. (Nach Lemoine u. Overlack, unveröffentlicht)

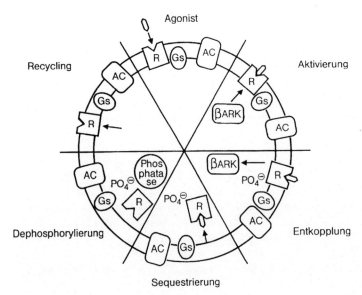

Abb. 3.15. Homologe Desensibilisierung des adrenergen β-Rezeptors: Internalisation und Recycling. (Nach Sibley et al. 1988)

notwendige Voraussetzung (Pippig et al. 1995). Endozytierte Rezeptoren können entweder zur Zelloberfläche zurückkehren („recycling") oder aber in Lysosomen abgebaut werden (von Zastrow u. Kobilka 1992). Ganz wesentlich entscheidet auch die Neusyntheserate über die Anzahl der exprimierten β_2-Rezeptoren (Koenig u. Edwardson 1997). Der Rezeptor wird mit der Substanz in das Zellinnere internalisiert, wo dann in lysosomalen Strukturen die Phosphorylierung durch eine Phosphatase rückgängig gemacht wird (Bouvier et al. 1988; Lohse et al. 1989).

Kürzlich wurden von unserer Arbeitsgruppe Experimente vorgestellt, die vermuten lassen, daß langwirksame β-Rezeptoragonisten wie Formoterol und Salmeterol eine erhöhte Potenz für die Desensibilisierung mitbringen (Teschemacher u. Lemoine 1998). Inwieweit diese Downregulation an isolierten Zellen mit einer klinisch bedeutsamen Tachyphylaxie und Gewöhnung einhergeht, ist bisher ungeklärt. So konnten einige Autoren feststellen, daß zwar bei asthmatischen Patienten unter einer 5wöchigen· Therapie mit β-adrenergen Agonisten an polymorphkernigen Leukozyten die Zahl der adrenergen β-Rezeptoren abnahm, die Effektivität an den Atemwegen jedoch die gleiche war wie zu Beginn der Untersuchungsperiode (Tashkin et al. 1982; Svedmyr 1993; Schuster et al. 1991). Andere Untersucher fanden dagegen eine – wenn auch mäßige – Abnahme der Effektivität einer β-adrenergen Therapie mit Zunahme der Anwendungsdauer (Plummer 1979). Da eine Blockade der Phospholipase A_2 die Downregulation von β-Rezeptoren hemmt (z.B. durch Lipocortin), wird vermutet, daß der Phosphalipase A_2 eine Bedeutung bei der Gewöhnungsinduktion gegenüber β-adrenergen Agonisten zukommt. Darüber hinaus besteht die Möglichkeit, daß über Rezeptoren, die die Adenylatzyklase stimulieren, auch das hemmende Regulationsprotein G_i aktiviert wird und dadurch eine Toleranzentwicklung entsteht (s. Abb. 3.15). Der Zusammenhang zwischen der klinischen Wertigkeit einer Gewöhnung und den Regulationsvorgängen adrenerger β-Rezeptoren auf zellulärer Ebene ist jedoch nach wie vor ungeklärt.

Glukokortikoide induzieren die Synthese von neuen β-Rezeptoren und hemmen darüber hinaus die Downregulation, letzteres wahrscheinlich durch Hemmung des „Phospholipid-Turnovers" oder durch eine Blockade der Phospholipase A_2. Dieser Effekt scheint die Wirkung der Glukokortikoide beim Asthma zumindest teilweise zu erklären (Fraser u. Venter 1980).

Die kurzzeitige (1–3 Tage) Gabe von Glukokortikoiden im akuten Asthmaanfall führt zu einer kompletten Suppression der endogenen Kortisolsynthese und gleichzeitig zu einer Downregulation der Glukokortikoidrezeptoren auf etwa 55% des Normalwertes. Endogener Kortikoidmetabolismus und Glukokortikoidrezeptoren auf Lymphozyten unterscheiden sich nicht zwischen gesunden und asthmatischen Kindern (Griese et al. 1988b). Auch andere Pharmaka, wie z.B. Ketotifen sollen eine hemmende Wirkung auf die Downregulation haben (Bretz et al. 1982).

Es wäre durchaus denkbar, daß Substanzen, die ähnlich wie die Glukokortikoide nur gezielt und selektiv die Phospholipase A_2 hemmen (z.B. Lipocortin) und dadurch permissiv auf das β-adrenerge System wirken, in der Therapie des Asthmas ein wirksames und anwendbares Prinzip darstellen können.

„β-adrenerge" Theorie

1968 postulierte erstmals Szentivanyi, daß dem Asthma bronchiale eine genetisch determinierte Dysfunktion β-adrenerger Rezeptoren und ein konsekutives Überwiegen einer α-adrenergen Sympathikusaktivität zugrunde liegt. Diese seitdem als „β-adrenerge" Theorie postulierte Hypothese (Szentivanyi 1980, 1993), beruhte zunächst auf einer Reihe von klinischen Beobachtungen. So können β-Rezeptorenblocker ein Asthma bronchiale auslösen (Reed 1968), wobei jedoch erstaunlich ist, daß dieser Effekt offenbar bei Anwendung selektiver β_1-Blocker wie Atenolol und Metoprolol geringer ausgeprägt zu sein scheint (Burge 1983).

Es besteht beim Asthmatiker eine verminderte Ansprechbarkeit verschiedener pharmakologischer Systeme gegenüber β-Sympathomimetika (Kirkpatrick u. Keller 1967; Reed 1974). Eine Reihe von Untersuchungen wiesen ferner nach, daß Lymphozyten von asthmatischen Patienten offenbar eine verminderte Zahl von β_2-Rezeptoren besitzen (Kariman u. Lefkowitz 1977; Williams et al. 1976; Brooks et al. 1979). Da jedoch die Zahl der β-Rezeptoren offenbar durch eine β-sympathomimetische Therapie (Downregulation) oder auch durch den Schweregrad des Krankheitsprozesses selbst beeinflußt werden kann, darf vermutet werden, daß eine verminderte β-Rezeptorendichte nicht Krankheitsursache, sondern Folge der Krankheit oder einer Therapie mit β-Sympathomimetika ist. Hierfür sprechen auch eigene Befunde, die bei Kindern unterschiedlichen Lebensalters gleiche Rezeptorzahlen an Lymphozyten von asthmatischen und nichtasthmatischen Kindern nachweisen konnten (Reinhardt et al. 1984). Ferner konnten wir zeigen, daß sich B- und T-Lymphozyten deutlich in der Anzahl der β-Rezeptoren unterscheiden und daher nach Änderungen der Lymphozytensubpopulationen Änderungen der Rezeptordichte vortäuschen können (Griese et al. 1988a).

Vor kurzem konnten verschiedene β-Rezeptoruntertypen kloniert werden (Übersicht bei Barnes 1995). Bei einem Vergleich der Zellexpression verschiedener β_2-Rezeptorpolymorphismen mit der bronchialen Reagibilität ließ sich zeigen, daß asthmatische Patienten, die homozygot für den Glu 27 β_2-Rezeptor waren, eine geringere bronchiale Hyperreagibilität hatten als die, welche die Glu 27-Form des β_2-Rezeptors exprimiert hatten. Diese Untersuchungen lassen den Schluß zu, daß der Genotyp des adrenergen β_2-Rezeptors die Atemwegsregabilität (mit-)bestimmt (Hall et al. 1995).

Cholinerges System

Die Aktivität parasympathischer Fasern im Bereich des Atemwegstraktes resultiert aus einer Summe von exzitatorischen und inhibitorischen Signalen, die die Resultante zentraler und peripherer Regulationsmechanismen sind. Die hemmenden und fördernden Einflüsse auf den glattmuskulären Bronchialmuskeltonus, die über das afferente parasympathische System einwirken können, sind in Tabelle 3.5 angegeben. Die einzelnen Wirkungen werden dabei durch unterschiedliche Mediatoren, die spezifische Rezeptorstrukturen im prä- und postganglionären Bereich des Parasympathikus stimulieren, vermittelt.

Über langsam-adaptierende Dehnungsrezeptoren, über Impulse schnell-adaptierender Reizrezeptoren („irritant receptors") sowie über Neurorezeptoren, deren Impulse über nichtmyelinisierte Fasern zentralwärts fortgeleitet werden, z. B. zu den C-Faserenden, werden pulmonale Reflexe ausgelöst.

C-Faserenden reagieren gegenüber chemischen Substanzen wesentlich empfindlicher als Dehnungs- oder Reizrezeptoren. Letztere reagieren zwar auch auf Mediatoren wie Histamin und Prostaglandin $F_{2\alpha}$, aber da diese Substanzen eine direkte bronchokonstriktorische Wirkung haben, nimmt man an, daß die Aktivierung der Rezeptoren eher eine Folge der Atemwegsobstruktion z. B. durch eine Deformierung der Mukosa ist.

Nichtadrenerges, nichtcholinerges Nervensystem (NANC)

Obwohl der Nachweis von nichtadrenergen, nichtcholinergen Nervenfasern gelang, scheinen zum großen Teil die NANC-Wirkungen über die Freisetzung von Neurotransmittern aus den klassischen autonomen Leitungsbahnen vermittelt zu werden. So gibt es Hinweise darauf, daß parasympathisch ausgelöste Wirkungen an der glatten Muskulatur des Bronchialsystems durch die Freisetzung von Acetylcholincotransmittern wie Stickstoffoxid und VIP aus inhibitorischen NANC-Nervenfasern erfolgt. Exzitatorische, nichtcholinerg vermittelte bronchokonstriktorische Wirkungen werden durch die Freisetzung von Tachykininen aus nichtmyelinisierten sensorischen Nerven vermittelt. Die physiologische Relevanz der Kotransmission von Mediatoren des NANC-Systems besteht offenbar in einer Feinabstimmung des klassischen autonomen Nervensystems im bronchopulmonalen Bereich unter normalen Umständen. Beim Asthma bronchiale scheint jedoch die Kotransmission eine größere Rolle zu spielen und das Gleichgewicht innerhalb des autonomen Nervensystems zu verschieben (Abb. 3.16) (Barnes 1993). Mediator der inhibitorischen nichtadrenergen Neurone ist VIP, das zu einer Relaxation der glatt-muskulären Bronchialmuskulatur führt, während die Mediatoren des exzitatorisch nichtcholinergen Nervensystems Substanz P und andere Tachykinine sind, die eine Kontraktion der Bronchialmuskulatur verursachen.

Vom ZNS gehen Impulse über efferente autonome Bahnen in den gleichen Bahnen zurück in die Peripherie. Zahlreiche Stimuli, wie Prostaglandin und Histamin, die eine Bronchokonstriktion beim Asthma bronchiale auslösen

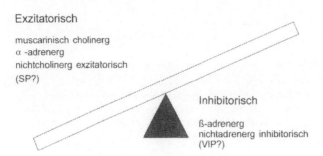

Exzitatorisch

muscarinisch cholinerg
α -adrenerg
nichtcholinerg exzitatorisch
(SP?)

Inhibitorisch

ß-adrenerg
nichtadrenerg inhibitorisch
(VIP?)

Abb. 3.16. Postulierte autonome Imbalance beim Asthma bronchiale. (Nach Barnes 1993)

können, beeinflussen direkt afferente Rezeptoren und vermitteln eine Zunahme der vagalen Reflexaktivität. Die Mechanismen, die eine Zunahme der cholinerg vermittelten Einflüsse beim Asthma bronchiale auslösen, könnten auf einer Zunahme der Impulse afferenter Rezeptoren („irritant receptor" oder C-Fasern) infolge der Freisetzung von Entzündungsmediatoren wie Histamin, Leukotrienen, Prostaglandinen, Adenosin, Bradykinin oder auf einer Destruktion des Bronchialepithels mit einer konsekutiven Freilegung von Reizrezeptoren beruhen. Darüber hinaus können möglicherweise die Entzündungsmediatoren auch direkt zu einer Impulsentladung parasympathischer Ganglien oder zu einer Zunahme der Ansprechbarkeit von Muskarinrezeptoren gegenüber Acetylcholin, auf der Basis einer Zunahme der Rezeptorzahl oder der Affinität, beitragen (Widdicombe et al. 1990).

Die Zunahme der Ansprechbarkeit gegenüber cholinergen Agonisten wie z. B. Metacholin oder Carbachol ist zwar ein Indikator für eine zugrundeliegende bronchiale Hyperreagibilität. Da jedoch beim Asthma bronchiale auch eine gesteigerte Ansprechbarkeit gegenüber anderen Mediatoren wie Histamin und Leukotrienen besteht, ist eine primäre cholinerge Überempfindlichkeit des Bronchialsystems als pathogenetische Ursache der bronchialen Hyperreagibilität unwahrscheinlich. In Übereinstimmung hiermit steht auch die Beobachtung, daß Anticholinergika einen geringen Effekt gegenüber nichtcholinergen Stimuli wie Histamin, Anstrengung oder Kälte haben (Gross u. Skorodin 1984).

Somit muß man annehmen, daß insgesamt eine gesteigerte Reflexaktivierungsbereitschaft beim Asthma bronchiale vorliegt, die unterschiedlichen Einflüssen wie adrenergen, cholinergen und entzündlichen Einflüssen unterliegt. In gleicher Weise wie eine Steigerung der cholinergen Einflüsse wirken auch die Mediatoren des inhibitorischen nichtadrenergen und des exzitatorisch-nichtcholinergen Nervensystems auf die Reflexaktivität, entweder über cholinerge oder adrenerge Neurone.

3.3
Stickoxid (NO)

Die chronische Entzündungsreaktion der Atemwege steht heute im Zentrum der Hypothesen zur Pathogenese von Asthma. Eine unüberschaubare Anzahl von Befunden belegt, daß an dieser Entzündung inflammatorische Zellen wie Mastzellen, Basophile, Makrophagen, Eosinophile, Neutrophile, T-Lymphozyten, dendrische Zellen, Blutplättchen, interstitielle und bronchiale Fibroblasten, Epithelzellen und Endothelzellen beteiligt sind. Diese Zellen produzieren Mediatoren und sind selbst in ein komplexes Netzwerk einer Vielzahl von Überträgerstoffen wie Histamin, Leukotriene, Modulatoren der Zyklooxygenase, plättchenaktivierender Faktor, Bradykinin, Adenosin, basische Proteine aus Eosinophilen, verschiedenste Proteasen, reaktive Sauerstoffmetabolite, Komplementfragmente, proinflammatorische Zytokine, Lymphokine, Chemokine, Wachstumsfaktoren, Endotheline und Stickstoffmonoxid eingebunden.

Beim Asthma bronchiale läßt sich eine Erhöhung des mit der Atemluft exhalierten Stickstoffmonoxids (Stickoxid, NO) nachweisen, das sich technisch recht einfach in der Ausatemluft bestimmen läßt. Möglicherweise stellt es einen nichtinvasiven Marker der Entzündungsreaktion dar (s. Kap. 5.6), so daß große Hoffnungen bestehen einen Parameter zu haben, der sich möglicherweise für die Diagnose und Therapiesteuerung eignet (s. Barnes 1995, Lanz et al. 1999).

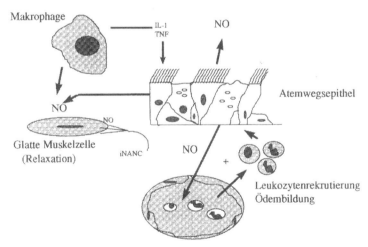

Abb. 3.17. Schema zur Rolle von NO in der Lunge. Die Stimulation von Makrophagen setzt Zytokine und NO frei. Die Zytokine stimulieren das Atemwegsepithel, welches dann selbst vermehrt NO freisetzt. NO kann ausgeatmet werden. Die Interaktion von NO mit Gefäßen führt zur Plasmaexsudation und zur Rekrutierung von Leukozyten, was im Sinne einer positiven Rückkopplung die Atemwegsepithelien weiter stimulieren kann. Die Interaktion von NO mit der glatten Muskulatur (exogenes NO in sehr hoher Konzentration oder NO, welches der physiologische Transmitter des inhibitorischen nichtadrenergen, nichtcholinergen Nervensystems ist) bewirkt eine Bronchodilatation. NO, welches im Rahmen der Entzündungsreaktion der Atemwege entsteht und chronisch in relativ hohen Konzentrationen einwirkt, kann über eine vermehrte Plasmatranssudation und dilatatorische Wirkung auf die Blutgefäße auch zu einer Bronchokonstriktion führen

Tabelle 3.7. Physiologische Effekte und Funktionen von Stickoxid (NO)

Effekt	NO-Funktionen
Vasodilatation	Endothelzellabhängige Kontrolle des Gefäßtonus (endothelial cell derived relaxing factor, identisch mit NO) NO-induzierte Vasodilatation, die zusätzlich mit Ödembildung und Leukozytenakkumulation einhergeht Durch neurale Stimulation freigesetztes NO und so induzierte vaskuläre Relaxation
Entzündungsreaktion	NO-induzierte Steigung der Chemotaxis von Neutrophilen, Monozyten und Eosinophilen Reduktion der Adhäsion von Leukozyten an Gefäßendothel und Bronchialepithel Hemmung der Sekretion von IL-2 und INF aus Th_1-Zellen, kein Effekt auf die IL-4-Produktion von Th_2-Zellen
Bronchodilatation und Bronchokonstriktion	NO-Inhalation (80 ppm) reduziert den Atemwegswiderstand bei Asthmatikern um 50%, bei Normalpersonen kein Effekt Entspannung der Trachealmuskulatur NO ist Transmitter des einzigen neuronalen bronchodilatatorischen Systems, der inhibitorischen nichtadrenergen, nichtcholinergen (iNANC) Bronchodilatation Bronchokonstriktorische Effekte indirekt durch Dilatation der Blutgefäße und Ödembildung in den Atemwegen (s. oben)
Immunabwehr	NO-Produktion in neutrophilen Granulozyten NO-Produktion durch respiratorische Epithelzellen (konstitutiv oder TNF-α-, IL-1- und INF-γ-induziert) NO-induzierte Erhöhung der Zilienschlagfrequenz

Stickoxid (NO) ist ein natürliches, gasförmiges, zelluläres Produkt, für das eine Vielzahl von wichtigen physiologischen Regulationsfunktionen nachgewiesen wurde. Zu den wesentlichen, die Lunge betreffenden Funktionen (Abb. 3.17) gehören vasodilatatorische und inflammatorische Effekte, Bronchodilatation und Bronchokonstriktion sowie möglicherweise auch eine Rolle in der Immunabwehr (Tabelle 3.7).

Bildung von Stickoxid

NO entsteht, wenn die Guanidingruppe der essentiellen Aminosäure L-Arginin unter Bildung von NO und L-Citrullin abgespalten wird. Diese Reaktion wird durch Stickoxidsynthasen (NOS) katalysiert. Es existieren verschiedene Formen von NOS: in Gefäßen findet sich eine konstitutive NOS (cNOS), in Nerven und Gehirn die neuronale NOS (nNOS). Diese Enzyme produzieren geringe, picomolare Mengen von NO. Darüber hinaus gibt es induzierbare NOS (iNOS). Die von diesen Enzymen produzierten NO-Mengen sind erheblich größer und liegen im Nanomolarbereich. Die Synthese von iNOS wird durch bakterielle Lipopolysaccharide (LPS), Zytokine (TNF-α, IL-1, Interferon-γ) und insbesondere Mischungen von Zytokinen sehr potent stimuliert. Gehemmt wird die Bildung von iNOS durch Kortikoide, „transforming growth factor-beta" (TGF-β), IL-10, IL-4, IL-8 und Zigarettenrauchextrakt. Letzterer Befund könnte die bei Rauchern nachgewiesene verminderte Konzentration von NO in der Ausatemluft erklären.

Metabolismus von Stickoxid

Stickoxid ist ein Radikal und damit hochreaktiv. In biologischen Geweben liegt seine Halbwertszeit im Sekundenbereich. NO reagiert mit Sauerstoff schnell zu Peroxynitrit (OONO$^-$). Das reaktive Peroxynitrit reagiert weiter zu Nitrit (NO$_2^-$), welches dann in Nitrat (NO$_3^-$) umgewandelt werden kann. Darüber hinaus reagiert NO mit vielen häm- und nichthämenthaltenden Metalloproteinen (Hämoglobin, Myoglobin, Zytochrom C, Katalase, Lipoxygenase, Zäruloplasmin und andere). Mit schwefelhaltigen Verbindungen werden S-Nitrosothiole (R-S-NO) gebildet. Im Gegensatz zu Reaktionen mit den Metalloproteinen ist diese NO-Anlagerung reversibel und NO kann aus S-Nitroso-Albumin, S-Nitroso-Glutathion, S-Nitroso-Cystein oder S-Nitroso-Homocystein wieder freigesetzt werden. Ferner reagiert NO mit Desoxyribonukleinsäure (DNA) und kann deren Funktion ebenso wie die Funktion der oben genannten Proteine verändern.

Die komplexen Reaktionen, die NO eingehen kann, weisen auf das große Potential hin, mit dem NO in Struktur und Funktion von zellulären Lipiden, Proteinen und von DNA eingreifen kann. Bei entzündlichen Erkrankungen, die mit erhöhten NO-Werten einhergehen, könnten auf diese Weise zelluläre Funktionsveränderungen entstehen (vgl. Kap. 5.6).

3.4
Leukotriene

Leukotriene sind in nanomolaren oder subnanomolaren Konzentrationen wirksame Mediatoren entzündlicher und allergischer Reaktionen (Drazen 1998). Sie entstehen durch enzymatischen Umbau von Arachidonsäure (20:4–6). Zunächst wird durch die Einwirkung von Phospholipase A$_2$ Arachidonsäure aus den Phospholipiden der Membranen von Entzündungszellen wie Granulozyten und Lymphozyten freigesetzt. Daraus werden dann durch die 5-Lipoxygenase und ein 5-lipoxygenaseaktivierendes Protein (FLAP) die Leukotriene gebildet (Abb. 3.18). Während LTB$_4$ v. a. nach Stimulation von polymorphen Leukozyten, Monozyten und Makrophagen entsteht, werden die Leukotriene LTC$_4$, LTD$_4$ und LTE$_4$ v. a. von Mastzellen, basophilen und eosinophilen Granulozyten, Makrophagen und Monozyten freigesetzt.

Die Leukotriene LTC$_4$, LTD$_4$ und LTE$_4$ wirken beim Menschen auf dieselben Rezeptoren ein. Da sie ein kurzkettiges schwefelhaltiges Peptid gebunden haben, werden sie auch als Cysteinylleukotriene oder Sulfidopeptidleukotriene bezeichnet. Dieser Gruppe von Leukotrienen kommt bei der Entstehung der Asthmapathologie und Symptomatologie eine besondere Bedeutung zu. Sie sind mit der schon vor vielen Jahren beschriebenen „slow reacting substance of anaphylaxis" (SRS-A) identisch.

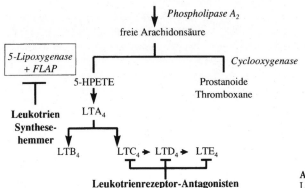

Arachidonsäurehaltige Membranphospholipide
(aus Granulozyten, Mastzellen, Lymphozyten, Makrophagen)

Abb. 3.18. Metabolismus der Leukotriene

Die nun für den klinischen Einsatz bereitstehende Klasse neuer antiasthmatischer Medikamente („Antileukotriene") antagonisiert entweder die Wirkungen der Cysteinylleukotriene am Rezeptor (Leukotrienrezeptorantagonisten) oder verhindert die Synthese der Leukotriene durch Hemmung der 5-Lipoxygenase oder von FLAP (Leukotriensynthesehemmer) (s. Abb. 3.18).

Die biologischen Wirkungen der Leukotriene in der Lunge können einen Großteil der für Asthma typischen pathophysiologischen Befunde herbeiführen. So führen die Cysteinylleukotriene (LTC_4, LTD_4, LTE_4) zu einer Bronchokonstriktion mit einer mehr als 1000fach größeren Potenz als Histamin, sie erhöhen die vaskuläre Permeabilität und steigern die Schleimsekretion. Sie sind jedoch nicht chemotaktisch aktiv. Im Gegensatz dazu ist v. a. LTB_4 chemotaktisch aktiv, darüber hinaus induziert es ebenfalls eine erhöhte vaskuläre Permeabilität.

Eine Vielzahl von Untersuchungen hat gezeigt, daß Asthmatiker eine erhöhte Leukotrienproduktion aufweisen. In der bronchoalveolären Lavage finden sich erhöhte Werte der Cysteinylleukotriene, während diese bei Normalpersonen praktisch nicht nachweisbar sind. Erhöhte Konzentrationen werden nach lokaler bronchialer Provokation mit Allergen und nach isokapnischer Hyperventilation gemessen (Griese u. Reinhardt 1996). Kinder mit Anstrengungsasthma weisen eine erhöhte Ausscheidung von Leukotrienabbauprodukten (LTE_4) im Urin auf.

Auf der Basis dieser umfangreichen pathophysiologischen Daten ist eine signifikante klinische Wirksamkeit von Substanzen zu erwarten, die entweder die Entstehung von Leukotrienen blockieren (Leukotriensynthesehemmer) oder aber die Wirkung von bereits synthetisierten Leukotrienen auf ihren Rezeptor verhindern (Leukotrienrezeptorantagonisten). Erste klinische Erfahrungen mit beiden Substanzgruppen liegen bereits vor und sind ausführlich in Kap. 6.1.8 beschrieben.

3.5
Infekte

Die klinische Erfahrung zeigt, daß sich einerseits ein allergisches Asthma bronchiale häufig erst nach Infekten der Atemwege manifestiert, andererseits nach erfolgter Manifestation durch virale Infekte exazerbiert. Neuere Befunde lassen schließlich vermuten, daß bestimmte Infekte möglicherweise sogar eine allergische Sensibilisierung verhindern (Folkerts et al. 1998).

Viren

Wechselwirkung zwischen Infekten und Allergie
RS-Viren scheinen eine Prädisposition für die Auslösung von infektbedingten obstruktiven Bronchitiden in den ersten beiden Lebensjahren zu haben. So ließen sich in einer über 11 Jahre durchgeführten Studie an einem pädiatrischen Kollektiv RS-Viren im Rahmen der Atemwegsobstruktion bei insgesamt 34% aller Patienten, aber bei 44% der Patienten, die in einem Altersbereich bis zu 2 Jahren lagen, kulturell nachweisen.

Parainfluenza I und III konnten aufgrund dieser Beobachtungen in 12 bzw. 14% der Fälle als ursächlich auslösend für eine obstruktive Bronchitis angenommen werden, wobei diese Inzidenzrate in allen Altersgruppen größenordnungsmäßig gleich war (Roldaan u. Masural 1982).

Infekte mit *Adenoviren* kommen seltener vor und werden in erster Linie im Alter von 2–5 Jahren beobachtet. *Rhinoviren* werden im Alter von 5–12 Jahren als Ursache einer obstruktiven Bronchitis angesehen (Tabelle 3.8).

Einige Befunde sprechen dafür, daß eine genetisch determinierte Disposition für die Entwicklung einer Atopie offenbar auch mit einer Prädisposition für rezidivierende Virusinfekte einhergeht.

So konnten König u. Godfrey bereits 1973 zeigen, daß Verwandte 1. Grades von Kindern, die an einer obstruktiven Bronchitis erkrankt waren, gehäuft

Tabelle 3.8. Altersabhängige Häufigkeit verschiedener Erreger von Atemwegsinfekten, die eine Bronchoobstruktion bedingen können

Infektionen	Säuglingsalter	Kleinkindalter	Schulalter	Erwachsene
RS-Viren	++++	+++	++	+
Parainfluenza	++	++	++	+
Rhinoviren	(+)	+	+++	+
Adenoviren	+	+++	++	+
Influenzaviren	(+)	(+)	++	++
Mykoplasmen	(+)	+	+++	++
Pneumonale Bakterien	Nur selten, meist Superinfektion; Ausnahme: Pertussis			

Hinweise auf eine Atopie mit spezifischen Sensibilisierungen auf Inhalations-allergene zeigten (König u. Godfrey 1973). Ein übergroßer Anteil der Eltern dieser Kinder wies zudem ein hyperreagibles Bronchialsystem auf, das sich als Anstrengungsasthma nach submaximaler Laufbelastung äußerte. Daneben wurden auch eine Eosinophilie in der Nasenschleimhaut, positive Hautreak-tionen auf Allergene sowie eine Heuschnupfenanamnese häufiger bei solchen Kindern gefunden, die als Folge eines RS-Virusinfektes eine obstruktive Bronchitis hatten (Williams u. McNicol 1969).

Auf den Zusammenhang zwischen Infekten und Allergien deutet auch eine longitudinale, prospektiv durchgeführte Studie an Kleinkindern hin, die über einen Zeitraum von 5 Jahren beobachtet wurden. Hierbei ließ sich zeigen, daß in der Gruppe der Kinder, die ein erhöhtes Gesamt-IgE hatten, mehr Kinder im Rahmen eines RS-Virusinfektes eine obstruktive Bronchitis ent-wickelten als in der Gruppe mit einem normalen IgE. Dagegen war der Anteil der Kinder, die einen Infekt der oberen Atemwege oder eine Otitis media im Rahmen von RS-Infektionen durchmachten, in der Gruppe mit einem erhöh-ten Gesamt-IgE identisch (Stempel et al. 1980).

Aus diesem Befund ergibt sich die Frage, ob die Empfänglichkeit von Kin-dern mit einer atopischen Disposition, etwa durch eine familiäre Konstel-lation, gegenüber RS-Viren spezifisch erhöht ist, oder ob „atopische" Kin-der generell eine erhöhte Empfänglichkeit gegenüber viralen Infekten ha-ben. Aufgrund der vorhandenen Literaturdaten kann diese Frage nicht ein-deutig beantwortet werden, da einerseits eine Häufung von Virusinfekten bei asthmatischen Kindern, andererseits auch eine identische Inzidenzrate von virusbedingten Infekten der unteren Atemwege bei Kindern mit nied-rigem und hohem Serum-IgE beschrieben wurde (Minor et al. 1974).

Einige Hinweise sprechen dafür, daß zellgebundene virusspezifische IgE-Anti-körper eine Bronchokonstriktion vermitteln. So kam es bei Kindern mit RS-virus- oder influenzavirusbedingten obstruktiven Bronchitiden zu einem An-stieg der spezifischen IgE-Titer auf diese Viren bei gleichzeitigem Anstieg des Histamingehaltes im Nasopharyngealsekret (Welliver et al. 1982; Welliver 1983; Welliver u. Duffy 1993). Die Autoren vermuten, daß Virusinfekte, aber auch andere exogene Faktoren wie Ozon und Zigarettenrauch, über die Zer-störung der Kontinuität des Bronchialepithels die Permeabilität der Mukosa des Atemwegstraktes erhöhen und über eine Antigenresorption eine IgE-Sen-sibilisierung auslösen. Ein Bestätigung dieser Hypothese steht jedoch noch aus.

Bronchiolitis
Eine RS-virusbedingte Atemwegsobstruktion, etwa eine Bronchiolitis, stellt sich zuweilen als Erstmanifestation eines chronischen Asthma bronchiale dar. Neben einer besonderen Empfänglichkeit von Atopikern für RS-Virusinfekte kann die Ursache hierfür auch in einer Auslöse- oder Verstärkerreaktion von viralen Infekten für IgE-vermittelte Allergien gesehen werden. So fand Frick

Tabelle 3.9. Komplementbindende Antikörper bei 24 Kindern mit Hochrisiko für die Entwicklung einer Allergie vor und nach allergischer Sensibilisierung. (Nach Frick 1983)

Virus	Parainfluenza	RS	CMV	Gesamtzahl
Ansteigender Titer	9	7	1 (2fach)	17/24
Hoher Titer	4	1	1	6/24
Niedriger Titer	11	16	22	1/24

(1983), daß sich bei Kindern mit 2 atopischen Elternteilen dann, wenn positive Sensibilisierungen durch den Nachweis einer Erhöhung des spezifischen IgE oder der Histaminfreisetzung aus Leukozyten auf spezifische allergene Reize gesichert werden konnten, auch erhöhte und ansteigende Antikörpertiter auf RS- oder Parainfluenzaviren nachweisen ließen (Tabelle 3.9).

Für die Vermutung, daß virale Infekte Allergien offenbar zum Durchbruch verhelfen können, sprechen auch Befunde an Hunden, die einen abgeschwächten Lebendimpfstoff erhalten hatten. Nach Inokulation mit einem Pollenextrakt zeigten diese Hunde eine wesentlich höhere spezifische IgE-Antwort auf Pollen als Hunde, die nicht mit dem Virusimpfstoff behandelt worden waren (Frick u. Brooks 1983). In einer weiteren tierexperimentellen Untersuchung an Mäusen konnte der allergieauslösende Effekt einer RS-Virusinfektion erhärtet werden. Mäuse, die inhalativ mit Ovalbumin sensibilisiert worden waren, wiesen im Rahmen einer zusätzlichen RS-Virusinfektion eine gesteigerte bronchiale Hyperreagibilität mit deutlichen Hinweisen auf eine eosinophile und neutrophile Entzündung in der bronchoalveolären Lavage sowie einer Freisetzung von Th2-zellassoziierten Zytokinen auf. Die Vorbehandlung mit Anti-IL5 konnte die bronchiale Hyperreagibilität und die eosinophile Entzündung, nicht aber die neutrophile Entzündung beseitigen (Schwarze et al. 1997).

Eigene Untersuchungen konnten zeigen, daß offenbar auch eine bakterielle Infektion mit B. pertussis eine Triggerfunktion für die Auslösung von Allergien haben kann (Schuster et al. 1993). Pertussistoxin besitzt auch einen die Histaminfreisetzung modulierenden Effekt (Griese et al. 1989). Der hemmende Einfluß findet auf der Ebene der Bildung des Second messengers cAMP statt (Griese et al. 1990).

Im Rahmen von Virusinfekten werden ausgeprägte Nekrosen im Bereich des Bronchialepithels beobachtet. Wahrscheinlich wird dadurch über die Aufnahme großmolekularer Antigene eine allergische Sensibilisierung der Mastzellen eingeleitet.

Darüber hinaus wird vermutet, daß es im Rahmen von Virusinfekten durch Depression der T-Suppressorzellen IgE-Helferzellen ermöglicht wird, die Produktion von IgE-Antikörpern in B-Zellen zu stimulieren.

Veränderungen des Zilienapparates
Virusinfekte bedingen ein überempfindliches Bronchialsystem (Übersicht bei Tager 1990). Das zeigten Untersuchungen an Kindern und Erwachsenen, bei denen sich eine gesteigerte Reagibilität des Bronchialsystems auf Histamin-

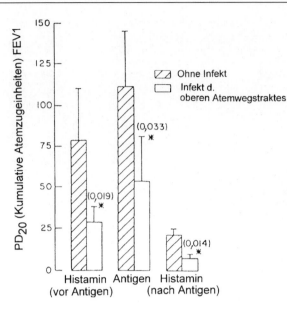

Abb. 3.19. Einfluß einer akuten Infektion mit Rhinoviren auf die Atemwegsreagibilität gegenüber Histamin und einem relevanten Inhalationsallergen bei asthmatischen Patienten im Vergleich zur Reagibilität gegenüber Histamin im infektfreien Intervall; Kontrolle Rhinovirusinfekt. (Nach Lemanske et al. 1989)

provokation oder aber auf körperliche Belastung in einem Zeitraum von wenigen Tagen bis zu 8 Wochen nach dem Infekt nachweisen ließ (Empey et al. 1976).

In Übereinstimmung mit diesen Befunden stehen Untersuchungen von Lemanske et al. (1989), in denen bei 10 pollenallergischen Patienten im Rahmen eines Infektes des oberen Atemwegtraktes mit Rhinoviren eine gesteigerte Ansprechbarkeit im inhalativen Provokationstest sowohl auf Pollen als auch auf Histamin bestand (Abb. 3.19). Da im Rahmen von experimentellen RV-Infekten, bei denen eine RV-Virusinokulation ausschließlich im Bereich der oberen Atemwege erfolgte, auch eine RV-DNA-Detektion mit Hilfe einer PCR möglich war (Gerw et al. 1997), muß angenommen werden, daß RV-Virusinfekte nicht auf den oberen Atemwegstrakt lokalisiert bleiben.

Im Rahmen von RV-Virusinfekten kommt es zur Infiltration von Submukosa und Epithel mit Eosinophilen sowie CD-3-, CD-4- und CD-8-positiven Lymphozyten, die mit einer Zunahme der bronchialen Hyperreagibilität assoziiert ist (Fraenkel et al. 1995). Möglicherweise erklärt sich hierdurch der synergistische Effekt bei allergischen Patienten, die im Rahmen einer RV-Virusinfektion eine asthmatische Exazerbation erfahren.

Normalerweise wird das Lumen der Bronchien durch die nahtlos aneinandergrenzenden Epithelzellen abgegrenzt. Wenn diese festen Bindungen zwischen 2 Epithelzellen („tight junctions") jedoch durch proteolytische Enzyme, wie sie z.B. bei einem Bronchialinfekt in großer Menge aus den Granulozyten freigesetzt werden, zerstört werden, liegen die sensiblen Nervenendigungen

(„irritant receptors" = Reizrezeptoren) frei und können von exogenen und endogenen Noxen unterschiedlicher Art erreicht werden.

Über die Schädigung der Mukosa hinaus lassen elektronenmikroskopische Untersuchungen auch erkennen, daß sich Zilienfunktionsdefekte und Schleimhautanomalien als transitorische Sekundärfolge von Virusinfekten bei Kindern einstellen können.

Bei Kindern, die uns wegen rezidivierender obstruktiver Bronchitiden zur Diagnostik überwiesen wurden, konnten wir durch bronchoskopische Untersuchungen Mißbildungen im Bronchialsystem ausschließen (Abb. 3.20–3.22). Diese Kinder, die in den Komplementbindungsreaktionen stark erhöhte Titer auf Parainfluenza- oder RS-Virus aufwiesen, wurden im Rahmen der Bronchoskopie biopsiert. Die untersuchten elektronenoptischen Präparate wiesen schwere morphologische Veränderungen mit Unregelmäßigkeiten und Rarefizierungen des Zilienbesatzes, eine ödematöse Auflockerung des Zytoplasmas der zilientragenden Zelle und Zeichen einer exzessiven Becherzellaktivierung auf. Die Mikrovilli zeigten z.T. baumartige Verzweigungen. Der strenge alternative Wechsel zwischen Zilie und Mikrovillus war aufgebrochen, ebenso die koordinierte Schlagrichtung der Zilien. In unregelmäßiger Verteilung fanden

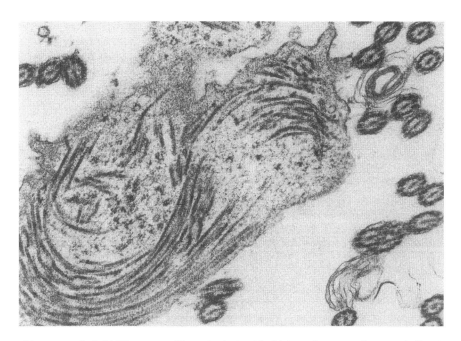

Abb. 3.20. Mehrfachbildung von Zilien mit einer Vielzahl irregulär angeordneter Tubuli. Die Mikrotubuli liegen in einer granulären gemeinsamen Matrix. Auf der Oberfläche ist eine durchgehende Zellmembran ausgebildet (Vergr. 32.000:1). (Reinhardt et al. 1987)

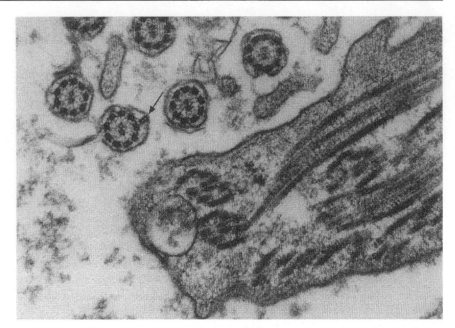

Abb. 3.21. Mehrfachbildung von Tubuli mit irregulärer, z. T. tangential, z. T. quergeschnittener Innenstruktur und herdförmiger blasiger Auftreibung der Zilienmatrix. Daneben an den der äußeren Form nach erhaltenen Zilien Dislokation der äußeren Tubuli (*Pfeil*) (Vergr. 65.000:1). (Reinhardt et al. 1987)

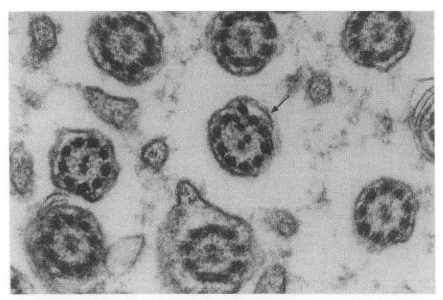

Abb. 3.22. Bronchialschleimhaut eines 9jährigen Mädchens mit Ziliendyskinesiesyndrom. An den einzelnen Zilien Verlust der Dyneinarme und häufige Dislokation einzelner peripherer Tubuli (*Pfeil*), daneben unregelmäßige Auftreibung der Zilienmembran (Vergr. 100000:1). (Reinhardt et al. 1987)

sich Mehrfachbildungen mit mehreren axialen Tubuluskomplexen in einer granulösen, gemeinsamen Matrix eingebettet und von einer gemeinsamen Membran umgeben. Zum Teil wurden die als „compound cilia" beschriebenen Mehrfachbildungen vom Zytoplasma der zilientragenden Zelle umfaßt. Neben der Mehrfachbildung von Tubuli mit irregulärer, z. T. tangential, z. T. quer getroffener Innenstruktur und herdförmiger, blasiger Auftreibung der Zilienmatrix ließen sich auch an den nach der äußeren Form erhaltenen Zilien Dislokationen der äußeren Tubuli nachweisen, ähnlich wie sie sich auch beim Ziliendyskinesiesyndrom finden (Reinhardt et al. 1987).

Derartig ausgeprägte Veränderungen durch Virusinfekte konnten auch von anderen Autoren im Nasenepithel während mehrerer Episoden von kulturell bestätigten, akuten Virusinfekten der oberen Atemwege bei Kindern nachgewiesen werden. So fanden sich lokal begrenzte, dysmorphe Zilienformen und mikrotubuläre Abweichungen. Diese Befunde weisen darauf hin, daß es bei solcherart ausgeprägten Veränderungen des Zilienapparates zu einer Störung bzw. Aufhebung des Mukustransportes und in der Folge zu einer fundamentalen, pathogenetischen Störung im Ablauf von virusbedingten Atemwegsinfektionen kommen kann. Wie Kontrollbiopsien der Nasenschleimhaut ergaben, ist erst innerhalb eines Zeitraumes von 2–10 Wochen nach dem Infekt mit einer vollständigen Restitution zu rechnen.

Beeinflussung autonomer Strukturen

Veränderungen des Zilienapparates mit Störungen bzw. Aufhebung des Mukustransportes sowie die Möglichkeit zur Exposition vagaler Nervenendigungen („irritant receptors") mit Sensibilisierung derselben sind nicht die einzigen Mechanismen, die eine Bronchoobstruktion und ein hyperreagibles Bronchialsystem auslösen. So ließ sich zeigen, daß sowohl bakterielle als auch virale Endotoxine zu einer Verschiebung der Balance innerhalb des autonomen Nervensystems führen können.

Erste Hinweise auf eine solche autonome Imbalance als Ursache für ein hyperreagibles Bronchialsystem finden sich in Untersuchungen von Simonsson et al. (1972) an isolierten menschlichen Bronchialmuskelpräparaten von Patienten, die sich wegen eines Lungentumors einer Thorakotomie unterziehen mußten. Die Behandlung dieser Bronchialmuskelpräparate mit Coli-Endotoxin führte bei Patienten, die an einer viralen Bronchitis erkrankt waren, zu einer 1000fachen Steigerung der durch α-Rezeptorstimulation verursachten Muskelkontraktionen, während an Präparaten von Patienten ohne virale Bronchitis mit einer normalen Lungenfunktion eine solche Funktionssteigerung nur um den Faktor 2–10 möglich war. Da Coli-Endotoxin auch zu einer Verminderung des intrazellulären Gehalts an zyklischem AMP führte, vermuteten die Autoren, daß durch eine reduzierte Effektivität des β-adrenergen Systems im Rahmen eines Infektes konsekutiv α-adrenerge Einflüsse potenziert werden.

Eine Reihe weiterer In-vivo- und In-vitro-Untersuchungen scheinen die Hypothese zu bestätigen, daß es auch im Verlauf viraler Infekte zu einer Dysfunktion β-adrenerg vermittelter Prozesse kommt. Probanden, die artefiziell mit Rhinovirus 16 infiziert worden waren, zeigten nicht nur eine Zunahme der Atemwegsreaktivität gegenüber Methacholin, sondern ihre Lymphozyten waren in vitro auch gegenüber einer β-Rezeptorstimulation durch Isoprenalin vermindert ansprechbar (Bush et al. 1978). Bei asthmatischen Patienten ließ sich ferner im Rahmen einer infektbedingten Atemwegsobstruktion eine reduzierte Hemmung der Freisetzung lysosomaler Enzyme aus polymorphkernigen Granulozyten nach In-vitro-Inkubation mit Isoprenalin nachweisen (Busse 1977).

Die Bedeutung von β_2-Rezeptoren an isolierten Blutzellen als Modell für pulmonale β_2-Rezeptoren ist bisher umstritten. Neuere Untersuchungen zeigen jedoch, daß Veränderungen des β-adrenergen Systems an Blutzellen gleichsinnige Veränderungen am Atemwegssystem der gleichen Spezies wiederspiegeln (Emala et al. 1995). Schließlich ließ sich an isolierten Trachealpräparaten von Meerschweinchen, die mit Ovalbumin sensibilisiert worden waren, nach einer Infektion mit Parainfluenza III eine durch erneute Antigenexposition ausgelöste Kontraktion der Trachea nicht durch ein β-Sympathomimetikum aufheben. Ein Befund, der bestätigt, daß Virusinfekte über eine Beeinflussung des autonomen Nervensystems eine Bronchoobstruktion auslösen können.

Ein weiterer Mechanismus, der an einer viralbedingten Atemwegsobstruktion beteiligt sein dürfte, ist der Einfluß von Viren auf die Histaminfreisetzung aus Mastzellen und Basophilen. So führte eine Inkubation mit lebenden oder abgetöteten Viren zu einer Steigerung der IgE-vermittelten In-vitro-Freisetzung von Histamin aus basophilen Leukozyten von Pollinotikern. Für diesen Effekt wird eine virusbedingte Interferonproduktion verantwortlich gemacht. Ferner wird eine Entzündung von Submukosa und Epithel mit einer Infiltration von Eosinophilen und Lymphozyten ausgelöst, die einer allergischen Entzündung ähnlich ist (Fraenkel et al. 1995). Die bereits erwähnten Befunde von Welliver et al. (1982, 1983, 1993), bei denen sich unter einem RS-Virusinfekt im Nasopharyngealsekret nicht nur spezifisches RS-Virus-IgE, sondern auch ein erhöhter Histamingehalt nachweisen ließ, unterstützen die Vermutung, daß virale Infekte über eine IgE-vermittelte Allergie und eine dadurch bedingte Histaminfreisetzung eine obstruktive Bronchitis auslösen können.

Andere Untersuchungen wiesen in tierexperimentellen Studien im Rahmen einer Virusinfektion eine erhöhte Kontraktilität des Atemwegstraktes gegenüber dem Neuropeptid Substanz P nach. Gleichzeitig war die Aktivität der Enkephalinase, einem im Atemwegsepithel lokalisierten Enzym, das Substanz P metabolisiert, reduziert (Jacoby et al. 1988). Darüber hinaus wird angenommen, daß es durch eine virusbedingte Epithelzellschädigung zu einem Verlust von muskelrelaxierenden Substanzen, zu denen offenbar hemmende Zyklooxygenaseprodukte der Arachidonsäure gehören, kommen kann (Vanhoutte 1989).

Möglicherweise unterhält auch eine Viruspersistenz im Atemwegsbereich eine chronische Atemwegsobstruktion (Übersicht bei Smith 1994). Für diese

Theorie könnte die Beobachtung sprechen, daß nichtasthmatische, nichtatopische Patienten, die Lungentransplantate von geringgradig allergisch sensibilisierten asthmatischen Patienten erhielten, ein massives Asthma bronchiale entwickelten, während 2 asthmatische Patienten, die Lungentransplantate von nichtasthmatischen Patienten erhielten, über einen Beobachtungszeitraum von 3 Jahren symptomfrei blieben (Corris u. Dark 1993). Die Hypothese einer persistierenden oder latenten Virusinfektion als Ursache einer chronischen Atemwegsobstruktion wird durch Untersuchungen untermauert (Macek et al. 1994), die bei 34 Kindern (mittleres Alter 5 Jahre) mit einer therapieresistenten obstruktiven Bronchitis über einen Zeitraum von 1 Jahr in der bronchoalveolären Lavage (BAL) Adenoviren nachweisen konnten. Die Wechselwirkungen zwischen Infekten und Allergien sind sicher vielfältig und unterliegen multikausalen Reaktionsketten.

Schutz vor allergischer Sensibilisierung durch Infekte

In den letzten Jahren wurde eine Reihe von Arbeiten publiziert, die nicht einen auslösenden, sondern einen protektiven Effekt von Infekten gegenüber einer allergischen Sensibilisierung zu belegen scheinen. So wurde in einer japanischen Studie eine inverse Beziehung zwischen positiver Tuberkulinreaktion, Allergiesymptomen sowie IgE-Spiegeln und Th2-abhängigem Zytokinprofil bei 867 Kindern im Alter von 12 Jahren gefunden. Die Studie hat einige methodische Mängel, bestätigt aber, daß eine Exposition und Infektion mit Mycobacterium tuberculosis zu einer Verschiebung der Th2-abhängigen Immunantwort, die bei Allergien eine Rolle spielt, zugunsten der Th1-abhängigen Reaktion, die im Gefolge von Infektionen induziert wird, führt (Shirakawa et al. 1997).

In einer epidemiologischen Untersuchung an Kindern in Neuguinea-Bissau fand sich ein allergieprotektiver Effekt bei Kindern, die eine Masernerkrankung durchgemacht hatten, gegenüber Kindern, die geimpft worden waren (Shaheen et al. 1996). Diese Studie weist jedoch eine Reihe von Confounder-Variablen auf: von ursprünglich im Jahre 1978 rekrutierten Kindern konnten nur 24,7% „wiedergefunden" werden. Schließlich basierte die Diagnose „Masern" auf Angaben der Mütter. Der Zusammenhang zwischen protektivem Effekt von Infekten und der Entstehung von Atopien bedarf somit weiterer Klärung.

Bakterien

Bakterien spielen als Ursache einer akuten Atemwegsobstruktion bei Asthmapatienten keine große Rolle. So konnten prospektive Untersuchungen an Asthmatikern zeigen, daß im Rahmen einer akuten Exazerbation nur Viren im tracheobronchialen Sekret nachweisbar waren, während die bakterielle Flora gegenüber den symptomfreien Perioden unverändert blieb (Hudgel et al. 1979; McIntosh et al. 1973).

Eine unterschiedliche Bedeutung viraler und bakterieller Infekte für die Auslösung einer Bronchialobstruktion besteht auch hinsichtlich der Prädispositionsorte im Atemwegstrakt. Dies wird durch Untersuchungen unterstützt, in denen Virusisolierungen in einer gleich hohen Frequenz bei Infekten der oberen Atemwege und bei obstruktiven Bronchitiden möglich waren, während ein Bakteriennachweis nur bei Infekten der oberen Atemwege gelang, die ohne Obstruktion auftraten (Minor et al. 1976).

Auch eine bakterielle Superinfektion scheint für die Pathogenese der Atemwegsobstruktion keine Rolle zu spielen (Horn et al. 1979; Hudgel et al. 1979). Diese Vermutung wird durch Untersuchungen unterstützt, die nachwiesen, daß eine Antibiotikatherapie im Rahmen einer asthmatischen Exazerbation keine Änderung des Bakterienspektrums im Sputum verursacht (Horn et al. 1979). Die primäre Anwendung von Antibiotika in der Therapie der akuten Atemwegsobstruktion ist somit aufgrund der mikrobiologischen Daten in der Regel nicht gerechtfertigt. Wenn sich jedoch im Rahmen eines chronischen Asthma bronchiale eine chronisch-obstruktive Bronchitis, mit oder ohne Bronchiektasen, entwickelt, stellt die geschädigte Bronchialschleimhaut einen idealen Angriffspunkt für bronchopathogene Bakterien dar. Eine hierdurch ermöglichte Superinfektion erfordert in diesem Fall den Einsatz einer antibiotischen Therapie.

Bakterien spielen eine gewisse Rolle bei der sog. Sinubronchitis, zumindest im Rahmen einer sekundären Superinfektion. Auf die Bedeutung einer Infektion mit Pertussisbakterien wurde weiter oben hingewiesen.

3.6
Sinusitis und Asthma; Sinubronchitis

Zwischen oberem und unterem Atemwegstrakt bestehen nicht nur morphologische, sondern auch funktionelle Beziehungen (Lusk 1992). Dies bedingt, daß die Primärerkrankung eines bestimmten Atemwegsabschnittes häufig auch andere Atemwegsabschnitte miterfaßt.

Der Husten ist ein führendes Symptom bei Kindern mit einer Sinusitis, und ein großer Teil der Patienten entwickelt im Gefolge einer Sinusitis eine Atemwegsobstruktion (Tabelle 3.10). Umgekehrt zeigen Kinder mit einem

Tabelle 3.10. Führende Symptome bei einer Sinusitis im Kindesalter (mittleres Alter 3,6 Jahre). (Nach Richards et al. 1991)

Symptomatik	% (n = 37)
Husten	79
„Grippaler" Infekt	44
Rezidivierende Otitis	12
Asthma bronchiale	29
Bei bestehendem Asthma	
Zunahme der Asthmasymptomatik	87
Nachweis einer Allergie	62
Hinweis auf eine atopische Familienanamnese	77

primär allergisch bedingten Asthma bronchiale neben einer statistisch signifikanten Häufung von Pneumonien auch gehäuft Sinusitiden (Hoover et al. 1997).

Pathogenese

Als pathogenetische Ursache für die Wechselbeziehung zwischen Sinusitis und Asthma bronchiale werden eine Reihe von Faktoren diskutiert, wobei ein multikausaler Zusammenhang angenommen werden muß (Slavin 1998; Corren 1998; de Benedictis u. Bush 1999).

Als potentielle Mechanismen gelten:

- „postnasal drip",
- „Mundatmung" von kalter Luft,
- Hyperreagibilität durch Entzündungsmediatoren,
- nasopharyngobronchialer Reflex,
- Verminderung des β-adrenerg vermittelten Bronchialtonus.

Postnasal drip

Im angelsächsischen Schrifttum taucht immer wieder der Begriff des sog. „post nasal drip" auf. Dieser Begriff impliziert, daß Sekret aus dem Bereich der oberen Atemwege an der Rachenhinterwand herunterläuft und über eine Irritation von sensorischen Nervenendigungen im Bereich der Trachea und der Bronchien einen Hustenreiz und eine konsekutive Bronchokonstriktion auslöst. Dieser Mechanismus könnte möglicherweise auch für die hauptsächlich nächtlich gehäuft auftretenden Symptome verantwortlich sein.

Mundatmung

Auch eine prädominante Mundatmung bei Obstruktion des oberen Atemwegstraktes könnte einer zusätzlichen Irritation des unteren Atemwegstraktes durch kalte Luft oder Umweltschadstoffe Vorschub leisten.

Hyperreagibilität

Virale Infekte des oberen Atemwegstraktes führen aber auch zu einer direkten Beeinflussung der Hyperreagibilität des unteren Atemwegstraktes im Sinne einer Hyperreagibilitätssteigerung, wie Untersuchungen von Lemanske et al. (1989) zeigen konnten (s. Abb. 3.19). In ihrer Untersuchung wiesen die Autoren nach, daß es bei Allergikern im Rahmen einer Virusinfektion zu einer Zunahme der bronchialen Hyperreagibilität mit Reduktion des Schwellenwertes für die Histamin- und Antigenkonzentration kommt, die zu einem Abfall der FEV1 um mehr als 20% führt. Ausgelöst durch Virusinfekte erfolgt schließlich auch eine Freisetzung von Entzündungsmediatoren, die möglicherweise auf lokalem Wege oder hämatogen zu einer Bronchokonstriktion tiefer gelegener Atemwegsabschnitte führen können.

Schließlich wird auch eine virusspezifische IgE-Produktion, wie sie für RS- und Parainfluenza-Viren von der Arbeitsgruppe um Welliver et al. (1980) nachgewiesen wurde, als Ursache einer „Infektallergie" diskutiert, in deren

Gefolge es zu einer Freisetzung von Mediatoren der allergischen Entzündung und damit zu einer Bronchokonstriktion und/oder einer bronchialen Hyperreagibilität kommt.

Sinubronchialer Reflex

Darüber hinaus kann auch ein sinubronchialer Reflex eine Rolle für die Auslösung einer Sinubronchitis spielen. Untersuchungen von Kaufman u. Right (1969) konnten bereits 1969 einen solchen sinubronchialen Reflex wahrscheinlich machen. So kam es nach Insufflation von Kieselsäure in den Nasopharynx zu einer Zunahme des Atemwegswiderstandes. Durch Atropin konnte dieser Effekt vollständig aufgehoben werden.

Neuere Untersuchungen an Kaninchen konnten belegen, daß eine Steigerung der bronchialen Hyperreagibilität mit Zunahme der Histaminansprechbarkeit nur dann zu erreichen war, wenn in die Kieferhöhlen der Tiere das chemotaktische Komplementfragment C5a, nicht jedoch physiologische Kochsalzlösung injiziert wurde. Da dieser Effekt auch in Kopftieflage, somit nach Unterbindung eines „post nasal drip", erhalten blieb, erscheint die Existenz eines sinubronchialen Reflexes als eine der Ursachen für die enge Beziehung zwischen Sinusitis und obstruktiver Bronchitis gesichert (Brugman et al. 1993). Für die Existenz eines solchen Reflexes spricht auch die Tatsache, daß ausschließlich intranasal appliziertes Fenoterol bei asthmatischen Kindern eine Bronchodilatation erzeugen kann. Resorptive Prozesse können diesen Vorgang schlecht erklären.

Sonstige Mechanismen

Virale Infekte können auch eine verminderte Ansprechbarkeit β-adrenerger Strukturen auslösen, so daß konsekutiv eine Bronchokonstriktion resultiert. Bei vielen Patienten mit Asthma bronchiale besteht eine Begleitrhinitis bzw. -sinusitis auch deshalb, weil in der Regel die dem kindlichen Asthma zugrundeliegende Allergie nicht nur selektiv das Schleimhautepithel des unteren Atemwegstraktes, sondern auch das des oberen Atemwegstraktes betrifft. Damit korrespondiert der bei asthmatischen Kindern häufig nachweisbare röntgenologische Befund einer Schleimhautschwellung im Bereich der Kieferhöhlen. Erst sekundär dürfte es dann über eine Verlegung der Ausführungsgänge zu einer bakteriellen Superinfektion kommen. Hierfür spricht auch der Befund, daß sich in Sinusaspiraten von Kindern mit Asthma bronchiale und gleichzeitiger Sinusitis nur in 12% der Fälle ein Erregernachweis führen ließ, während dies bei Kindern mit Sinusitis ohne Hinweis auf ein Asthma bronchiale bei 88% der Fall war (Tabelle 3.11; Adinoff u. Cummings 1989).

Klinische Hinweise auf eine bakterielle Genese sind im Kindesalter durch eitrigen Sekretausfluß, eine begleitende Infektion des oberen Atemwegstraktes mit Kopfschmerzen, ferner durch den mikrobiologischen Nachweis von bakteriellen Erregern sowie durch die Totalverschattung oder Spiegelbildung und ausgeprägte Schleimhautschwellung gegeben.

Tabelle 3.11. Erregerspektrum in Sinusaspiraten von 42 Kindern mit Asthma bronchiale und Sinusitis. (Nach Adinoff u. Cummings 1989)

Erreger	n	%
Mit Erregernachweis Spezies		
Streptokokken	1	2,4
Hämophilus	1	2,4
S. aureus	1	2,4
Anaerobier	1	2,4
Rhinovirus	1	2,4
Gesamt	4	12
Ohne Erregernachweis	38	88

Tabelle 3.12. Symptome bei 48 Kindern mit Asthma bronchiale und Sinusitis vor und nach Behandlung. (Nach Rachelefsky et al. 1984)

Symptome	Vorher		Nachher	
	n	%	n	%
Husten	48	100	14	29
Pfeifen	48	100	7	15
Rhinitis	30	63	10	21
Bronchodilatatorverbrauch	48	100	10	21
Normale Lungenfunktion	0/30	0	20/30	67
Normaler Röntgenbefund	0	0	38	79

Therapie

Auf die Problematik des Nachweises einer Sinusitis durch Sonographie, CT und Kernspintomographie soll an dieser Stelle nicht eingegangen werden. Bei Vorhandensein der klinischen sowie der radiologischen Hinweise auf eine Sinusitis sollte bei begleitendem Asthma bronchiale nicht gezögert werden, eine Therapie einzuleiten. Rachelefsky et al. (1984) konnten zeigen, daß die Behandlung einer Sinusitis bei gleichzeitig bestehendem Asthma bronchiale sowohl die klinische Symptomatik, die sich in Form von Husten, Pfeifen oder einer Rhinitis äußerte, als auch die Lungenfunktion bei gleichzeitiger Normalisierung des Röntgenbefundes und Reduktion des Bronchodilatatorverbrauchs besserte (Tabelle 3.12).

Die Therapie einer Sinusitis bei gleichzeitigem Asthma bronchiale sollte die Pathogenese berücksichtigen. Antiallergische/antiinflammatorische Wirkprinzipien wie Antihistaminika, DNCG, Nedocromil und topische Glukokortikoide sind daher bei Vorliegen von Allergien Mittel der ersten Wahl. Abschwellende Schleimhautmittel können supportiv für einige Tage eingesetzt werden, der Einsatz von Antibiotika hat die oben genannten Kriterien zu berücksichtigen.

3.7
Hyperreagibles Bronchialsystem

Es ist bekannt, daß sich mit zunehmendem Schweregrad bei nahezu allen Patienten mit Asthma bronchiale eine Hyperreagibilität des Bronchialsystems einstellt. Sie besteht in einer gesteigerten Ansprechbarkeit („eine zur Stärke des Reizes überproportionale Obstruktion der Atemwege") gegenüber einer Reihe von exogenen und endogenen Stimuli, die sich generell in 5 Kategorien einteilen lassen (Tabelle 3.13):

- pharmakologisch wirksame Substanzen wie Histamin und Metacholin sowie physikochemisch wirksame Agenzien wie Ozon und hypertone Salzlösungen;
- Temperatureinflüsse, wie sie bei Kälteexposition und Witterungsumschwüngen wirksam werden;
- körperliche Anstrengung;
- Infektionen.

In den 60er und 70er Jahren war die bronchiale Hyperreagibilität (BHR) das „sine qua non" des Asthma bronchiale und Bestandteil der Asthmadefinition (Warner 1998). In der Zwischenzeit wuchs die Erkenntnis, daß die BHR und das Asthma bronchiale nicht immer identisch sind (Crimi et al. 1998). Zum einen gibt es asthmatische Patienten, bei denen kein Hinweis auf eine BHR gegeben ist, zum anderen gibt es eine BHR auf dem Boden anderer Grunderkrankungen wie z. B. viralen Infekten des Atemwegstraktes (Folkerts et al. 1998) oder einer Mukoviszidose.

Tabelle 3.13. Stimuli, die eine Bronchokonstriktion bei zugrundeliegendem hyperreagiblem Bronchialsystem provozieren können

Stimulus	Beispiele
Allergische Mediatoren	Histamin Leukotriene Prostaglandin $F_{2\alpha}$
Pharmakologische Substanzen	Metacholin Histamin β-Blocker Acetylsalicylsäure
Körperliche Anstrengung Temperatur	Kaltluft Hyperventilation (Anstrengung)
Infekte	RS-Viren Parainfluenza-, Influenzaviren u. a. Hämophilus influenza
Physikochemische Faktoren	Ozon Schwefel- und Stickstoffoxid Destilliertes Wasser Hypertonische Lösungen Tabakrauch

Tabelle 3.14. Unterschiedliche Charakteristika verschiedener bronchokonstriktorischer Stimuli bei hyperreagiblem Bronchialsystem

	Metacholin	Anstrengung	Ozon	Kälte
Zelluläre Reaktion	++	+	+	?
Mediatorfreisetzung	–	+	–	?
Kalte Einatmungsluft	–	+	?	+
Refraktärzeit	–	+	–	–
Dekonditionierung	–	+	–	–
Duale Reaktion	+	(+)	?	–

Zwischen den Provokationsreizen besteht zudem nicht immer eine gute Korrelation; in Einzelfällen kann durchaus eine Variabilität in der Ansprechbarkeit auf die verschiedenen Stimuli bestehen. Da sie sich zudem in einigen Charakteristika unterscheiden (Tabelle 3.14), ergibt sich die nach wie vor ungelöste Frage, ob die verschiedenen Reize als Auslösemechanismen einer Bronchokonstriktion eine gemeinsame Reaktionsendstrecke haben oder nicht.

Da Asthmaschweregrad und BHR jedoch eine gewisse Beziehung zeigen, ist der Nachweis einer BHR nach wie vor ein Kriterium für die Diagnose eines Asthmas und eine entsprechende therapeutische Einstellung.

Definition
Eine bronchiale Hyperreagibilität wird nach wie vor dann angenommen, wenn es bei bis zu 100 Atemzugeinheiten (bu = breath units) eines inhalativen Stimulus zu einem Abfall der 1-Sekundenkapazität um mindestens 20% oder zu einem Anstieg des Atemwegswiderstandes um mindestens 100% kommt. Als Provokationsreize können pharmakologische (Metacholin, Histamin, Acetylcholin, PAF), allergische oder natürliche Stimuli (Kälte, Anstrengung, Kochsalz) verwendet werden.

Häufigkeit
Kraemer (1993) fand bei Provokation von 149 gesunden und 355 asthmatischen Kindern, daß der weitaus größte Teil der Asthmatiker eine gesteigerte Reagibilität gegenüber Carbachol aufwies; ein weiterer Teil lag in einem intermediären und ein geringer Teil im normoreaktiven Bereich. Von der gesunden Kontrollgruppe zeigten nur 3 eine gesteigerte Ansprechbarkeit gegenüber Carbachol; einige wenige lagen im Intermediärbereich, die weitaus meisten lagen im Normbereich der jeweils definierten Dosen von Carbachol, die einen Anstieg des Atemwegswiderstandes um 65% verursachten (Abb. 3.23).
Wie Daten von Magnussen (1988) belegen, liegen bei Asthmatikern die Dosis-Wirkungs-Kurven der pharmakologischen Stimuli Histamin und Carbachol nicht nur in einem niedrigen Dosisbereich, sondern sie verlaufen auch

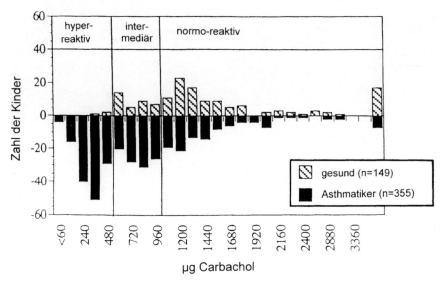

Abb. 3.23. Bronchiale Reagibilität gegenüber Carbachol bei gesunden und asthmatischen Kindern. (Kraemer 1993)

wesentlich steiler als bei Gesunden. Der Streubereich für die Hyperreagibilität bei Asthmatikern ist jedoch außerordentlich groß (Abb. 3.24).

Unspezifisches Phänomen

Da die Hyperreagibilität bei allen Asthmaformen, aber auch bei Geschwistern von asthmatischen Patienten, Probanden mit atopischer Familienanamnese, Patienten mit allergischer Rhinitis, jugendlichen Rauchern, Patienten mit bronchopulmonaler Dysplasie, Patienten mit Mukoviszidose sowie im Rahmen von Infekten vorkommt, wird sie als Sekundärphänomen angesehen.

Auch das *Lebensalter* hat einen Einfluß auf die Reagibilität der Bronchialschleimhaut gegenüber Inhalationsstimuli. So haben Kinder und alte Menschen eine erniedrigte Reizschwelle gegenüber Metacholin bei einem allerdings großen Streubereich (Abb. 3.25). Bei der Interpretation der Daten für das Kindesalter sind jedoch Probleme, die sich aus der altersabhängig unterschiedlichen Atemwegsgeometrie und der dadurch schwer zu definierenden Depositionsmenge ergeben, zu berücksichtigen. Eine neuere Studie an Gesunden und Asthmatikern konnte nachweisen, daß die Reizschwelle für Metacholin bei Kindern im Alter von 4–11 Jahren niedriger ist als bei jüngeren und älteren Kindern. Die Kurve der asthmatischen Kinder war insgesamt parallel in den Bereich niedrigerer Atemzugeinheiten verschoben. Es bestand eine Abhängigkeit vom Schweregrad des Asthmas (Mochizuki et al. 1995).

Die Frage, ob die Hyperreagibilität dem Asthma bronchiale vorausgeht oder als Folge chronisch entzündlicher Prozesse erst erworben wird, ist Gegenstand von Untersuchungen. Hopp et al. (1990) konnten bei 10 von 13 Kindern, die bei einer initialen Untersuchung in ihrer Ambulanz noch keinen Hinweis auf ein

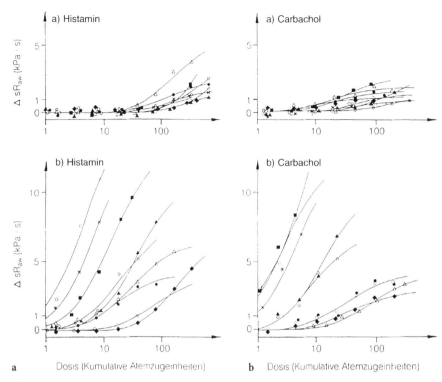

Abb. 3.24 a, b. Dosis-Wirkung-Kurven für Histamin und Carbachol bei (a) normo- (n = 9) und (b) hyperreagiblen (n = 9) Probanden. (Nach Magnussen 1988)

Asthma bronchiale geboten hatten, jedoch im Mittel 3,5 Jahre nach der Erstuntersuchung asthmatische Symptome entwickelten, eine bronchiale Hyperreagibilität nachweisen, der die klinische Manifestation eines Asthmas folgte.

Genetik

Offenbar spielen genetische Faktoren (s. S. 16) als Determinante für die Entstehung eines Asthma bronchiale auf dem Boden einer primär existenten bronchialen Hyperreagibilität eine Rolle, wie Familien- und Zwillingsuntersuchungen ergeben haben. Diese Faktoren dürften im Sinne eines multifaktoriellen Erbganges mit Schwellenwert wirken (Cockcroft u. Hargreave 1990).

Entzündliche Prozesse

Über die Bedeutung entzündlicher Prozesse als Ursache des Asthma bronchiale bestehen heute keine Zweifel mehr (Abb. 3.26) (National Heart, Lung and Blood Institute 1991). Dabei scheint es so zu sein, daß eine komplexe Interaktion zwischen zellulären Mechanismen, Mediatorfreisetzung und neuronalen Mechanismen an der Auslösung der chronisch eosinophilen Entzün-

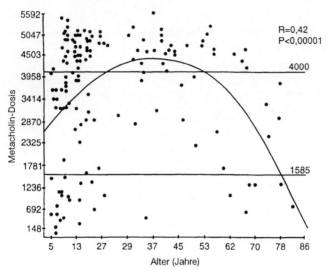

Abb. 3.25. Metacholinreagibilität in Abhängigkeit vom Lebensalter. Die Kurve wurde an die Einzelwerte adaptiert. Werte >4000 repräsentieren Normalwerte, Werte <1535 Atemzugeinheiten für Metacholin, pathologische Werte. (Nach Hopp et al. 1985)

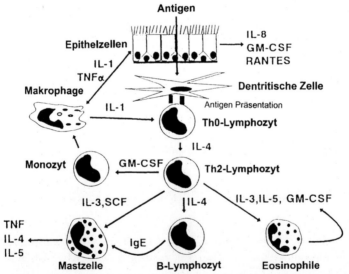

Abb. 3.26. Mechanismen des chronischen Entzündungsprozesses beim Asthma bronchiale. Nach Aufnahme von Allergenen werden diese von Makrophagen phagozytiert, prozessiert und dann in kleinen Allergenfragmenten (T-Zell Epitope) über Histo-Kompatibilitätsantigene der Klasse II (MHC-KLasse II) den T-Zellen dargeboten. Ein wichtiges kostimulatorisches Signal stellt die Interaktion zwischen CD28 (exprimiert auf T-Zellen) und dem Gegenspieler B7 auf den präsentierenden Zellen dar. Die aktivierte T-Zelle (Th0) produziert regulatorische Zytokine (JL-4), so daß sich aus der Vorläuferzelle eine proallergische Typ-2-T-Zelle (Th2) entwickelt. Diese sezerniert wiederum eine Reihe von Zytokinen, wodurch andere Zellsysteme aktiviert werden: z.B. führt IL-4 zu einem IgE-Switching an B-Lymphozyten, IL-5 führt zu Wachstum und Differenzierung bzw. ebenso wie GM-CSF zur Rekrutierung von esosinophilen Granulozyten. (Mod. nach Barnes 1993)

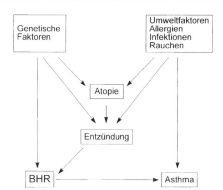

Abb. 3.27. Beziehungen zwischen verschiedenen Faktoren, die an der Entstehung von bronchialer Hyperreagibilität und Asthma bronchiale beteiligt sind. (Warner 1998)

dung des Asthma bronchiale sowie der BHR beteiligt sind (Nadel u. Busse 1998; Warner 1998).

Eine Vorstellung, wie möglicherweise chronisch-eosinophile Entzündung, BHR und Asthma bronchiale zusammenhängen, gibt Abb. 3.27 wieder (Warner, 1998). Offenbar wird durch endogene oder exogene Entzündungsreize initial eine Mediatorfreisetzung aus den Mastzellen oder aus den Epithelzellen des Bronchialsystems in Gang gesetzt. Diese können entweder selbst direkt auf das Bronchialsystem wirken und dort zu einer Zerstörung des Epithels bzw. zu einem Bronchospasmus führen, oder sie bedingen als chemotaktische Faktoren eine Anreicherung von eosinophilen Granulozyten in der Schleimhaut. Methoden zum Nachweis einer eosinophilen Entzündung beim allergischen Asthma bestehen in der Bestimmung des eosinophilen kationischen Proteins und/oder von NO in der Exhalation (s. S. 85). Es besteht jedoch nur eine lose Korrelation (Scheinmann et al. 1998).

Untersuchungen von Gewebspräparaten verstorbener Patienten, tierexperimentelle Studien sowie die Aufarbeitung der bronchoalveolären Lavage (BAL) von Asthmapatienten ergab, daß 3 Zellsysteme bei der asthmatischen Entzündung eine Rolle spielen: Mastzellen, Makrophagen und eosinophile Granulozyten (Warner 1998).

Mastzellen

Die Mastzellen der Bronchialmukosa gehören zum sog. MCT-Typ und enthalten in ihren Granula die neutrale Protease Tryptase, während im Unterschied dazu die Bindegewebsmastzellen (MCTC) sowohl Tryptase als auch Chymase enthalten (Schwartz u. Huff 1991).

Die Rolle der Mastzelle bei der allergischen Sofortreaktion ist unbestritten (s. S. 45 ff). Als Folge der Vernetzung zweier an den hochaffinen IgE-Rezeptor gekoppelten IgE-Moleküle durch ein Allergen werden eine Reihe von Mediatoren wie Histamin, Prostaglandin PGD_2 sowie das Leukotrien C_4 freigesetzt. Das ebenfalls freigesetzte Enzym Tryptase degradiert bronchodilatatorische Peptide wie das vasoaktive intestinale Peptid VIP (Caughey 1989). Aus der Mastzelle werden auch die Zytokine TNF sowie die Interleukine 4 und 5 freigesetzt. IL4 ist genau wie IL5 ein Schlüsselzytokin für die Auslösung und

Unterhaltung der chronisch allergischen Entzündung. Während IL4 zu einer Steigerung von Antigenpräsentation und IgE-Produktion durch B-Zellen führt, fördert IL5 Wachstum und Proliferation von eosinophilen Granulozyten. Die Rolle der Mastzelle bei der verzögerten IgE-vermittelten Reaktion ist komplex und z. T. umstritten.

Makrophagen

Makrophagen exprimieren den niedrigaffinen IgE-Rezeptor (s. S. 45 ff). Durch seine Aktivierung über Allergene werden zahlreiche Entzündungsmediatoren wie LTB_4, $PGF_{2\alpha}$, Thromboxan (TxB_2) sowie die plättchenaktivierenden Faktoren (PAF) freigesetzt (MacDermot u. Fuller 1988). Daneben kommt es auch im Gefolge einer IgE-Rezeptorstimulation zur Freisetzung von Zytokinen und Peptiden wie den Interleukinen IL-1, IL-8, IL-10, dem Granulozyten-Makrophagen-Kolonie-stimulierenden Faktor (GM-CSF) und dem Tumor-Nekrose-Faktor (TNFα), die für die Unterhaltung einer chronischen Entzündung sowie für die Zell-zu-Zell-Kommunikation von Entzündungszellen eine große Rolle spielen.

Eosinophile Granulozyten

Zweifelsohne kommt den eosinophilen Granulozyten eine Hauptrolle für die BHR zu. So ließ sich eine direkte Korrelation der Zahl der Eosinophilen im peripheren Blut und in der bronchoalveolären Lavage mit dem Ausmaß der BHR nachweisen (Wardlaw et al. 1988). Zytotoxische Substanzen wie das „major basic protein" oder das „eosinophile cationic protein" können zu einer direkten Schädigung des Bronchialepithels führen (Gleich et al. 1975). Im Sputum von asthmatischen Patienten wurden diese Zytotoxine in hohen Konzentrationen gefunden (Frigas et al. 1981). Diese Substanzen haben die Fähigkeit, Entzündungsmediatoren wie Leukotriene und PAF zu generieren, so daß ein Circulus vitiosus der asthmatischen Entzündung entsteht (Gleich et al. 1988).

Diese werden bei einer Epitheldestruktion und Entzündung aus den zirkulierenden Pools über das Gefäßendothel und Gewebsinterstitium rekrutiert und dann aktiviert. Der 1. Schritt in diesem Prozeß kommt über eine Adhäsion an das Endothel und eine anschließende transendotheliale Migration zustande. Diese Prozesse werden über Rezeptormoleküle an Granulozyten und ihre Komplementärrezeptoren am Gefäßendothel im Bereich der Entzündung vermittelt. Die endotheliale Expression des Leukozytenadhäsionsmoleküls und von *ICAM-1* kann durch Zytokine wie IL11, Tumornekrosefaktor TNFα und Gammainterferon induziert werden. Granulozyten sind fähig, diese Moleküle zu erkennen, sich an sie zu binden und dann in den Entzündungsbereich zu migrieren.

Wegner et al. (1990) haben die Rolle von *ICAM-1* in der Pathophysiologie der bronchialen Hyperreagibilität im Menschenaffenmodell nachgewiesen. Bei diesen Affen wurde eine Eosinophilie, die mit einer bronchialen Hyperreagibilität einherging, im Bereich der Atemwege durch wiederholte Inhalation von Askarisantigenen induziert. Eine *ICAM-1*-Expression im Rahmen dieser Entzündung konnte immunhistochemisch sowohl im Bereich des Gefäßendothels als auch im Bereich des Atemwegsepithels dieser antigensensibilisierten Affen nachgewiesen werden. Die Behandlung der Affen mit einem monoklonalen Antikörper gegen *ICAM-1* führte zu einer Prävention sowohl der eosinophilen Infiltration als auch der bronchialen Hypereragibilität. Diese Untersuchungen lassen die Vermutung zu, daß die Prävention der Infiltration von eosinophilen Granulozyten dazu führt, daß das Antigen nicht mehr in der Lage ist, eine bronchiale Hyperreagibilität auszulösen. Möglicherweise besteht in der Entwicklung der Substanzen, die eine Infiltration von eosinophilen Granulozyten hemmen, eine Perspektive für neue Ansätze in der Therapie der bronchialen Hyperreagibilität und des Asthma bronchiale.

Virale Infektionen wirken oft über ähnliche Mechanismen. So konnten vor kurzem Untersuchungen an kultivierten humanen Atemwegsepithelzellen nachweisen, daß sowohl inflammatorische Zytokine als auch eine Infektion mit RS- und Parainfluenzaviren zu einem Anstieg von *ICAM-1* führte (Tosi et al. 1991). Eine Blockade von *ICAM-1* durch monoklonale Antikörper war in der Lage, an diesen Zellen eine Adhäsion sowohl von neutrophilen als auch von eosinophilen Granulozyten herbeizuführen (Stark u. Tosi 1991).

Basophile Leukozyten

Basophile sind zwar an normalen Entzündungsprozessen im Bereich des bronchopulmonalen Systems beteiligt, haben jedoch in der Regel keine Bedeutung für die Auslösung einer Bronchoobstruktion.

T-Zellen

Im Bereich der Mukosa des Bronchialsystems befindet sich im Rahmen einer IgE-vermittelten verzögerten allergischen Reaktion ein hoher Anteil von T-Lymphozyten. Diese Akkumulation korrespondiert mit Befunden der kutanen IgE-vermittelten verzögerten Reaktion, bei der im Hautbiopsat eine erhöhte Zahl von CD4+-Zellen nachgewiesen werden konnte (Frew u. Kay 1988).

Bei Asthmatikern findet sich eine Verschiebung von Th1- zugunsten von Th2-Zellen. Diese exprimieren IL4, das die Antigenpräsentation stimuliert und zum IgE-Switching von B-Lymphozyten führt, während IL5 eine Eosinophilie induziert sowie eine Verlängerung der Überlebensrate von Eosinophilen bedingt. In der bronchoalveolären Lavage (BAL) fanden sich bei erwachsenen Patienten mit einem allergischen Asthma bronchiale erhöhte Spiegel von IL4 und IL5 (Walker et al. 1991; Humbert et al. 1996), bei Patienten mit intrinsischem, nichtallergischem Asthma erhöhte IL2- und IL5-Spiegel, aber normale Spiegel von IL4. IL2 ist verantwortlich für die Proliferation und Differenzierung von T-Zellen, so daß aktivierte T-Zellen offenbar bei diesem Asthmatypus eine größere Rolle spielen.

Da die IL5-Antwort bei beiden Asthmaformen identisch war und zudem eine enge Korrelation zur Zahl der eosinophilen Granulozyten in der BAL bestand, ist die eosinophile Entzündung ein Charakteristikum des intrinsischen *und* des allergischen Asthma bronchiale (Walker et al. 1992).

Weitere Entzündungsmediatoren

Im Rahmen der Destruktion des Bronchialepithels durch allergische, virale und/oder Umweltreize werden auch direkt aus den Epithelzellen Substanzen freigesetzt, die einen Entzündungsprozeß perpetuieren. Eine dieser Substanzen ist eine neutrale Endopeptidase, ein Enzym, das den Abbau eines Tachykins, der Substanz P, hemmt. Für Substanz P sind eine Reihe von proinflammatorischen Wirkungen beschrieben, die in einer Regulation der submukosalen Sekretdrüsen, in einer transepithelialen Ionensekretion, einer Steigerung der Acetylcholinfreisetzung an parasympathischen Nervenendigungen, einer Erhöhung der Gefäßpermeabilität, einer Steigerung des Bronchialmuskeltonus sowie einer Stimulation der Mastzelldegranulation bestehen (Cypcar et al. 1992).

Bei Zerstörung der Schleimhautintegrität und Fehlen der neutralen Endopeptidase kommt es offenbar zu einer Erhöhung der Substanz P und damit zu einer Bronchokonstriktion und Entzündung des Atemwegsepithels über die genannten Mechanismen. Eine Destruktion des Bronchialepithels führt zum Verlust eines endogenen Bronchodilatators oder Relaxingfaktors aus den Endothelzellen (NO) (Stuart-Smith u. Vanhoutte 1988). Offenbar besteht für allergische und viral ausgelöste Entzündungsprozesse eine gemeinsame Endstrecke. Neben den Entzündungsprozessen laufen immer auch Reparaturvorgänge ab. Neuere Untersuchungen sprechen dafür, daß das Gleichgewicht zwischen Entzündung und Reparatur beim Asthma gestört ist (Zhang et al. 1999).

Reflexbronchokonstriktion

Durch die Entzündungsvorgänge kommt es primär zu einer Zerstörung des Bronchialepithels mit Sprengung der sog. „tight junctions", der Verbindungsleisten, die 2 Epithelzellen verbinden. Über eine Reizung der in den „tight junctions" liegenden sensorischen Nervenendigungen („irritant-receptors") wird dann eine Reflexbronchokonstriktion ausgelöst. Da jedoch das Ausmaß einer „leakage" nicht immer mit dem Ausmaß der BHR korreliert, werden auch andere Faktoren, die eine BHR auslösen und unterhalten können, diskutiert.

3.8
Anstrengungsasthma

Inzidenz

Die meisten asthmatischen Kinder entwickeln nach einer adäquaten körperlichen Belastung eine Bronchokonstriktion. Nach Literaturangaben liegt die Inzidenz dabei zwischen 40 und 90%. Die Ursache für diesen großen Streubereich besteht darin, daß neben zahlreichen exogenen Faktoren, die zu Unterschieden in der Intensität der körperlichen Belastung führen, oft eine fehlende Standardisierung der Lungenfunktionsparameter vorliegt und natürlich Umwelteinflüsse das Ausmaß der Atemwegsobstruktion mitbeeinflussen (Poppius et al. 1970; Jones et al. 1962; Godfrey 1975).

Das Anstrengungsasthma stellt keine nosologische Einheit dar, sondern kommt in der Regel bei primär vorliegender bronchialer Hyperreagibilität vor. In ganz seltenen Fällen werden jedoch auch Patienten gesehen, die ausschließlich ein Anstrengungsasthma aufweisen. Dabei stellt dieses jedoch die Erstmanifestation eines chronischen Asthma bronchiale dar, das im folgenden dann auch durch andere Stimuli auslösbar wird.

Pathogenese

Nach den heutigen Vorstellungen wird allgemein angenommen, daß die Pathogenese des Anstrengungsasthmas von der Größe der Lungenbelüftung und dem Unterschied der Temperatur und des Wassergehaltes zwischen ein- und ausgeatmeter Luft abhängt. Diese Größe bestimmt den sog. respiratorischen *Wärmeaustausch*, der zwischen eingeatmeter Luft und dem Schleimhautepithel des Atemwegstraktes existiert (Übersicht bei McFadden u. Gilbert 1994; Freed 1995).

Die auslösenden Ereignisse beruhen dabei auf einem Abfall der Temperatur im Atemwegssystem bei Hyperventilation, die durch eine schnelle Wiedererwärmung nach erfolgter Belastung gefolgt ist. Eine hohe Lungenbelüftung, insbesondere in Kombination mit einer niedrigen Temperatur der eingeatmeten Luft und ein niedrigerer Wassergehalt führen dazu, daß bei steigender Ventilation die Kapazität der oberen Atemwege nicht ausreicht, um die Luft anzuwärmen, so daß die intrathorakalen Atemwege in den respiratorischen Wärmeaustausch mit einbezogen werden. Der sich hieraus ergebende Wärmeverlust geht mit einer Temperaturerniedrigung der Schleimhaut auch in den tiefer gelegenen Atemwegsbereichen einher, was zu einer obstruktiven Reaktion der Atemwege führt.

Dieses Konzept stimmt auch mit den Beobachtungen überein, daß ebenso wie eine körperliche Belastung auch die Inhalation von kalter Luft und eine Hyperventilation eine Bronchokonstriktion auslösen können. Auch die Einatmung von hypo- und hyperosmolaren Kochsalzlösungen kann bei asthmatischen Patienten zu einer Atemwegsobstruktion führen, so daß angenommen wird, daß eine körperliche Belastung und im Gefolge die *Hyperventilation* zu einer Verminderung des Volumens in der wäßrigen Schicht der Atemwege und damit zu einer Zunahme der Osmolarität führt. Die Hyperosmolarität könnte dann über eine Mastzelldegranulation und Freisetzung von Entzündungsmediatoren zu einer Kontraktion der glatten Muskulatur führen (Anderson 1984; Sheppard u. Eschenbacher 1984; Aitken u. Marini 1985; Broide et al. 1990).

Die andere Hypothese geht davon aus, daß es beim Belastungsasthma zu einer Hyperämie der Atemwegsschleimhaut und infolge davon zur Ausbildung eines Schleimhautödems mit konsekutiver Bronchoobstruktion kommt (McFadden et al. 1986).

Die Vielzahl der pathogenetischen Faktoren, die an der Auslösung und Unterhaltung einer BHR beteiligt sind, mögen auch erklären, daß das Anstrengungsasthma gegenüber den anderen Stimuli, die bei zugrundeliegender

BHR eine Bronchokonstriktion auslösen, einige Besonderheiten aufweist (s. Tabelle 3.13).

Klinik

Die körperliche Belastung ist einer der häufigsten Stimuli, die ein akutes Asthma auslösen können. Das Anstrengungsasthma wird mehr bei Kindern als bei Erwachsenen gefunden, da Kinder eine höhere physische Mobilität haben. Typischerweise hängt die bronchopulmonale Reaktion nach körperlicher Belastung auch vom Allergengehalt der Luft, Umwelteinflüssen, Atemwegsinfekten und anderen Faktoren ab.

Eine *Laufbelastung zu ebener Erde* bei einer Dauer von 6–7 min stellt den stärksten Stimulus für die Auslösung eines Anstrengungsasthmas dar. Im angelsächsischen Raum wird das Anstrengungsasthma auch als „exercise induced asthma" (EIA) bezeichnet. Während des Laufens kommt es zu einer leichten Dilatation des Bronchialsystems. Erst nach Beendigung der körperlichen Belastung setzt mit einer Verzögerung von 1–2 min eine Bronchokonstriktion ein, die in der Regel nach 5–10 min ihr Maximum findet und dann eine spontane Rückläufigkeit entwickelt. Nach 30–60 min ist die Ausgangslage wieder erreicht (Abb. 3.28).

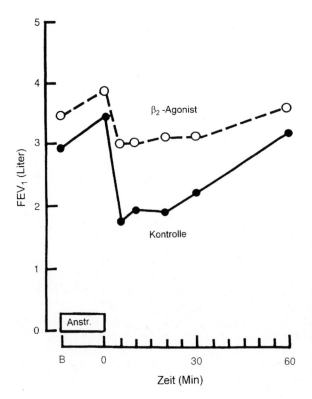

Abb. 3.28. Typischer Verlauf der FEV$_1$ nach körperlicher Belastung bei einem Patienten mit Anstrengungsasthma und Verhalten unter dem Einfluß eines β_2-Sympathomimetikums. (Nach McFadden u. Gilbert 1994)

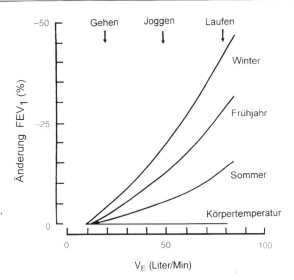

Abb. 3.29. Abhängigkeit des Anstrengungsasthmas von der Belastungsintensität, der Temperatur der eingeatmeten Luft und dem Atemminutenvolumen. FEV_1 entspricht dem maximal ausgeatmeten Atemvolumen in 1 s, $\dot{V}_E$ dem Atemminutenvolumen. (Nach McFadden u. Gilbert 1994)

Die Abhängigkeit der bronchokonstriktorischen Antwort auf körperliche Belastung ist von der Art der Belastung, der Lufttemperatur bzw. Luftfeuchtigkeit und der Größe der Lungenbelüftung abhängig (Abb. 3.29) (McFadden u. Gilbert 1994). Da körperliche Belastung in warmer, feuchter Umgebung aufgrund der positiven Beeinflussung des respiratorischen Wärme- und Wasseraustausches am günstigsten ist, stellt z.B. Schwimmen die ideale Sportart für Asthmatiker dar.

Klinisch kann sich das Anstrengungsasthma unterschiedlich ausprägen: Pfeifen, Atemnot oder Thoraxschmerzen können Ausdruck davon sein. In der Regel ist das Anstrengungsasthma aufgrund seiner Selbstlimitierung ungefährlich und stellt keinen Grund für eine Hospitalisation dar.

Ein besonderes Phänomen, das ausschließlich das Anstrengungsasthma, nicht jedoch die anderen bronchokonstriktorischen Stimuli aufweisen, ist die sog. *Refraktärperiode*. Wenn körperliche Belastungen in einem Zeitraum von etwa 40–60 min wiederholt werden, kommt es zur sukzessiven Reduktion der bronchokonstriktorischen Antwort (s. Tabelle 3.13). Aufgrund des *Refraktärphänomens* kann das Anstrengungsasthma dekonditioniert werden, indem man z.B. vor eine längere körperliche Belastung kurze Aufwärmphasen einschiebt. Die Annahme, daß das Refraktärphänomen einer Tachyphylaxie entspricht, die auf einer sukzessiven Entleerung von Mediatorspeicherorganen beruht, hat sich nicht bestätigen lassen.

Inwieweit analog zur allergischen Reaktion durch körperliche Belastung bei Asthmatikern eine *verzögerte Reaktion* ausgelöst werden kann, ist Gegenstand zahlreicher Diskussionen (Bierman et al. 1984; Rubinstein et al. 1987; Zawadski et al. 1988). In einer Studie, in die 16 erwachsene Asthmatiker einbezogen worden waren, ließ sich bei 50% der Patienten eine allerdings nur gering ausgeprägte späte Komponente (>10% FEV1) 3–8 h nach körperlicher Belastung nachweisen (Chhabra u. Ojka 1998).

Für den diagnostischen Nachweis eines Anstrengungsasthmas wäre es ideal, wenn die körperliche Belastung unter standardisierten Bedingungen stattfinden könnte. Dies ist jedoch in der Regel nur bei jugendlichen Erwachsenen, nicht jedoch bei Kindern möglich. In gut ausgestatteten Lungenfunktionslabors werden Belastungstests auf Laufbändern oder auf Fahrradergometern durchgeführt. Bei normal trainierten Personen sollte eine Belastung bei 50–60% des maximalen Sauerstoffverbrauchs der entsprechenden Person für 4–5 min gewählt werden. Da bei manchen Asthmatikern nicht immer körperliche Belastungstests vorgenommen werden können, wird in einigen Lungenfunktionslabors die Durchführung einer Kälteprovokation bevorzugt (Philips et al. 1985).

Therapie

Wie erwähnt besteht die Möglichkeit, ein Anstrengungsasthma zu dekonditionieren, indem man einer vorhersehbaren körperlichen Belastung eine Aufwärmphase vorschiebt. Eine präventive Beeinflussung ist durch Dinatriumcromoglicicum, Nedocromil, topische Glukokortikoide oder ein β_2-Sympathomimetikum möglich. Aufgrund ihrer guten Wirksamkeit ist die Inhalation von β_2-Sympathomimetika 10–30 min vor Belastung die Therapie der ersten Wahl. DNCG und Nedocromil sowie topische Glukokortikoide wirken erst längerfristig, sie sind Mittel der zweiten Wahl. Die Kombination von DNCG mit einem β_2-Sympathomimetikum scheint eine additive Wirkung zu haben (Abb. 3.30) (Rossing et al. 1982). Die Behandlung eines Asthmaanfalls nach körperlicher Belastung ist häufig nicht erforderlich, da sich das Anstrengungsasthma selbst limitiert und nur von kurzer Dauer ist.

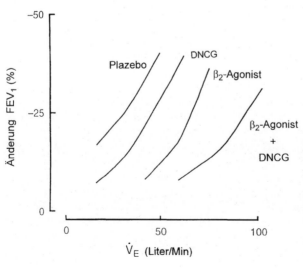

Abb. 3.30. Einfluß verschiedener Antiasthmatika auf die durch Kältehyperventilation bedingte Veränderung von FEV_1. $\dot{V}_E$ entspricht dem Atemminutenvolumen (l/min); DNCG Dinatriumcromoglicicum. (Nach McFadden u. Gilbert 1994; Philips et al. 1985; Rossing et al. 1982)

Obwohl das Anstrengungsasthma in der Regel nicht gefährlich ist und sowohl durch präventive körperliche als auch durch medikamentöse Maßnahmen gut zu beeinflussen ist, bedingt es häufig bei entsprechenden Patienten eine körperliche Inaktivität mit einem Trainingsrückstand. Da Kinder aufgrund der sozialkommunikativen Rolle, die Sport in unserer Gesellschaft spielt, ihr Anstrengungsasthma häufig sogar verschweigen (so findet man Jungen mit Anstrengungsasthma häufig als Torleute einer Fußballmannschaft), sollte eine entsprechende therapeutische Einstellung des Anstrengungsasthmas unter einer Lungenfunktionskontrolle erfolgen.

Alle Patienten mit einem Anstrengungsasthma sollten therapeutisch so eingestellt werden, daß sie voll belastbar sind und somit in das soziale Umfeld integriert werden können.

3.9
Psychische Faktoren

Die Rolle psychischer Faktoren für die Auslösung und Unterhaltung des Asthma bronchiale ist seit den 30er Jahren Gegenstand kontroverser Diskussionen. Der Streit zwischen Psychologen und Pneumo- bzw. Allergologen um den Stellenwert der Psyche innerhalb des Asthmakomplexes wird von Mattson (1975) treffend mit dem Spruch des alten Chinesen umschrieben, der sagt: „While the old Mandarin was trying to make up his mind how to describe a dogwood flower, the dogwood season was over".

Multikausales Geschehen

Wenn noch die *klassische psychoanalytische Theorie* (French u. Alexander 1941) die Angst des Asthmatikers vor einer Trennung von der Mutter als Hauptursache des Asthmas ansah und den Asthmaanfall als unterdrückten Schrei nach der verlorenen Mutter definierte, so wird heute doch weitgehend akzeptiert, daß das kindliche Asthma ein multikausales Geschehen darstellt, in dem genetische Faktoren, Allergene, Infekte oder psychologische Faktoren alleine oder häufiger noch in Kombination eine pathogenetische Rolle spielen (Steinhausen 1993). Dabei scheint es so zu sein, daß alle genannten Stimuli eine gemeinsame Reaktionskette anstoßen, die dann auf dem Boden eines hyperreagiblen Bronchialsystems die Asthmasymptomatik auslöst (Mattson 1975).

Steinhausen (1993) hat die verschiedenen *Teilfaktoren*, die für die Entwicklung der klinischen Symptomatik eine pathogenetische Rolle spielen, in einem Schema zusammengefaßt (Abb 3.31). Auf dem Boden einer genetisch

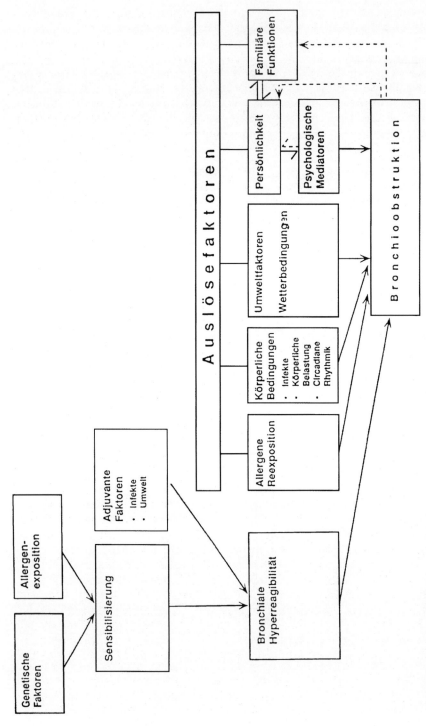

Abb. 3.31. Ätiopathogenetisches Geschehen beim Asthma bronchiale. (Nach Steinhausen 1993)

determinierten Organdisposition leitet eine Allergenexposition eine allergische Sensibilisierung ein, die ebenso wie adjuvante Faktoren, z. B. Umwelteinflüsse oder Infekte, eine bronchiale Hyperreagibilität bedingen. Diese führt dann in Verbindung mit einzelnen oder mehreren Auslösefaktoren zum klinischen Symptom der Bronchialobstruktion. Psychologische Faktoren wie Persönlichkeitsmerkmale oder familiäre Bedingungen, führen schließlich nach diesem Schema über bestimmte Stressoren (Ärger, Angst, Streß, Sorge, Trauer, Erregung) zu einer Änderung der Freisetzung von Mediatoren (Katecholamine, Endorphine, Glukokortikoide), was wiederum die Bronchialobstruktion auslöst. Das Schema enthält 2 Rückkopplungen. So beeinflußt die Krankheit das Kind in seinem Verhalten selbst. Angst, emotionaler Streß, die leidvolle Erfahrung, „anders" und somit in den Möglichkeiten, ein normales Leben zu führen, begrenzt zu sein, bedingen eine gewisse soziale Isolation mit all ihren psychischen Folgen, die dann wieder das Kind selbst und/oder seine Familie treffen (Staudenmayer 1981, 1982).

Dazu kommen, zumindest bei Kindern mit schweren Asthmaverlaufsformen u. U. häufige Krankenhausaufenthalte und infolgedessen die Entfernung aus dem vertrauten Milieu. Schulprobleme durch häufiges Fehlen bedingen wiederum einen Kontaktverlust zu gleichaltrigen Kindern und verstärken die Sonderstellung des asthmatischen Kindes. Die insgesamt höhere Rate von psychischen Störungen geht mit häufigeren stationären Aufenthalten und ausgeprägter Familienpathologie einher (Steinhausen 1993), während eine gesicherte Beziehung zum Schweregrad des Asthmas nicht existiert (Kashani et al. 1988).

Eine medikamentöse Therapie, die selbst Nebenwirkungen verursachen kann und deren zwangvolle Notwendigkeit von Kindern oft nicht eingesehen wird, ist ein weiterer Streßfaktor, der wiederum auf die Bezugspersonen zurückwirkt (Mattson 1975; King 1980; Staudenmayer 1981). Die Annahme der Krankheit durch das Kind hängt weitgehend von der Krankheitseinsicht der Familie ab. Die Erfordernis, das Kind ständig beobachten zu müssen, die häufigen schlaflosen Nächte und Fahrten in das Krankenhaus schaffen gleichzeitig eine Streßsituation für die Eltern. Das Bemühen, dem kranken Kind ein weitgehend normales Leben zu ermöglichen, ohne gleichzeitig die Geschwister zu vernachlässigen, überfordert viele Eltern (Mattson 1975). Eine Überprotektion des asthmatischen Kindes ist oftmals die Folge (40–50% nach Rees 1963). Dies verstärkt wiederum eine Atmosphäre der Isolation für das Kind, das körperlich inaktiver wird und eine geringere Ausdauer als altersgleiche Kinder entwickelt (Kim et al. 1980). Oftmals kommt es während der Pubertät zu einer Steigerung emotionaler Ausbrüche gegen die Eltern und die Umgebung. Exazerbationen der Krankheit sind die Folge (Mattson 1975). Eine Noncompliance gegenüber der medikamentösen Therapie verstärkt diesen Circulus vitiosus. In einem weitaus geringeren Prozentsatz (5–30% nach Rees 1963; Pinkerton 1971) reagieren Eltern auf ihre asthmatischen Kinder mit einer Aggression und einer „underprotection". Hier können asthmatische Beschwerden und Anfälle als Mittel gegen die Eltern und als Wunsch nach Aufmerksamkeit gedeutet.

Die Trennung von den Eltern, in der angelsächsischen Literatur auch als „Parentektomie" bezeichnet, wird von manchen als probates Mittel zur Behandlung des Asthmas eingesetzt (Cohen 1977). Dabei muß jedoch berücksichtigt werden, daß sich mit der Entfernung des Kindes aus dem häuslichen Milieu oft auch die Allergenexposition ändert. Daher stellt sich die Frage, ob der positive Effekt der Entfernung durch eine Allergenkarenz oder durch die Unterbrechung eventueller pathologischer Interaktions- und Reaktionsmuster in der Familie zu erklären ist. Bei Kindern mit einer psychischen Konfliktdisposition ließ sich jedoch auch – im Gegensatz zu einem asthmatischen Kollektiv, bei dem in erster Linie andere Faktoren eine Rolle spielten – eine Besserung erzielen, wenn die Kinder im häuslichen Milieu blieben und die Eltern vorübergehend in ein Hotel zogen (Cohen 1977).

Auch wenn diese Untersuchungen einen Einfluß der Umgebung auf die Krankheit aufzeigen, so scheint dieser Einfluß eher sekundär zu sein und durch eine Parentektomie noch verstärkt zu werden: Bei den Eltern wird ein Schuldbewußtsein geweckt, bei dem Patienten selbst wird das negative Selbstwertgefühl und mit der Entfernung aus der Familie auch seine Isolation verstärkt. In diesem dysfunktionalen Familienleben ist häufig nicht mehr zu beurteilen, was Ursache und was Wirkung ist (Rosefeldt 1982).

Eine Langzeitstudie aus den Vereinigten Staaten konnte nachweisen, daß in einem nichtselektierten Krankengut asthmatischer Kinder keine eindeutige Beziehung zwischen dem Verlauf der Krankheit und den familiären Einflüssen bestand (McLean u. Ching 1973). Dies unterstützt die favorisierte Ansicht, daß es keine spezifische Familien- oder Persönlichkeitsstruktur gibt, die zur Entwicklung eines Asthma bronchiale prädisponiert.

Die bei asthmatischen Kindern zu beobachtenden psychischen Veränderungen sind auch bei Kindern, die unter anderen chronischen Erkrankungen leiden, zu finden und werden daher heute allgemein als sekundäre Folge der Krankheit angesehen (Neuhaus 1958; Mattson 1975; Sterzel 1977; Steinhausen et al. 1983; Gustafsson et al. 1994). Umso notwendiger erscheint es daher, asthmatische Kinder möglichst frühzeitig (medikamentös) so zu behandeln, daß sie ein ganz normales Leben führen können und somit diese Entwicklung verhindert wird.

Reaktionsmuster der Familien

Ein gewisses einheitliches Reaktionsmuster in Familien mit chronisch kranken Kindern (Asthma bronchiale, Diabetes, Herzfehler, Anorexia nervosa), zeigt bei Anwendung auf Familien mit Asthmatikern bestimmte Charakteristika bzw. Folgeerscheinungen (Minuchin 1977; Steinhausen 1993):
- Überbehütung, die nicht nur das kranke Kind, sondern auch die anderen Familienmitglieder betrifft.
- Vermeidung von Konflikten: Die Eltern haben Angst, durch die Austragung von Konflikten einen Asthmaanfall auszulösen, während das Kind seine Symptome wiederum gezielt als Mittel zur Konfliktverhütung einset-

zen kann. Es kommt zur Umleitung von Konflikten und zu versteckten Aggressionen.

- Die Folge sind Verstrickungen zwischen den einzelnen Familienmitgliedern, es gibt keine Grenzen zwischen den einzelnen Familienmitgliedern und Generationen und das kranke Kind wird in die Beziehung der Eltern einbezogen.
- Durch die Konfliktverdrängung stellt sich die Familie auch nach außen als völlig intakt dar und leugnet jegliche Problematik; es entsteht eine gewisse Rigidität.
- Dagegen fördern positive elterliche Haltungen und erzieherische Kompetenz beim Kind die Krankheitsadaptation und beeinflussen den Verlauf positiv (Steinhausen 1984).

Die Asthmaanfälle, die im Rahmen psychischer Exazerbationen ausgelöst werden, setzen in den weitaus meisten Fällen wie andere Stimuli, die körperliche Anstrengung und Infekte einschließen, eine chronisch eosinophile Entzündung des Atemwegstraktes voraus. Möglicherweise besteht ein gemeinsamer Nenner mit dem Anstrengungsasthma in der Weise, daß eine durch physischen und psychischen Streß bedingte übermäßige Mediatorfreisetzung eine spezifische Reaktionskette in Gang setzt, die dann zur Bronchokonstriktion führt. Sowohl das Anstrengungsasthma als auch das psychisch ausgelöste Asthma lassen sich durch Training dekonditionieren (King 1980). Dies entspricht der Tendenz, das Asthma als ein multifaktorielles Geschehen auf dem Boden ein und desselben „Grunddefektes" anzusehen ist.

3.10
Andere Auslösefaktoren

Zahlreiche weiteren Faktoren haben eine gewisse pathogenetische Bedeutung für das Asthma (s. Tabelle 2.2). So wurde einem gastroösophagealen Reflux für die Auslösung einer Asthmasymptomatik ein Stellenwert zugesprochen.

Reflux
Obwohl in einigen Fällen eine Antirefluxplastik mit einer objektiven und subjektiven Besserung der Asthmasymptome einherging (Berquist et al. 1981; Kjellen et al. 1981), scheint dem gastroösophagealen Reflux nur in Einzelfällen eine Bedeutung zuzukommen. Hierfür spricht auch, daß viele Patienten mit einem signifikanten Reflux asymptomatisch bleiben. Bei Kindern, die unter nächtlichen Asthmaanfällen litten, wurde nachgewiesen, daß kein Zusammenhang zwischen den nächtlichen Atemwegsobstruktionen und der Anzahl sowie der Dauer der Refluxepisoden bestand (Hughes et al. 1983). Allergische Sofort- und verzögerte Immunreaktionen dürften in erster Linie der Vermittler der nächtlichen Anfälle sein.

Rauchen/Ozon

Rauchen der Eltern und anderer Familienmitglieder ist sicherlich als eine zusätzliche Noxe bei bestehendem hyperreagiblem Bronchialsystem anzusehen. Einen solchen Zusammenhang belegen zahlreiche Studien (Gortmaker et al. 1982; Meltzer et al. 1993; Murray u. Morrison 1993a, 1993b; Frischer et al. 1993). Die Wirkung des Zigarettenrauchs dürfte in einer Erhöhung der Mukosapermeabilität und einer Steigerung der Entzündungsreaktionen begründet liegen.

In gleicher Weise wirkt auch Ozon, das eine bronchiale Hyperreagibilität durch eine chronische Entzündung auslösen kann. Es wird i. allg. empfohlen, daß sich Patienten ab Ozonkonzentrationen von 160 mg/m^3 nicht mehr körperlich im Freien belasten sollen (Schweisfurth 1994).

Arzneimittel

Das arzneimittelbedingte Asthma, von dem das Aspirinasthma am bekanntesten ist, hat bei erwachsenen Asthmatikern eine größere Bedeutung als bei Kindern. Nach Provokationsmedikation entwickelten 13% der Kinder und 19% der Erwachsenen mit Asthma bronchiale eine spirometrisch registrierbare Bronchokonstriktion. Die nach anamnestischen Daten erhobenen Inzidenzraten liegen mit 4% im Erwachsenenalter und 1% im Kindesalter wesentlich niedriger (Vedanthan et al. 1977; Spector et al. 1979; Szczeklik u. Gryglewski 1983).

β-Blocker finden im Kindesalter nur wenig Verwendung, dennoch hat die Auslösung von Asthmaanfällen durch diese Substanzgruppe mit zur Formulierung der „β-adrenergen Theorie" des Asthma bronchiale durch Szentivanyi (1968) beigetragen. Es bleibt jedoch zu bedenken, daß β-Blocker nur bei wenigen Asthmatikern eine Bronchokonstriktion auslösen können, und daß diese unter dem Einfluß von β_2-Blockern sogar geringer ausgeprägt ist (Burge 1983).

Hormone

Bei Mädchen und Frauen verschlimmert sich in einigen Fällen die Asthmasymptomatik während oder vor der Periode. Auch unter Antikonzeptiva bleibt dieser Einfluß bestehen (Hanley 1981). Diese Patientinnen zeigen häufig Exazerbationen im Laufe der Schwangerschaft, während bei den meisten Frauen die Schwangerschaft einen günstigen Einfluß auf die Entwicklung des Asthmas hat (Burge 1983; Juniper et al. 1989).

Unter Zugrundelegung all dieser Faktoren können die pathogenetischen Mechanismen des Asthmas in erster Linie in einer chronisch-eosinophilen Entzündung mit einem konsekutiven überempfindlichen Bronchialsystem gesehen werden, das auf spezifische (Antigen-IgE-Interaktion) und unspezifische Reize (Infekte, Anstrengung, Psyche) mit einer Bronchokonstriktion reagiert.

Literatur

Abdel-Latif (1986) Calcium-mobilizing receptors, polyphosphoinositides, and the generation of second messengers. Pharmacol Review 38:227

Adinoff AD, Cummings NP (1989) Sinusitis and its relationship to asthma. Pediatr Ann 18:785

Ahlquist RP (1948) A study of the adrenotropic receptors. Am J Physiol 153: 586

Aitken MI, Marini JJ (1985) Effect of heat delivery and extraction on airway conductance in normal and asthmatic subjects. Am Rev Respir Dis 131:357

Anderson SD (1984) Is there a unifying hypothesis for exercise-induced asthma? J Allergy Clin Immunol 73:660

Ariens EJ, Simonis AM (1983) Physiological and pharmacological aspects of adrenergic receptor classification. Biochem Pharmacol 32:1539

Asperen PP van, Mukhi A (1994) Role of atopy in the natural history of wheeze and bronchial hyperresponsiveness in children. Pediar All Immunol 5:178–183

Ayala LE, Ahmed T (1989) Is there loss of protectice muscarinic receptor mechanism in asthma? Chest 96:1285

Ballard PL (1986) Hormones and lung maturation. Monogr Endocrinol 28:1–354

Barnes PJ (1986) Bronchodilator mechanisms. In: Kay AB (ed) Asthma. Blackwell, Oxford London Edinburgh Boston Palo Alto Melbourne, p 144

Barnes PJ (1993) Nonadrenergic, noncholinergic nerves and neuropeptides. In: Weiss EB, Stein M (eds) Bronchial asthma. Little Brown, p 232

Barnes PJ (1995) Beta-adrenergic receptors and their regulation. Am J Resp Crit Care Med 152:838

Barnes PJ (1995) Nitric oxide and airway disease. Ann Med 27:389

Barnes PJ, Basbaum CB, Nadel JA, Roberts JM (1982) Localization of β-adrenoreceptors in mammalian lung by light microscopic autoradiography. Nature 299:444

Barnes PJ, Minette PA, MacLagan J (1988) Muscarinic receptor subtypes in lung. Trends Pharmacol Sci 9:412

Beaven MA, Cunhamelo JR (1988) Membrane phosphoinositide-activated signals in mast cells and basophils. Prog Allergy 42:123

Beaven MA, Metzger H (1993) Signal transduction by Fc receptors: the Fc epsilon RI case. Immunol Today 14:222

Beaumont I, Kauffmann HF, Sluiter HJ, Vries K de (1985) Sequential sample of fungal air spores inside and outside the homes of mould-sensitive, asthmatic patients: a search for a relationship to obstructive reactions. Ann Allergy 55:740–746

Benhamou M, Gutkind JS, Robbins KC, Siraganian RP (1990) Tyrosine phosphorylation coupled to IgE receptor-mediated signal transduction and histamine release. Proc Natl Acad Sci 87:5327

Berquist WE, Rachelefsky GS, Kadden M, Siegel SC, Katz RM, Fonkalsrud EM, Ament ME (1981) Gastroesophageal reflux associated recurrent pneumonia and chronic asthma in children. Pediatrics 68:29

Berridge MJ (1987) Inositol triphosphate and diadylglycerol: two interacting second messengers. Ann Rev Biochem 56:159

Berridge MJ, Irvine RF (1984) Inositol triphosphate, a novel second in cellular signal transduction. Nature 312:315

Bieber T, de la Salle H, Wollenberg A et al. (1992) Human epidermal Langerhans cells express the high affinity receptor for immunoglobulin E (Fc epsilon RI). J Exp Med 175:1285

Bierman CW, Spiro SG, Petheram I (1984) Characterization of the late response in exercise induced asthma. J Allergy Clin Immunol 74:701

Birnbaumer L, Brown AM (1990) G proteins and the mechanism of action of hormones, neurotransmitters, and autocrine and paracrine regulatory factors. Am Rev Respir Dis 141:S106

Birnbaumer L, Abramowitz J, Yatani A et al. (1990) Roles of G proteins in coupling of receptors to ionic channels an other effector systems. Biochem Mol Biol 25:225

Bloom JW, Baumgaertner-Folkerts C, Palmer JD, Yamamura HL, Halonen M (1988) A muscarine receptor subtype modulates vagally stimulated bronchial obstruction. J Appl Physiol 85:2144

Bock AS, Sampson HA (1993) Food hypersensitivity in infancy. In: Schatz M, Zeiger RS (eds) Asthma and allergy in pregnancy and early infancy. Dekker, New York Basel Hong Kong, p 463

Bonnefoy JY, Aubry JP, Gauchat JF, Graber P, Life P, Flores-Romo L, Mazzei G (1993) Receptors for IgE. Curr Opin Immunol 5:944

Bousquet J, Michel FB (1988) Food allergy and asthma. Ann Allergy 61:70

Bouvier M, Hausdorff WP, De Blasi A, O'Dowd BF, Koblika BK, Caron MG, Lefkowitz RJ (1988) Removal of phosphorylation sites from the β_2-adrenergic receptor delays onset of agonist-promoted desensitization. Nature 333:370

Bretz U, Martin U, Mazzoni L, Engel G, Reinert H (1982) Modulation des β-adrenergen Systems: mögliche Implikationen für die prophylaktische Wirkung von Ketotifen beim Asthma. Triangel 21:133

Broide DH, Eisman S, Ramsdell JW, Ferguson P, Schwartz LB, Wasserman ST (1990) Airway levels of mast cell-derived mediators in exercise-induced asthma. Am Rev Respir Dis 141:563

Brooks SM, McGowan K, Bernstein L, Altenau P, Peagler J (1979) Relationship between numbers of beta adrenergic receptors in lymphocytes and disease severity in asthma. J Allergy Clin Immunol 63:401

Brugman SM, Larsen GL, Henson PM, Honor J, Irvin C (1993) Increased lower airways responses associated with sinusitis in a reviewed model. Am Rev Respir Dis 157:314

Buckner CK, Ghanekar SV, Kays JS, Krell RD, Fishleder I, Will JA, Vann JM (1991) Pharmacological studies of tachykinin receptors mediating contraction of isolated airway smooth muscle. Ann New York Acad Sci 629:340

Burge PS (1983) Trigger factors in asthma. In: Clark TJH (ed) Steroids in asthma. Adis, Auckland New York London, p 61

Burton DR (1990) The conformation of antibodies. In: Metzger H (ed) Fc receptors and the action of antibodies. Am Soc Microbiol Washington, p 31

Bush RK, Busse WW, Flathery D, Warshauer D, Dick EC, Reed CE (1978) Effects of experimental rhinovirus 16 infection on airways and leukocyte function in normal subjects. Am Rev Respir Dis 115:783

Busse WW (1977) Decreased granulocyte response to isoproterenol in asthma during upper respiratory infections. Am Rev Resp Dis 115:783

Carswell H, Nahorski SR (1983) β-adrenoceptor heterogeneity in guinea-pig airways: comparison of functional and receptor labelling studies. Br J Pharmacol 79:965

Castells M (1997) Update on mast cells and mast cell precursors and hypersensitivity responses. Allergy Asthma Proc 18:287–292

Caughey GH (1989) Roles of mast cell tryptase and chymase in airway function. Am J Physiol 257:239

Chabra SK, Ojka KC (1998) Late asthmatic response in exercise-induced asthma. Ann Allergy 80:323

Chilvers ER, Nahorski SR (1990) Phosphoinositide metabolism in airway smooth muscle. Am Rev Respir Dis 141:137

Chiu P, Cook SJ, Small RC et al. (1993) Beta-adrenoceptor subtypes and the opening of plasmalemmal K(+)-channels in bovine trachealis muscle: studies of mechanical activity and ion fluxes. Br J Pharmacol 109 (4):1149

Chung KF, Evans TW, Graf PD, Nadel JA (1985) Modulation of cholinergic neutrotransmission in canine airways by thromboxanmimetic U 46619. Eur J Pharmacol 117:373

Cockcroft DW, Hargreave FE (1990) Airway hyperresponsiveness. Am Rev Respir Dis 142:497–500

Cohen SJ (1977) Psychological factors. In: Clark TJH, Godfrey S (eds) Asthma. Chapman & Hall, London, p 177

Coleridge JCG, Coleridge HM (1984) Afferent vagal C fibre innervation of the lung and airways and its functional significance. Rev Physiol Biochem Pharmacol 99:1

Corren J (1998) The impact of allergic rhinitis on bronchial asthma. J Allergy Clin Immunol 101:352

Corris PA, Dark JH (1993) Aetiology of asthma: lessons from lung transplantation. Lancet 341:1369

Crimi E, Spanevello A, Neri M, Ind PW, Rossi GA, Brusaco V (1998) Dissociation between airway inflammation and airway hyperresponsiveness in allergic asthma. Am J Respir Crit Care Med 157:4

Cypcar D, Stark J, Lemanske RF Jr (1992) The impact of respiratory infections on asthma. Pediatr Clin North Am 39:1259

Davis C, Kannan MS, Jonas TR, Daniel EE (1982) Control of human airway smooth muscle: in vitro studies. J Appl Physiol 53:1080

de Benedictis FM (1999) Rhinosinusitis and asthma. Epiphenomenon or causal association? Chest 115:551

Dessaint JP, Capron M, Capron A (1990) Immunoglobulin E-stimulated release of mediators from mononuclear phagocytes, eosinophils and platelets. In: Metzger (ed) Fc receptors and the action of antibodies. Am Soc Mikrobiol Washington, p 260

Dierks SE, Bartlett WC, Edmeades RL, Gould HJ, Rao M, Conrad DH (1993) The oligometric nature of the murine FceRII/CD23. J Immunol 150:2372

Dixon RAF, Kobilka BK, Strader DJ et al. (1986) Cloning of the gene and cDNA for mammalian β-adrenergic receptor and homology with rhodopsin. Nature 231:75

Drazen JM (1998) Leukotrienes as mediators of airwy obstruction. Am J Respir Crit Care Med 158:193

Dreborg S, Munir A, Einarsen R (1991) The level of Fel d I in school dust is sufficiently high to induce symptoms in asthmatics. J Allergy Clin Immunol 87(Abstract):169

Duff L, Platts-Mills TAE (1992) Allergens and asthma. Pediatr Clin North Amer 39:1277

Eglen RM, Reddy H, Watson N, Challiss RAJ (1994) Muscarinic acetylcholine receptor subtypes in smooth muscle. Trends Pharmacol Sci 15:114

Emala CW, Levine MA, Aryana A, Margolick JB, Hirshman CA (1995) Reduced adenylcyclase activation with no decrease in β-adrenergic receptors in basenji greyhound leukocytes: relevance to β-adrenergic responses in airway smooth muscle. J Allergy Clin Immunol 95:860

Empey DW, Laitinen LA, Jacobs L, Gold WM, Nadel JA (1976) Mechanisms of bronchial hyperreactivity in normal subjects after upper respiratory tract infections. Am Rev Respir Dis 113:131

Engel G (1981) Subclasses of β-adrenoceptors – a quantitative estimation of β_1 and β_2-adrenoceptors in guinea-pig and human lung. Postgard Med J (Suppl) 57:77

Folkerts G, Busse WW, Nigkamp FP, Sorkness R, Gern JE (1998) Virus induced airway hyperresponsiveness and asthma. Am J Respir Crit Care 157:1708

Fraenkel DJ, Bardin PG, Sanderson G, Lampe F, Johnston SL, Holgate ST (1995) Lower airways inflammation during rhinovirus colds in normal and in asthmatic subjects. Am J Respir Crit Care 151:879

Fraser CM, Venter JC (1980) The synthesis of β-adrenergic receptors in cultured human lung cells induced by glucocorticoids. Biochem Biophys Res Commun 94:390

Freed AN (1995) Models and mechanisms of exercise-induced asthma. Eur Respir J 8:327

French TM, Alexander F (1941) Psychogenic factors in bronchial asthma. Psychosom Med 4/1. Monograph

Frew AJ, Kay AB (1988) The relationship between infiltrating CD4+ lymphocytes, activated eosinophils and the magnitude of the allergen-induced late phase cutaneous reaction in man. J Immunol 141:4158

Frick OL (1983) Role of viral infections in asthma and allergy. Clin Rev Allery 1:5

Frick OL, Brooks DL (1983) Immunoglobuline E antibodies to pollens augmented in dogs by virus vaccines. Am J Vet Res 44:440

Frielle JW, Daniel KW, Caron MG, Lefkowitz RJ (1988) Structural basis of β-adrenergics receptor subtype specificity studied with chimeric β_1/β_2-adrenergic receptors. Proc Natl Acad Sci USA 85:9494

Frigas E, Loegering DA, Solley GO et al. (1981) Elevated levels of eosinophil granule major basic protein in the sputum of patients with bronchial asthma. Mayo Clin Proc 56:345

Frischer T, Kühr J, Meinert R, Karmaus W, Urbanek R (1993) Influence of maternal smoking on variability of peak expiratory flow rate in school children. Chest 104:1133

Fryer AD, Jacobi DB (1998) Muscarinic receptors and control of airway smooth muscle. Am J Respir Crit Care Med 158:154

Gerw JE, Gologan DM, Jarjour NN, Dick EC, Busse WW (1997) Detection of rhinovirus RNA in lower airway cells during experimentally induced infection. Am J Respir Crit Care 155:1159

Gleich GJ, Frigas E, Loegering DA (1975) Cytotoxic properties of eosinophil major basic protein. J Immunol 123:2925

Gleich GJ, Flavahan NA, Fujisawa T (1988) The eosinophil as a mediator of damage of respiratory epithelium. A model for bronchial hyperreactivity. J Allergy Clin Immunol 81:776

Godfrey S (1975) Exercise induced asthma – clinical, physiological and therapeutic implications. J Allerg Clin Immunol 56:1

Gortmaker SL, Klein I, Walker D, Jacobs FH, Ruch-Ross II (1982) Parental smoking and the risk of childhood asthma. AJPIH 72:574

Gounni AS, Lamkhioued B, Ochiai K et al. (1994) High-affinity IgE receptor on eosinophils is involved in defence against parasites. Nature 367:183

Grandordy BM, Frossard N, Rhoden KJ, Barnes PJ (1988) Tachykinine-induced phosphoinositide breakdown in airway smooth muscle and depithelium: relationship to contraction. Mol Pharmacol 33:515–519

Griese M, Reinhardt D (1996) Leukotrien-Blockade beim Asthma – ein neues antiinflammatorisches Therapieprinzip. Dtsch Med Wschr 121:845–851

Griese M, Körholz U, Körholz D, Seeger K, Wahn V, Reinhardt D (1988a) Density and agonist-promoted high and low affinity state of the β-adrenoceptor on human B- and T-cells. Eur J Clin Invest 18:213–217

Griese M, Kusenbach G, Lüsebrink K, Küster W, Roth B, Reinhardt D (1988b) Glukokortikoid receptors in mononuclear blood cells and their correlation to endogenous and exogenous corticoids in healthy and asthmatic children. Eur J Pediatr 147:490

Griese M, Sideropoulou O, Reinhardt D (1989) Impaired formation of the second messenger cAMP in mononuclear blood cells of children with pertussis. Pediatr Res 25:209

Griese M, Griese S, Reinhardt D (1990) Inhibitory effects of pertussis toxin on the cAMP generating system in human mononuclear leukocytes. Eur J Invest 20:317

Gross NJ, Skorodin MS (1984) Anticholinergic, antimuscarine bronchodilators. Am Rev Respir Dis 129:856

Gustafsson PA, Björksten B, Kjellman NIM (1994) Family dysfunction in asthma: a prospective study of illness development. J Pediatr 125:493

Guz A, Trenchard DW (1971) Pulmonary stretch receptor activity in man: a comparison with dog and cat. J Physiol 213:329

Hahn ML (1988) Rolle nervöser und neurohumoraler Mechanismen bei Atemwegsentzündung und Hyperreagibilität. In: Schultze-Werninghaus G, Debelic M (Hrsg) Asthma. Springer, Berlin Heidelberg New York Tokyo, S 96

Hall JP, Hill SJ (1988) β-Adrenoceptor stimulation inhibits histamine-stimulated inositol phospholipid hydrolysis in bovine tracheal smooth muscle. Br J Pharmacol 95:1204

Hall JP, Wheatley A, Wilding P, Ligett SB (1995) Association of Glu β_2-adrenoceptor polymorphism with lower airway reactivity in asthmatic subjects. Lancet 345:1213

Hanley SP (1981) Asthma variation with menstruation. Br J Dis Chest 75:306

Hildebrandt JD, Codima J, Risinger R, Birnbaumer L (1984) Identification of a gamma subunit associated with the adenylcyclase regulatory protein N_S and N_i. J Biol Chem 259:2039

Hill DJ, Firer MA, Skelton MJ, Hosking CS (1986) Manifestations of milk allergy in infancy: clinical and immunological findings. J Pediatr 109:270

Hoover GE, Newman LJ, Platts-Mills TAE, Phillips D, Gross CW, Wheatley LM (1997) Chronic sinusitis; risk factors for extensive disease. J Allergy Clin Immunol 100:185

Hopp RJ, Bewzra AK, Nair NM, Briven RE, Townley RG (1985) The effect of age on metacholine response. J Allergy Clin Immunol 76:609

Hopp RJ, Townley RG, Biven RE, Bewzra AK, Nair NM (1990) The presence of airway reactivity before the development of asthma. Am Rev Respir Dis 141:2

Horn MEC, Reed SE, Taylor P (1979) Role of viruses and bacteria in acute wheezy bronchitis in childhood: a study of sputum. Arch Dis Child 54:587

Hudgel DW, Langston L Jr, Selner JC, McIntosh K (1979) Viral and bacterial infections in adults with chronic asthma. Am Rev Respir Dis 120:393

Hughes DM, Spier S, Rivlin J, Levison H (1983) Gastroesophageal reflux during sleep in asthmatic patients. J Pediatr 102:666

Humbert M, Durham SR, Ying S et al. (1996) IL-4 and IL-5 mRNA and protein in bronchial biopsies from patients with atopic and nonatopic asthma: evidence „intrinsic" asthma being a distinct immunopathologic entity. Am J Respir Crit Care Med 154:1497

Ind PW, Dixon CMS, Fuller RW, Barnes PJ (1989) Anticholinergic blockade of beta-blocker induced bronchoconstriction. Am Rev Respir Dis 139:1390

Ishizaka K (1984) Regulation of IgE synthesis. Ann Rev Immunol 2:159

Ishizaka K, Ishizaka T (1968) Induction of erythema-wheal reactions by soluble antigen-gamma E antibody complexes in human. J Immunol 101:68

Jacoby DB, Tamaoki J, Bornson DB, Nadel JA (1988) Influenza infection causes airway hyperresponsiveness by decreasing encepolinose. J Appl Physiol 64:2653

Jameway CA, Trewer P (eds) (1997) Immunobiology, 3rd edn. Livingston

Johnson M (1998) The β-adrenoceptor. Am J Respir Crit Care 158:146

Jones RS, Buston MH, Wharton MJ (1962) The effect of exercise on ventilatory function in the child with asthma. Br J Dis Chest 56:78

Juniper EF, Daniel EE, Roberts RS, Kline PA, Hargreave FE, Newhouse MT (1989) Improvement in airway responsiveness and asthma severity during pregnancy. A prospective study. Am Rev Despir Dis 140:924

Kariman K, Lefkowitz RJ (1977) Decreased β-adrenergic receptor binding in lymphocytes from patients with bronchial asthma. Clin Res 25:503

Kashani JH, König P, Sheppard JA, Wefley D, Morris DA (1988) Psychopathology and self-concept in asthmatic children. J Pediatr Psychol 13:509

Kaufman J, Right GW (1969) Biofact of nasopharyngial irritation and aeroresistance in man. Am Rev Respir Dis 100:626

Kaumann AJ, Lemoine H (1987) β_2-adrenoceptor-mediated positive inotropic effect of adrenaline in human ventricular myocardium. Quantitative discrepancies with binding and adenylate cyclase stimulation. Naunyn-Schmiedeberg's Arch Pharmacol 335:403

Kim SP, Ferrara A, Chess S (1980) Temperament of asthmatic children. J Pediatr 97:483

King NJ (1980) The behavioral management of asthma and asthma-related problems in children: a critical review of the literature. J Behav Med 3:169

Kirkpatrick CH, Keller C (1967) Impaired responsiveness to epinephrine in asthma. Am Rev Respir Dis 96:962

Kjellen G, Tibbling L, Wranne B (1981) Effect of conservative treatment of oesophageal dysfunction on bronchial asthma. Eur J Respir Dis 62:190

Kneussl MP, Richardson JB (1978) Alpha-adrenergic receptors in human and canine tracheal and bronchial smooth muscle. J Appl Physiol 45:307

Koblika BK, Koblika TS, Daniel K, Regan JW, Caron MG, Lefkowitz (1988) Chimeric α_2-, β_2-adrenergic receptors: delineation of domains involved in effector coupling and ligand binding specificity. Science 240:1310

Koenig JA, Edwardson JM (1997) Endocytosis and recycling of G protein-coupled receptors. Trends Pharmacol Sci 18:276–287

König P, Godfrey S (1973) Prevalence of exercise-induced bronchial lability in families of children with asthma. Arch Dis Child 48:513

Kraemer R (1993) Practical interest in the detection of functional abnormalities in infants and children with lung disease. Eur J Pediatr 152:382

Küster H, Thompson H, Kinet JP (1990) Characterization and expression of the gene for the human Fc receptor gamma subunit. Definition of a new gene family. J Biol Chem 265:6448

Küster H, Zhang L, Brini AT, MacGlashan DW, Kinet JP (1992) The gene and cDNA for the human high affinity immunoglobulin E receptor beta chain and expression of the complete human receptor. J Biol Chem 267:12782

Lands AM, Arnold A, McAuliff JP, Luduena FP, Brown IJ Jr (1967) Differention of receptor systems activated by sympathomimetic amines. Nature 214:597

Lanz MJ, Leung DYM, White CW (1999) Comparison of exhaled nitric oxide to spirometry during emergency treatment of asthma exacerbations with glucocorticoids in children. Ann Allergy, Asthma Immunol 82:161

Lau S, Falkenhorst G, Weber A (1989) High mite-allergen exposure increases the risk of sensitization in atopic children and young adults. J Allergy Clin Immunol 84:718

Le Coniat M, Kinet JP, Berger R (1990) The human genes for the alpha and gamma subunits of the mast cell receptor for immunoglobulin E are located on human chromosome band 1q23. Immunogenetics 32:183

Lefkowitz RJ (1993) G-protein-coupled receptors: turned on to ill effect. Nature 365:603

Lefkowitz RJ (1995) Clinical implications of basis research. G-protein in medicine. N Engl J Med 32:186

Lefkowitz RJ, Koblika K, Caron MG (1989) The new biology of drug receptors. Biochem Pharmacol 38:2941

Lefkowitz RJ, Cotecchia S, Samaama P, Costa T (1993) Constitutive activity of receptors coupled to guanine nucleotide regulatory proteins. TIPS 14:303

Lemanske RF, Dick EC, Swenson CA, Vortis RF, Busse WW (1989) Rhinovirus upper respiratory infection increases airway reactivity in late asthmatic reactions. J Clin Invest 83:1

Lemoine H (1990) β-Rezeptorsubtypen: Funktionelle Aspekte der Wirkung von Adrenalin und Noradrenalin über adrenerge Rezeptoren des Herzens und des Trachealmuskels von Tier und Mensch. Haag & Herchen, Frankfurt/Main

Lemoine H, Overlack C (1992) Highly potent β_2-sympathomimetics convert to less potent partial agonists as relaxants of guinea-pig tracheae maximally contracted by carbachol. Comparison of relaxation with receptor binding. J Pharmacol Exp Ther 261:258

Lemoine H, Pohl V, Teng KJ (1988a) Serotonin stimulates phosphatidylinositol hydrolysis only through the R-state of allosterically regulated 5-HT$_2$ receptors in calf tracheal smooth muscle. Naunyn-Schmiedeberg's Arch Pharmacol 337:R 103

Lemoine H, Schönell H, Kaumman AJ (1988b) Contribution of β_1- and β_2-adrenoceptors of human atrium and ventricle to the effects of noradrenaline and adrenaline as assessed with (–)-atenolol. Br J Pharmacol 95:55

Lemoine H, Novotny GEK, Kaumann AJ (1989) Neuronally released (–)-noradrenaline relaxes smooth muscle of calf trachea mainly through β_2-adrenoceptors: comparison with (–)-adrenaline and relation to adenylate cyclase stimulation. Naunyn-Schmiedeberg's Arch Pharmacol 339:85

Lemoine H, Overlack C, Köhl A, Worth H, Reinhardt D (1992) Formoterol, fenoterol and salbutamol as partial agonists for relaxation of maximally contracted guinea-pig tracheae. Comparison of relaxation with receptor binding. Lung 170:163

Lemoine H, Worth H, Reinhardt D (1993) Pharmakologische Charakterisierung von Formoterol im Vergleich zu Isoproterenol, Fenoterol und Salbutamol an Trachealmuskelstreifen und Lungenmembranen des Meerschweinchens. Pneumologie 47:303

Lemoine H, Schauerte K, Reinhardt D, Worth H (1994) Estimation of the affinity of formoterol, fenoterol and salbutamol by radioligand binding to purified membranes of human lung. Eur Respir J 7:235 s

Lewin B (1987) Genes III. Wileyons, New York, p 641

Linder ME, Gilman AG (1992) G proteins. Sci Am 267:56–61, 64–65

Lohse MJ, Lefkowitz RF, Caron MG, Benovic JL (1989) Inhibition of β_2-adrenergic receptor kinase prevents rapid homologous desensitization of β_2-adrenergic receptors. Proc Natl Acad Sci USA 86:3011

Lohse MJ, Benovic JL, Caron MG, Lefkowitz RJ (1990) Multiple pathways of rapid beta$_2$-adrenergic receptor desensitization. J Biol Chem 265:3202–3209

Lundberg JM, Saria A, Lundblad L et al. (1987) Bioactive peptides in capsaicin-sensitive C-fiber afferents of the airways: functional and pathophysiological implications. In: Kaliner MA, Barnes PJ (eds) The airways; neural control in health and disease. Dekker, New York, p 417

Lusk RP (ed) (1992) Pediatric sinusitis. Raven,

MacDermot J, Fuller RW (1988) Macrophages. In: Barnes PJ, Roger IW, Thomsen NC (eds) Asthma: Basic mechanisms and clinical management. Academic Press, London New York, p 97

Macek V, Sorei J, Kopriva S, Marin J (1994) Persistent adenoviral infection and chronic airway obstruction in children. Am J Respir Crit Care Med 150:7

Magnussen H (1988) Die Überempfindlichkeit der Atemwege gegen pharmakologische, allergene, physikalische und osmotische Reize. In: Schultze-Werninghaus G, Debelic M (Hrsg) Asthma. Springer, Berlin Heidelberg New York Tokyo, S 138

Mariani G, Strober W (1990) Immunoglobulin metabolism. In: Metzger H (ed) Fc receptors and the action of antibodies. Am Soc Microbiol, Washington, p 94

Mattson A (1975) Psychological aspects of childhood asthma. Pediatr Clin North Am 22:77

Maurer D, Fiebiger E, Reininger B et al. (1994) Expression of functional high affinity immunoglobulin E receptors (Fc epsilon RI) on monocytes of atopic individuals. J Exp Med 179:745

McFadden ER Jr, Gilbert IA (1994) Exercise induced asthma. New Engl J Med 330:1362

McFadden ER Jr, Lenner KA, Strohl KP (1986) Postexertional airway rewarning and thermally induced asthma: new insights into pathophysiology and possible pathogenesis. J Clin Invest 78:18

McIntosh K, Ellis EF, Hoffman LS, Lybass TG, Eller JJ, Fulginiti VA (1973) The association of viral and bacterial respiratory infections with exacerbations of wheezing in young asthmatic children. J Pediatr 82:578

McLean JA, Ching AYT (1973) Follow-up study of relationship between family situation, bronchial asthma and personal adjustment in children. J Am Acad Child Psychiatry 12:142

Meltzer SB, Hovell MF, Meltzer EO, Atkins CJ, Peyster A de (1993) Reduction of secondary smoke exposure in asthmatic children: parent counseling. J Asthma 30:391

Metzger H (ed) (1990a) Fc receptors and the action of antibodies. Am Soc Microbiol, Washington

Metzger H (1990b) General aspects of antibody structure and function. In: Metzger H (ed) Fc receptors and the action of antibodies. Am Soc Micriobiol Washington, p 7

Metzger H (1992a) The receptor with high affinity for IgE. Immunol Rev 125:37–48

Metzger H (1992b) Transmembrane signaling: the joy of aggregation. J Immunol 149:1477–1487

Michell RH (1975) Inositol phospholipids and cell surface receptor function. Biochim Biophys Acta 415:81

Minneman KP, Johnson RD (1984) Characterization of alpha-$_1$ adrenergic receptors linked to ^{3}H-inositol metabolism in rat cerebral cortex. J Pharmacol Exp Ther 230:317

Minette PAG, Lammers J, Dixon CMS, McCusker MT, Barnes JA (1989) A muscarine agonist inhibits reflex bronchoconstriction in normal but not in asthmatic subjects. J App Physiol 67:2461

Minor TE, Baker JW, Dick EC, De Meo AN, Quellette JJ, Cohen M, Reed CE (1974) Greater frequency of viral respiratory infections in asthmatic children as compared with their non-asthmatic silbings. J Pediatr 85:472

Minor TE, Dick EC, Baker JW, Quellette JJ, Cohen M, Reed CE (1976) Rhinovirus and influenza type A infections as precipitants of asthma. Am Rev Respir Dis 113:148

Minuchin S (1977) Families and family therapy. Harvard University Press, Cambridge

Mochizuki H, Shigeta M, Kato M, Maeda S, Shimizu T, Murokawa A (1995) Age-related changes in bronchial hyperactivity to metacholine in asthmatic children. Am J Respir Crit Care Med 152:900

Murray A, Ferguson A (1983) Dust-free bedrooms in the treatment of asthmatic children with house dust or house dust mite allergy: a controlled trial. Pediatrics 71:418

Murray AB, Morrison BJ (1993a) The decrease in severity of asthma in children of parents who smoke since the parents have been exposing them to less cigarette smoke. J Allergy Clin Immunol 91:102–110

Mygind N (1986) Essential allergy, Blackwell, St. Louis

Nadel JA, Barnes BJ (1984) Autonomic regulation of the airways. Ann Rev Med 35:451–467

Nadel JA, Busse WA (1998) Asthma. Am J Respir Crit Care 157:130

Nahorski SR, Barnett DB (1986) Biochemical assessment of adrenoceptor function and regulation: new directions and clinical relevance. Clin Science 63:97–105

National Heart, Lung and Blood Institute. National asthma education program. Expert panel report (1991) Guidelines for the diagnosis and management of asthma. J Allergy Clin Immunol 88:425–534

Neuhaus EC (1958) A personality study of asthmatic and cardiac children. Psychosom Med 20:181

Novembre E, Martino M de, Vierucci A (1988) Foods and respiratory allergy. J Allergy Clin Immunol 81:1059

Ogawa M, Nakahata T, Leary AG, Sterk AR, Ishizaka K, Ishizaka T (1983) Suspension culture of human mast cells/basophils from umbilical cord blood mononuclear cells. Immunol 80:4494–4498

Overlack C (1994) Funktionelle Charakterisierung neu entwickelter und etablierter β_2-Sympathomimetika als partielle Agonisten trachealer und kardialer β_2-Rezeptoren. Dissertation Heinrich-Heine-Universität Düsseldorf

Paolini R, Jouvin MH, Kinet JP (1991) Phosphorylation and desphosphorylation of the high-affinity receptor for immunoglobulin E immediately after receptor engagement and disengagement. Nature 353:855

Pavia D, Bateman JRM, Clarke SW (1980) Deposition and clearance of inhaled particles. Bull Eur Physiopath Resp 16:335

Persson CGA, Erjefält I, Grega GJ, Svensjö E (1982) The role of β-receptor agonists in the inhibition of pulmonary edema. In: Malik AB, Staub NC (eds) Lung microvascular injury. Ann NY Acad Sci 384:544

Philips YY, Jaeger JJ, Laube BL, Rosenthal RR (1985) Eucapnic voluntary hyperventilation of compressed gas mixture: a simple system for bronchial challenge by respiratory heat loss. Am Rev Respir Dis 131:31

Pinkerton P (1971) Childhood asthma. Br J Hops Med 6:331

Pippig S, Andexinger S, Lohse MJ (1995) Sequestration and recycling of beta$_2$-adrenergic receptors permit receptor resensitization. Mol Pharmacol 47:666–676

Plaut M, Pierce JH, Watson CJ, Hanley-Hyde J, Nordan RP, Paul WE (1989) Mast cell lines produce lymphokines in response to cross-linkage of FceRI or to calcium ionophores. Nature 339:64

Plummer AL (1979) The development of drug tolerance to beta$_2$-adrenergic agents. Chest 73:949

Poppius H, Muittari A, Kreus K-E, Korhonen O, Viljanen A (1970) Exercise asthma and disodium cromoglycate. Br MedJ 4:337

Prausnitz C, Küstner H (1921) Studien über die Überempfindlichkeit. Zentralbl Bakteriol 86:160

Rachelefsky GS, Katz RM, Siegel SC (1984) Chronic sinus disease with associated reactive airway disease in children. Pediatrics 73:526

Rackeman FM, Edwards MC (1952) Asthma in children: A follow-up study of 688 patients after an intervall of twenty years. N Engl Med 246:815

Rasmussen H (1986) The calcium messenger system. New Eng J Med 314:1164

Rasmussen H, Kelley G, Douglas J (1990) Interactions between Ca^{++} and cAMP messenger system in regulation of airway smooth muscle contraction. Am J Physiol 258:L279

Ravetch JV, Kinet JP (1991) Fc receptors. Ann Rev Immunol 9:457–492

Reed CE (1968) Beta-adrenergic blockade, bronchial asthma and atopy. J Allergy Clin Immunol 42:238

Reed CE (1974) Abnormal autonomic mechanisms in asthma. J Allergy Clin Immunol 53:34

Rees L (1963) The significance of parental attitudes in childhood asthma. J Psychosom Res 7:181

Regan JW, Koblika TS, Yang-Feng TL, Caron MG, Lefkowitz RJ, Koblika BK (1988) Cloning and expression of a human kidney CDNA for an α-adrenergic receptor subtype. Proc Natl Acad Sci USA 85:6301

Reinhardt D (1985) Asthma bronchiale im Kindesalter. Springer, Berlin Heidelberg New York Tokyo

Reinhardt D, Nagel M, Stemmann EA, Wegner F (1980) Catecholamines and cyclic AMP in allergic and exercise induced asthma of childhood. Eur J Pediatr 134:45

Reinhardt D, Becker B, Nage-Hiemke M, Schiffer R, Zehmisch T (1983) Influence of beta-receptor-agonists and glucorticoids on alpha- and beta-adrenoreceptors of isolated blood cells from asthmatic children. Pediatr Pharmacol 3:293

Reinhardt D, Zehmisch T, Becker B, Nagel-Hiemke M (1984) Age dependency of alpha- and beta-adrenoceptors on thrombocytes of asthmatic and nonasthmatic children. Eur J Pediatr 142:111

Reinhardt D, Griese M, Morgenroth K (1987) Beziehung zwischen Infektionen und Allergien bei obstruktiven Atemwegserkrankungen im Kindesalter. Monatsschr Kinderheilkd 135:615–621

Rhoden KJ, Meldrum LA, Barnes PJ (1988) Inhibition of cholinergic neurotransmission in human airways by β_2-adrenoceptors. J Appl Physiol 65:700

Richards W, Roth RM, Church JA (1991) Underdiagnosis and undertreatment of chronic sinusitis in children. Clin Pediatr 30:88

Richardson JB (1979) Nerve supply to the lungs. Am Rev Respir Dis 119:785

Rodger KO (1986) Calcium ions and contractions of airway smooth muscle. In: Kay AB (ed) Asthma. Blackwell, Oxford London Edinburgh Boston Palo Alto Melbourne, p 114

Roitt LM (1993) Leitfaden der Immunologie, 4. Aufl. Blackwell, St. Louis

Roldaan AC, Masural N (1982) Viral respiratory infections in asthmatic children staying in a mountain resort. Eur J Respir Dis 63:140

Rosefeldt H (1982) Asthma bronchiale im Kindesalter. Psychosomatische Aspekte. Z Allg Med 58:180

Rossing TH, Weis JW, Breslin FJ, Ingram RH, McFadden ER Jr (1982) Effects of inhaled sympathomimetics on obstructive response to respiratory heat loss. J Appl Physiol 52:1119

Rubinstein I, Levison H, Slutsky AS (1987) Immediate and delayed bronchoconstriction after exercise in patients with asthma. N Engl Med 317:482

Rugg EL, Barnes DB, Nahorski SR (1978) Coexistence of β_2-adrenoceptors in mammilan lung: evidence from direct binding studies. Mol Pharmacol 14:996

Said SI (1982) Vasoactive peptides in the lung, with special reference to vasoactive intestinal peptide. Exp Lung Res 3:343

Sanchez Mejorada G, Rosales C (1998) Signal transduction by immunoglobulin Fc receptors. J Leuk Biol 63:521–533

Sandford AJ, Shirakawa T, Moffat MF et al. (1993) Localisation of atopy and the subunit of high-affinity IgE receptor (FceRI) on chromosome 11q. Lancet 341:332

Scheid CR, Honeyman TW, Fay FS (1979) Mechanism of β-adrenergic relaxation of smooth muscle. Nature 227:32

Scheinmann P, Pedersen S, Warner JO, Blic J de (1998) Methods for assessment of airway inflammation: paediatrics. Eur Respir J 11:Suppl 26

Schultz G, Rosenthal W (1985) Prinzipien der transmembranären Signalumsetzung bei der Wirkung von Hormonen und Neurotransmittern. Arzneim Forsch 35:1879

Schuster A, Kozlik R, Reinhardt D (1991) Influence of short- and long-term inhalation of salbutamol on lung function and β_2-adrenoceptors of mononuclear blood cells (MNC) in asthmatic children. Eur J Pediatr 150:209

Schuster A, Hofmann A, Reinhardt D (1993) Does pertussis infection induce manifestation of allergy? Clin Investing 71:208

Schwartz LB, Huff TF (1991) Mast cells. In: Crystal RG (ed) The lung scientific foundations. Raven, New York, p 601

Schwarze J, Hamelmann E, Bradley KL, Takeda K, Gelfand EW (1997) Respiratory syncytial virus infection results in airway hyperresponsiveness and enhanced airway sensitization to allergen. J Clin Invest 100:226

Schweisfurth H (1994) Umweltschadstoff Ozon. Dtsch Med Wschr 119:351

Shaheen SO, Aaby P, Hall AJ, Barker DJP, Heyes CB, Shiell AW, Goudiaby A (1996) Measles and atopy in Guinea-Bissau. Lancet 347:1792

Sheller JR, Holtzman MJ, Skoogh BE, Nadel JA (1982) Interaction of serotonin with vagal and acetylcholine-induced bronchoconstriction in canine lungs. J Appl Physiol 52:964

Sheppard D, Eschenbacher WL (1984) Respiratory water loss as a stimulus to exercise-induced bronchoconstriction. J Allergy Clin Immunol 3:640

Shirakawa T, Enomoto T, Shamizu S, Hopkin JM (1997) The inverse association between tuberculin responses and atopic disorders. Science 275:77

Sibley DR, Benovic JL, Caron MG, Lefkowitz RJ (1988) Phosphorylation of cell surface receptors: a mechanism for regulating signal transduction pathways. Endocr Rev 9:38

Simister NE (1990) Transport of monomeric antibodies across epithelia. In: Metzger (ed) Fc receptors and action of antibodies. Am Soc Microbiol, Washington, p 57

Simonsson BG, Svedmyr N, Skoogh BE, Andersson R, Bergh NP (1972) In vivo and in vitro studies on alpha-receptors in human airways. Potentiation with bacterial endotoxin. Scand J Resp Dis 53:227

Slavin RG (1998) Complications of allergic rhinitis: implications for sinusitis and asthma. J Allergy Clin Immunol 101:S357

Smith MJ (1994) Asthma and atopy as diseases of unknown cause. A viral hypothesis possibly explaining the epidemiologic association of the atopic diseases and various forms of asthma. Annals Allergy 72:156

Spector SL, Wangaard CH, Farr RS (1979) Aspirin and concomitant idiosyncrasies in adult asthmatic patients. J Allergy Clin Immunol 64:500

Sporik R, Holgate ST, Platts-Mills TAE (1990) Exposure to house dust mite allergen (Der pI) and the development of asthma in childhood: A prospective study. N Engl J Med 323:502

Stark JM, Tosi MF (1991) Use of a microtiter assay to demonstrate enhanced neutrophil adhesion to human airway epithelial cells. Am Rev Respir Dis 143:A43

Staudenmayer H (1981) Parental anxiety and other phsychosocial factors associated with childhood asthma. J Chronic Dis 34:627

Staudenmayer H (1982) Medical manageability and psychosocial factors in childhood asthma. J Chronic Dis 35:83

Steinhausen HC (1984) Chronisch kranke Kinder. In: Steinhausen HC (Hrsg) Risikokinder. Kohlhammer, Stuttgart Köln Berlin Mainz

Steinhausen HC (1993) Allergie und Psyche. Monatschr Kinderheilkd 141:285

Steinhausen HC, Stephan H, Schindler-Lembenz HP (1983) Vergleichende Studie zur Psychopathologie bei Asthma bronchiale und cystischer Fibrose. Monatsschr Kinderheilkd 131:145

Stempel DA, Clyde WA Jr, Henderson FW, Collier AM (1980) Serum IgE levels and the clinical expression of respiratory illnesses. J Pediatr 97:185

Sterzel U (1977) Empirische Untersuchung über Zusammenhänge zwischen somatischen und psychischen Variablen beim Asthma bronchiale im Kindesalter. Inaugural Dissertation, Universität Düsseldorf

Stuart-Smith K, Vanhoutte PM (1988) Arachidonic acid evokes epithelium-dependent relaxations in canine airways. J Appl Physiol 65:2170

Suoniemi I, Björkstein F, Haahtela T (1981) Dependence of immediate hypersensitivity in the adolescent period on factors encountered in infancy. Allergy 36:263

Sutton BJ, Gould HJ (1993) The human IgE-network. Nature 366:421

Svedmyr N (1993) β_2-adrenoceptor agonists-potential problems: „development of tachyphylaxis". Monaldi Arch Chest Dis 48:254

Szczeklik A, Gryglewski RJ (1983) Asthma and antiinflammatory drugs: Mechanisms and clinical patterns. Drugs 25:533

Szentivanyi A (1968) The beta adrenergic theory of the atopic abnormality in bronchial asthma. J Allergy 42:203

Szentivanyi A (1980) The radioligand binding approach in the study of lymphocytic adrenoceptors and the constitutional basis of atopic. J Allergy Clin Immunol 65:5

Szentivanyi A (1993) Adrenergic regulation. In: Weiss EB, Stein M (eds) Bronchial asthma. Little Brown, Boston Toronto London, p 165

Szepetowski P, Gaudray P (1994) FCER1B, a candidate gene for atopy is located in 11q13 between CD20 and TCN1. Genomics 19:399

Tager IB (1990) Epidemiology of respiratory infections in the development of airway hyperreactivity. Semin Respir Med 11:297

Takuwa Y, Kelley G, Takuwa N, Rasmussen H (1988) Protein phosphorylation changes in bovine catorid artery smooth muscle during contraction and relaxation. Mol Cell Endocrinol 60:71

Tashkin DP, Conolly ME, Deutsch RJ (1982) Subsensitization of beta-adrenoceptors in airways and lymphocytes of healthy and asthmatic subjects. Am Rev Respir Dis 125:185

Taylor SM, Pare PD, Schellenberg R (1984) Cholinergic and nonadrenergic mechanisms in human and guinea pig airway. J Appl Physiol 56:958

Teschemacher A, Lemoine H (1998) β_2-Adrenoceptor desensitization in tracheal smooth muscle cells induced by long- and short-acting β_2-sympathomimetics. XIII. International Congress of Pharmacology. Munic

Tosi MF, Stark JM, Hamedani A (1991) Neutrophil adhesion to human airway epithelium: role of epithelial ICAM-1 in cells infected with respiratory viruses or treated with IL-1 or TNF. Pediatr Pulmonol 6 (Suppl):301

Umetsu DT, DeKruyff RH (1997) Th1 and Th2 CD4+ cells in the pathogenesis of allergic diseases. Proc Soc Exp Biol Med 215:11–20

Vanhoutte PM (1989) Epithelium-derived relaxing factor and bronchial reactivity. J Allergy Clin Immunol 83:855

Vauquelin G (1994) Molekularpharmakologie von adrenergen Rezeptoren. Astra Chemicals GmbH Nr. 16

Vauquelin G, Geynet P, Hanoune J, Strosberg AD (1977) Isolation of adenylate cyclase free, β-adrenergic from turkey erythrocyte membranes by affinity chromatography. Proc Natl Acad Sci USA 74:3710–3714

Vedanthan PK, Menon MM, Bell TD, Bergin D (1977) Aspirin and tartrazine oral challenge-incidence of adverse response in chronic childhood asthma. J Allergy Clin Immunol 60:8

Walker C, Bode E, Boer L, Hansel TT, Blaser K, Virchow JC (1992) Allergic and nonallergic asthmatics have distinct patterns of T-cell activation and cytokine production in peripheral blood and bronchoalveolar lavage. Am Rev Respir Dis 146:109

Walters EH, O'Byrne PM, Fabbri LM, Graf PD, Holzmann MJ, Nadel JA (1984) Control of neurotransmission by prostaglandins in canine trachealis smooth muscle. J Appl Physiol 57:129

Wang B, Rieger A, Kilgus O et al. (1992) Epidermal Langerhans cells from normal human skin bind monomeric IgE via Fc epsilon RI. J Exp Med 175:1353

Wardlaw AJ, Dunnette S, Gleich GJ, Collins JV, Kay AB (1988) Eosinophils and mast cells in bronchoalveolar lavage in subjects with mild asthma: relationship to bronchile hyperreactivity. Am Rev Respir Dis 137:62

Warner JO (1998) Bronchial hyperresponsiveness, atopy, airway inflammation and asthma. Pediatr Allergy Immunol 9:56

Watson JD, Hopkins NH, Roberts JW, Steitz JA, Weiner AM (1987) Molecular biology of the gene, 4. Aufl. Cummings , Menlo Park, p 832

Wegner CD, Gundel RH, Reilly P (1990) Intercellular adhesion molecule-1 (ICAM-1) in the pathogenesis of asthma. Science 247:456

Welliver RC (1983) Viral infections and obstructive airway disease in early life. Pediatr Clin North Am 30:819

Welliver RC, Duffy L (1993) The relationship of RSV-specific immunglobulin E antibody responses in infancy, recurrent wheezing and pulmonary function at age 7–8 years. Pediatr Pulmonol 15:19

Welliver RC, Kaul TN, Ogra PL (1980) The appearance of cellbound IgE in respiratory-tract epithelium after respiratory syncytial virus infection. N Engl Med 303:1198

Welliver RC, Wong DT, Middleton E Jr, Sun M, McCarthy N, Ogra PL (1982) Role of parainfluenza virus-specific IgE in pathogenesis of croup and wheezing subsequent to infection. J Pediatr 101:889

Wess J (1993) Molecular basis of muscarinic acetylcholine receptor function. Trends Pharmacol Sci 14:308

Widdicombe JG, Karlsson JA, Barnes PJ (1990) Cholinergic mechanisms in bronchial hyperresponsiveness and asthma. In: Kaliner MA, Barnes JA, Persson CGA (eds) Asthma and bronchial hyperresponsiveness: pathogenesis and treatment. Dekker, New York

Williams H, McNicol KN (1969) Prevalence, natural history and relationship of wheezy bronchitis and asthma in children. An epidemiological study. Br Med J 4:321

Williams LT, Snyderman R, Lefkowitz RJ (1976) Identification of beta-adrenergic receptors in human lymphocytes by (−)(^{3}H)-alprenolol binding. J Clin Invest 57:149

Wood R, Chapman M, Atkinson N (1989) The effect of cat removal on allergen content in household dust samples. J Allergy Clin Immunol 83:730

Yang CM, Chou SP, Sung TC (1991) Muscarinic receptor subtypes coupled to generation of different second messengers in isolated tracheal smooth muscle cells. Br J Pharmacol 104:613

Yatani A, Codina J, Brown AM, Birnbaumer L (1987) Direct activation of mammalian atrial muscarinic potassium channels by GTP regulatory protein G_k. Science 235:207

Zaagsma J, Roffel AF, Meurs H (1997) Muscarinic control of airway function. Life sciences 60:1061–1068

Zastrow von M, Kobilka BK (1992) Ligand-regulated internalization and recycling of human beta$_2$-adrenergic receptors between the plasma membrane and endosomes containing transferrin receptors. J Biol Chem 267:3530–3538

Zawadski DK, Lenner KA, McFadden ER Jr (1988) Re-examination of the late asthmatic response to exercise. Am Rev Respir Dis 137:837

Zhang S, Smartt H, Holgate T, Roche WR (1999) Growth factors secreted by bronchial epithelial cells control myofibroblast proliferation: an in vitro co-culture model of airway remodeling in asthma. Lab Invest 79:395

Zink S, Rösen P, Sackmann B, Lemoine H (1993) Regulation of endothelial permeability by β-adrenoceptor agonists: contribution of β_1- and β_2-adrenoceptors. Biochim Biophys Acta 1178:286

Zink S, Rösen P, Lemoine H (1995) Comparison of micro- and macrovascular endothelial cells (BREC and BAEC) in β-adrenergic regulation of transendothelial permeability. Am J Physiol 269:C1209

KAPITEL 4

Klinische Erscheinungsformen 4

4.1 Asthma im symptomfreien Intervall,
intermittierendes und chronisches Asthma 134

4.2 Status asthmaticus 137

Literatur 142

4.1
Asthma im symptomfreien Intervall, intermittierendes und chronisches Asthma

Klinisch wird das Asthma bronchiale im Kindesalter durch das Wechselspiel zwischen Exazerbation und Remission von Atemwegsobstruktionen bestimmt. Die Charakterisierung des Asthmas als eine episodische Atemwegsobstruktion läßt jedoch unberücksichtigt, daß die Rückkehr zum „Normalen" zwischen den Asthmaanfällen eher die Ausnahme als die Regel ist. Meist persistieren bei unbehandeltem oder nicht ausreichend behandeltem Asthma im symptomfreien Intervall eine leichte Obstruktion, eine Überblähung der Lungen und eine Veränderung des Atemgasaustausches (Cade u. Pain 1973). Ausdruck dieser permanenten Veränderungen ist die chronisch eosinophile Entzündung und das hyperreagible Bronchialsystem, das auch im symptomfreien Intervall auf spezifische Reize, wie Allergeninhalationen, oder auf unspezifische Reize wie Histamin- und Metacholininhalationen, körperliche Anstrengung, Kälte usw., mit einer Bronchokonstriktion reagieren kann.

Biochemisch bzw. immunologisch verursachen im Prinzip 3 *Phasen* das Bild der akuten oder persistierenden Obstruktion: die Sofortphase, die verzögerte Phase und die chronische Phase.

■ **Sofortphase.** Die Sofortphase wird innerhalb von 5–10 min nach Exposition des spezifischen oder unspezifischen Reizes ausgelöst, hält meist kurzfristig an und spricht gut auf Bronchodilatatoren an (Abb. 4.1 a).

■ **Verzögerte Phase.** Eine verzögerte Phase der Bronchokonstriktion tritt bei einem Teil der Patienten 6–8 h nach Allergenexposition ein und verläuft protrahierter (Abb. 4.1 b). Sie wird wahrscheinlich durch Reaktivierungsmechanismen der Mastzelle ausgelöst (König et al. 1983). Bei Hausstaubmilbenallergikern weisen etwa ein Drittel ausschließlich eine Sofort-, ein Drittel ausschließlich eine verzögerte und ein Drittel eine duale Reaktion auf (Griese et al. 1990). Während die allergische Sofortreaktion keinen oder kaum einen Einfluß auf die bronchiale Hyperreagibilität hat, verursacht die verzögerte IgE-vermittelte Reaktion eine längeranhaltende Überempfindlichkeit. So konnten Cockcroft u. Murdock (1987) zeigen, daß bei unterschiedlichen Asthmakollektiven mit verschiedenen Reaktionsmustern die Dosis von Histamin, die einen Abfall der FEV_1 um 20% verursachte, vor und nach einer Sofortreaktion auf eine Allergenprovokation mit Hausstaubmilben identisch war, nach Auslösung einer verzögerten Reaktion jedoch signifikant geringer ausfiel, d.h. die Reagibilität zunahm (Abb. 4.1 b).

■ **Chronische Phase.** Die chronische Entzündungsphase geht mit einer Infiltration der Bronchien, deren Wände von Plasmazellen, Lymphozyten, Histiozyten und Mastzellen durchsetzt sind, einher. Eosinophile und mononukleäre Zellen werden durch die Mediatoren der Mastzelle, wie Leukotrien B_4 und

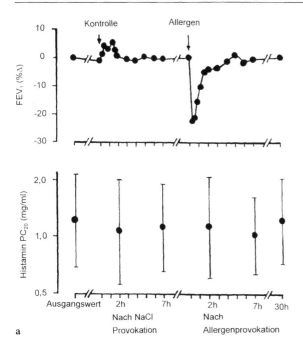

a

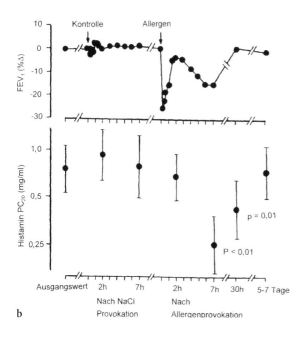

b

Abb. 4.1 a, b. Einfluß einer allergischen Sofort- (**a**) bzw. allergischen dualen Reaktion (**b**) auf die bronchiale Reagibilität gegenüber Histamin. Lediglich nach der verzögerten Reaktion (**b**) ist die Schwellendosis für den Abfall der FEV_1 um 20% (PC_{20}) als Hinweis auf eine bronchiale Hyperreagibilität reduziert. (Nach Cockcroft u. Murdock 1987)

ECF-A (eosinophiler chemotaktischer Faktor), angelockt und bilden ihrerseits neugenerierte Faktoren (s. Kap. 3.1).

Insgesamt laufen akute bis chronische Entzündungsvorgänge beim Asthma nebeneinander ab, und es erscheint nicht verwunderlich, daß die verschiedenen Erscheinungsformen ineinander übergehen können.

Klinisch kann sich das Asthma des Kindes in *4 unterschiedlichen Erscheinungsformen* äußern (s. Abb. 1.1):

- Patienten mit intermittierenden Asthmaanfällen und symptomfreien Intervallen mit normaler Lungenfunktion,
- Asthmatiker mit intermittierenden Asthmaanfällen und symptomfreien Intervallen mit pathologischer Lungenfunktion,
- Patienten, die vermindert leistungsfähig sind und eine pathologische Lungenfunktion haben, ohne daß Asthmaanfälle auftreten; häufig zeigen diese Patienten Asthmaäquivalente in Form von Husten („cough variant asthma") oder Räuspern,
- Asthmatiker mit chronischer Asthmasymptomatik ohne symptomfreies Intervall.

■ **Symptome.** Die häufigsten Symptome bestehen – unabhängig von der Art des Asthmas – in Husten, Pfeifen, Kurzatmigkeit und rezidivierenden Pneumonien (Tabelle 4.1). Beim Großteil der Kinder wird dabei mehr als ein Anzeichen wahrgenommen (Petermann u. Warschburger 1994). Im Gegensatz zu Kindern mit einer klassischen Asthmasymptomatik sind die Kinder, die sich im symptomfreien Intervall befinden, oder diejenigen, bei denen sich das Asthma in einer uncharakteristischen Symptomatik äußert, manchmal schwer als Asthmatiker zu identifizieren. Es ist daher wichtig, ein entsprechendes diagnostisches Prozedere unter Einschluß der Lungenfunktion zu wahren.

Das Bild der rezidivierenden obstruktiven Bronchitis, das im Säuglings- und Kleinkindalter vorkommt und sich auf dem Boden anderer Ursachen auch im Erwachsenenalter findet, unterscheidet sich vom chronischen Asthma und bedarf einer besonderen Diagnostik (s. Tabelle 5.4).

Tabelle 4.1. Symptome bei 455 Kindern mit Asthma bronchiale. (Aus Seidenberg 1993)

	Inter-mittierend n=94 [%]	Saisonal allergisch n=47 [%]	Chronisch n=127 [%]	Chronisch mit saisonalen Exazerbationen n=187 [%]
Husten	84	98	94	92
Pfeifen	73	85	90	90
Kurzatmigkeit	68	83	80	83
Rezidivierende Pneumonien	27	23	35	35

4.2
Status asthmaticus

Obwohl sich die Möglichkeiten einer präventiven Therapie beim Asthma bronchiale im Kindesalter insbesondere durch die Einführung der inhalativen Steroide enorm verbessert haben, treten dennoch bei einigen Patienten entweder nach exogenen Stimuli (Allergenexposition) oder im Rahmen von Virusinfekten rasche, massive Verschlechterungen der obstruktiven Symptome ein. Einzelne Patienten erleiden hierbei eine so rasche Zunahme der Ateminsuffizienz, daß keine suffiziente Behandlung mehr stattfinden kann.

Etwa 50% der tödlich verlaufenden Asthmaattacken dauern weniger als 2 h. Solche Anfälle sind jedoch außerordentlich selten und werden meist bei Patienten beobachtet, die eine schlechte Wahrnehmung ihrer pulmonalen Obstruktion, eine verminderte Therapiecompliance und eine schwierige soziale Situation aufweisen. Meist geht der akuten Verschlechterung eine allmähliche, vom Patienten entweder unbemerkte oder ignorierte Verschlechterung der respiratorischen Funktion voraus. Manche Patienten mißbrauchen auch β-Mimetikainhalationen zur symptomatischen Therapie und verzögern so die rechtzeitige Verstärkung der antientzündlichen Medikation. Es ist daher von äußerster Wichtigkeit, solche Patienten frühzeitig zu erkennen und das soziale Umfeld in die Beurteilung miteinzubeziehen.

■ **Definition.** Eine akute Zunahme der Atemwegsobstruktion beim Asthma bronchiale mit klinischen Erscheinungen wird Asthmaanfall genannt. Der Übergang in den sog. Status asthmaticus ist *klinisch definiert*. Eine praktisch nützliche Definition liegt darin, daß ein Patient mit einer akuten Verschlechterung seiner Atemwegsobstuktion nicht innerhalb kurzer Zeit auf eine ausreichend dosierte Inhalation von β-Mimetika reagiert (wiederholtes Inhalieren von 2 Hüben Salbutamol mit der Inhalierhilfe, z.B. 3mal in jeweils 20-min-Abstand): die Atemnot bessert sich nicht oder verschlechtert sich weiter (Zack 1981; Perin et al. 1994).

Der Status asthmaticus ist eine prinzipiell lebensbedrohliche Situation und kann insbesondere bei Kleinkindern rasch zur Dekompensation mit Atemstillstand führen. Infolgedessen ist gerade bei Kindern die rechtzeitige Erkennung des drohenden Status asthmaticus und die Einweisung des Patienten zur intensivierten Therapie entscheidend.

■ **Pathophysiologische Mechanismen.** Die Pathophysiologie des Status asthmaticus unterscheidet sich nicht prinzipiell von der der Atemwegsobstruktion beim Asthma allgemein. In den meisten Fällen, die zum Status asthmaticus führen, liegt jedoch der primäre Mechanismus in einer verstärkten, akuten entzündlichen Reaktion in den Atemwegen, die über die Ausschüttung von Entzündungsmediatoren zum Einstrom von Zellen und Ödemflüssigkeit in die Bronchialwände führt. Hinzu kommt eine ausgeprägte Hypersekretion und Produktion von zähem Schleim, der mit Detritus und Zellen durchsetzt ist. Neben der (meist reversiblen) Obstruktion durch Spasmus der Bronchialmuskulatur spielt hier gerade die Schwellung und Sekretobstruktion der kleinen Atemwege eine große Rolle. Dies erklärt auch teilweise das schlechte Ansprechen der Symptome auf eine ausreichend dosierte β-Mimetikatherapie, da diese entweder den Wirkort nicht erreichen (die Atemwege sind durch Mukus obstruiert) oder die Obstruktion nur teilweise beseitigen können (die Bronchialmuskelkontraktion bedingt nur einen Teil der Obstruktion). Das Schleimhautödem ist ebenfalls der β_2-mimetischen Wirkung nicht zugänglich.

Die Obstruktion der Atemwege führt bei vollständigem Verschluß zu Mikroatelektasen, bei teilweisem Verschluß zu einem Ventilmechanismus mit lokal überblähten Alveolarbezirken. In der Folge kommt es zum Ventilations-Perfusions-Mismatch und einer leichten Hypoxie mit erhöhtem Atemantrieb und Absinken des $paCO_2$.

Atemphysiologische Kompensationsmechanismen stellen die aktive (forcierte) Exspiration dar, deren Effektivität jedoch durch die dabei auftretende Flußlimitation (wie beim forcierten Einsekundenmanöver) Grenzen gesetzt sind, sowie eine Verschiebung der Atemruhelage zu höheren Lungenvolumina (Überblähung). Durch diese Verschiebung der Lungenvolumina in Richtung der totalen Lungenkapazität kommt es zu einer geometrisch zu erklärenden Größenzunahme der Atemwege, die durch den verstärkten Zug des elastischen Lungengewebes nach außen zusätzlich eröffnet werden.

Hierdurch nimmt der Atemwegswiderstand ab, und die Atmung wird erleichtert. Gleichzeitig sinkt jedoch durch die starke Vordehnung der elastischen Lunge die Compliance, so daß einerseits bei der Einatmung mehr Kraft pro Milliliter Volumenzunahme aufgewendet werden muß („loading" der inspiratorischen Muskulatur), andererseits jedoch diese Rückstellkraft zur Förderung der Exspiration wieder zu Verfügung steht („unloading" der Exspirationsmuskulatur). Insofern stellt die beim schweren Asthma feststellbare akute Überblähung zunächst einen sinnvollen Kompensationsmechanismus dar, der es erlaubt, die stark erhöhte Atemarbeit auf in- und exspiratorische Muskelgruppen gleichmäßiger zu verteilen. Stößt dieser Kompensationsmechanismus jedoch an seine Grenzen, kommt es zu einer ungünstigen Flachstellung der Rippen und damit zur Ineffektivität der Thoraxmuskulatur. Das Zwerchfell wird zunehmend abgeflacht und damit in seiner Kontraktionsfähigkeit eingeschränkt. Die durch die massive dyspnoische Atemanstrengung hervorgerufenen hohen intrathorakalen Druckschwankungen können zusätzlich zur Ödembildung in Lunge und Bronchien beitragen und damit den zugrundeliegenden pathophysiologischen Prozeß noch verschlechtern.

Der hohe intrathorakale Mitteldruck (durch forcierte Exspiration) behindert den Rückfluß des Blutes zum rechten Herzen. Die infolge der pulmonalen Vasokonstriktion in den minderbelüfteten Bezirken auftretende Erhöhung des pulmonalen vaskulären Widerstandes führt zusammen mit der genannten „Preloadverschlechterung" zu einer kardiozirkulatorischen Instabilität, die zur Ermüdung der Atemmuskulatur beiträgt. Der schwer dyspnoische Patient ist oft durch respiratorische Wasserverluste und mangelnde Trinkleistung intravasal hypovolämisch, was die genannten Phänomene weiter verschlechtert. Hier kann es akut zur respiratorischen Dekompensation mit raschem CO_2-Anstieg, RR-Instabilität und schließlich gemischt metabolischer und respiratorischer Azidose kommen.

- **Einschätzung des Schweregrades.** Um diesen Circulus vitiosus rechtzeitig durchbrechen zu können, ist eine aggressive Initialtherapie unerläßlich. Diese wird in der Regel in der Klinik, evtl. in einer Aufnahmestation und – bei weiteren Verschlechterungen – dann auf der Intensivstation durchgeführt werden müssen.

In der Praxis muß der behandelnde Kinderarzt zunächst erkennen, welcher Patient einer stationären Aufnahme wegen akuter Verschlechterung seines Asthma bronchiale bedarf. Zur Beurteilung des Schweregrades eines Asthmaanfalls reichen im Prinzip klinische Kriterien wie Atemnot, Einziehungen, Bewußtseinslage, Atem- und Herzfrequenz aus. Objektive Hilfskriterien, die in jeder Klinik und Praxis zur Verfügung stehen sollten, bestehen in der Kontrolle von O_2-Sättigung und Peak-Flow (Tabelle 4.2 und 4.3).

Zur Einstufung des Schweregrades eines akuten Asthmaanfalls bei Kindern wurde eine Reihe weiterer Beurteilungssyteme definiert und erprobt. Ihr prädiktiver Wert ist jedoch insgesamt nicht wesentlich größer als der des klinischen Eindrucks eines erfahrenen Kinderarztes und eignet sich daher eher zur objektivierten Patienteneinstufung bei klinischen Studien (Kerem et al. 1991). Lungenfunktionsuntersuchungen stehen oft in der praktischen Situation nicht zur Verfügung und können die Obstruktion sogar akut verschlimmern („Spirometerasthma"). Allerdings können sie manchmal im Vorfeld eines Status asthmaticus unerwartet schlechte Lungenfunktionswerte bei Patienten aufdecken, die ihre Obstruktion nicht gut wahrnehmen. So wurde von Einsekundenkapazitäten von etwa 20% des Sollwertes bei Patienten mit klinisch scheinbar nur milden Symptomen berichtet (Kerem et al. 1991).

In der Akutsituation hat sich neben der klinischen Einschätzung auch die Pulsoxymetrie bewährt. Kinder, die sich mit einer Sauerstoffsättigung unter 91% in einer Notfallambulanz vorstellten, mußten zu einem erhöhten Prozentsatz entweder stationär aufgenommen werden oder kamen nach einer Entlassung mit erneut verschlimmerten Symptomen zurück (Geelhoed et al. 1994).

Tabelle 4.2. Einteilung des akuten Asthmaanfalls in Schweregrade. (modifiziert nach Sly 1997)

	Leicht	Mittelgradig	Schwer	Schwerst
Atemnot	Bei körperlicher Belastung	Beim Sprechen	In Ruhe	Drohender Herz- und Atemstillstand
Obstruktive Nebengeräusche	Mäßig, häufig nur exspiratorisch	Laut	Meist laut	Oft keine Nebengeräusche, stumme Obstruktion
Einziehungen	Keine	+	++	+++
Körperhaltung	Liegen möglich	Sitzende Haltung bevorzugt	Sitzende Haltung, vorgebeugt	Sitzende Haltung, Arme seitl. abgestützt
Bewußtseinslage	Normal	Oft agitiert	Meist agitiert	Schläfrig und verwirrt
Atemfrequenz[a]	Normal	Erhöht	Erhöht	Erhöht
Herzfrequenz[a]	Normal	Erhöht	Erhöht	Erniedrigt
SaO_2 (bei Luftatmung)	>95%	91–95%	<90%	<85%
PaO_2	Normal (Test unnötig)	>60 mmHg	>60 mmHg	<60 mmHg
$PaCO_2$	Normal (Test unnötig)	<45 mmHg	<45 mmHg	>45 mmHg
Peak-Flow (in % des individuellen Optimums)	>80%	50–80%	<50%	Bestimmung nicht möglich

[a] Obere Grenzwerte der normalen Atem- und Herzfrequenz.

Tabelle 4.3. Normale Atem- und Herzfrequenz nach Altersgruppen

Alter	Atemfrequenz/min	Herzfrequenz/min
<2 Monate	<60	<200
2–12 Monate	<50	<160
1–5 Jahre	<40	<120
6–8 Jahre	<30	<110

Der klinisch praktischste Marker scheint jedoch die Sauerstoffsättigung 15–20 min nach Inhalation eines ausreichend dosierten und korrekt inhalierten β-Mimetikums zu sein (Mayefsky u. el Shinaway 1992). Liegt die Sättigung ca. 10–20 min nach dieser Inhalation immer noch unter 91%, sollte der Patient in der Regel stationär behandelt werden (Connett u. Lenney 1993).

Bei der klinischen Beurteilung eines Kindes mit einem akuten schweren Asthmaanfall muß insbesondere ein veränderter mentaler Zustand (Apathie, Wesensveränderungen, hektisches Verhalten, Unruhe) als Warnsignal für eine latente Hypoxie beurteilt werden.

Das Vorhandensein eines Faßthorax sowie verminderter Atemgeräusche ist ebenfalls ein klinisches Warnzeichen für eine drohende Dekompensation der respiratorischen Muskulatur. Obstruktive Atemgeräusche können dann ganz fehlen. Der Pulsus paradoxus ist eigentlich nur eine Verstärkung des physiologisch vorhandenen RR-Abfalls in der Inspiration um über 20 mmHg. Er ist gerade beim Kind schwer zu messen, da die Atemfrequenzen zu hoch und ein inspiratorisches Atemanhalten nicht möglich ist.

Laboruntersuchungen sind in der Regel nicht sinnvoll. Eine Thoraxröntgenaufnahme kann nur zum Ausschluß von Komplikationen – wie einem Pneumothorax – dienen oder zur differentialdiagnostischen Abklärung gegen eine andere Ursache der Dyspnoe (Pneumonie mit Pleuraerguß, Mediastinaltumoren mit Tracheakompression, Fremdkörperaspiration). Routinemäßig sind Röntgenthoraxaufnahmen nicht sinnvoll.

Falls Laboruntersuchungen durchgeführt werden, finden sich häufig eine Leukozytose und eine Linksverschiebung, die jedoch durch endogene Katecholaminausschüttung bzw. Steroidgaben ausgelöst sein können und keineswegs Hinweis für eine bakterielle Superinfektion sind.

■ **Prävention und Frühtherapie.** Die Prävention solcher akuten Verschlechterungen bzw. ihre Frühtherapie ist entscheidend. Manche Patienten mit häufigen schweren Asthmaattacken bei Infekten, insbesondere im Kleinkindalter, profitieren entscheidend, wenn sie rechtzeitig oral oder inhalativ von den Eltern Steroide bekommen. Ebenso wichtig ist es, daß die Eltern rechtzeitig Verschlechterungen am Verhalten des Kindes erkennen lernen und eine zuverlässige Möglichkeit haben, Kontakt mit dem behandelnden Arzt aufzunehmen.

Eine Studie (Connett et al. 1994) konnte zeigen, daß es möglich war, die Anzahl der Kinder in einer Notfallambulanz, die bereits nach 4 h wieder die Klinik verlassen konnten und sich nicht in Richtung Status asthmaticus entwickelten, von 20% auf 60% zu erhöhen, wenn diese Kinder zusätzlich zu β-Mimetikainhalationen gleich zu Beginn in einer Dosis von 2 mg/kg Prednison systemisch erhielten.

■ **Differentialdiagnose bei Kleinkindern: Obstruktive Bronchitis – Bronchiolitis.** Kinder unter 2 Jahren stellen sowohl diagnostisch als auch therapeutisch eine besondere Herausforderung bei schwersten obstruktiven Atemwegserkrankungen dar. In diesem Alter ist es in der Praxis bei akuten obstruktiven Syndromen häufig unmöglich, zu unterscheiden, ob es sich um eine Bronchiolitis, eine virale Bronchitis mit obstruktiver Komponente oder um den Beginn eines Asthma bronchiale handelt.

Daher wird auch in amerikanischen Therapieempfehlungen neuerdings kein Unterschied mehr zwischen der Bronchiolitis und dem Asthma bronchiale gemacht. Dies ist jedoch nicht unwidersprochen geblieben, da insbesondere der Einsatz von Steroiden bei der Bronchiolitis umstritten ist. β-Mimetika sind jedoch auch bereits bei kleinen Kindern wirksam, wenn sie auch häufig in höheren relativen Dosen angewandt werden müssen.

Differentialdiagnostisch wird man in diesem Alter neben der Bronchiolitis noch insbesondere die unbemerkte Fremdkörperaspiration in Betracht ziehen müssen. Neben obstruktiven Symptomen der tieferen Luftwege kann manchmal eine subglottische Obstruktion (Krupp) bei Virusinfektionen zusätzlich auftreten, was die klinische Diagnostik erschwert.

■ **Risikofaktoren.** Das Mortalitätsrisiko von Asthmaanfällen ist bei Kindern auf $1:10.000$ geschätzt worden. In Einzelfällen waren bei Kindern, die unerwaret durch Asthmaanfälle verstarben, kurz vorher Lungenfunktionsuntersuchungen durchgeführt worden. Die Analyse der vorliegenden Lungenfunktionsparameter ergab, daß einige von ihnen eine extreme bronchiale Hyperreaktivität ohne volle Reversibilität nach Bronchodilatatoren gezeigt hatten.

Die Patienten wiesen ein besonders schlechtes Empfinden für ihre bronchiale Obstruktion auf. In einer anderen Studie waren genug Patienten analysiert worden, um eine multifaktorielle Analyse der Risikofaktoren durchzuführen (Tough et al. 1996). Dabei zeigte sich, daß alle Patienten unter chronischem Asthma bronchiale litten und in der Regel untertherapiert waren.

Typische Risikofaktoren bei diesen Kindern waren:
- pychosoziale, familiäre Probleme einschließlich ungenügender medizinischer Betreuung,
- die Unfähigkeit der Kinder, eine aktive Rolle in der eigenen Therapiesteuerung zu übernehmen, bzw. die Einmischung der Eltern in solche Versuche,
- frühere Aufenthalte auf der Intensivstation wegen schwerem Asthma bronchiale,
- Krampfanfälle und synkopale Attacken mit schweren Asthmaanfällen in der Vorgeschichte.

Typischerweise traten die katastrophalen Verschlechterungen im 1. Jahr nach dem Ende oder der Verminderung einer systemischen Steroidtherapie auf. Aus diesen Ergebnissen ist zu schließen, daß eine Reihe der gefährdeten Kinder klinisch gut erkennbar sein sollte und durch entsprechende Maßnahmen, wie psychosoziale Betreuung und konsequente antiinflammatorische Therapie sowie Therapieüberwachung vor dem Schicksal eines schweren Status asthmaticus und seinen Risiken bewahrt werden können.

Literatur

Cade JF, Pain MCF (1973) Pulmonary function during clinical remission of asthma. How reversible is asthma? Aust NZ J Med 3:545

Canny G, Levison H (1988) Pulmonary function abnormalities during apparent clinical remission in childhood asthma. J Allergy Clin Immunol 82:1

Cockcroft DW, Murdock KY (1987) Changes in bronchial responsiveness to histamine at intervals after allergen change. Thorax 42:302

Connett GJ, Lenney W (1993) Use of pulse oximetry in the hospital management of acute asthma in childhood. Pediatr Pulmonol 15:345–349

Connett GJ, Warde C, Wooler E, Lenney W (1994) Prednisolone ans Salbutamol in the hospital treatment of acute asthma. Arch Dis Child 70:170–173

Field WF (1962) Mucous gland hypertrophy in babies and children aged 15 years or less. Br J Dis Chest 62:11

Geelhoed GC, Landau LI, Le Souef PN (1994) Evaluation for SaO$_2$ as a predictor of outcome in 280 children presenting with acute asthma. Ann Emerg Med 23:1236–1241

Gelb AF, Lyons HA, Fairshter RD, Glauser FI, Morrissey F, Chetty K, Schiffmann P (1979) P-pulmonale in status asthmaticus. J Allergy Clin Immunol 64:18

Griese M, Kusenbach G, Reinhardt D (1990) The comparison of the histamine release test to standard tests in diagnosis of childhood asthma. Ann Allergy 65:46

Hofmann D (1983) Die Klinik des Asthma bronchiale im Kindesalter. Monatsschr Kinderheilkd 131:125

Kerem E, Tibshirani R, Canny G et al. (1990) Predicting the need for hospitalization in children with acute asthma. Chest 98:1355–1361

Kerem E, Canny G, Tibshirani R, Reisman J, Bentur L, Schuh S, Levison H (1991) Clinical-physiological correlations in acute asthma of childhood. Pediatrics 87:481

König W, Theobald K, Pfeiffer P, Szperalski B, Böhm A (1983) Biochemische Aspekte der Pathogenese des Asthmasyndroms. Monatsschr Kinderheilkd 131:118

Mayefsky JH, el Shinaway Y (1992) The usefullness of pulse oximetry in evaluating acutely ill asthmatics. Pediatr Emerg Care 8:262–264

McFadden ER, Kiser R, Groot WJ de (1973) Acute bronchial asthma. Relations between clinical and physiologic manifestations. N Engl J Med 288:221

Perin PV, Weldon D, McGeady SJ (1994) Objective indicators of severity of asthma. J Allergy Clin Immunol 94:517

Petermann F, Warschburger P (1994) Subjektive Wahrnehmung von Vorboten und Begleiterscheinungen asthmatischer Beschwerden bei Kindern und Jugendlichen. Monatsschr Kinderheilkd 142:288

Seidenberg J (1993) Husten im Kindesalter. Monatsschr Kinderheilkd 141: 893

Siegel RL, Twarog FJ (1982) Emergency room therapy of the pediatric patient with status asthmaticus. J Asthma 19:47

Siegel SC, Katz RM, Rachelefsky GS (1983) Asthma in infancy and childhood. In: Middleton E, Reed CE, Ellis EF (eds) Allergy, principles and practice. Mosby, St Louis Toronto, p 863

Simons FER, Pierson WE, Bierman CW (1977) Respiratory failure in childhood status asthmaticus. Am J Dis Child 131:1097

Simons FER, Luciuk GH, Becker AB, Gillespie CA (1982) Ketotifen: a new drug for prophylaxis of asthma in children. Ann Allergy 48:145

Tough SC, Green FH, Paul JE, Wigle DT, Butt JC (1996) Sudden death from asthma in 108 children and young adults. J Asthma 33:179–188

Weber RW, Petty WE, Nelson HS (1979) Aerosolized terbutaline in asthmatics. Comparison of dosage strength, schedule and method of administration. J Allergy Clin Immunol 63:116

Zack BG (1981) Status asthmaticus in childhood. Am Fam Physician 23:105

KAPITEL 5

Diagnostik 5

5.1 Anamnese 146

5.2 Körperliche Untersuchung 148

5.3 Röntgenuntersuchung 149

5.4 Allergietests 149
5.4.1 Hauttests 150
5.4.2 Bestimmung von Gesamt-
und allergenspezifischem IgE 151
5.4.3 Histaminfreisetzung aus Basophilen 152

5.5 Lungenfunktionsuntersuchung 154
5.5.1 Volumina und Flüsse 154
5.5.2 Atemwegswiderstand 159
5.5.3 Steifheit der Lunge 160
5.5.4 Gastransferfunktion der Lunge 161
5.5.5 Pathophysiologische Änderungen
der Lungenfunktion und Asthmaschweregrade 162
5.6 Monitoring der Entzündungsreaktion
der Atemwege 163

5.7 Untersuchung der Reagibilität der Atemwege 168

5.8 Untersuchungen zur Differentialdiagnostik 171

Literatur 174

Auch bei eindeutigen Symptomen besteht insbesondere im Säuglings- und Kleinkindalter eine gewisse Zurückhaltung, die Diagnose eines Asthma bronchiale zu stellen. Statt dessen werden rein deskriptiv eine spastische Bronchitis oder rezidivierende bzw. chronische Bronchitiden diagnostiziert und zuweilen die Zusammengehörigkeit der Einzelepisoden übersehen.

5.1
Anamnese

Asthma kann oft allein aufgrund der Anamnese diagnostiziert werden. Dies ist beim vollen klinischen Erscheinungsbild mit chronisch und rezidivierend auftretendem exspiratorischem Giemen, Husten und Kurzatmigkeit einfach. In vielen Fällen liegen jedoch nur einzelne dieser Symptome vor:

- Giemen entsteht durch Turbulenzen in den großen Atemwegen und kann bei denjenigen Kindern fehlen, die hauptsächlich eine Obstruktion der kleinen Atemwege haben *(okkultes Asthma)*.
- Gleichfalls verschwinden kann das Giemen bei zunehmend schwerer werdender Atemwegsobstruktion mit Flußbehinderung *(stille Obstruktion)*.
- Auch isoliert auftretender Husten kann die einzige, klinisch faßbare Manifestation des Asthmas sein *(„cough variant- Asthma")*; dieser Husten tritt insbesondere nach körperlicher Belastung oder während der Nacht auf.

Neben diesen beiden, subjektiv von etwa 70% der Kinder während einer Asthmaattacke wahrgenommenen Symptomen, werden andere Symptome mit den in Tabelle 5.1 dargestellten Häufigkeiten beobachtet (Petermann u. Warschburger 1994). Ein weiteres Symptom der Prodromalphase eines Asthmaanfalls bei Kindern ist Juckreiz an Rücken und im Nacken (David et al.

Tabelle 5.1. Häufigkeitsverteilung wahrgenommener körperlicher Anzeichen vor einem Asthmaanfall bei 291 Kindern und Jugendlichen im Alter von 5–21 Jahren. (Nach Petermann u. Warschburger 1994)

Symptom	Häufigkeit [%][a]
Husten	68
Pfeifen	63
Körperliche Schlappheit	36
Engegefühl in der Brust	32
Schwitzen	25
Hochgezogene Schultern	23
Stechen in der Brust	20
Schmerzen in der Brust	18
Kopfschmerzen	13
Schnupfen	11

[a] Mehrfachbenennungen waren möglich.

Tabelle 5.2. Asthmaanamnese

Anamnesebereiche	Relevante Variablen
Symptome	Husten, Pfeifen, körperliche Schlappheit, Engegefühl, Schmerzen und Stechen in der Brust, Schwitzen, Atemnot
Assoziierte Erkrankungen – selbst oder in der Familie	Rhinitis, Sinusitis, atopische Dermatitis, chronische Lungenerkrankung nach Frühgeburt, rezidivierender Croup, gastroösophagealer Reflux, Nasenpolypen
Exakte Beschreibung des Symptommusters	Ganzjährig, saisonal, kontinuierlich, unterbrochene Episoden, Dauer in Tagen/Wochen, Tag-Nacht-Schwankungen
Auslöse- oder Exazerbationsfaktoren	Virusinfekte, Allergenexposition, Änderung der Umgebung durch Umzug oder Urlaub, Exposition von inhalativen Reizen wie Rauch, Luftverschmutzung, Kälte, feuchtnebeliges Wetter, emotionale Einflüsse wie Lachen, Furcht, familiäre Probleme wie Scheidung, Alkoholismus, Medikamente wie Aspirin, Nahrungsmittel wie Milch, Ei, Getreide, Konservierungsstoffe, körperliche Anstrengung, Menstruation
Entwicklung der Erkrankung	Alter bei erstem Auftreten der Symptome, Alter bei Diagnose, Verlauf, vorhergehende Behandlungen, aktuelle Behandlungsstrategie und Effekt
Lebensmilieu	Bett, Tiere, Pflanzen, Rauchen, Heizung, Befeuchter, Teppiche
Einfluß der Erkrankung	Schulausfalltage, Krankenhausaufenthalte, Begrenzung körperlicher Aktivität, Durchschlafen, Gewicht und Größe, systemische Glukokortikoide, Berufswahl
Selbstbeurteilung von Krankheit und Therapie	Therapiecompliance, chronisch-rezidivierend, sonstige Kenntnisse über die Krankheit, subjektiv zu beseitigende, störende Symptome

1984). Bei Säuglingen und Kleinkindern treten typischerweise auch Episoden mit grobblasigen Rasselgeräuschen, persistierendem Husten und in- oder exspiratorischer Symptomatik hinzu.

Der entscheidende Beitrag einer Anamnese besteht darin, die Entwicklung all der genannten Symptome während der Krankheitsgeschichte, vorausgehende oder verschlechternde Faktoren sowie die Beeinflussung durch etwaige Behandlungen und die Auswirkung auf das alltägliche Leben der Familie zu charakterisieren (Tabelle 5.2). Die aufwendige Erstanamnese verschafft nicht nur einen Überblick über die chronische Erkrankung, sondern stellt auch den Auftakt zu einer langfristigen Eltern-Kind-Arzt-Beziehung dar. Sie erlaubt auch eine Beurteilung der Akzeptanz einzelner Therapiemaßnahmen, steckt den Rahmen des therapeutischen Vorgehens ab und bildet eine Grundlage zur Beurteilung der Patientencompliance.

5.2
Körperliche Untersuchung

Auskultation der Lunge

Bei der Auskultation der Lunge ist auf Seitendifferenzen zu achten und die Dauer der Exspirationsphase abzuschätzen. Inkonstant auskultierbare Geräusche lassen sich durch kurzes Anhusten, das bei kleinen Kindern auch durch einen leichten Druck auf den Kehlkopf provoziert werden kann, oder durch eine Änderung der Position eliminieren. Durch die Aufforderung zur forcierten Exspiration kann okkultes Giemen nachgewiesen werden. Dieses muß jedoch von einem ähnlichen exspiratorischen Atemgeräusch, das im Bereich des Larynx bei gesunden Kindern entstehen kann, differenziert werden.

Im symptomfreien Intervall ist die Auskultation nach körperlicher Belastung wichtig. Herzfrequenz und Rhythmus sollten immer mituntersucht werden. Zu achten ist auch auf die *Atemfrequenz, die Atemanstrengung,* den Gebrauch der Atemhilfsmuskulatur oder Einziehungen und Nasenflügeln. Die Farbe der Lippen, die Form der Nägel und des knöchernen Thorax werden mit in die Untersuchung einbezogen. Ohren und Nase werden mit dem Otoskop untersucht (nasale Polypen, gelbliches Sekret bei Sinusitis).

Weitere Untersuchungen

Bei der Inspektion des Rachens ist eine *pharyngeale Schleimstraße* zu suchen und der Zustand der Tonsillen zu beurteilen; eine Perkussion der Nasennebenhöhlen sollte obligat sein. Viele Kinder bieten das sog. *allergische Salut:* sie reiben sich Augen (Konjunktivitis) und Nase (allergische Rhinitis), wodurch häufig eine quer über den Nasenrücken verlaufende Falte entsteht. Die „Facies adenoidea" mit stets geöffnetem Mund sowie Schlafen mit offenem Mund und Schnarchen weisen auf vergrößerte Adenoide hin. Dunkle Schatten unter den Augen werden zuweilen bei Nahrungsmittelallergikern gesehen („allergic shiners").

Es sollte nach diskreten Hinweisen auf ein *atopisches Ekzem,* wie eingerissene Ohrläppchen, periorales Leckekzem, Schuppung der Orbitalregion, Dandy-Morgan-Falte (doppelte Unterlidfalte), lateral ausgedünnte Augenbrauen (Hertoghe-Zeichen), Dermographismus albus und eine hyperkeratotische Follikulitis an den Außenseiten der Oberarme gesucht werden. Die Untersuchung der übrigen Körperhaut bezüglich Effloreszenzen, einer abgeheilten oder aktiven atopischen Dermatitis erfordert die Entkleidung des Kindes.

Bei jeder Untersuchung müssen *Gewicht und Größe* erhoben und in Perzentilenkurven eingetragen werden. Bei Kindern, die systemische Steroide oder β-adrenerge Substanzen erhalten, sollten Blutdruck, Herzrhythmus und -frequenz ermittelt werden. Bei chronischer systemischer Glukokortikoidmedikation sollten regelmäßig Untersuchungen bezüglich etwaiger Nebenwirkungen einschließlich einer Spaltlampenuntersuchung durchgeführt werden.

5.3
Röntgenuntersuchung

Atelektase, Pneumonie

Eine Thoraxröntgenaufnahme in 2 Ebenen sollte bei allen Kindern mit persistierendem Asthma bronchiale mindestens einmal durchgeführt werden, um eine kongenitale Anomalie, parenchymatöse Lungenerkrankungen oder eine Fremdkörperaspiration auszuschließen. Im Rahmen eines akuten Asthmaanfalls hat die Aufnahme jedoch nur einen geringen Stellenwert. Sie kann zur Aufdeckung einer *Atelektase* oder zum Ausschluß einer *Pneumonie* als Ursache der akuten Exazerbation erwogen werden. Pneumothorax oder Pneumomediastinum werden im Asthmaanfall nur sehr selten beobachtet.

Sinusitis

Röntgenaufnahmen der Nasennebenhöhlen können bei Kindern zusätzlich zum Asthma auftretendem, persistierendem nächtlichen Husten oder Kopfschmerzen durchgeführt werden. Da der Zusammenhang zwischen Sinusitis und Asthma nach wie vor kontrovers diskutiert wird (s. Kap. 3.4), erscheint es jedoch am praktikabelsten, eine vermutete Sinusitis zunächst für 2 Wochen antibiotisch und lokal abschwellend zu behandeln und eine Röntgenaufnahme erst bei Therapieresistenz durchzuführen.

5.4
Allergietests

Allergene sind Antigene, die beim Menschen eine IgE-vermittelte Immunantwort entweder lokalisiert an verschiedenen Organen oder im Sinne einer systemischen anaphylaktischen Reaktion auszulösen vermögen. Die Qualität der Allergenextrakte ist für die Diagnostik und Hyposensibilisierungstherapie von entscheidender Bedeutung. Ein einzelner Allergenträger (z.B. Kuhmilch) enthält bis zu 30 verschiedene IgE-bindende Moleküle (z.B. Lactalbumin, Lactoglobulin, Serumalbumin, verschiedene Kaseine).

Für Allergenextrakte ist wichtig , daß sie nicht nur wenige Majorantigene, sondern auch die sog. Minorantigene, die nur bei einer Minderheit von Patienten Symptome erzeugen, enthalten. Dennoch sollten die Allergenextrakte möglichst hoch gereinigt sein und keine fremden Allergenträger enthalten (z.B. Haselpollenallergen in einem Birkenpollenextrakt) sowie frei von vasoaktiven Substanzen, nichtallergenen Proteinen und sonstigen Bestandteilen sein.

Der Gehalt eines Extraktes sollte über seine biologische Aktivität im Vergleich mit einer Histaminreferenz im Pricktest definiert sein. Allergenextrakte für Hauttests, RAST-Untersuchungen und Hyposensibilisierungsbehandlungen sollten in ihrer Zusammensetzung identisch sein.

5.4.1
Hauttests

Pricktest

Hauttests werden im Kindesalter in der Regel als Pricktest durchgeführt (Demoly et al. 1991). Testvoraussetzung ist, daß das Kind 10 Tage vor Testbeginn keine Antihistaminika (Ausnahme: Astemizol unterdrückt bis zu 60 Tagen die Hautreaktion) oder Ketotifen eingenommen hat. Systemische Glukokortikoide, kurzzeitig verabreichte inhalative Glukokortikoide, Theophyllin, DNCG und β-Agonisten (Ausnahme: Formoterol, Salmeterol) wirken sich nicht auf die IgE-vermittelte Hautreaktion aus (Bousquet u. Michel 1993). Über Monate oder länger angewandte und topisch auf die Haut applizierte Glukokortikoide sind jedoch von klinischer Relevanz und führen zur Fehlbeurteilung.

Bei Bienen- und Wespengiftallergie sollte vor dem Hauttest ein RAST durchgeführt werden, da bei hohen RAST-Klassen mit Überempfindlichkeitsreaktionen zu rechnen ist. Das gleiche gilt für die Austestung von Penicillinallergien. Lediglich bei Verdacht auf Schimmelpilzallergen ist der Pricktest häufig nicht verläßlich und muß durch einen Intrakutantest ersetzt werden.

Für die übrigen Inhalationsallergene weist der Pricktest eine hohe Wertigkeit auf. Leider liegen keine differenzierten Zahlenangaben mit standardisierten Allergenextrakten vor. Nach Untersuchungen von Dreborg (1994) sind z. T. sehr hohe Allergenkonzentrationen (etwa 1 mg/ml des Majorantigens) notwendig, um alle klinisch symptomatischen Patienten zu erfassen. Ist also eine klinische Sensibilisierung nachzuweisen, müssen hohe Allergenkonzentrationen benutzt oder auf den etwa 10^4- bis 10^5mal sensitiveren Intrakutantest ausgewichen werden.

„Prick-Pricktest" und Reibtest

Für native Allergene eignet sich die Durchführung eines „Prick-Pricktests". Hierbei wird das Allergen durch Anpricken zunächst auf die Pricklanzette gebracht, die dann anschließend auf der Haut des Patienten angewendet werden kann. Diejenigen Allergene, die auch mit dieser Methode nicht gut untersuchbar sind, können als Suspension im Reibtest direkt auf die Haut aufgebracht werden.

Atopie-Patch-Test

Beim sog. Atopie-Patch-Test handelt es sich um ein Epikutantestverfahren, bei dem jedoch nicht die klassischen Kontaktallergene zur Anwendung kommen, sondern vermutete Soforttypallergene hinsichtlich der Auslösung einer verzögerten Reaktion untersucht werden. Mit Hilfe dieses Verfahrens können insbesondere verdächtige Nahrungsmittel, aber auch Hausstaubmilbenallergene untersucht werden (Ring et al. 1997).

5.4.2
Bestimmung von Gesamt- und allergenspezifischem IgE

Zur Bestimmung von Gesamt- und allergenspezifischem IgE werden immunologische in-vitro-Verfahren verwendet, die je nach angewandtem Marker in Radioimmuno-Assays (RIA), Enzymimmuno-Assays (EIA) oder Fluoreszensimmuno-Assays (FIA) unterteilt werden.

Bei den Antigenbindungstests ist das Antigen markiert. Durch Abtrennung des Komplexes aus markiertem Antigen und daran gebundenen Antikörpern kann die Menge an in der jeweiligen Probe vorhandenem Antikörper bestimmt werden.

Alternativ können Antikörper auf eine der 3 beschriebenen Arten markiert werden. Diese konkurrieren dann mit den in der jeweiligen Serumprobe vorhandenen Antikörpern um Bindungsstellen am immobilisierten Antigen, z. B. auf Papier (Papier-Radio-Immuno-Sorbent-Test; PRIST), auf einem Celluloseschwamm (CAP) oder an der Plastikwand des Reaktionsröhrchens (Radio-Allergen-Sorbent-Test; RAST).

Die Qualität dieser immunologischen Nachweisverfahren hängt entscheidend von der Standardisierung und Charakterisierung der verwendeten Antigene ab. Unter optimalen Bedingungen lassen sich dieselben Ergebnisse mit in-vitro- und in-vivo-Tests erbringen.

Gesamt-IgE

Die Gesamt-IgE-Normalwerte steigen mit zunehmendem Lebensalter an, erreichen ihr Maximum etwa bei 10jährigen und fallen dann bis ins Erwachsenenalter hinein wieder leicht ab.

Bei Allergikern finden sich in Abhängigkeit vom Ausmaß der Menge und Stärke der Sensibilisierungen Werte oberhalb des Referenzbereiches. Das Gesamt-IgE steigt bei Allergikern während und nach der jeweiligen Allergiesaison an. Bei gesichertem Asthma bronchiale auf allergischer Basis finden sich in etwa zwei Dritteln der Fälle erhöhte IgE-Werte, während umgekehrt bei Kindern mit nichtallergischem Asthma das Gesamt-IgE in etwa einem Drittel der Fälle erhöht ist (Baur et al. 1978).

Darüber hinaus finden sich erhöhte IgE-Konzentrationen bei parasitären Erkrankungen (insbesondere Toxocara), bei verschiedenen Infektionen (systemische Candidiasis, Infektionen mit Cytomegalie und Epstein-Barr-Virus, Lepra), bei der allergischen bronchopulmonalen Aspergillose, bei verschiedenen Immundefizienzsyndromen (z. B. Hyper-IgE-Syndrom, selektiver IgA-Mangel, Nezelof-Syndrom, Di-George-Syndrom), beim M. Hodgkin und beim IgE-Myelom sowie gelegentlich bei primär pulmonaler Hämosiderose, Kawasaki-Syndrom, rheumatoider Arthritis und kindlicher Polyarteriitis nodosa.

Allergenspezifisches IgE

Die Bestimmung allergenspezifischer IgE-Antikörper hat Vorteile bei der Untersuchung von nichtkooperativen Patienten, wenn ein Pricktest wegen einer Dauermedikation mit Antihistaminika oder bei schwer geschädigter Haut nicht möglich ist sowie im Stadium der akuten Exazerbation.

Die Wertigkeit der Bestimmung allergenspezifischer IgE-Antikörper hängt entscheidend von der Qualität des verwendeten Antigens ab und ist z. Z. noch niedriger als die des Pricktests. Für Hausstaubmilbe wurde bei Patienten mit Asthma ein höherer diagnostischer Wert (=Sensitivität+Spezifität) des Hauttests (1,45) im Vergleich zum spezifischen IgE (1,36) und Gesamt-IgE (1,16) gefunden (Brand et al. 1993). Ähnlich haben viele klinische Studien die Überlegenheit des Pricktestes bei der Aufdeckung geringgradig ausgeprägter klinischer Sensibilisierungen im Vergleich zum spezifischen IgE-Antikörpertest gezeigt (Berg u. Johansson 1974).

Um die Kosten für die Einzelallergenaustestung zu reduzieren, wurden Testverfahren entwickelt, bei denen gleichzeitig verschiedene Gruppen von IgE-Antikörpern nachgewiesen werden (Multiantigen-RAST). Obgleich vielversprechende Untersuchungen vorliegen (Ownby et al. 1984), müssen weitere Studien zur Dokumentation der klinischen Brauchbarkeit, insbesondere bezüglich der Befundinterpretation, durchgeführt werden.

5.4.3
Histaminfreisetzung aus Basophilen

Bei der Untersuchung der Histaminfreisetzung aus Basophilen werden aus dem peripheren Blut angereicherte basophile Leukozyten mit steigenden Antigenkonzentrationen inkubiert und die durch die Vernetzung zellständiger IgE-Moleküle induzierte Freisetzung von Mediatoren der Typ-I-Reaktion, insbesondere des Histamins, gemessen. Die Automatisierung dieser Methode erlaubt bei einem Probenumsatz von etwa 30/h den Einsatz in der klinischen Routine.

Der diagnostische Wert des Verfahrens ist im Vergleich zu anderen Standardtests in der Diagnostik des allergischen Asthma bronchiale recht hoch (Griese et al. 1990b). Bei Hausstaubmilben- und Schimmelpilzallergie fanden sich für die Histaminfreisetzung die höchste Sensitivität (87%) und Spezifität (85%). Im Vergleich mit der inhalativen Provokation durch die Allergene betrug die Sensitivität des Pricktestes 65% bei einer Spezifität von 70% und die Sensitivität des RAST 76% bei einer Spezifität von nur 64%. Die besten Ergebnisse wurden durch die Kombination verschiedener Testverfahren erzielt (Abb. 5.1) (Griese et al. 1990b).

Der basophile Histaminfreisetzungstest läßt sich auch als ausgezeichnetes in-vitro-Modell zum Studium der allergischen Sofortreaktion verwenden. So findet sich während des Stadium convulsivum von Keuchhusten eine Hem-

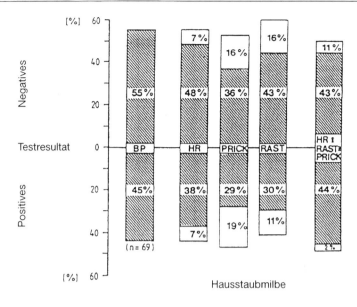

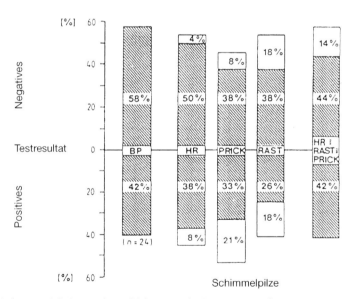

Abb. 5.1. Diagnostische Wertigkeit von bronchialer Provokation, Histaminfreisetzungstest, Pricktest und RAST für 93 Kinder mit Hausstaubmilben- oder Schimmelpilzallergie. Die Kombination der verschiedenen Methoden ergibt die besten Resultate. Die schraffierten Säulenanteile geben die übereinstimmenden, die weißen Säulenanteile die diskrepanten Ergebnisse der verscheidenen Tests im Vergleich zur bronchialen Provokation an. (Griese et al. 1990b)

mung der Histaminfreisetzung. Diese ist wahrscheinlich durch Pertussistoxin bedingt (Griese et al. 1993).

Im Gegensatz zum RAST, der nur das freie IgE bestimmt, das für die Mediatorfreisetzung ohne direkte Bedeutung ist, wird mit diesem Verfahren das zellständige IgE ermittelt. Außerdem erlaubt die Methode die indirekte Bestimmung blockierender Antikörper durch Inkubation in Anwesenheit des Patientenserums z. B. im Rahmen einer Hyposensibilisierungsbehandlung. Der Test stellt also für spezielle Fragestellungen eine Erweiterung des diagnostischen Instrumentariums dar.

5.5
Lungenfunktionsuntersuchung

Die Lungenfunktionsuntersuchung ist ein zentrales Element der Diagnose und Behandlung von Asthma. Sie ist ein objektives und reproduzierbares Verfahren, mit der Erkrankungsverlauf und Therapieeinflüsse quantifiziert werden können. Lungenfunktionsuntersuchungen decken häufig nicht vom Patienten wahrgenommene Beeinträchtigungen auf. Bei lungenkranken Kindern und Jugendlichen sollte die Lungenfunktion kontinuierlich im Langzeitverlauf in Relation zu den jeweiligen Sollwerten sorgfältig kontrolliert werden.

Asthma bronchiale erhöht reversibel primär den Widerstand (Obstruktion) und führt somit zu niedrigeren Flüssen bei weitgehend normalen Volumina. Darüber hinaus findet sich eine außergewöhnlich leicht auslösbare Engstellungsreaktion der Atemwege auf verschiedenste Reize. Restriktive Lungenerkrankungen sind im Gegensatz dazu durch erniedrigte Volumina bei relativ dazu normalen Flüssen gekennzeichnet.

Unter Berücksichtigung der entwicklungs- und altersspezifischen Besonderheiten im Kindesalter lassen sich alle im folgenden aufgeführten und für eine Verlaufsbeobachtung und Diagnostik des Asthma bronchiale notwendigen Lungenfunktionsuntersuchungen ab einem Alter von etwa 5 Jahren durchführen.

Lungenfunktionsuntersuchungen bei Säuglingen und Kleinkindern haben im Prinzip die gleiche klinische Bedeutung wie bei älteren Kindern. Sie können jedoch nur in spezialisierten Lungenfunktionslabors und bei besonderer Indikationsstellung durchgeführt werden, da bei Säuglingen eine Schlafinduktion z. B. durch Chloralhydrat praktisch nicht zu umgehen ist und ein beträchtlicher personeller und apparativer Aufwand betrieben werden muß.

Die wichtigsten Indikationen zur Lungenfunktionsuntersuchung bei Säuglingen und Kleinkindern sind die Objektivierung einer Funktionsstörung bei unklaren, persistierenden oder zunehmenden respiratorischen Beschwerden oder Untersuchungen im Rahmen besonderer wissenschaftlicher Fragestellungen.

5.5.1
Volumina und Flüsse

Spirometrie – Pneumotachographie

Bei einer Spirometrie werden Volumina und Flüsse in Abhängigkeit von der Zeit gemessen. Die hierbei gewonnene Information kann in Form einer Volumenzeitkurve oder aber äquivalent in Form einer Flußvolumenkurve dargestellt werden (Abb. 5.2).

Beide Graphiken stellen identische Informationen auf unterschiedliche Weise dar. Während bei großen Lungenvolumina der Fluß im Rahmen einer forcierten Exspiration sowohl von den elastischen Retraktionskräften des Lungengewebes als auch von Zwerchfell und Ausatemmuskulatur abhängt, wird der Fluß am Ende der Ausatmung, also bei niedrigen Lungenvolumina (nachdem etwa ein Drittel der Vitalkapazität ausgeatmet wurde) allein von den elastischen Rückstellkräften der Lunge bestimmt. Die Ausatmung ist nun unabhängig von der Atemanstrengung und nur noch der Widerstand der kleinen Atemwege bestimmt den Exspirationsfluß.

■ **Forcierte Vitalkapazität.** Das größte für eine Person bei einem angestrengten Atemzug nach maximaler Einatmung ausatembare Volumen wird als forcierte Vitalkapazität (FVC) bezeichnet. Die Bestimmung der FVC erfordert eine maximale Kooperation von seiten des Kindes und ist daher unzuverlässig bei kleinen Kindern oder unkooperativen Patienten.

Die FVC hängt von den elastischen Eigenschaften der Lunge, der Brustwand, der Stärke der Atemmuskulatur sowie von Gasbezirken ab, die infolge zu starker Obstruktion nicht an die Atemwege angeschlossen sind („trapped gas").

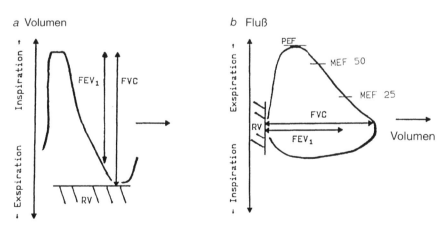

Abb. 5.2 a, b. Darstellung der spirometrischen Meßergebnisse eines forcierten Atemzugs als Volumenzeitdiagramm (**a**) oder als Flußvolumenkurve (**b**); *FEV$_1$* – 1 s Kapazität, *FVC* forcierte Vitalkapazität, *RV* Residualvolumen, *PEF* expiratorischer Spitzenfluß, *MEF* maximaler expiratorischer Fluß bei 50 bzw. 25% der Vitalkapazität

Darüber hinaus ist die für die Ausatmung zur Verfügung stehende Zeit entscheidend. Dies ist bei einem schweren Asthmaanfall mit einer deutlich verlängerten Exspirationszeit von Bedeutung, wenn das Kind nicht genügend Exspirationszeit aufbringen kann, um bei erniedrigten Flüssen das gesamte Volumen ausatmen zu können.

■ **FEV$_1$.** Das während einer forcierten Exspiration innerhalb 1 s ausatembare Volumen (FEV$_1$) ist ein verläßlicher Index zur Beschreibung der Lungenfunktion, da er weit weniger von einer aktiven Mitarbeit des Patienten abhängig ist und sowohl die Funktion der kleinen als auch der großen Atemwege repräsentiert. Da kleine Kinder nicht eine ganze Sekunde ausatmen können, kann auch FEV$_{0,5}$ herangezogen werden.

Der *maximale Spitzenfluß* wird zu Beginn einer forcierten Exspiration *(PEF)* gemessen und ist so abhängig von der jeweils aufgebrachten Atemanstrengung. Der Vorteil dieses Parameters besteht darin, daß er sehr einfach – auch ambulant – erhoben werden kann. Allerdings wird der Meßwert praktisch nicht durch die Funktion der kleinen Atemwege beeinflußt.

Demgegenüber ist der maximale exspiratorische Fluß, wenn noch nicht 50 bzw. 25% der Vitalkapazität (MEF$_{50}$ und MEF$_{25}$) ausgeatmet sind, am wenigsten von der Atemanstrengung abhängig und repräsentiert vornehmlich die Funktion der kleinen Atemwege. Der Vorteil des in den USA gebräuchlichen *MMEF$_{25-75}$ („maximum midexspiratory flow")*, der diesen mittleren Teil der Fluß-Volumen-Kurve beschreibt, ist seine geringere Meßschwankungsbreite (Tabelle 5.3).

Auch die relative Unabhängigkeit von der Atemanstrengung einzelner der beschriebenen Größen setzt eine adäquate Mitarbeit des Kindes voraus; dies ist in der Regel erst ab einem Alter von 5–6 Jahren möglich. In jedem Fall sollten bei der Durchführung der forcierten Exspiration mehrere Tests erfolgen und solche Ergebnisse verwendet werden, die für die einzelnen Parame-

Tabelle 5.3. Referenzwerte für Volumen- und Flußmessungen

	Normal [% Sollwert][a]	Erforderliche Änderung vom Ausgangswert (für Signifikanz mit weniger als etwa 5% Irrtumswahrscheinlichkeit)[b] [% vom Ausgangswert]	
		Gesunde Kinder	Zystische Fibrose
Volumina			
FVC	>80	>10	>20
FEV$_1$	>80	>10	>20
FEV$_1$ % FVC	>80 und <120	>10	>18
Flüsse			
PEF	>80	>15	>40
MMEF$_{25-75}$	>70	>13	>28
MEF$_{50}$	>70	>19	>44
MEF$_{25}$	>70	>20	>45

[a] Mueller u. Eigen 1992.
[b] Mod. nach Lemen 1990.

ter bei technisch einwandfreier Durchführung die besten Ergebnisse erbringen.

Dies entspricht den Empfehlungen der American Thoracic Society, die das Testresultat als bestes definiert, bei dem die Summe FVC und FEV$_1$ am größten und die Variabilität bei Testwiederholung <5% ist. Alternativ kann die sog. Hüllkurvenmethode angewendet werden; hierbei werden diejenigen Werte errechnet, die die in den verschiedenen Tests erhobenen Werte gerade einschließen.

Bei schlafenden Säuglingen können forcierte Exspirationen herbeigeführt werden, indem der Thorax mittels einer Druckluftkompressionsweste von extern plötzlich komprimiert wird. Messungen in der Altersgruppe von 1–4 Jahren sind nach wie vor ein Problem, da die Anwendung der externen Kompressionstechnik in dieser Altersgruppe ohne Sedierung nicht einfach ist.

■ **Funktionelle Residualkapazität.** Das Gasvolumen in den Lungen am Ende der normalen Exspiration wird als funktionelle Residualkapazität (FRC) bezeichnet. Diese zentrale Größe wird benötigt, um Residualvolumen (RV) und totale Lungenkapazität (TLC) zu errechnen und kann in der Spirometrie/ Pneumotachographie nicht ermittelt werden. Zu ihrer Bestimmung stehen Gasverdünnungsmethoden oder Ganzkörperplethysmographie zur Verfügung. Die FRC ist ein Volumen, das von der jeweiligen Atemlage abhängt. Es ist somit durch die Prozedur der Lungenfunktionsmessung selbst deutlich beeinflußbar.

Gasverdünnungsmethoden (Helium, Stickstoff)

Die oben definierte funktionelle Residualkapazität (auch Ruhelungenvolumen) kann einfach durch die Verdünnung eines inerten Gases ermittelt werden. Bei Verwendung von Helium atmet das Kind ein bekanntes Volumen eines Helium-Sauerstoff-Gemisches ein. Aus der Verdünnung des Heliums läßt sich das in der Lunge befindliche Gasvolumen und damit die FRC bestimmen.

Als Alternative kann die FRC aus der Menge des sich in den Lungen befindlichen Stickstoffs ermittelt werden. Dieses Volumen wird bestimmt, indem das Kind über ein Einatemventil 100% Sauerstoff inspiriert und über ein Ausatemventil die Gesamtmenge an Stickstoff bestimmt wird, die sich in den Lungen befindet. Aus diesem Volumen ergibt sich die FRC, da das alveoläre Gasgemisch ursprünglich zu 80% aus Stickstoff besteht.

Ganzkörperplethysmographie

Alternativ zu den Gasverdünnungsmethoden kann die FRC im Ganzkörperplethysmographen bestimmt werden. Wie schematisch in Abb. 5.3 dargestellt,

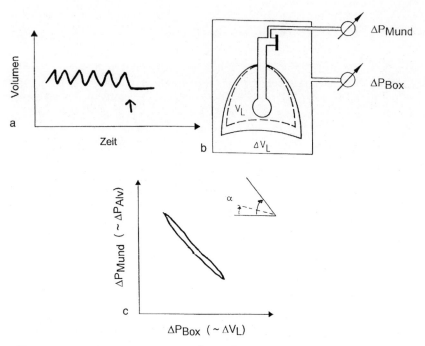

Abb. 5.3 a–c. Ganzkörperplethysmographische Bestimmung des intrathorakalen Gasvolumens (ITGV = FRC$_{BOX}$ = V$_{tg}$). Während der normalen Ruheatmung wird das intrathorakale Gasvolumen zum Zeitpunkt eines Verschlusses der Atemwege am Ende der Ausatmung bestimmt (**a**). Das Kind atmet innerhalb der Kammer gegen den Verschluß (**b**). Die dadurch erfolgende Kompression und Dekompression des intrathorakalen Volumens ΔV_L ist proportional der gemessenen Kammerdruckänderung ΔP_{BOX} (**c**). Hieraus und aus der gleichzeitig registrierten Alveolardruckänderung ΔP_{Alv} (gemessen als ΔP_{Mund}) läßt sich entsprechend dem Boyle-Mariottschen Gesetz (PV = const.) das ITGV berechnen. Je größer z. B. bei einer gegebenen Volumenzunahme ΔV_L der Abfall des ΔP_{Alv} ist, desto kleiner ist das ITGV; eine steile Kurve (großes α) bedeutet also ein kleines ITGV. (Nach Petro u. Konietzko 1989)

befindet sich das Kind in einer geschlossenen Kammer und atmet spontan ein und aus. Ein Ventil wird am Ende des normalen Atemzuges verschlossen, um die FRC innerhalb der Lungen einzuschließen. Das Kind setzt nun seine Atemanstrengungen gegen diesen Verschluß fort und komprimiert bzw. entkomprimiert dabei das Gas innerhalb seines Brustkorbes. Die hierbei auftretenden Druckänderungen werden einerseits im Mundstück, andererseits in der Kammer gemessen. Die Kammerdruckänderungen sind proportional den Volumenänderungen in der Kammer. Nach entsprechender Kalibration des Plethysmographenvolumens kann das im Thorax eingeschlossene Volumen errechnet werden (s. Abb. 5.3).

Zur Unterscheidung der mittels Gasverdünnungsmethode ermittelten FRC wird das mit dieser Methode bezeichnete Gasvolumen als *intrathorakales Gasvolumen definiert (ITGV = FRC$_{Box}$ = V$_{tg}$)*. Im Normalfall entsprechen sich die beiden Volumina. Bei Krankheitsprozessen kann es jedoch zu einer schlechten Gasmischung, zum Ausschluß der Gasvolumina von der Ventila-

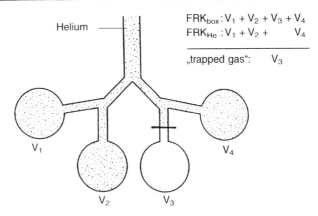

Abb. 5.4. Aus der Konzentrationsänderung des Fremdgases Helium oder von Stickstoff nach Füllung der Lungen mit reinem Sauerstoff läßt sich ebenfalls ein Ruhelungenvolumen (FCR$_{He}$) bestimmen. Dieses ist um die nichtventilierten Bezirke („trapped gas") kleiner als das mittels Bodyplethysmographen bestimmte Ruhelungenvolumen (FRC$_{BOX}$, ITGV); V_1-V_4 beliebige Lungenvolumina. (Nach Dorsch u. Niggemann 1994)

tion oder aber im Rahmen von Lungenzysten zu nichtventilierten Bezirken kommen. In diesen Fällen ist das ITGV größer als die FRC$_{He}$, die Differenz wird „trapped gas" genannt (Abb. 5.4).

5.5.2
Atemwegswiderstand

Jede Röhre, durch die Gas strömt, hat einen Widerstand für dieses Gas. Der Widerstand ergibt sich bei einem vorgegebenen Gasfluß aus dem Druckabfall über die Röhre. Er hängt sowohl von der Länge als auch von dem Radius der Röhre $\left(\frac{1}{r^4}\right)$, der Viskosität des geatmeten Gases und von der Flußturbulenz ab.

Da der Atemwegsdurchmesser in Abhängigkeit vom Füllungszustand der Lunge variiert, ist der Widerstand umgekehrt proportional zum Lungenvolumen. Um diese Volumenabhängigkeit des Widerstandes zu korrigieren, wird die volumenunabhängige Größe *spezifischer Widerstand* eingeführt (sR$_{aw}$ = R$_{aw}$·ITGV). Der Gesamtwiderstand des respiratorischen Systems hängt nicht nur vom Atemwegswiderstand (R$_{aw}$), sondern auch von den viskosen Lungenwiderständen (R$_l$) und den Brustwandwiderständen (R$_{cw}$) ab (Abb. 5.5). Sowohl bei Erwachsenen als auch bei Säuglingen beträgt R$_l$ und R$_{cw}$ etwa 10 bzw. 20% des Gesamtwiderstandes.

Der Atemwegswiderstand (R$_{aw}$) wird zum beträchtlichen Teil durch den Nasenwiderstand bestimmt, der jedoch durch Verwendung einer Nasenklemme ausgeschaltet wird. Die mehr zentral gelegenen Atemwege dominieren bei der Bestimmung von R$_{aw}$, da die kumulative Oberfläche bzw. der Gesamtquerschnitt mit jeder Aufzweigung des Bronchialsystems schrittweise

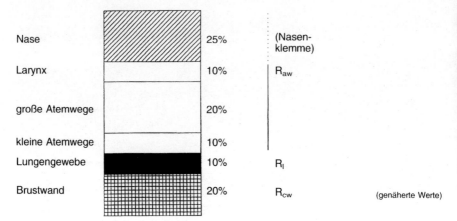

Abb. 5.5. Beitrag einzelner Komponenten des respiratorischen Systems zum Gesamtwiderstand. Die Werte sind stark vom Lebensalter abhängig (höherer Anteil der oberen Atemwege bei Säuglingen) und daher nur orientierend gültig; R_{aw} Atemwegswiderstand, R_l Lungengewebswiderstand, R_{cw} Brustwandwiderstand

größer wird, und somit der Widerstand zur Peripherie hin sehr rasch abfällt. R_{aw} beschreibt also vorzugsweise die Verhältnisse im Larynx und in den großen Atemwegen bis etwa zur 9. Bronchialgeneration (s. Abb. 5.5).

Der Atemwegswiderstand ergibt sich aus der durch die Atemexkursionen bedingten Druckänderung und der Änderung der Flußrate bei entsprechender Kalibration des Gerätes (Abb. 5.6). Üblicherweise wird R_{aw} bei Kindern mit einer inspiratorischen Flußrate von 0,5 l/sec gemessen. Die Verschlußdruckmethode und die Oszillationsmethode stellen alternative Methoden dar, auf die hier nicht eingegangen werden soll (Petro u. Konietzko 1989).

5.5.3
Steifheit der Lunge

Neben Lungenvolumen und Atemwegswiderstand bestimmt die Steifheit von Lunge und Brustkorb entscheidend die mechanische Lungenfunktion. Interstitielle Lungenerkrankungen wirken sich hierbei insbesondere auf die Lungengewebssteifheit aus, während Skoliosen und andere Erkrankungen des knöchernen Thorax, vor allem die Steifheit des Brustkorbs beeinflussen.

Maß für die Steifheit ist die *Compliance,* die aus der sich bei einer bestimmten Druckänderung ergebenden Volumenänderung ($C=\Delta V/\Delta P$) ermittelt wird. Da für die Bestimmung dieser Größe die unangenehme Einführung eines Ösophagusballons zur Abschätzung des pleuralen Drucks notwendig ist, wird eine Compliancemessung nur bei Verdacht auf die genannten Erkrankungen durchgeführt.

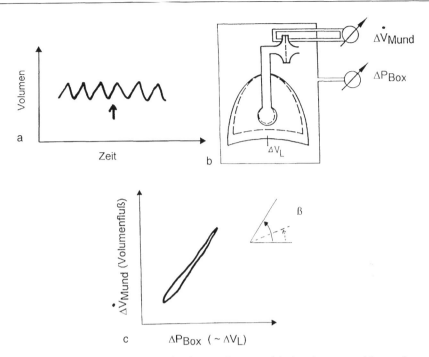

Abb. 5.6 a–c. Ganzkörperplethysmographische Bestimmung (**a**) des Atemwegswiderstandes ($R_{aw} = R_{tot}$). Während der normalen Ruheatmung (ΔV_L) werden die durch die Thoraxexkursionen im volumenkonstanten Bodyplethysmographen (**b**) induzierten Druckschwankungen (ΔP_{BOX}) registriert. Gleichzeitig wird die Änderung des Luftstroms am Mund gemessen ($\Delta \dot{V}_{Mund}$). Der Atemwegswiderstand (**c**) ergibt sich aus dem Verhältnis der Volumenflußänderung, induziert durch eine bestimmte Thoraxwandexkursion (durch ΔV_L, gemessen als ΔP_{BOX}). Je größer also z. B. bei einer gegebenen Druckschwankung ΔP_{BOX} der Volumenfluß $\Delta \dot{V}_{Mund}$ ist, desto kleiner ist der Atemwegswiderstand R_{aw}, eine steile Kurve (großes β) bedeutet also einen niedrigen R_{aw}. (Nach Petro u. Konietzko 1989)

5.5.4
Gastransferfunktion der Lunge

■ **Blutgasanalysen.** Kapillare Blutgasanalysen der hyperämisierten Hautareale (z. B. nach Einreiben mit Finalgonsalbe) dienen der Quantifizierung der Gasaustauschfunktion insbesondere im akuten Asthmaanfall. Die *Sauerstoffsättigung wird pulsoxymetrisch bestimmt* (normal >95%). Bedingt durch die Atemwegsobstruktion kommt es zu Ventilations-Perfusions-Mißverhältnissen, die zu einer Hypoxie führen und bisweilen stark ausgeprägt sein können. Der pCO_2 bleibt im normalen bis leicht erniedrigten Bereich. Ursache hierfür ist die vielfach höhere Diffusionskapazität von CO_2 gegenüber Sauerstoff, die auch dann noch einen ausreichenden Austausch von CO_2 ermöglicht, wenn schon größere pulmonale Areale minderbelüftet sind.

Die pulmonale Durchblutung wird nur während sehr schwerer Asthmaanfälle im Rahmen großer intrathorakaler Druckänderungen beeinträchtigt.

Während der Einatmung kommt es zu einer starken Erhöhung des rechtsventrikulären Drucks und einer Bewegung des interventrikulären Septums nach links, so daß die linksventrikuläre Funktion behindert werden kann. Dies wird als entscheidender Faktor bei der Entstehung des „pulsus paradoxus", d. h. des systolischen Blutdruckabfalls während der Inspiration, gedeutet.

■ **Bestimmung der Diffusionskapazität.** Die Gastransferfunktion der Lunge kann durch Bestimmung der Diffusionskapazität (DL_{CO}) auch direkt ermittelt werden. Bei Asthmatikern ist das sog. Single-breath-Verfahren vorzuziehen, da hier im Gegensatz zum Steady-state-Verfahren kaum eine Beeinflussung durch Atemwegserkrankungen erfolgt.

5.5.5
Pathophysiologische Änderungen der Lungenfunktion und Asthmaschweregrade

Untersuchungen im Intervall

Die größte Bedeutung kommt Lungenfunktionsuntersuchungen im Intervall zwischen den Asthmaanfällen zu. Eine einheitliche Klassifikation ist aufgrund der Variabilität der Verläufe und des Einflusses der Therapie schwierig.

Leichtes Asthma
Bei leichtem Asthma kann sich eine normale Lungenfunktion zeigen. Allenfalls finden sich leicht erniedrigte, forciert exspiratorische Flußraten bei niedrigen Lungenvolumina ($MMEF_{25-75}$). FEV_1 ist normal oder fast normal, ebenso die FVC. Die Untersuchung der PEF im Laufe eines Tages deckt eine vergleichbar hohe Variabilität auf. Das intrathorakale Gasvolumen bzw. das daraus abgeleitete Residualvolumen mag erhöht sein.

Mittelschweres Asthma
Bei mittelschwerem Asthma ist $MMEF_{25-75}$ meist abnorm, FEV_1 ist ebenso wie die PEF erniedrigt, das Residualvolumen und der R_{aw} sind erhöht.

Schweres Asthma
Bei schwerem Asthma findet sich wiederum ein deutlich erniedrigter $MMEF_{25-75}$. FEV_1 ist in der Regel stark erniedrigt, bei „trapped air" kann es auch nur leicht erniedrigt sein; PEF ist meist erniedrigt, kann jedoch auch noch aufgrund der mit der deutlichen Überblähung einhergehenden relativen Erniedrigung des Widerstandes der zentralen Atemwege normal sein. R_{aw} wird dennoch meist erhöht gemessen.

Untersuchungen während eines Anfalls

Die Bedeutung von Lungenfunktionsuntersuchungen ergibt sich insbesondere dadurch, daß sich viele Patienten im freien Intervall trotz massiv eingeschränkter Lungenfunktion unbeeinträchtigt fühlen. Während eines akuten Asthmaanfalls kommt der detaillierten Erhebung von Lungenfunktionsparametern keine Bedeutung zu.

Die während eines Asthmaanfalls regelmäßig mit einem Peak-Flow-Meter durchzuführenden PEF-Messungen geben gut Auskunft über den Verlauf sowie das Ansprechen auf die Inhalationstherapie. Blutgasanalysen können ein erniedrigtes pO_2 bzw. SaO_2 bei normalerweise erniedrigtem bis normalem pCO_2 zeigen. Der Anstieg des arteriellen pCO_2 über Werte von 45 mmHg bedarf der besonderen Beobachtung.

Während eines akuten Asthmaanfalles kommt es zum Auftreten des „pulsus paradoxus" über den oben beschriebenen Mechanismus. Dabei zeigt sich eine Korrelation zwischen der Schwere der Atemwegsobstruktion und der Größe der gemessenen Differenzen im systolischen Blutdruck zwischen In- und Exspiration. So fanden Godfrey und Mitarbeiter bei Schwankungen des systolischen Blutdrucks um mehr als 20 mmHg zwischen In- und Exspiration immer einen pCO_2-Wert, der höher als 40 mmHg war (Godfrey 1990).

pCO_2-Erhöhungen im schweren, akuten Asthmaanfall weisen auf eine Ermüdung der Atemmuskulatur hin und sind ein sehr ernstzunehmendes Zeichen.

5.6
Monitoring der Entzündungsreaktion der Atemwege

Asthma wird als eine chronisch-entzündliche Erkrankung der Atemwege und der Lunge angesehen. Die akkurate Bestimmung der Art des Schweregrades und ihrer Lokalisation innerhalb der Lunge sind wahrscheinlich entscheidend für die klinische Behandlung von Asthmatikern.

Wird der Patient allein auf klinischer Basis mit Hilfe von Anamnese und Auskultation beurteilt, so zeigen kontrollierte Studien, daß die Atemwegsinflammation unterdiagnostiziert und unterbehandelt wird. Bei Kindern über 5 Jahren erhöhen Lungenfunktionsuntersuchungen und Belastungstests die diagnostische Sensitivität. Diese Untersuchungen sind jedoch im Säuglings- und Kleinkindalter nur unter klinischen Bedingungen durchzuführen, die dann recht aufwendig sind. Wegen der hohen Frequenz interferierender Infekte ist es jedoch gerade in dieser Altersgruppe wahrscheinlich, daß Asthma eher überdiagnostiziert und überbehandelt wird, wenn man sich allein auf den klinischen Befund des giemenden Säuglings und Kleinkindes verlassen muß.

Epidemiologisch zeigt sich, daß die Mehrzahl der giemenden Säuglinge und Kleinkinder kein atopisches Asthma entwickelt. Daher wäre der Nachweis einer fehlenden chronischen Atemwegsentzündung gerade in dieser Altersgruppe wichtig, um unnötige antientzündliche Behandlungen zu vermeiden. Zur Zeit liegen allerdings kaum Kenntnisse zum Ausmaß der Atemwegsinflammation im Säuglings- und Kleinkindalter sowie bei älteren Kindern vor.

Darüber hinaus ist kaum bekannt, inwieweit die nachfolgend besprochenen Surrogatmarker der Entzündungsreaktion wirklich das Ausmaß der Entzündung der unteren Atemwege reflektieren.

Parameter im Blut

Die Hoffnungen, daß eosinophiles kationisches Protein (ECP) oder andere Produkte der eosinophilen Granulozyten (Major basic protein, MBP), eosinophile Peroxidase (EPO), eosinophiles Protein X und Neurotoxin (EPX-EDM) oder Zytokine und deren lösliche Rezeptoren oder Adhäsionsmoleküle im Serum in der Lage sind, verläßlich das Ausmaß der pulmonalen Entzündungsreaktion widerzuspiegeln, haben sich bisher nicht erfüllt (Scheinmann et al. 1998). Für eine definitive Entscheidung sind jedoch noch weitere Untersuchungen notwendig.

Parameter im Urin

Eosinophiles Protein X (EPX) wurde erfolgreich als Marker der Intensität einer antiinflammatorischen Behandlung eingesetzt (Kristjansson et al. 1996). Die Wertigkeit der Urinausscheidung von Leukotrien E_4, dem Metaboliten von LTC_4 und LTD_4, läßt sich noch nicht abschließend beurteilen.

Parameter des Respirationstraktes

Nasale Sekretion

Daß die zellulären und humoralen Bestandteile von Nasensekreten nicht die Situation in den peripheren Atemwegen widerspiegeln, ist offensichtlich, wird jedoch immer wieder kontrovers debattiert (Scheinman et al. 1998). Korrelationen zwischen Mediatorkonzentrationen und Ausprägungsgrad der Inflammation im Atemtrakt lassen sich immer wieder nachweisen, sind jedoch dann vor allem Ausdruck der sehr häufig nachweisbaren und gleichzeitigen Beteiligung von Nasenschleimhaut und unterem Atemtrakt bei Asthma bronchiale.

Sputum

Sputum kann entweder spontan, nach Physiotherapie und induziert durch Inhalation einer hypertonen Kochsalzlösung gewonnen werden. Letztere Methode hat sich bei erwachsenen Asthmatikern sehr gut bewährt und ist hinsichtlich ihrer Aussagekraft zur Atemwegsentzündung bei Asthma validiert (Hargraeve et al. 1997).

Es muß allerdings beachtet werden, daß es durch die Induktion trotz einer Vorbehandlung mit einem Betamimetikum zu ausgeprägten Bronchokonstriktionen kommen kann. Daher ist es wichtig, während der Sputuminduktion den Atemwegswiderstand häufig zu messen, um Bronchokonstriktionen frühzeitig zu erkennen.

Die Technik eignet sich auch für ältere Kinder, ist jedoch aufgrund des vergleichsweisen großen Aufwandes zunächst Forschungszwecken vorbehalten. Die Zahl der Eosinophilen und der ECP-Gehalt korrelieren mit klinischen Symptomen, der bronchialen Hyperreagibilität und der Notwendigkeit einer medikamentösen Behandlung (Hargraeve et al. 1997).

Bronchoskopie, Bronchialbürste und bronchoalveoläre Lavage

Diese Untersuchungen sind nur dann durchzuführen, wenn die Diagnose oder Behandlung eines erkrankten Kindes von der direkten Inspektion der Atemwege oder der Analyse einer Lavage abhängt. Außerdem handelt es sich um punktuelle Untersuchungen, die nicht beliebig wiederholt werden können.

Die Beurteilung der Entzündungsreaktion der Atemwege, vor allem jedoch die Differentialzytologie der in der Lavage gewonnenen Zellen, geben Aufschluß über Art und Aktivitätsgrad der bronchopulmonalen Entzündungsreaktion.

Ausatemluft

Direkte Messungen von gasförmigen Bestandteilen in der Ausatemluft oder Messungen in der kondensierten Ausatemluft sind wichtige, erst in den letzten Jahren zunehmend untersuchte Möglichkeiten, auf nicht- oder minimal invasive Weise Material aus dem unteren Atemtrakt zu gewinnen. Obgleich bisher eine Vielzahl von verschiedenen Substanzen identifiziert wurde, liegen die meisten Erfahrungen mit Wasserstoffperoxid (H_2O_2) und Stickoxid (NO) vor.

■ **Wasserstoffperoxid (H_2O_2).** Erhöhte Werte von H_2O_2 wurden in der Ausatemluft von Kindern mit stabilem Asthma bronchiale gemessen (Jöpsis et al. 1997), wobei die Erhöhung insbesondere auf die Kinder mit einem akutem Asthma zurückzuführen sein soll (Dohlman et al. 1993). Während diese Messungen im Atemkondensat aufgrund ihrer relativen Aufwendigkeit noch keinen Eingang in die klinische Routine gefunden haben, eignet sich die Online-Messung von NO in der Ausatemluft für den einfachen Einsatz im ambulanten Bereich.

■ **Stickoxid (NO).** Stickoxid (NO) übt eine Reihe physiologischer Einflüsse auf die Lunge aus, deren Veränderungen möglicherweise eine wichtige Rolle

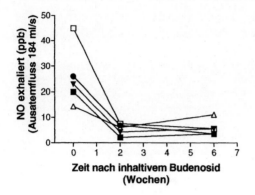

Abb. 5.7. NO in der Ausatemluft von Kindern mit leichtem bis mittelgradigem allergischen Asthma vor und 2 bzw. 6 Wochen nach Therapie mit inhalativen Steroiden (Meßbedingungen wie in Abb. 5.9)

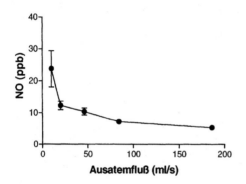

Abb. 5.8. Starke Abhängigkeit der Konzentration des exhalierten NO vom Exspirationsfluß

beim Asthma bronchiale spielen. So kann NO den Tonus der glatten Atemmuskulatur senken, zum bronchialen Ödem führen und eine bronchiale Entzündungsreaktion unterhalten (s. Kap. 3.3). Eine Vielzahl von Untersuchungen hat gezeigt, daß Stickoxid beim Asthma bronchiale in der bronchoalveolären Portion der Ausatemluft erhöht ist (Abb. 5.7).

Mit Hilfe eines Chemolumineszenzverfahrens (Reaktion von NO mit einem Überschuß an Ozon führt zur Bildung instabiler Verbindungen, die unter Lichtentstehung zerfallen) kann NO entweder direkt während der Atmung (online) oder nach Sammeln der Ausatemluft in einem Beutel zur späteren Analyse gemessen werden. Das Detektionsvermögen des Analysators sollte bei 1 part per billion liegen.

Da vor allem in der Nase und in den Nasennebenhöhlen vergleichsweise viel größere Mengen an NO als im unteren Atemtrakt gebildet werden, ergeben sich einige wichtige technische Details, die bei der Messung von NO in der Ausatemluft unbedingt berücksichtigt werden müssen. So sollte Sorge getragen werden, daß durch Atmen gegen einen standardisierten Widerstand mit einem positiven Atemwegsdruck von 5–15 cm H_2O bei einem definierten Fluß ausgeatmet wird (Kharithonov et al. 1997). Naturgemäß besteht eine starke Abhängigkeit der NO-Werte vom Ausatemfluß (Abb. 5.8), wodurch die z. T. erheblichen Schwankungen zwischen verschiedenen Studien erklärt wer-

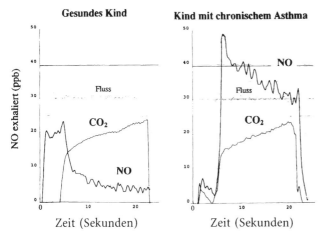

Abb. 5.9. Messung von NO in der Ausatemluft bei einem gesunden Kind und bei einem Kind mit Asthma bronchiale. Simultane Messung des CO_2 und des Exspirationsflusses. Endexspiratorisches NO von 8 ppb beim gesunden und von 29 ppb beim asthmatischen Kind unter denselben Untersuchungsbedingungen. Die Aufzeichnung mit höchster Auflösung bedingt den unregelmäßigen Kurvenverlauf

den können. Die Ausatmung sollte langsam (5–30 s) mit einem Ausatemfluß von 166–250 ml/s erfolgen.

Für Kinder ab etwa 5–6 Jahren ist dieses Verfahren sehr gut geeignet (Abb. 5.9). Für Kinder unter etwa 5 Jahren, die nicht in der Lage sind, einen definierten Atemfluß über längere Zeit aufrecht zu erhalten, sind noch keine standardisierten Meßbedingungen vorgeschlagen worden. Messungen der Ruheatmung haben bisher nicht zu verwertbaren Ergebnissen geführt.

Wird bei einem Fluß von 184 ml/s mit dem in Abb. 5.9 dargestellten Manöver gemessen, liegt bei gesunden Kindern zwischen 6 und 18 Jahren das orale NO bei 6,7±0,3 (Bereich 1,6–17). Dabei besteht keine Abhängigkeit vom Geschlecht, vom Alter der Kinder oder vom Atopiestatus (Latzin u. Griese 1998).

Bei asthmatischen Kindern sind die NO-Konzentrationen um den Faktor 2–4 erhöht (Dötsch et al. 1996; Lanz 1997; Nelson 1997; Byrns et al. 1997; Baraldi et al. 1997; Wildhaber et al. 1999). Nach einer inhalativen Provokation mit Allergen kommt es nicht in der Frühphase, sondern vor allem in der Spätphase der allergischen Reaktion zu einer Erhöhung des NO in der Ausatemluft (Kharithonov et al. 1995). Provokationen mit Histamin, Adenosin (AMP) oder hypertoner Kochsalzlösung führen nicht zu einer Erhöhung der NO-Konzentration in der Ausatemluft. Inhalative (s. Abb. 5.7) und systemische Glukokortikoide führen zu einer Reduktion des exhalierten NO. β-Sympathomimetika haben keinen Effekt.

Inwieweit sich das exhalierte NO als Verlaufsparameter zur therapeutischen Einstellung der inflammatorischen Komponente des Asthma bronchiale eignet, muß in weiteren Untersuchungen geklärt werden. Außerdem ist zu berücksichtigen, daß die Spezifität eines erhöhten NO gering ist, da auch bei

Bronchiektasen und bei Infekten der oberen Luftwege erhöhte Konzentrationen von NO in der Ausatemluft zu messen sind.

5.7
Untersuchung der Reagibilität der Atemwege

Bronchospasmolyse

10–15 min nach Inhalation eines Bronchodilatators in genügend hoher Dosis (z.B. 2–3 Hübe Sultanol) kann es zu einer signifikanten Änderung der Basislungenfunktion kommen. Die Größe der Änderung ist abhängig von der jeweiligen Standardabweichung der Messung in einer bestimmten Patientenpopulation (s. Tabelle 5.1).

Bronchiale Provokation

Hauptmerkmal des Asthma bronchiale ist die erhöhte Empfindlichkeit der Atemwege. Sie äußert sich darin, daß asthmatische Patienten gegenüber einer Reihe von verschiedenen Reizen quantitativ wesentlich leichter mit einer Atemwegsobstruktion reagieren als Normalpersonen. Provokationen mit Histamin, Metacholin, hypertoner Kochsalzlösung oder mit Kälte sind nicht mit einer Spätreaktion verbunden. Diese kann jedoch nach Provokation mit den verschiedenen Allergenen oder bei Anwendung von Anstrengungstests auftreten.

Anstrengungstest
Testindikation stellt die Dokumentation eines anamnestisch nicht eindeutig zu erhebenden Anstrengungsasthmas dar. Der Test wird auch vor einer empirisch zu beginnenden Therapie, bei chronischem Husten, sich nur langsam rückentwickelnder chronischer Bronchitis oder bei Belastungsdyspnoe durchgeführt. Darüber hinaus dient der Anstrengungstest zur Prüfung der Medikamenteneinstellung beim chronischen Asthma bronchiale.

Nach Ermittlung der basalen Lungenfunktion wird zur Auslösung der anstrengungsbedingten Bronchokonstriktion eine *submaximale 6–8minütige Laufbelastung* durchgeführt. Diese kann zu ebener Erde oder auf einem Laufband erfolgen. Unter der Laufbelastung kommt es zunächst zu einer Bronchodilatation, die nach 5–10 min in eine Bronchokonstriktion umschlägt. Unter Therapie mit Bronchodilatatoren ist sie meist etwa nach 15 min rückläufig.

Nach der Sofortreaktion kann eine etwa 2stündige Refraktärphase folgen, in der eine erneute Laufbelastung kein Stimulus für eine Bronchokonstriktion ist. Im Abstand von 3–9 h kann es zu einer Spätreaktion kommen, die jedoch in der Regel von kürzerer Dauer und geringerer Intensität als eine IgE-vermittelte verzögerte Reaktion (Lee et al. 1984; Biermann 1984) ist. Bei

anhaltendem Laufen können die Patienten ihren Asthmaanfall „überlaufen",
so daß in der anamnestischen Befragung oft keine Hinweise auf ein Anstrengungsasthma erhalten werden (Godfrey 1977; Anderson et al. 1975). Das
Testergebnis wird als positiv betrachtet, wenn es mindestens zu einem Abfall
unter die Ausgangswerte vor Laufbelastung kommt, der größer ist als die ein-
fache Standardabweichung (s. Tabelle 5.1).

Die Laufbelastung stellt den stärksten physischen Streß zur Auslösung
einer Bronchokonstriktion dar (Godfrey 1977), so daß dieser Test anderen
Belastungstests (Fahrrad) vorgezogen werden sollte. Nachteil ist, daß keine
Dosis-Wirkungs-Kurve konstruiert werden kann. Etwa 87% der Kinder mit
Asthma haben eine positive Reaktion (Mueller u. Eigen 1992).

Bronchiale Provokation mit Histamin oder Metacholin

Bei der Durchführung des Tests inhaliert das Kind Metacholin oder Histamin
über 2 min, anschließend wird während der folgenden 3 min die Lungenfunktion ermittelt. Dann erfolgt eine erneute Inhalation bzw. Messung der
Lungenfunktion solange, bis diejenige Dosis erreicht ist, die einen *20%igen
Abfall der FEV$_1$ herbeiführt (PC$_{20}$).*

Mit dieser Methode zeigen etwa 90–98% asthmatischer Kinder ein hyperreagibles Bronchialsystem. Das Verfahren konnte auf die Anwendung bei kleinen Kindern ausgedehnt werden, die nicht in der Lage sind, Standardlungen-
funktionstechniken durchzuführen. Dazu wurde anstelle der Lungenfunktionsmessung eine Auskultation vorgenommen und eine sehr gute Korrelation
zu älteren Kindern, die beide Verfahren durchführen konnten, gefunden
(Avital et al. 1988).

Asthmatische Kinder reagieren sowohl in der Metacholin- als auch in der
Anstrengungsprovokation positiv, während sich überraschenderweise bei
Kindern mit anderen chronischen Lungenerkrankungen, einschließlich zysti-
scher Fibrose, häufig positive Reaktionen gegenüber Metacholin fanden,
nicht jedoch gegenüber einer Laufbelastung. Damit besitzen allein asthmatische Kinder die Voraussetzungen, reflexmäßig eine abnorme Reaktion gegenüber Anstrengungen auszulösen (Godfrey 1992).

Provokation mit Adenosin

Bei Asthmatikern, nicht aber bei normalen Personen, wird durch die Inhalation von Adenosin eine Bronchokonstriktion induziert (Cushley et al. 1983).
Eine so induzierbare Atemwegsenge ist ohne Zusammenhang zum atopischen
Status und scheint ein Marker der asthmatischen Diathese zu sein (Cushley
et al. 1984; Avital et al. 1995 a, b). Bei Kindern aller Altersgruppen mit anderen Formen der Atemwegsentzündung und chronischer-obstruktiver Lungen-
erkrankung besteht keine erhöhte Reagibilität gegenüber Adenosin, die Empfindlichkeit ist jedoch gegenüber Metacholin oder anderen chemischen Trig-
gersubstanzen erhöht (Avital et al. 1995 a, b).

Kaltlufthyperventilationsprovokation

Da das anstrengungsinduzierte Asthma teilweise auf einer hyperventilations-
bedingten Austrocknung und Abkühlung der Atemwege beruht (s. S. 113; An-

derson 1984), kann im Rahmen einer isokapnischen (durch kompensatorische Zufuhr von CO_2) Hyperventilation von trockener und auf $-10°C$ abgekühlter Luft bei 75% des Atemgrenzwertes für 5 min eine Bronchokonstriktion induziert werden. Dabei findet sich eine eindeutige Trennung zwischen normo- und hyperreaktiver Reaktion. Großer Nachteil dieser Methode ist der relativ hohe apparative Aufwand (Zach et al. 1984).

Provokation mit spezifischen Antigenen

■ **Antigeninhalation.** Mit der Inhalation eines Antigens, das im Hauttest als positiv gefunden wurde, läßt sich eindeutig die Relevanz für das Asthma des Kindes am Bronchialsystem testen. Es kommt zu einer Sofortreaktion und bei etwa 25% der Kinder mit Hausstaubmilbenallergie auch zu einer verzögerten asthmatischen Reaktion (Griese et al. 1990b).

Da einerseits die Aussagekraft der Tests vom wäßrigen Allergenextrakt abhängt und andererseits trotz aller Vorsichtsmaßnahmen unerwartet Notfallreaktionen bis zum anaphylaktischen Schock auftreten können, wird die Indikation für diese Tests streng gestellt.

Ein bronchialer Provokationstest ist indiziert, wenn durch Anamnese, Hauttest und RAST (sowie evtl. basophilen Stimulationstests) die Diagnose eines allergischen Asthma bronchiale z. B. auf verschiedene Schimmelpilze nicht eindeutig zu stellen ist. Auch können aus einer Vielzahl von möglichen Allergenen die klinisch bedeutsamen Antigene auf diese Weise selektioniert werden. Der bronchiale Provokationstest ist ingesamt gesehen im Kindesalter nur sehr selten notwendig, da in den allermeisten Fällen durch Anamnese, Pricktest, RAST, nasale Provokation und Histaminfreisetzung aus Basophilen eine ausreichende Einschätzung der Sensibilisierungslage durchgeführt werden kann. Die Untersuchung spielt daher im klinischen Alltag keine Rolle mehr, sondern wird allenfalls bei Studien eingesetzt.

■ **Oraler Provokationstest.** Der orale Provokationstest bei Verdacht auf durch Nahrungsmittel ausgelöste asthmatische Beschwerden ist im Gegensatz zum bronchialen Provokationstest von überragender Bedeutung. Respiratorische Symptome als alleinige Symptome einer Nahrungsmittelallergie sind mit 1–3% relativ selten. In Kombination mit anderen Symptomen (Haut, Magen-Darm-Trakt) treten sie in etwa 10–20% der Fälle auf.

Nach einer Eliminationsdiät (Säuglinge: Hydrolysatnahrung; ältere Kinder: Reis, Kartoffeln, Karotten, Blumenkohl, Banane, Tee, Wasser, Olivenöl, Zucker, Salz) von 2 Wochen werden die aufgrund von Anamnese, Hauttest und RAST in Frage kommenden Nahrungsmittel nach dem in Abb. 5.10 angegebenen Schema getestet. Respiratorische Symptome sind auskultatorisch und mit Hilfe der Lungenfunktion zu erfassen. Gleichzeitig ist auf Symptome von seiten der Nase (Jucken, Nasenlaufen und verstopfte Nase), der Haut

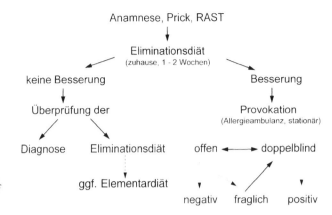

Abb. 5.10. Orale Provokation bei Verdacht auf Nahrungsmittelallergie

(Ausschlag, Juckreiz, Urticaria) und des Abdomens (Bauchweh, Durchfall, Erbrechen) zu achten.

Die Durchführung einer doppelblinden, plazebokontrollierten Nahrungsmittelprovokation in bezug auf die Bereitstellung der Nahrungsmittel, die Verwendung von optischen und geschmacklichen Träger- und Hüllsubstanzen und Plazebos ist, ebenso wie die exakte Durchführung (Mengen, Steigerung) und Maßnahmen bei unerwünschten Reaktionen, detailliert von Bock et al. (1988) beschrieben.

5.8
Untersuchungen zur Differentialdiagnostik

Bei obstruktiven Atemwegserkrankungen müssen eine Reihe verschiedener Erkrankungen voneinander differenziert werden. Hierbei ist zunächst das jeweilige Lebensalter der Kinder eine wichtige Hilfe, da eine altersmäßige Häufung vorliegt (s. Tabelle 2.2, S. 13). In Tabelle 5.4 sind wesentliche diagnostische Verfahren aufgeführt, die den jeweiligen Erfordernissen angepaßt eingesetzt werden müssen.

Im Säuglingsalter spielen Atemwegsinfektionen eine große Rolle. Durch neue Methoden zum raschen Antigen- oder DNA-Nachweis können nun ätiologische Zusammenhänge erfaßt werden. Im Nasopharyngealsekret, gesammelt mit einer Sekretfalle, kann Antigen von RSV, Influenzavirus, B. pertussis, Mykoplasmen oder Clamydien mit relativ hoher Sensitivität (um 80 bis 90%) innerhalb weniger Stunden nachgewiesen werden. Der Nachweis dieser Erreger lohnt sich, da therapeutische Konsequenzen ergriffen werden können.

■ **Stimmbanddysfunktion.** Bei Jugendlichen und jungen Erwachsenen ist eine Stimmbanddysfunktion („vocal cord dysfunction") differentialdiagnostisch von einem Asthma bronchiale abzugrenzen. Diese Erkrankung ist

Tabelle 5.4. Diagnostik bei obstruktiven Atemwegserkrankungen im Säuglings- und Kindesalter

Diagnostik	Untersuchung
Lungenfunktionsdiagnostik	Fluß-Volumen-Spirometrie Ganzkörperplethysmographie Gasverdünnungsverfahren CO-Diffusionskapazität O_2-Sättigung mit Pulsoximeter Blutgasanalyse Bronchospasmolysetest
Bildgebende Diagnostik	Röntgenthorax in 2 Ebenen Nasennebenhöhlen-Röntgen Ösophagogramm Computertomographie, high resolution Kernspintomographie Lungenventilations- und Perfusionsszintigraphie Bronchoskopie Bronchographie Ultraschall Herz und große Gefäße Herzkatheter Transbronchiale oder offene Lungenbiopsie
Allergiediagnostik	Pricktest IgE, RAST Eosinophile, eosinophiles kationisches Protein Histaminfreisetzung aus Basophilen Provokationstests (nasal, konjunktival, bronchial)
Erregeruntersuchungen	Tubergentest Abstrich auf Bakterien, Pilze Spülwasser auf Antigen von RSV, Influenzaviren, Mykoplasmen, Clamydien Pertussis-Ak, Mykoplasmen-Ak
Immunologische Laboruntersuchungen	IgG, IgA, IgM Präzipitierende Antikörper gegen Aspergillus-, Vögel-, Pflanzen- oder sonstige Pilzantigene, ACE IgG-Subklassen, spez. Antikörper gegen Diphterie/ Tetanus (IgH_1), Pneumokokken, (IgG_2), Hämophilus (IgG_2; nach Impfung mit dem Konjugationsimpfstoff aber IgG_1), Moraxella catarrhalis und Viren (IgG_3), Blutgruppen-A, Isoagglutinine (IgM) s-IgA im Speichel Multitest-Merieux (ggf. Complement und B-, T-, NK-Zell- und Granulo- zytenfunktion)
Aspirationsdiagnostik	Ultraschall des gastroösophagealen Übergangs 24-h-pH-Metrie Obere Magen-Darm-Passage Gastroösophageale Szintigraphie incl. Lungenspät- aufnahmen Bronchoskopie Lavage (fettbeladene Makrophagen oder kohlebela- dene Makrophagen nach Kohlemahlzeit)
Wichtige sonstige Untersuchungen	Schweißtest Zilienmotilitätstest mit Sacharrose, Elektronenmikro- skopie einer Schleimhautbiopsie α_1-Proteaseninhibitor (α_1-Antitrypsin)

Tabelle 5.5. Differentialdiagnose der chronischen und chronisch-rezidivierenden Atemwegs-obstruktion und des chronischen Hustens im Kindesalter

Säuglingsalter	Vorschulalter	Schul- und Jugendalter
Infektionen	Infektionen	Allergie (Asthma bronchiale)
RS-, Adeno-, Parainfluenzaviren	Parainfluenza-, Adenoviren	Infektionen (Mykoplasmen)
Mykoplasmenpneumonie (bei 30% der Fälle Giemen)	Chlamydien	Sinubronchiales Syndrom
Tuberkulose	Mykoplasmen	Rauchen, aktiv und passiv
Postvirale Syndrome (Bronchiolitis obliterans, Atemwegstrikturen oder Granulome)	Sinubronchiales Syndrom	Gastroösophagealer Reflux
Fehlbildungen der Atemwege	Fremdkörperaspiration	Immundefizienzen
Tracheobronchomalazie lokalisiert oder generalisiert	Allergien (Asthma bronchiale)	a_1-Antitrypsinmangel
Tracheoösophageale Fisteln	Mukoviszidose	Tumoren
Stenosen	Immotiles Ziliensyndrom	Lymphome
Granulome oder Polypen	Gastroösophagealer Reflux	Neuroblastome
Laryngeale Dysfunktion	Rauchen, passiv	Ganglioneurome
Kongenitales lobäres Emphysem	Tumoren (Neuroblastom)	Teratome
Bronchiale Kompressions-syndrome		Bronchialadenome
Gefäßring		Stimmbanddysfunktion (vocal cord dysfunktion)
Anormaler Abgang der rechten A. subclavia		Habituell (psychogen)
Bronchiale oder perikardiale Zysten		
Angeborene Herzfehler (Links-rechts-Shunt)		
Mukoviszidose		
Ziliendyskinesie		
Immundefektsyndrome		
Schwere kombinierte Immundefizienz		
Kombinierte IgA- und IgG-Subklassen-Mangelzustände		
Allergien		
Rezidivierende Aspirationen		
Gastroösophagealer Reflux		
Schluckstörungen (neuro-muskuläre Erkrankungen, mechanische Behinderung)		
Chronische Lungenerkran-kungen bei Frühgeburt		
Kongenitale Infektionen		
Rauchen passiv		

durch eine paradoxe Stimmbandbeweglichkeit bedingt, die zu einer Adduktion der Stimmbänder mit resultierender Atemflußbehinderung im Larynxbereich vor allem während der Inspiration, aber auch während der Exspiration einhergeht. Bei den Patienten handelt es sich meist um weibliche Jugendliche, die häufig jahrelang wegen eines schweren therapieresistenten Asthmas behandelt wurden. In einer größeren Zusammenstellung waren von 95 Patienten 80 weiblich, etwa die Hälfte wiesen gleichzeitig ein Asthma bronchiale auf. Von den Patienten, die eine isolierte Stimmbanddysfunktion aufwiesen, hatten zwei Drittel die typischen Asthmasymptome Giemen, Pfeifen und Husten sowie Episoden von Dyspnoe. Stridor war nur bei 20% der Patienten nachweisbar (Newman et al. 1995).

An die Diagnose sollte gedacht werden, wenn kein Ansprechen des Asthmas auf Bronchodilatatoren nachweisbar ist oder die spirometrische Untersuchung einen abgeflachten Inspirationsteil in der Flußvolumenkurve zeigt und in der Exspiration insbesondere der initiale Anteil zu fehlen scheint bzw. relativ breitbasige Flußspitzen im abgeflachten sägezahnartigen Verlauf der Exspirationskurve auftreten. Die Diagnose wird im Rahmen einer Bronchoskopie oder Laryngoskopie gestellt.

Bei einem Großteil der Patienten finden sich psychopathologische Auffälligkeiten, es wird mehrfach über eine etwa 30%ige Prävalanz von sexuellem Mißbrauch in der Kindheit bei Frauen mit Stimmbanddysfunktion berichtet. Therapeutisch steht an erster Stelle die eindeutige Erklärung des Syndroms und das Absetzen unnötiger Asthmamedikamente. Eine logopädische Untersuchung und ggfs. Therapie sollte eingeleitet werden, die Entscheidung über eine psychologische Behandlung im Einzelfall vorgenommen werden.

Nach Ausschluß wichtiger anderer Ursachen und der Diagnose eines Asthma bronchiale im Kindesalter sind weitergehende diagnostische Maßnahmen nur selten und dann nur unter speziellen, neu aufgetretenen Gesichtspunkten erforderlich.

Literatur

Anderson SD (1984) Is there a unifying hypothesis for exercise-induced asthma? J Allergy Clin Immunol 73:660

Anderson SD, Silverman M, König P, Godfrey S (1975) Exercise induced asthma. Br J Dis Chest 69:1

Avital A, Bar-Yishay E, Springer C, Godfrey S (1988) Bronchial provokation tests in young children using tracheal auscultation. J Pediatr 112:591

Avital A, Picard E, Uwyyed K, Springer C (1995a) Comparison of adenosine 5''-monophosphate and methacholine for the differentiation of asthma from chronic airway disease with the use of the auscultative method in very young chlidren. J Pediatr 127:438–440

Avital A, Springer C, Baraldi E, Godfrey P (1995b) Adenosine, methacholine and exercise challenges in children with asthma or paediatric chronic obstructive pulmonary disease. Thorax 50:511–516

Baraldi E, Azzolin NM, Zanconao S, Dario C, Zacchello F (1997) Corticosteroids decrease exhaled nitric oxide in children with acute asthma. J Pediatr 131:381–385

Bauer P, Schwager R (1983) Über die Wirksamkeit der Hyposensibilisierung bei Asthma bronchiale im Kindesalter unter Berücksichtigung der Histaminreagibilität des Bronchialsystems. Monatsschr Kinderheilkd 131:140

Baur X, Fruhmann G, Liebe V (1978) Allergologische Untersuchungsmethoden (inhalativer Provokationstest, Hauttest RAST) für die Diagnose des Asthma bronchiale. Klin Wochenschr 56:1205

Berg TL, Johansson SGO (1974) Allergy diagnosis with the radioallergosorbent test. J Allergy Clin Immunol 54:209

Biermann CW (1984) A comparison of late reactions to antigens and exercise. J Allergy Clin Immunol 73:654

Bock SA (1993) Food hypersensitivity and asthma in children. In: Tinkelman G, Naspitz CK (eds) Childhood asthma, 2nd edn. Dekker, New York Basel Hong Kong, pp 537–551

Bock SA, Sampson HA, Atkins FM et al. (1988) Double-blind, placebo-controlled food, challenge (DBPCFC) as an office procedure: a manual. J Allergy Clin Immunol 82: 986

Bousquet J, Michel FB (1993) In vivo methods for study of allergy. In: Middleton E, Reed CE, Ellis EF, Adkinson NF, Yuniger JW, Busse WW (eds) Allergy – Principles and practice, chapter 22. Mosby, St. Louis, pp 295–302

Brand PLP, Huib A, Kerstjen M, Jansen HM, Kaufmann HF, Monchy JGR de, the Dutch CNSLD Study Group (1993) Interpretation of skin tests to house dust mite and relationship to other allergy parameters in patients with asthma and chronic obstructive pulmonary disease. J Allergy Clin Immunol 91:560

Byrnes CA, Dinarevic S, Shinebourne EA, Barnes PJ (1997) Exhaled nitric oxide measurements in normal and asthmatic children. Pediatr Pulmonol 24:312–318

Cushley MJ, Tattersfield AE, Holgate ST (1983) Inhaled adenosine and guanosine on airway resistance in normal and asthmatic subjects. Br J Clin Pharmacol 15:161–165

Cushley MJ, Tattersfield AE, Holgate ST (1984) Adenosine-induced bronchoconstriction in asthma. Am Rev Respir Dis 129:380–384

David TJ, Wyrew M, Hennessen U (1984) Prodromal itching in childhood asthma. Lancet 2:154–155

Demoly P, Bousquet J, Manderscheid JC, Dreborg S, Dhivert H, Michel FB (1991) Precision of skin prick and punctures tests with nine methods. J Allergy Clin Immunol 88:758

Dötsch J, Demirakca S, Terbrack HG, Hüls G, Rascher W, Köhl PG (1996) Airway nitric axide in asthmatic children and patients with cystic fibrosis. Eur Respir J 9:2537–2540

Dohlman AW, Black HR, Royall JA (1993) Expired breath hydrogen peroxide is a marker of acute airway inflammation in pediatric patients with asthma. Am Rev Respir Dis 148:955–960

Dorsch W, Niggemann B (1994) Lungenfunktionsprüfungen im Kindesalter. In: Wahn U, Seger R, Wahn V (Hrsg) Pädiatrische Allergologie und Immunologie. Fischer, Stuttgart, S 148

Dreborg S (1994) Hauttestung im Kindesalter. In: Wahn U, Seger R, Wahn V (Hrsg) Pädiatrische Allergologie und Immunologie in Klinik und Praxis, 2. Aufl. Fischer, Stuttgart Jena New York, S 129–132

Enander C, Wennergren G (1996) Urinary eosinophil protein X in children with atopic asthma: a useful marker of antiinflammatory treatment. J Allergy Clin Immunol 97:1179–1187

Godfrey S (1977) Childhood asthma. In: Clark TJH, Godfrey S (eds) Asthma. Chapman & Hall, London, p 324

Godfrey S (1990) Lung functions in infants and children and the effect of asthma. In: Tinkelman G, Naspitz CK (eds) Childhood asthma, 2nd edn. Dekker, New York Basel Hong Kong, pp 41–70

Godfrey S (1992) Exercise induced asthma. In: Clark TJH, Godfrey S, Lee TH (eds) Asthma, 3rd edn. Chapman & Hall, London, pp 56–78

Griese M, Walda M, Meuser M, Reinhardt D (1990a) IgG-Subklassen bei gesunden Kindern und bei Kindern mit häufigen Infekten der Atemwege. Monatsschr Kinderheilkd 138: 674

Griese M, Kusenbach G, Reinhardt D (1990b) The histamine release test in comparison to standard tests in diagnosis of childhood allergic asthma. Ann Allergy 65:46

Griese M, Merkel G, Feldmann R, Reinhardt D (1993) Histamine release from basophils in childhood: age dependency and inhibition by pertussis infection and pertussis toxin. Eur J Pediatr 152:585

Hargreave FE, Pizzichini MMM, Pizzichini E (1997) Assessment of airway inflammation. In: Barnes PJ, Grunstein MM, Woolcock AJ, Leff AR (eds) Asthma. Lipincott-Raven, Philadelphia, PA, pp 1433–1450

Jöbsis Q, Raatgeep HC, Hermans PM, Jongste JC de (1997) Hydrogen peroxide in exhaled air is increased in stable asthmatic children. Eur Respir J 10:519–521

Kharitonov SA, O'Connor BJ, Evans DJ, Barnes PJ (1995) Allergen-induced late asthmatic reactions are associated with elevation of exhaled nitric oxide. Am J Respir Crit Care Med 151:1894–1899

Kharitonov SA, Alving K, Barnes PJ (1997) Exhaled and nasal nitric oxide measurement: recommendations. Eur Respir J 10:1683–1693

Kristjansson S, Strannegard IL, Strannegard O, Peterson C, Enander I, Wennergren G (1996) Urinary eosinophil protein X in children with atopic asthma: a useful marker of antiinflammatory treatment. J Allergy Clin Immunol 97:1179–1187

Lanz M, Leung DM, McCormick DR, Harbeck R (1997) Comparison of exhaled nitric oxide, serum eosinophilic cationic protein and soluble Interleukin-2 receptor in exacerbations of pediatric asthma. Pediatr Pulmonol 24:305–311

Latzin P, Griese M (1998) NO und H_2O_2 in der Ausatemluft: Eine neue Methode zur Sammlung von Atemkondensat bei gesunden Kindern. Monatsschr Kinderheilkd 146:291, P49

Lee TH, Nagakura T, Papageorgiou N, Cromwell O, Jikkura J, Kay AB (1984) Mediators in exercise induced asthma. J Allergy Clin Immunol 73:634

Lemen RJ (1990) Pulmonary function testing in the office, clinic and home. In: Chernick V (ed) Disorders of the respiratory tract in children. Saunders, Philadelphia, p 147

Mueller GA, Eigen H (1992) Pediatric pulmonary function testing in asthma. Ped Clin North Am 39:1243

Nelson BV, Sears S, Woods J, Ling CY, Hunt J (1997) Expired nitric oxide as a marker for childhood asthma. J Pedriatr 130:423–427

Newman KB, Mason UG, Schmaling KB (1995) Clinical features of vocal cord dysfunction. Am J Respir Crit Care Med 152:1382–1386

Ownby DR, Anderson JA, Jacobs GL, Homburger HA (1984) Development and comparative evaluation of a multiple-antigen RAST as a screening test for inhalant allergy. J Allergy Clin Immunol 73:466

Petermann F, Warschburger P (1994) Subjektive Wahrnehmung von Vorboten und Begleiterscheinungen asthmatischer Beschwerden bei Kindern und Jugendlichen. Monatsschr Kinderheilkd 142:288

Petro WE, Konietzko N (1989) Atlas der pulmonalen Funktionsdiagnostik. Steinkopff, Darmstadt

Ring J, Darsow U, Gfesser M, Vieluf D (1997) The „atopy patch test" in evaluating the role of aeroallergens in atopic eczema. Int Arch Allergy Immunol 113:379–383

Scheinmann P, Pedersen S, Warner JO, Blic J de (1998) Methods for assessment of airways inflammation: paediatrics. Eur Respir J 11:53s-58s

Wildhaber JH, Hall GH, Stick SM (1999) Measurements of exhaled nitric oxide with the single breath technique and positive expiratory pressure in children. Am J Respir Crit Care Med 159:74

Zach M, Polgar G, Kump H, Kreusel P (1984) Cold air challenge of airway hyperreactivity in children: practical application and theoretical aspects. Pediatr Res 18:469

KAPITEL 6

Therapie 6

6.1 Medikamentöse Therapie 179
6.1.1 β-Sympathomimetika 180
6.1.2 Theophyllin 201
6.1.3 Atropinabkömmlinge 207
6.1.4 Dinatrium cromoglicicum (DNCG) 208
6.1.5 Nedocromil-Natrium 213
6.1.6 Ketotifen 215
6.1.7 Glukokortikoide 217
6.1.8 Antileukotriene 232
6.1.9 Mukolytika/Expektoranzien 235
6.1.10 Andere Therapieprinzipien 237

6.2 Aerosolapplikation 239
6.2.1 Charakteristika von Aerosolen 239
6.2.2 Aerosolerzeugung 240
6.2.3 Aerosoldeposition 241
6.2.4 Praxis der Inhalationstechnik 243
6.2.5 Patientencompliance 252

6.3 Antigenelimination 255

6.4 Immuntherapie – Hyposensibilisierung 257
6.4.1 Wirkungsmechanismen 258
6.4.2 Klinische Anwendung und Erfolgskriterien 260

6.5 Psychotherapie 265

6.6 Asthmaverhaltenstraining –
Grundlagen der Patientenschulung
mit Kindern und Jugendlichen 267
6.6.1 Ziele pädiatrischer
Asthmaschulungsprogramme 267
6.6.2 Pädiatrische Schulungsprogramme
in Deutschland 269
6.6.3 Welche asthmatypischen Problembereiche
bei einer Schulung sind zu berücksichtigen? 269

6.6.4   Formale Voraussetzungen   272
6.6.5   Evaluation pädiatrischer
         Asthmaschulungsprogramme   272

6.7   Generelle Anwendung der therapeutischen
         Prinzipien   273
6.7.1   Präventive Langzeittherapie   274
6.7.2   Therapie des Asthmaanfalls und
         des Status asthmaticus   281

         Literatur   287

In der Therapie des Asthma bronchiale haben sich in den letzten Jahren erhebliche Fortschritte vollzogen. Dies liegt nicht nur darin begründet, daß neue antiinflammatorische pharmakologische Prinzipien entwickelt wurden, sondern auch daß die ausschließliche Anfallstherapie durch eine gezielte präventive Therapie ersetzt wurde. Alle therapeutischen Eingriffe, einschließlich der Immuntherapie, Psychotherapie und der physikalischen Therapie, müssen die verschiedenen Angriffspunkte berücksichtigen und stellen somit einen Kombinationskatalog verschiedener ineinandergreifender Maßnahmen dar. Die in weiten Grenzen variable Symptomatik und das Auftreten eines hyperreagiblen Bronchialsystems erfordern, unter Berücksichtigung der verschiedenen pathogenetischen Mechanismen, fast regelmäßig differenzierte therapeutische Maßnahmen. Diese bestehen in:

- einer medikamentösen antiinflammatorischen Therapie im symptomfreien Intervall,
- einer medikamentösen Therapie im Anfall,
- einer Hyposensibilisierung bei geeignetem Allergenspektrum als Immuntherapie,
- einer gezielten und möglichst umfassenden Allergenkarenz sowie
- sozial- und psychotherapeutischen Maßnahmen, die ein weites Spektrum wie Hypnose, autogenes Training, Dekonditionierung usw. beinhalten können.

Ein wesentliches Prinzip der Asthmatherapie besteht darin, den Patienten zu schulen, d. h. ihn selbst kompetent für die Krankheit zu machen. Dazu gehört, daß er die Pathogenese der Krankheit sowie die Möglichkeiten der Prävention und der kurativen Therapie versteht. Das erste Augenmerk muß dabei auf eine Allergenkarenz gelegt werden, wobei insbesondere bei einer Hausstaubmilbenallergie spezifische Maßnahmen zu ergreifen sind (Sporik et al. 1990). Darüber hinaus muß eine Elimination irritativer Reizstoffe, wie z. B. von Zigarettenrauch, durchgeführt werden. Bei bestimmten

Patienten, die ausgeprägte Tag-Nacht-Rhythmen sowie auch eine unkontrollierbare Symptomatik zeigen, sollten Peak-Flow-Meter-Protokolle und Symptomscores geführt werden, um die Therapie zu optimieren. Dabei sollen die Patienten insbesondere auf Frühsymptome hingewiesen werden, um einer Exazerbation entsprechend medikamentös entgegenzuwirken: Asthmaschulungen verfolgen das Ziel Patienten eine entsprechende Kompetenz zu vermitteln.

6.1
Medikamentöse Therapie

Die medikamentöse Therapie des Asthma bronchiale hat vor allen Dingen zu berücksichtigen, daß die chronische Entzündung und die bronchiale Hyperreagibilität der pathogenetische Schlüssel zum Verständnis des Asthma bronchiale sind. Die Anwendung von antiinflammatorischen Substanzen in der präventiven Therapie des chronischen Asthma bronchiale ist daher die Therapie der Wahl, während den Bronchodilatatoren lediglich in der adjuvanten Therapie sowie in der Therapie eines akuten Asthmaanfalls eine Bedeutung zukommt. Dem Asthma bronchiale liegt ein komplexes Geschehen zugrunde, wobei die einzelnen Faktoren eine individuell unterschiedliche Wertigkeit haben. Alle therapeutischen Eingriffe müssen in weiten Grenzen die variable Symptomatik, das Auftreten eines hyperreagiblen Bronchialsystems sowie die verschiedenen pathogenetischen Mechanismen berücksichtigen. Eine entsprechende Einteilung, die sich weitgehend an klinischen Symptomen orientiert, findet sich in Kapitel 1.2.

Die medikamentöse Therapie des Asthmas besteht dabei zuweilen nicht nur in der Gabe einer Substanz, sondern auch in der Verabreichung einer Arzneimittelkombination, die so titriert werden muß, daß die Symptomatik

Tabelle 6.1. Antiasthmatische Arzneimittelprinzipien und ihre Wirkungen; ++++ sehr ausgeprägt, +++ ausgeprägt, ++ mäßiggradig, + geringgradig, – kein Effekt, *n.b.* nicht bekannt, S Sofortreaktion, V verzögerte Reaktion, H Hyperreagibilität. (Nach Szefler 1990)

Arzneimittel	Broncho-dilatatorische Wirkung	Protektion gegenüber		Antiinflammatorische Wirkung
		Allergen	Histamin	
Bronchodilatoren („Reliefer")				
β-Sympathomimetika	++++	S	+++	
Theophyllin	++	S, V	+	+
Anticholinergika	+		*n.b.*	*n.b.*
Antiinflammatorisch/ antiallergisch-wirksame Substanzen („Controller")				
DNCG	S, V, H	++	++	+
Nedocromil	S, V, H	+++	++	++
Glukokortikoide	V, H	+++	+	++++

unterdrückt und der Patient voll belastbar wird. Besonders erfolgreich ist dabei die Therapieeinstellung des Asthma bronchiale im Kindesalter, da hier meist noch keine Folgeschäden in Form chronisch-obstruktiver und chronisch-emphysematöser Bronchitis vorliegen. Im Prinzip kann man dabei die zur Verfügung stehenden Präparate unter die Gruppe der Bronchodilatatoren, der antiinflammatorisch und der antiallergisch wirksamen Substanzen zusammenfassen. Ihr Wirkungsspektrum gegenüber verschiedenen bronchokonstriktorisch wirksamen Stimuli ist in Tabelle 6.1 zusammengefaßt.

6.1.1
β-Sympathomimetika

Wirkungsmechanismus

Schon seit Beginn des 20. Jahrhunderts ist die Wirksamkeit von Adrenalin beim Asthma bronchiale bekannt. Obwohl Sir Henry Dale (1906) in einem klassischen Tierexperiment nachweisen konnte, daß das Adrenalin eine duale Wirkung auf das Herz-Kreislauf-System hat, indem eine initial ausgelöste Blutdrucksteigerung nach Gabe von Ergotaminalkaloiden in eine blutdrucksenkende Wirkung umgekehrt wird, wurde die Grundlage dieser Wirkung erst durch die Untersuchungen von Ahlquist (1948) erkannt. Durch systematische Untersuchungen einer Reihe von Adrenalinabkömmlingen konnte er nachweisen, daß sich mit Abänderung der Struktur der natürlich vorkommenden Überträgersubstanzen des Sympathikus, Adrenalin und Noradrenalin, auch die Affinität zu unterschiedlichen Organsystemen ändert. Aus dieser Erkenntnis erwuchs das Konzept von der Existenz zweier adrenerger Rezeptoruntertypen, den α- und β-Rezeptoren. Diese Hypothese hat später durch die Synthese sog. selektiver β-Sympathomimetika und selektiver β-Rezeptorenblocker ihre Bestätigung erfahren.

1967 konnten Lands et al. durch Verwendung mehrerer β-Rezeptor-Agonisten und -Antagonisten an unterschiedlichen, isolierten Organsystemen zeigen, daß die β-Rezeptorfraktion nicht einheitlicher Natur ist. Nach dem Vorschlag von Lands werden z. B. die β-Rezeptoren am Ileum und am Herzen mit dem Symbol β_1, die am Bronchialsystem und am Uterus mit dem Symbol β_2 bezeichnet. Die Zellen, die über β-adrenerge Stimuli beeinflußt werden, enthalten in der Zellmembran neben den spezifischen adrenergen β-Rezeptoren auch das Enzym Adenylatzyklase als Signaleffektor.

Unter dem Einfluß β-adrenerger Agonisten kommt es nach Stimulation der Adenylatzyklase zu einer intrazellulärer Akkumulation von cAMP, das seinerseits Proteinkinasen aktiviert, die verschiedene intrazelluläre Prozesse steuern. So kommt es unter cAMP-Einwirkung zur Phosphorylierung der „myosin light chain kinase" (MLCK), die einen wichtigen Zwischenschritt zur Relaxation des glatten Muskels darstellt (Kerrick u. Hoar 1981; Sparrow et al. 1984). Ein weiterer cAMP-abhängiger Mechanismus ist die von Scheid et al. (1979) beschriebene cAMP-abhängige Phosphorylierung des Na^+/K^+-Transportsystems, die über eine begleitende Aktivierung des Na^+/Ca^{2+}-Austauschs eine Relaxation induzieren kann. Neben den genannten Mechanismen werden durch β-adrenergen Einfluß auch Ca^{2+}-Pumpen stimuliert, die unter ATP-Verbrauch Ca^{2+} in intrazelluläre Speicherorganellen oder in den Extrazellulärraum transportieren (Übersicht bei Daniel et al. 1983). Neben diesen eher klassischen Mechanismen, die in die Vermittlung der β-adrenergen Relaxation involviert sind, wurde auch durch eine direkt G-Protein-beeinflußte Modulation eines Ca^{2+}-abhängigen K^+-Kanals beschrieben (Kume et al. 1989), deren Relevanz für die relaxierende Wirkung von β-Rezeptoragonisten noch diskutiert wird (Cook et al. 1993; s. auch Kap. 3).

Beide Wirkprinzipien, die Stimulation der Adenylzyklase durch β-Sympathomimetika und eine mögliche Hemmung der Phosphodiesterase, z.B. durch Theophyllin, sind auch für eine Hemmung der cAMP-bedingten Histaminfreisetzung aus der Mastzelle verantwortlich.

Wirkstoffe

Die ersten β-Sympathomimetika, die zur Bronchodilatation eingesetzt wurden, waren neben Adrenalin und Ephedrin die synthetischen β-Sympathomimetika Isoprenalin und Orciprenalin. Diese Substanzen stimulieren im gleichen Dosisbereich sowohl die β_2-Rezeptoren des Bronchialsystems als auch die β_1-Rezeptoren des Herzens. Die kardialen Nebenwirkungen, die bei gehäuftem Einsatz zu erheblichen Tachykardien und im Gefolge auch zu Kammerflattern und Kammerflimmern führen können, haben ihren Einsatz begrenzt (Gebbie 1983). Durch Substitution an der Seitenkette und am Phenolring des Grundmoleküls der Katecholamine gelang es schließlich mit *Salbutamol, Fenoterol und Terbutalin* Substanzen zu synthetisieren, die eine bevorzugte Affinität zu den bronchialständigen β_2-Rezeptoren haben.

Wie eigene Untersuchungen an isolierten Organgeweben von Meerschweinchen sowie an beatmeten Katzen zeigen konnten, liegt der Dosisabstand zwischen der Konzentration, die einen Anstieg von Herzfrequenz und eine Bronchodilatation um 50% der Maximalwirkung verursacht, für diese Substanzen etwa um den Faktor 10 auseinander (Wagner et al. 1973). Auch wenn dieser Unterschied nicht sehr groß ist, so ist er für den klinischen Gebrauch doch von einiger Bedeutung, da eine Dosissteigerung um das 10 fache unter klinischen Bedingungen normalerweise nicht erfolgt, so daß eine gewisse Selektivität gegeben ist. Bei Vergleich der relaxierenden Wirkung an der Meerschweinchen-Trachealmuskulatur und der positiv chronotropen Wirkung am rechten Meerschweinchen-Vorhof erwies sich, daß Fenoterol im Vergleich zu Formoterol und Salbutamol die geringste selektive Wirkung hat (Abb. 6.1).

Bezüglich des Wirkungseintritts und der Wirkungsdauer existieren für Salbutamol, Fenoterol und Terbutalin nur geringe Unterschiede. So erfolgt der Wirkungseintritt beim Terbutalin etwas langsamer als bei den anderen Prä-

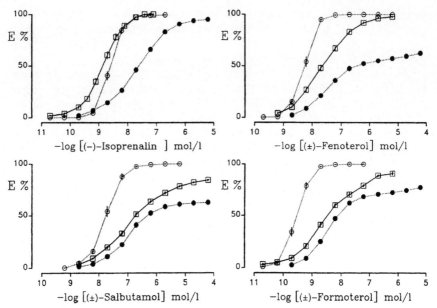

Abb. 6.1. Vergleich der Relaxation von partiell (○) und maximal (●) vorstimulierten Trachealstreifen mit positiv-chronotropem Effekt (□) an rechten Vorhöfen des Meerschweinchens durch β-Sympathomimetika. Die Relaxation wurde nach Vorkontraktur mit 0,1μmol/l (partiell ○) bzw. mit 60μmol/l Carbachol (maximal ●) bestimmt. Die Relaxation eines maximal stimulierten Trachealstreifens wurde als Modell für die Therapie eines Asthmaanfalls betrachtet. Die Relaxationskurven wurden mit Dosis-Wirkungs-Kurven für die positiv-chronotrope Wirkung (□) als Modell für eine Herznebenwirkung eines β-Sympathomimetikums gewertet. Alle Wirkungen sind in Prozent des Wirkmaximums von Isoprenalin angegeben. (Overlack 1994; Reinhardt et al. 1994; Lemoine et al. 1995)
– Bei starker Vorkontraktur der glatten Muskulatur mit Carbachol verlieren die β_2-Sympathomimetika im Vergleich zu Isoprenalin einen Teil ihrer Wirksamkeit und erweisen sich als partielle Agonisten (Vergleich ○ und ●).
– Für Isoprenalin ist die Herzwirkung wesentlich stärker, für Salbutamol und Formoterol in etwa gleich stark wie die Relaxation der maximal vorkontrahierten glatten Muskulatur (Vergleich □ und ●).
– Die Herzwirkung ist im Vergleich der Sympathomimetrika besonders ausgeprägt für Fenoterol, das eine maximale Erhöhung (100%) der über β-Rezeptoren erzielbaren Herzfrequenz stimuliert.

paraten, während hinsichtlich der Wirkungsdauer Salbutamol die kürzeste Wirkung zu haben scheint (Tabelle 6.2).

Mit *Formoterol und Salmeterol* stehen zwei β_2-Sympathomimetika (Salmeterol als Serevent® als Dosieraerosol oder Pulverinhalat, Formoterol als Foradil® und Oxis® jeweils nur als Pulverinhalate in Deutschland zugelassen, Foradil als Dosieraerosol nur über Internationale Apotheke) zur Verfügung, deren Langwirksamkeit in klinischen Studien (Rabe u. Chung 1991; Becker u. Simons 1989; von Berg u. Berdel 1989; Lenney et al. 1995) beschrieben wurde. Während die Langwirksamkeit von Formoterol quasi „zufällig" in klinischen Studien entdeckt wurde, ist Salmeterol das Ergebnis eines Forschungsprogramms, welches systematisch Strukturabkömmlinge von Salbutamol unter-

Tabelle 6.2. Pharmakologisches Profil einiger β_2-Sympathomimetika

Substanz	Maximal effekt n. Inhalation (min)	Wirkungs- dauer (h)	Dosis pro Hub (mg)	Vernebler- lösung (mg/ml)	Dosis pro Tablette (mg)	Dosis pro Supp. (mg)	Bronchiale Selektivität
Orciprenalin	30	2–4	0,75		20		0
Salbutamol	5–15	4–6	0,1	5	2, 4, 8	1,2	++
Fenoterol	5–15	4–6	0,1	5	2, 5	+	+
Terbutalin	10–15	4–6	0,25	10	2, 5, 5	+	+(+)
Formoterol*	10–15	8–12	0,012	–	–	++	++
Salmeterol	30–60	8–12	0,25	–	–	++	++

* Kapseln pro inhal Oxis® 0,006 u. 0,012, Foradil 0,012 mg

Tabelle 6.3. Lipophilie einiger β_2-Sympathomimetika

	$\Sigma\, f^a$	$\log K_{ow}{}^b$	$\log P^c$
Isoproterenol	0,74	0,21	–
Fenoterol	1,90	1,22	–0,13
Formoterol	1,97	1,40	+0,42
Salbutamol	0,62	0,64	–1,80
Salmeterol	3,80	4,15	+1,80
Dobutamine	–	3,47	–
Dopexamine	–	4,27	–

[a] Nach dem Rekkerschen Fragment-Konstant-Verfahren errechnete Octanol/Wasser-Vertei-lungskoeffizienten (Rekker u. Mannhold 1992).
[b] Rechnerisch ermittelte Otanol/Wasser-Verteilungskoeffizienten nach Meylan u. Howard (1995).
[c] Experimentell (20 C, 100 nmol/l Phosphatpuffer) bestimmte Octanol/Wasser-Verteilungs-koeffizienten (Jeppson et al. 1989).

suchte, die sich durch eine persistierende Wirkung auszeichneten (Übersicht bei Waldeck 1996). Die chemische Struktur (Abb. 6.2) dieser beiden langwirk-samen β_2-Sympathomimetika ist völlig unterschiedlich. Formoterol besitzt eine starke strukturelle Ähnlichkeit mit Fenoterol. In beiden Molekülen ist die ter-tiäre Butylgruppe im Vergleich zu Salbutamol durch einen Phenylring substitu-iert, am Katecholring besitzt jedoch Formoterol anstelle einer Hydroxyl- eine Formylaminogruppe, die der Substanz auch ihren Namen gab. Im Gegensatz dazu ist Salmeterol ein Salbutamolabkömmling, in dem die Tertiär-Butyl-Grup-pe durch eine langkettige aliphatische Seitenkette mit endständigem Aromaten (Phenylalkyloxyalkyl-Seitenkette, Abb. 6.2) ersetzt ist.

Durch diese chemische Modifikation gewinnen – jeweils im Vergleich zu ihren Muttersubstanzen – das Salmeterolmolekül erheblich, das Formoterol-molekül allerdings nur geringfügig an Lipophilie. Als Meßgrößen für die Li-pophilie (siehe Tabelle 6.3) können Octanol-/Wasser-Verteilungskoeffizienten mit verschiedenen Verfahren errechnet bzw. gemessen werden, die nicht im Detail, wohl aber in der Tendenz übereinstimmen. So nimmt das Salmeterol-molekül im Vergleich zu seiner Muttersubstanz Salbutamol 3 bis 3,5 Größen-ordnungen an Lipophilie zu, (zum besseren Verständnis: ein Wert von 3,5 be-deutet, daß sich 3000 Moleküle in der Octanol-, aber nur 1 Molekül in der

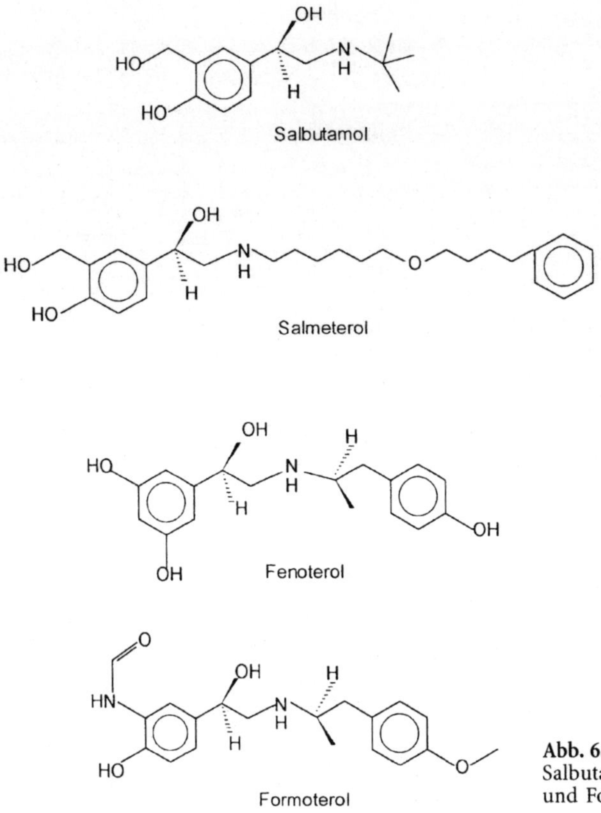

Abb. 6.2. Strukturformeln von Salbutamol, Salmeterol, Fenoterol und Formoterol

wäßrigen Phase befinden), während sich Formoterol von Fenoterol nur unwesentlich unterscheidet.

Diese erheblichen Unterschiede der Lipophilie beeinflussen nicht nur die pharmakokinetischen Eigenschaften ganz wesentlich, sondern auch rezeptorabhängige Größen und insbesondere auch deren experimentelle Bestimmung.

Bei den genannten chemischen und physikochemischen Unterschieden der Substanzen muß die Langwirksamkeit auf völlig unterschiedlichen Prinzipien beruhen.

Die Langwirksamkeit von Formoterol

Für Formoterol wurden im wesentlichen zwei verschiedene Hypothesen entwickelt, die sog. „mikrokinetische Diffusionstheorie" (Anderson et al. 1994) sowie die – auf Messungen mit einem tritiierten Abkömmling von Formoterol beruhende – Vorstellung einer Langlebigkeit der Bindungskomplexe zwischen β_2-Rezeptor und Formoterol (Lemoine 1992).

In der mikrokinetischen Diffusionstheorie nimmt man an, daß lipophile Substanzen aufgrund ihrer physikochemischen Eigenschaften eine insgesamt erhöhte Bindung an Membranlipide besitzen, die ein rezeptornahes Depot des Arzneistoffes bilden, aus denen Substanzmoleküle immer wieder den Rezeptor erreichen und in Folge stimulieren können. Hierbei werden 2 Passagewege zum Rezeptor diskutiert:

- der hydrophile Weg, bei dem sich der Arzneistoff wieder in die extrazelluläre Wasserphase begibt, um den Rezeptor „von außen" zu erreichen, sowie
- der lipophile Weg, bei dem im Sinne einer Lateraldiffusion des Moleküls der Wirkstoff die lipophile Zellmembran gar nicht mehr verläßt, um nach Passage der transmembranären Peptidschleifen des Rezeptorproteins seine Bindungsstelle „im Inneren" des Rezeptors zu erreichen.

Letztere Theorie gilt natürlich nicht nur für Formoterol, sondern wegen der höheren Lipophilie umso mehr für Salmeterol; sie hat aber den Nachteil, daß sie nicht erklären kann, warum bei etwa gleicher Lipophilie Fenoterol nicht wie Formoterol zu den langwirksamen Stoffen gehört.

Die zweite Hypothese, die zur Erklärung der Langwirksamkeit von Formoterol herangezogen wurde, ist die einer besonderen Langlebigkeit des Formoterol/β_2-Rezeptor-Bindungskomplexes. Im physiologischen Erregungsablauf G-Protein-gekoppelter Rezeptoren (vgl. 3.2.5) kommt es initial zur Ausbildung eines „high affinity state" des Rezeptors, der eine etwa 100fach höhere Affinität für den Agonisten besitzt als nach der – für die Signaltransduktion wichtigen – GTP-Bindung an das stimulatorische G-Protein G_s. Dieser „high affinity state" einer Agonistbindung kann mit ^{3}H-($\pm$)-Formoterol, dem potentesten bekannten Agonist-Radioliganden für den β_2-Rezeptor, direkt nachgewiesen werden. Rezeptorbindungskomplexe mit ^{3}H-($\pm$)-Formoterol zeigen nun eine außergewöhnliche Langlebigkeit: die Bindung von ^{3}H-($\pm$)-Formoterol kann weder durch Verdünnung noch durch Gabe überschießender Konzentrationen nichtradioaktiver Liganden (wie (–)-Isoproterenol oder (–)-Bupranolol) gelöst werden, und nur der weitere Zusatz hoher Konzentrationen von GTP-Analogen kann Formoterol vom Rezeptor verdrängen (Lemoine 1992).

Die Langwirksamkeit von Salmeterol

Salmeterol zeigt in Experimenten an isolierten Trachealmuskelstreifen des Meerschweinchens ein erstaunliches Verhalten:

- Nach Applikation von Salmeterol (SLM) auf elektrisch stimulierte Trachealmuskelstreifen (Jack 1991; Nials et al. 1993; Johnson 1995) erscheint seine Wirkung mit langsamer Zeitkinetik, die sich aber durch einfachen Lösungswechsel nicht auswaschen läßt;
- appliziert man daraufhin einen Antagonisten (z.B. Sotalol), der sich durch eine geringe Lipophilie auszeichnet, so beendet man die Wirkung von SLM;
- wenn man jetzt die Badflüssigkeit tauscht und sowohl Agonisten (SLM) als auch Antagonist (Sotalol) auswäscht, so kommt es überraschenderweise

zum Wiederanklingen („reassertion") der Salmeterolwirkung, die mehrfach wiederholbar ist.

Wegen dieses erstaunlichen Phänomens hat man eine 2. Bindungsstelle, die sog. „exo-site", postuliert (s. Abb. 6.3), die – der Molekülgröße angemessen (ausgestreckt besitzt Salmeterol eine Länge von 25 Å) – in unmittelbarer Nähe der aktiven Bindungsstelle des β_2-Rezeptors liegt, mit der Phenylalkyloxyalkyl-Seitenkette interagiert und das Molekül auch dann in Rezeptornähe hält, wenn der „aktive" Molekülkopf z. B. durch Antagonisten aus der aktiven Bindungsstelle herausgedrängt ist.

So sinnbildlich dieses Konzept auch eine neue Art von Wirkung postuliert, so plakativ sind doch seine zugrundeliegenden Hypothesen und so sehr ist es auch angezweifelt worden. Wenn die „exo-site" Salmeterol trotz Auswaschen der Substanz oder Antagonistgabe in Rezeptornähe hält, muß sie eine hohe Affinität für die Phenylalkyloxyalkyl-Seitenkette besitzen, die durch langsame Kinetiken der Assoziation und Dissoziation gekennzeichnet ist. Hieraus wiederum würde folgen, daß Dosiswirkungskurven für Rezeptorbindung bzw. Adenylatzyklasestimulation nicht durch einfach kompetitive Konzentrationswirkungsfunktionen dargestellt werden können, die allerdings experimentell gefunden wurden (vgl. Abb. 6.4). Aus dieser in der Exo-site-Modellannahme implizit postulierten hohen Affinität der Phenylalkyloxyalkyl-Seitenkette ergibt sich auch die Schlußfolgerung, daß Strukturanaloge von Salmeterol die Bindung an die „exo-site" antagonisieren können sollen. Obwohl eine Reihe eng verwandter Strukturanaloge synthetisiert wurden, und mit Molecular-modelling-Verfahren gezeigt werden konnte, daß die Strukturanaloge eine dem Salmeterol ähnliche räumliche Konfiguration annehmen, konnte keinerlei antagonisierende Wirkung der Analoge an der „exo-site" nachgewiesen werden (Bergendal et al. 1996).

Direkte Evidenz, daß die Exo-site-Hypothese nicht haltbar ist, wurde durch eigene Experimente (Teschemacher u. Lemoine 1998b, 1999) gewonnen, die anstelle isolierter Gewebe (Dougall et al. 1991; Nials et al. 1993) oder in Petrischalen gezüchteter Zellen (McCrea u. Hill 1993; Clark et al. 1996) isolierte Rezeptormembranen aus enzymatisch desaggregierten Trachealmuskelzellen (Lemoine et al. 1989) benutzte, um die Exo-site-Bindung auszulösen. Zur Messung der Rezeptorbesetzung wurde die β-Rezeptor-gekoppelte Adenylatzyklase eingesetzt, die die Rezeptorbesetzung mit Agonisten durch eine erhöhte cAMP-Syntheserate anzeigt. Die Rezeptormembranen haben im Vergleich zu Geweben und intakten Zellen den Vorteil, daß sie wesentlich weniger Salmeterol aufgrund seiner Lipophilie und physikochemischer Effekte einlagern.

Die Experimente ergaben ein völlig anderes Verhalten von Salmeterol als das in isolierten Geweben beobachtete.

- Nach Gabe von Salmeterol startete das Enzym ohne Zeitverzug sofort mit der Produktion von cAMP.
- Die Gabe eines Antagonisten beendete sofort die Stimulation der Adenylatzyklase.
- Wenn man mit Salmeterol vorinkubierte Rezeptormembranen einsetzt, in einer Konzentration (20 nmol/l), die 90% der Rezeptoren besetzt, und nur

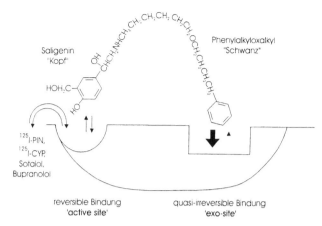

Abb. 6.3. Modellvorstellung der „exo-site"-Hypothese. Nach der Modellvorstellung der Autoren der „exo-site"-Hypothese (Jack 1991; Johnson 1995) soll der katecholaminähnliche „Kopf" des Moleküls an der „active-site" des β_2-Rezeptors binden, an dem auch die Wechselwirkung mit normalen Agonisten (Katecholamine, Fenoterol, Salbutamol, Formoterol u. a.), Antagonisten (Bupranolol, Sotalol u. a.) und Radioliganden (^{125}I-(–)-Iodopindolol, ^{125}I-(–)-Iodocyanopindolol) geschieht, während die „exo-site" nur der langen lipophilen Seitenkette von Salmeterol als Bindungspartner zur Verfügung steht. (Modifiziert nach Clark et al. 1996). Diese Vorstellung konnte mittlerweile experimentell widerlegt werden. (Teschemacher und Lemoine 1999)

ein kleines Inkubationsvolumen wählt, um die Gesamtmenge des vorinkubierten Salmeterols klein zu halten, so erfolgt nach Verdünnung des Reaktionsansatzes ein sofortiges Sistieren der cAMP-Produktion im Widerspruch zur Exo-site-Hypothese.

Um die experimentelle Situation, die zur Aufstellung der Exo-site-Hypothese geführt hatte (Jack 1991; Johnson 1995) an Rezeptormembranen zu imitieren, führten wir ebenfalls Versuche durch, in denen bei gleicher Konzentration von 20 nmol/l das Volumen des Vorinkubats mehr als 1000fach erhöht wurde. Diese so vorbehandelten Membranen widersetzten sich einer Abschaltung des Rezeptor-/Zyklase-Signals vollständig und imitierten so das vermeintliche Verhalten einer „exo-site".

Mit diesen Versuchen wurde gezeigt, daß die Langwirksamkeit von Salmeterol eher in einer Einlagerung in der Zellmembran aufgrund seiner Lipophilie zu verstehen ist, als durch Bindung an eine hypothetische „exo-site".

Vergleich der Wirkungen von Formoterol und Salmeterol

Die Substanzen zeichnen sich im Vergleich zu Salbutamol und Fenoterol nicht nur durch eine längere Wirkungsdauer, sondern auch durch eine veränderte Wirksamkeit aus. In den oben schon erwähnten Rezeptormembranen enzymatisch desaggregierter Trachealmuskelzellen konnte die Stimulation der

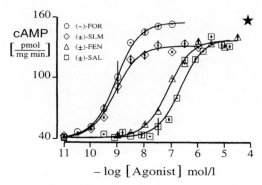

Abb. 6.4. Vergleich der Wirksamkeit und der Maximalstimulation der β_2-SYM Formoterol, Salmeterol, Fenoterol und Salbutamol an einer Membranpräparation enzymatisch desaggregierter Trachealmuskelzellen. Die Dosis-Wirkungs-Kurve für die Stimulation der Adenylylzyklase wurde in einem 100-mmol/l-Tris-Puffer in Gegenwart von 33 μmol/l ATP versetzt mit 10^6 dpm $[\alpha\text{-}^{32}P]$-ATP, 10 μM GTP und 10^4 AMP als Recovery Marker für die Doppelchromatographie nach Salomon et al. (1974) bestimmt. Die Stimulationskurven wurden mittels einer computergestützten nichtlinearen Regression gefittet. Der Stern steht für die Maximalstimulation (v_{max}) durch den vollen Agonisten Isoproterenol (0,2 mmol/l). Durch diese Experimente sind (−)-Formoterol (FOR, $v_{max}=100{,}0\pm3{,}1\%$, $pEC_{50}=9{,}01\pm0{,}05$) als voller Agonist, (±)-Salmeterol (SLM, $v_{max}=79{,}0\pm2{,}5\%$, $pEC_{50}=9{,}05\pm0{,}05$), (±)-Fenoterol (FEN, $v_{max}=84{,}1\pm2{,}9\%$, $pEC_{50}=7{,}10\pm0{,}07$) und (±)-Salbutamol (SAL, $v_{max}=85{,}5\pm3{,}0\%$, $pEC_{50}=6{,}64\pm0{,}06$) als partielle Agonisten charakterisiert (Lemoine und Bao, unveröffentlicht)

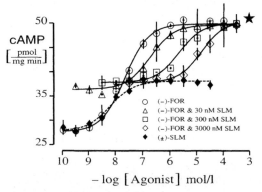

Abb. 6.5. Hemmung der Formoterol-stimulierten Adenylatzyklase durch den partiellen Agonisten Salmeterol an Membranen der Menschenlunge. Die Dosis-Wirkungs-Kurve für die Stimulation der Adenylylzyklase wurde in einem 100-mmol/l-Tris-Puffer in Gegenwart von 100 μmol/l ATP, versetzt mit 10^6 dpm $[\alpha\text{-}^{32}P]$-ATP, 10 μM GTP und 10^4 dpm ^3H-AMP als Recovery Marker für die Doppelchromatographie nach Salomon et al. (1974), bestimmt. Die Stimulationskurven, in denen die β_1-Rezeptoren durch 1 μmol/l CGP 20,712 A pharmakologisch blockiert waren, wurden mittels einer computergestützten nichtlinearen Regression gefittet. Der Stern steht für die Maximalstimulation (v_{max}) durch 0,2 mmol/l Isoproterenol als vollem Agonisten. Die Dosis-Wwirkungs-Kurve für (−)-Formoterol wurde in Abwesenheit von (±)-Salmeterol (Kreise, $pEC_{50}=7{,}64\pm0{,}03$) und in Gegenwart von 30, 300 und 3000 nM (±)-Almeterol bestimmt. Die Dosis-Wirkungs-Kurve für Salmeterol (♦, gestrichelte Kurve) ist durch einen pEC_{50}-Wert von $8{,}17\pm0{,}07$ gekennzeichnet. Aus der Verschiebung der Dosis-Wirkungs-Kurven von Formoterol durch Salmeterol läßt sich eine Dissoziationskonstante (pK_P) von $8{,}43\pm0{,}10$ für Salmeterol berechnen. Aus der Ähnlichkeit von pK_P-Wert für den Antagonismus und dem pEC_{50}-Wert für die Stimulation durch Salmeterol kann geschlossen werden, daß in dem Maße, wie Salmeterol die β_2-Rezeptoren stimuliert, auch die Rezeptorbesetzung und damit der Antagonismus gegenüber Formoterol zunimmt (Lemoine und Bao, unveröffentlicht)

langwirksamen β_2-Sympathomimetika Formoterol und Salmeterol im Vergleich zu Fenoterol und Salbutamol bestimmt werden (Abb. 6.4). In diesem hochstimulierenden Membranpräparat, welches durch eine effektive Kopplung von der β_2-Rezeptoren an die Adenylatzyklase ausgezeichnet ist (s. auch Teschemacher u. Lemoine 1998b), ist Formoterol ein voller Agonist, und auch die partiellen Agonisten Salmeterol, Salbutamol und Fenoterol erreichen noch ca. 80% der Maximalwirkung (s. auch Lemoine u. Overlack 1992).

Untersucht man die β_2-Stimulation des Effektorenzyms an Rezeptormembranen der Humanlunge (s. auch Renner et al. 1997), so beobachtet man, daß die Maximalstimulation, definiert über den Isoproterenoleffekt, durch Formoterol erreicht wird, Salmeterol aber nur noch eine intrinsische Aktivität (i. a.) von ca. 50% aufweist (Abb. 6.5). In diesem Experiment kommt noch ein weiterer interessanter Aspekt zum Vorschein. Aufgrund der geringeren i. a. ist der partielle Agonist Salmeterol ein effektiver Blocker der stimulatorischen Wirkung von Formoterol. Bestimmt man z. B. eine Dosiswirkungskurve von Formoterol in Rezeptormembranen unter gleichzeitiger Anwesenheit von 3 µmol/l Salmeterol, so ist zwar das Rezeptorsystem durch Salmeterol halbmaximal vorstimuliert, läßt sich aber durch Formoterol im relevanten Dosisbereich bis 1 µmol/l nicht weiter stimulieren. Erst extrem hohe, therapeutisch nicht erzielbare Konzentrationen von fast 1 mmol/l Formoterol können das Effektorenzym zur Maximalantwort stimulieren. In Übereinstimmung mit diesen Befunden stehen kürzlich publizierte Daten von Molimard et al. (1998), die zeigen konnten, daß Salmeterol, nicht aber Formoterol, die relaxierende Wirkung von kurzwirksamen β_2-Sympathomimetika an kontrahierten humanen Bronchien antagonisierte. Übersetzt man diese experimentellen Befunde in eine therapeutische Situation, so ist es theoretisch möglich, daß ein Salmeterol-therapierter Patient, der trotz Basistherapie mit Salmeterol einen asthmatischen Anfall erleidet, durch eine zusätzliche Applikation eines β_2-Sympathomimetikums möglicherweise keine Unterbrechung des Anfalls erwarten darf. Klinische Studien, die diese Vermutung belegen, stehen jedoch noch aus.

Neben der Wirksamkeit von Formoterol und Salmeterol über seinen Zielrezeptor, den β_2-Rezeptor, ist für die Beurteilung ihrer potentiellen Nebenwirkungen auch die β_2-Selektivität von Bedeutung. Abb. 6.6 zeigt eine Bestimmung der Bindungsaffinität für β_2-Rezeptoren und der β_1-/β_2-Selektivität durch Radioligandbindung (Lemoine et al. 1992; Lemoine, unveröffentlicht), wobei interessanterweise die relativ geringfügige Änderung vom Fenoterol zum Formoterol ein Ansteigen der Selektivität um den Faktor 5 und der Affinität für den β_2-Rezeptor um den Faktor 20 bewirkt. Experimente mit Salmeterol (Lemoine u. Bao, unveröffentlicht) ergeben ähnliche Affinitäts- und Selektivitätskonstanten wie mit Formoterol, obwohl die Unterschiede in der chemischen Struktur frappant sind.

Formoterol besitzt auch an Endothelzellen eine hocheffektive Wirkung, die eine Abdichtung des Endothels bewirkt (s. auch 3.2.6). An gezüchteten Endothelzellmonolayern konnte gezeigt werden, daß weit subnanomolare Konzentrationen Formoterols den Transport Fluoreszenz-isothiocyanat-markierter Dextrane hocheffektiv verhindert, daß dieser Effekt über β_2-Rezeptoren, die an die Adenylatzyklase gekoppelt sind, vermittelt wird und daß die Effizienz

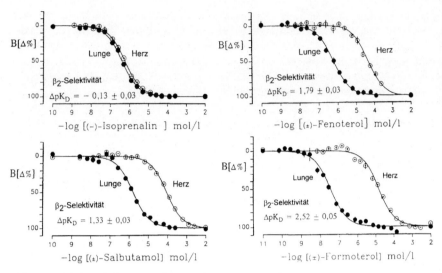

Abb. 6.6. Selektive Bindung von β-Sympathomimetika an β_1- und β_2-Rezeptoren. Die β_1-Rezeptoren ($\circ$) isolierter Herzmembranen wurden bei selektiver Blockade der β_2-Rezeptoren ($\bullet$) durch 100 nmol/l ICI 118,551 spezifisch mit 2 nmol/l ^{3}H-CGP 12,177 radiomarkiert. Für β_2-Rezeptoren steht mit ^{3}H-ICI 118,551 ein selektiver Radioligand zur Verfügung, so daß die β_2-Rezeptoren ($\bullet$) isolierter Lungenmembranen ohne weitere Hilfssubstanzen direkt radiomarkiert werden konnten. Zur Bestimmung der Dissoziationskonstanten (pK_D) wurden die Radioliganden durch steigende Konzentrationen der einzelnen β-Sympathomimetika verdrängt. Der Abstand der Kompetitionskurven ist ein Maß für die Selektivität. Diese ist für Formoterol am größten (300fach) und fehlt völlig bei Isoprenalin. Die Selektivität von Fenoterol (60fach) und Salbutamol (30fach) ist signifikant geringer als die von Formoterol. (Overlack et al. 1992; Reinhardt et al. 1994; Lemoine et al. 1999)

dieser Formoterolwirkung mehr als 1000fach effektiver ist als die von Isoproterenol, des effektivsten Katecholamins (Lemoine et al. 1992; Zink et al. 1993, 1995). Die auf Basis entzündlicher Prozesse erhöhte Permeabilität des Endothels kleiner Pulmonalgefäße (Persson et al. 1982) kann also durch Formoterol ganz signifikant reduziert werden, was sicher zu den therapeutisch günstigen Effekten von Formoterol gezählt werden muß.

Kürzlich konnte für beide langwirksamen β_2-Sympathomimetika eine weitere günstige Wirkung nachgewiesen werden. Mikromolare Konzentrationen von Formoterol und Salmeterol inhibieren signifikant den muskarinergen Acetylcholinrezeptor, wobei die Affinitäten ähnlich hoch sind wie die der physiologischen Agonisten Acetylcholin und Carbachol (Teschemacher et al. 1996, 1998).

Klinische Anwendung

β_2-Sympathomimetika sind seit langer Zeit in der Therapie des Asthma bronchiale eingeführt. Von den 60er Jahren bis zum Beginn der 90er Jahren waren insbesondere auch die kurz wirksamen β_2-Sympathomimetika Mittel der

Wahl in der Dauertherapie des Asthma bronchiale. Erst nachdem die dem
Asthma bronchiale zugrundeliegenden pathogenetischen Mechanismen näher
charakterisiert werden konnten und das Asthma als chronisch eosinophile
Entzündung definiert wurde, rückten in der Dauertherapie des Asthma bronchiale antiinflammatorische topische Substanzen, insbesondere Glukokortikoide, mehr und mehr in den Vordergrund.

Nach den internationalen Empfehlungen werden kurz wirksame β_2-Sympa-
thomimetika (Salbutamol, Fenoterol, Terbutalin) nur noch in der Bedarfstherapie, d.h. bei Exazerbation eines Asthmas oder im akuten Asthmaanfall eingesetzt. In der Dauertherapie werden heute vorwiegend Langzeit-β_2-
Sympathomimetika bei mittelschwerem Asthma bronchiale dann empfohlen, wenn die alleinige Therapie mit topischen Glukokortikoiden keine
Symptomkontrolle ermöglicht, sowie beim schweren Asthma bronchiale in
Kombination mit topischen Glukortikoiden.

Für die therapeutische Anwendung im Kindesalter sind einige Besonderheiten zu berücksichtigen:

■ **β-Sympathomimetika bei Säuglingen.** Bei Säuglingen und Kleinkindern ist
die Wirkung von β-Sympathomimetika infrage gestellt worden (Lenney u.
Milner 1978; Milner 1980). Eine Reihe von Studien zeigen jedoch eine direkte
bronchodilatatorische Wirkung auch in dieser Patientengruppe (Alario et al.
1992; Bentur et al. 1990; Kraemer et al. 1991). Bei der akuten Broncholitis ist
die Effektivität umstritten, zumindest aber nicht durch gute Daten belegt,
wie die Auswertung von 8 klinischen Studien in einer Metaanalyse ergab
(Flores u. Horwitz, 1997). Die Wirksamkeit bei Kleinkindern und Schulkindern über verschiedene bronchokonstriktorische Stimuli ist in zahlreichen
Studien gut belegt (Abb. 6.7; Avital et al. 1994).

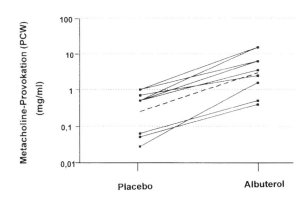

Abb. 6.7. Einfluß von Albuterol und Plazebo auf eine
bronchokonstriktive Schwellendosis von Metacholin bei
2- bis 5jährigen Kindern
mit obstruktiver Bronchitis.
(Nach Avital et al. 1994)

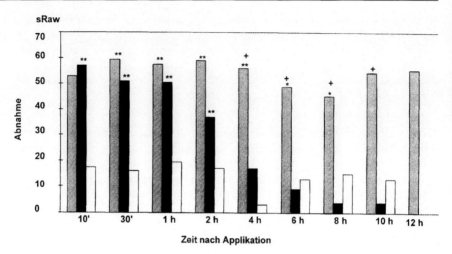

Abb. 6.8. Relative Veränderung des sR_{aw} nach 12 µg Formoterol ($\square$), 0,1 mg Salbutamol ($\blacksquare$) bzw. Plazebo ($\square$) (** $p < 0,01$; + $p < 0,05$ in Friedmann-Analyse; + $p < 0,05$ im Wilcoxon-Test für Paardifferenzen). (Nach von Berg u. Berdel 1990, 1993)

■ **Inhalationshilfen.** Kinder unter 4 Jahren erlernen die Inhalationstechnik über ein Dosieraerosol nur sehr schwer. Durch die Entwicklung von Applikationsgeräten, die das Arzneimittel nur beim Inspirationssog (z. B. Babyhaler, Aero-Chamber) abgibt, ist eine konstantere Dosierung bei Kindern möglich (Hodges et al. 1981; Warner et al. 1992). Mittlerweile gibt es zahlreiche Inhalationshilfen im Handel, bei denen die zu synchronisierenden Vorgänge, den der Freigabe des Dosieraerosols und den der Inspiration, getrennt werden.

■ **Langzeit-β_2-Sympathomimetika.** In den letzten Jahren sind eine Fülle von klinischen und experimentellen Studien zur Wirkung und Anwendung der beiden Langzeit-β_2-Sympathomimetika Salmeterol (von Berg et al. 1998; Kemp et al. 1998; Simons 1997; Palmquist et al. 1997) und Formoterol (Häcki et al. 1997; van der Molen et al. 1996; Nielsen et al. 1997) erschienen (Übersicht bei Moor et al. 1998). Während Formoterol im Vergleich zu Salbutamol und Fenoterol einen ähnlichen oder vergleichbar raschen Wirkungseintritt bei einer 2- bis 4 fach länger anhaltenden bronchospasmolytischen Wirkung hat, (von Berg u. Berdel 1990, 1993; Abb. 6.8) hat Salmeterol einen verzögerten Wirkungseintritt, besitzt aber ebenfalls eine 2- bis 4fach längere Wirkdauer (Tabelle 6.4). Die protektive Wirkung gegenüber unspezifischen Stimuli ist im Ausmaß vergleichbar der von kurz wirksamen β_2-Sympathomimetika, hält jedoch signifikant länger an. Obwohl experimentelle Daten existieren, die im Gegensatz zu Formoterol eine antagonistische Wirkung von Salmeterol gegenüber kurz wirksamen β_2-Sympathomimetika nachweisen konnten (Molimard et al. 1998), andererseits auch klinische Studien unter Salmeterol einen Toleranzeffekt beobachteten (Drotar et al. 1997), scheinen nach den meisten bisher vorliegenden Studien diese Unterschiede nur marginal zu sein (Übersicht bei Moore et al. 1998). Beide Substanzen ergaben in Langzeitstudien über mehrere Monate eine verbes-

Tabelle 6.4. Unterschiedliche Wirkungsqualitäten von Kurzzeit- und Langzeit-β_2-Sympathomimetika

Substanz	Applikation	Wirkeintritt	Wirkdauer
Salbutamol	inhalativ	1–3 min	4 h
Fenoterol	inhalativ	1–3 min	12 h
Terbutalin	oral, inhalativ	15–20 min	12 h
Formoterol	inhalativ	1–3 min	4 h
Salmeterol	inhalativ	1–3 min	4 h

serte Lungenfunktion, eine verminderte Asthmasymptomatik – vor allen Dingen auch in den Nachtstunden – bei gleichzeitig reduzierter Begleitmedikation sowie eine Protektion gegenüber verschiedenen bronchokonstriktorischen Stimuli wie Histamin und Kälte während der gesamten Behandlungsperiode. Ob die neuen β_2-Sympathomimetika, die eine mittlere bronchodilatatorische und bronchoprotektive Wirkung zwischen 9 und 12 Stunden haben und gebenüber den herkömmlichen Kurzzeit-β_2-Sympathomimetika eine höhere β_2-Rezeptorselektivität aufweisen, antientzündlich wirken, ist bisher noch nicht eindeutig geklärt. Untersuchungen von Cheung et al. (1992) konnten im Gegensatz zu den Kurzzeit-β_2-Sympathomimetika bei Einsatz lang wirksamer Substanzen über mehrere Monate keine Zunahme der bronchialen Hyperreagibilität beobachten. Untersuchungen an erwachsenen Asthmatikern konnten sogar nachweisen, daß Formoterol bei Anwendung über einen Zeitraum von 6 Monaten zu einer Reduktion der bronchialen Hyperreagibilität führt (Worth et al., im Druck).

Aufgrund des lang anhaltenden Effektes und der dadurch bedingten verbesserten Compliance sowie der wesentlich größeren Selektivität mit geringerer Nebenwirkungsrate sollte bei der Notwendigkeit zur dauerhaften Anwendung von β_2-Sympathomimetika auf die lang wirksamen Substanzen zurückgegriffen werden. Von diesen ist Salmeterol als Serevent und Formoterol als Foradil bzw. als Oxis im Handel.

Studien zur kombinierten Anwendung mit topischen Glukokortikoiden konnten einen Glukokortikoid-sparenden (Svedmyr 1995) bzw. in der viel beachteten FACET-Studie sogar einen additiven Effekt (Pauwels et al. 1997) der Langzeit-β_2-Sympathomimetika belegen.

Nebenwirkungen

■ **Asthmamortalität.** In den 60er Jahren wurde in England, Wales, Australien und Neuseeland über einen Anstieg von Asthmatodesfällen berichtet, der mit den steigenden Umsatzzahlen des unspezifischen β-Sympathomimetikums Isoprenalin korrelierte (s. Abb. 2.7, 2.8; Imman u. Adelstein 1969; Speizer et al. 1968). In Ländern, in denen Isoprenalin nicht zugelassen war, blieb dagegen die Asthmamortalität unverändert (Stolley 1972). Ende der 70er Jahre wurde in Neuseeland ein 2. „epidemieartiger" Anstieg der Asthmamortalität beobachtet, der auf die zunehmende Verordnung von Fenoterol zurückgeführt wurde (Crane et al. 1989; Grainger et al. 1991; Pearce et al. 1990). Dieser ursächliche Zusammenhang wurde zunächst stark angezweifelt, und man nahm an, daß die Zunahme der Asthmamortalität eher auf eine übermäßige Selbstmedikation und der dadurch bedingten Überdosierung von Fenoterol zurückzuführen sei.

Spitzer et al. (1992) wiesen jedoch in einer groß angelegten Untersuchung (Saskatchewan-Studie, n = 12301 Patienten) nach, daß das Risiko, an Asthma zu sterben, mit der Anzahl der verbrauchten Dosieraerosole von β_2-Sympathomimetika, insbesondere Fenoterol, zunahm.

Doch auch diese Ergebnisse sind zumindest aus zweierlei Gründen angreifbar. Erstens handelte es sich hierbei um eine retrospektive Fallkontrollstudie, und zweitens muß hinterfragt werden, ob der höhere Medikamentenverbrauch nicht Folge einer schweren Verlaufsform des Asthmas ist, die konsekutiv auch mit einer höheren Todesrate einhergeht. Zudem bleibt kritisch anzumerken, daß bei einer ohnehin relativ geringen Todesrate (44 Todesfälle bei 12301 Patienten) ein Zusammenhang zwischen Todesrate und Verordnung von β-Sympathomimetika eher zufällig erscheint.

Ferner muß berücksichtigt werden, daß Fenoterol in früheren Präparationen eine höhere Wirkstoffkonzentration pro Hub hatte. Mittlerweile hat jedoch die Herstellerfirma aufgrund der berichteten Studien die hubbezogenen Dosierungen an andere Präparate angeglichen (Svedmyr u. Löfdahl 1987).

Aufgrund dieser Unsicherheiten entbrannte eine kontroverse Diskussion, die sich in zahlreichen Publikationen (American Academy of Allergy 1993; Crane et al. 1993; Löfdahl u. Svedmyr 1991) niederschlug. Weder diese Diskussion noch die epidemiologischen Studien waren jedoch in der Lage, die einem möglichen Zusammenhang von erhöhter Asthmamortalität und vermehrtem Verbrauch von β-Adrenergika zugrundeliegenden Mechanismen aufzuklären. Hierfür mögen unterschiedliche Erklärungsansätze verantwortlich sein.

■ **Erklärungsansätze für eine erhöhte Asthmamortalität unter β_2-Sympathomimetika.** Zunächst muß unterschieden werden zwischen Substanzeffekt und Substanzklasseneffekt, d.h. es muß geklärt werden, ob nur ein oder alle β_2-Sympathomimetika für die entsprechende Auswirkung verantwortlich zu machen sind.

Da Fenoterol in früheren Präparationen eine höhere Wirkstoffkonzentration pro Hub aufwies, scheint ein Substanzeffekt eher unwahrscheinlich. Wenn demnach ein Substanzklasseneffekt für eine mögliche Zunahme der Asthmamortalität unter dem Einfluß von β_2-Sympathomimetika verantwortlich ist, muß unterschieden werden, ob dieser durch eine Kurzzeittherapie hervorgerufen wird oder als Folge einer Dauertherapie auftritt. Die Effekte, die bereits nach kurzer Zeit auftreten, sind um so stärker ausgeprägt, je geringer die β_2-Rezeptor-Selektivität des β-Sympathomimetikums ist: sie bestehen aus kardiovaskulären Effekten wie einer Tachykardie und einer Tachyarrhythmie, aus metabolischen Effekten wie einer Hypokaliämie und aus einer Hypoxämie, bedingt durch eine Verschlechterung des Ventilations-Perfusions-Verhältnisses. Wie ein Vergleich von Fenoterol mit Salbutamol und Formoterol im Tierversuch nachweisen konnte, scheint die β_2-selektive Wirkung von Fenoterol dabei zumindest am Herzen deutlich geringer zu sein als die der beiden anderen β_2-Sympathomimetika (Abb. 6.9).

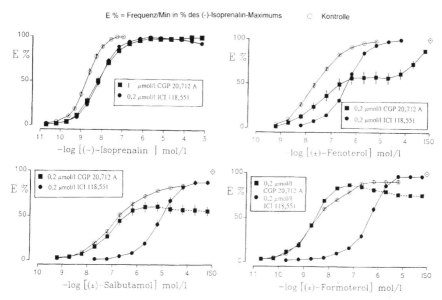

Abb. 6.9. Bestimmung der funktionellen Selektivität der β_2-Sympathomimetika für β_1- und β_2-Rezeptoren im Vergleich zu Isoprenalin am isolierten Sinusschrittmacher des Meerschweinchens. Der unselektive Agonist Isoprenalin bewirkt gleich starke positiv-chronotrope Effekte über β_1- und β_2-Rezeptoren. Die Kurven für die β_2-Sympathomimetika lassen sich durch β_2-Blockade mit ICI 118,551 verschieben. Hierbei weist die geringe Verschiebung der Fenoterolkurve auf eine relativ starke Restwirkung über β_1-Rezeptoren im Sinne einer hohen intrinsischen Aktivität von Fenoterol für β_1-Rezeptoren hin. Durch die β_1-Blockade mit CGP 20,712 A lassen sich die β_2-Sympathomimetika kaum inhibieren, wobei die Durchbrechbarkeit der β_1-Blockade durch hohe Fenoteroldosen wiederum auf eine relativ starke intrinsische Aktivität von Fenoterol für den β_1-Rezeptor hinweist. (Overlack 1994; Reinhardt et al. 1994; Lemoine et al. 1995)
• Dosis-Wirkungs-Kurve des β_1-Signals in Gegenwart des β_2-Blockers ICI 118,551
■ Dosis-Wirkungs-Kurve des β_2-Signals in Gegenwart des β_1-Blockers CGP 20,712 A
○ Kontrollkurve des Summensignals ($\beta_1+\beta_2$) in Abwesenheit von β-Blockern bei gleichzeitiger Stimulation beider Rezeptorsubtypen

Zu den unerwünschten Wirkungen, die bei einer Dauertherapie auftreten können, zählen eine mögliche Toleranzentwicklung und eine Zunahme der Überempfindlichkeit der Atemwege während dieser Therapie.

Möglicherweise kann eine erhöhte Mortalität auch dadurch ausgelöst werden, daß sich Patienten in einer falschen Therapiesicherheit wähnen, asthmaauslösende Stimuli nicht ausreichend meiden und in einer Asthmakrise zu spät Arzt oder Krankenhaus aufsuchen.

Da sich weder in Skandinavien (Boman 1986; Keely u. Neill 1991; Statistika Centralbyran 1963–1990) noch in Deutschland nach Durchsicht der Daten des Statistischen Bundesamtes eine Zunahme der Mortalitätsrate belegen läßt, scheinen Auswirkungen einer Kurzzeittherapie auf die Asthmamortalität weniger wahrscheinlich, da sie weltweit hätten auftreten müssen. Somit scheinen eher Besonderheiten des Asthmamanagements, d. h. Fragen, die die Dauertherapie betreffen, eine pathogenetische Bedeutung zu gewinnen (McFadden 1995).

Tachyphylaxie-Desensibilisierung

Von zahlreichen Autoren wurde die Zunahme der Todesfälle an Asthma bronchiale in Neuseeland und Kanada auf eine zu hohe und zu häufige Inhalation von Fenoterol zurückgeführt. Möglicherweise führt eine kontinuierliche Dauerstimulation adrenerger β-Rezeptoren durch β_2-Sympathomimetika zu einem Tachyphylaxieprozeß, der selektiv die β_2-Adrenozeptoren (β_2-AR) betrifft, während kardiale β_1-Adrenozeptoren (β_1-AR) aufgrund einer zuächst geringeren Exposition bei einer Überdosierung schließlich wegen ihrer noch vorhandenen „Bioverfügbarkeit" durch Überstimulation eine Herzrhythmusstörung einleiten. Eine Tachyphylaxie aufgrund der dauerhaften β-sympathomimetischen Stimulation konnte sowohl unter In-vitro- als auch In-vivo-Bedingungen im Tierexperiment eindeutig belegt werden. Auch an humanem Gewebe ließ sich unter dem Einfluß hoher Dosen von β-Sympathomimetika für β-adrenerg-vermittelte Wirkungen wie den Tremor (Larsson 1979) und der cAMP-Akkumulation in peripheren polymorphkernigen Leukozyten (Connolly u. Greenacre 1977) eine Tachyphylaxie belegen. Eine Desensibilisierung im Sinne einer Tachyphylaxie für die bronchodilatatorische Wirkung der β_2-Sympathomimetika wird jedoch kontrovers beurteilt. Die meisten Studien zeigen, daß sich unter einer hoch dosierten und langdauerndern Therapie (bis zu 15 Monate) mit β-Sympathomimetika das Ausmaß und die Zeitdauer des bronchodilatatorischen Effektes von β_2-Sympathomimetika nicht verändert (Svedmyr u. Loefdahl 1987; Übersicht bei Svedmyr 1993).

Untersuchungen, die sowohl bei Kindern (Schuster et al. 1990; Kozlik-Feldmann et al. 1996) als auch bei Erwachsenen (Worth et al. in Vorb.) durchgeführt wurden, bestätigen, daß dem klinischen Phänomen einer Toleranzentwicklung sowohl unter den herkömmlichen β-Sympathomimetika als auch unter den neuen Langzeit-β_2-Sympathomimetika keine klinische Bedeutung zuzukommen scheint (Abb. 6.10). Auch die Sears-Studie (Sears et al. 1990) konnte trotz des vermeintlich schlechteren Effektes einer Dauertherapie ge-

% Soll

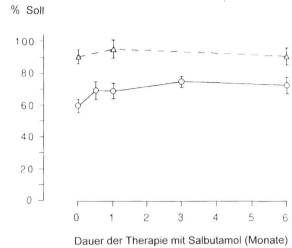

Abb. 6.10. Atemwegswiderstand (○) und intrathorakales Gasvolumen (△) in % des Sollwertes, angegeben als Differenz der vor und nach Salbutamol (2 Hübe Sultanol) ermittelten Werte während einer 6monatigen Behandlung. (Nach Schuster et al. 1991)

Dauer der Therapie mit Salbutamol (Monate)

genüber einer symptomorientierten Bedarfstherapie keine Toleranzentwicklung als Ursache für diese Diskrepanz aufdecken. Eine US-Studie, in die 234 erwachsene Patienten einbezogen wurden, konnte zeigen, daß sowohl das Ausmaß der Bronchodilatation als auch die Dauer der Wirkung von Salmeterol (200 mg 1mal täglich), Salbuterol (50 mg 2mal täglich) und Placebo (2mal täglich) über einen Zeitraum von 3 Monaten unverändert blieb (Pearlman et al. 1992).

Bei 14 Kindern und Jugendlichen mit Asthma bronchiale ließ sich ein Toleranzeffekt von Salmeterol gegenüber dem Anstrengungsasthma 28 Tage nach Beginn der Therapie nachweisen, der auch erhalten blieb, wenn die Dosis von 2mal 50 µg auf 1mal 50 µg reduziert wurde und gleichzeitig atopische Glukokortikoide verabreicht wurden (Abb. 6.11, Simons et al. 1997). Andere Daten dagegen zeigten bei 20 erwachsenen asthmatischen Patienten, daß das Ausmaß der Wirkung von Salmeterol nach einer 1monatigen Therapie erhalten blieb, daß sich jedoch die Wirkungsdauer reduzierte (Nelson et al. 1998).

In einer weiteren Studie, in der die Toleranzentwicklung bei 1mal und bei 2mal täglicher Gabe von Salmeterol untersucht wurde, war die bronchoprotektive Wirkung gegenüber der bronchialen Hyperreagibilität nach der 2. Dosis bei den Patienten, die 2mal Salmeterol/Tag erhielten, gegenüber der bei einmaliger Gabe reduziert (Drotar et al. 1997). In einem Kommentar zu dieser Studie wird die statistische Relevanz der Daten bezweifelt, da 4 Patienten von 10 keine Toleranz zeigten, 1 Patient dagegen eine ausgeprägte Toleranz entwickelt hatte (Nathan 1998).

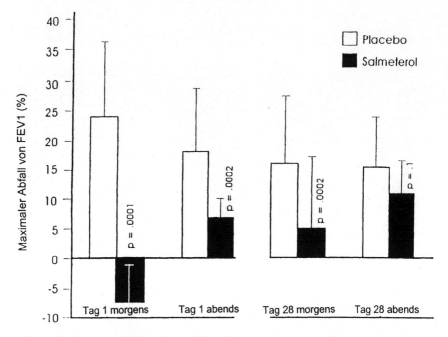

Abb. 6.11. Toleranzentwicklung gegenüber Salmeterol. Bei 14 Kindern mit Asthma bronchiale hatte die initiale Gabe von Salmeterol einen guten protektiven Effekt gegenüber dem Anstrengungsasthma. 28 Tage nach Beginn der Therapie war die Wirkung reduziert und unterschied sich nicht mehr signifikant von dem Placeboeffekt. Der Effekt wurde jeweils 9 h nach Inhalation von Salmeterol ermittelt. (Simons et al. 1997)

Möglicherweise ist für eine individuelle Toleranzentstehung unter β_2-Sympathomimetika ein β_2-Rezeptor-Polymorphismus verantwortlich. Hierfür sprechen Befunde von Tan et al. (1997) und Aziz et al. (1998), die zeigen konnten, daß Patienten, die homozygot für den β_2-Rezeptor-Genotyp Gly 16 waren, empfänglicher für eine Toleranzentwicklung gegenüber Formoterol waren.

Die Problematik einer Toleranzentwicklung scheint jedoch mehr von akademischem Interesse: sie zeigt in der Regel eine geringe klinische Ausprägung und scheint sich zudem auf ein konstantes Niveau einzupendeln.

β_2-Sympathomimetika und bronchiale Hyperreagibilität

In den meisten Studien zur Ermittlung einer Tachyphylaxieentwicklung unter einer Dauertherapie mit β_2-Sympathomimetika wurden lediglich einzelne Lungenfunktionsparameter, nicht jedoch der Einfluß einer Dauertherapie auf die bronchiale Hyperreagibilität untersucht.

Eine unspezifische bronchiale Hyperreagibilität, die im klinischen Lungen-
funktionslabor durch Inhalation von Metacholin, Histamin, Kälteprovokation oder Laufbelastung nachgewiesen wird, wird nahezu bei allen Patienten mit Asthma bronchiale in unterschiedlicher Ausprägung gefunden. Eine
bei regelmäßiger und langdauernder β_2-Sympathomimetika-Medikation ein-
tretende Verstärkung dieses pathologischen bronchialen Reaktionsmusters
könnte als Hinweis auf eine Toleranzentwicklung gesehen werden.

In einer Studie, die doppelblind und im Cross-over-Verfahren den Einfluß
von Budesonid und Terbutalin auf die bronchiale Hyperreagibilität untersuchte, konnte nachgewiesen werden, daß im Gegensatz zum Budesonid die
Therapie mit dem β_2-Sympathomimetikum Terbutalin zu einer Zunahme der
bronchialen Überempfindlichkeit führte (Kraan et al. 1985). Ähnliche Ergebnisse erzielte auch die Arbeitsgruppe von Kerrebijn et al. (1987; Abb. 6.12),
die unter dem Einfluß einer dauerhaften Therapie mit Budesonid eine Abnahme der bronchialen Hyperreagibilität nachwies. Dagegen zeigte die Ver-
gleichsgruppe, die über einen 6monatigen Untersuchungszeitraum einer alleinigen Therapie mit Terbutalin unterzogen wurde, eine Zunahme der bronchialen Hyperreagibilität. In der erwähnten Sears-Studie, in der in einer vergleichenden Untersuchung die Bedarfs- und Dauertherapie mit β-Sympatho-

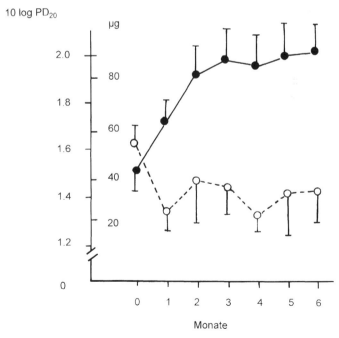

Abb. 6.12. Einfluß einer Langzeittherapie mit Budesonid (•) oder Terbutalin (○) auf die
bronchiale Hyperreagibilität bei Kindern. (Nach Kerrebijn et al. 1987)

mimetika gegenübergestellt wurde, ließ sich eine leichte Zunahme der bronchialen Hyperreagibilität in der Gruppe, die eine Dauertherapie durchführte, nachweisen: das geometrische Mittel aller Metacholin-PD$_{20}$-Werte lag mit 1,03 mg/ml in der Gruppe, die unter einer Dauertherapie stand, im Mittel niedriger als in der Gruppe, die sich einer Bedarfsmedikation unterzog (der PD$_{20}$-Wert lag hier bei 1,33 mg/ml). Zu ähnlichen Ergebnissen kommt auch eine Studie von Schayck et al. (1991). Die Autoren konnten bei insgesamt 144 asthmatischen Patienten in einer 2-Jahres-Studie, die randomisiert, kontrolliert und prospektiv in einem Cross-over-Design angelegt war, zeigen, daß die kontinuierliche bronchodilatatorische Therapie ohne eine antiinflammatorische Begleittherapie bei einer allgemeinen Normalisierung der Lungenfunktionsparameter zu einer leichten Zunahme der PD$_{20}$-Dosis von Histamin (um den Faktor 0,4) als Hinweis auf eine Zunahme der bronchialen Hyperreagibilität verstanden werden kann.

Diesen Befunden stehen andere Untersuchungen entgegen, in denen sich keine Beeinflussung der bronchialen Hyperreagibilität gegenüber Salbutamol (van Essen-Zandvliet et al. 1992) oder Terbutalin (Haahtela et al. 1991) über Beobachtungszeiträume von 20 Monaten bzw. 96 Wochen nachweisen ließ. Gleiches wurde auch unter dem neuen Langzeit-β_2-Sympathomimetikum Salmeterol beobachtet.

Cheung et al. (1992) konnten über einen Zeitraum von 60 Tagen eine gleichbleibende bronchodilatatorische Wirkung von Salmeterol bei asthmatischen Patienten nachweisen. Die unter Salmeterol beobachtete initiale Reduktion der bronchialen Hyperreagibilität gegenüber Metacholin nahm jedoch schon bald wieder ab und zeigte keinen Unterschied mehr gegenüber der in der Placebo-Gruppe ermittelten Hyperreagibilität. Nach Absetzen der Therapie nahm in der Wash-out-Periode die Hyperreagibilität in der Salmeterolgruppe gegenüber der Placebogruppe zu. Ob dieser Effekt spezifisch für Salmeterol ist oder auch für andere β-Sympathomimetika zutrifft, konnte die vorliegende Studie nicht beantworten, da ein Vergleich mit anderen β-Sympathomimetika nicht erfolgte.

Insgesamt ist jedoch die Frage ungeklärt, ob die bronchiale Hyperreagibilität unter einer Langzeittherapie von β_2-Sympathomimetika zunimmt. Untersuchungen mit dem neuen Langzeit-β_2-Sympathomimetikum Formoterol konnten nachweisen, daß diese Substanz nicht nur die IgE-vermittelte allergische Sofortreaktion, sondern auch die verzögerte Reaktion protektiv beeinflußt, ein Effekt, der für die herkömmlichen Kurzzeit-β_2-Sympathomimetika nicht beschrieben wurde. Da der verzögerte Anteil einer IgE-vermittelten Typ-I-Reaktion für die Auslösung und Unterhaltung einer bronchialen Hyperreagibilität eine große Rolle spielt, könnte eine Langzeittherapie mit Formoterol diese möglicherweise sogar günstig beeinflussen.

Untersuchungen zur Entwicklung der bronchialen Hyperreagibilität und der Tachyphylaxie unter Formoterol, an asthmatischen Kindern, zeigten jedoch, daß sich die Histamin-PD_{20}-Dosis über den Zeitraum einer 3monatigen Therapie mit Formoterol nicht veränderte (Kozlik-Feldmann et al. 1996). Möglicherweise war jedoch dieser Behandlungszeitraum zu kurz. In einer Studie an erwachsenen Patienten konnte nämlich gezeigt werden, daß eine länger dauernde, 6monatige Therapie, zu einer signifikanten Reduktion der bronchialen Hyperreagiblität führte (Worth et al., in Druck).

Rebound-Phänomen
Von einigen Autoren wurde eine Zunahme der bronchialen Hyperreagibilität etwa 12–16 Stunden nach Beendigung der Therapie mit β-Sympathomimetika beschrieben (Kraan et al. 1985; Kerrebijn et al. 1987; Cheung et al. 1992). Diese Zunahme wurde mit dem Begriff des Rebound-Phänomens belegt. Möglicherweise beruht ein gewisser Rebound-Effekt auf einer Tachyphylaxie. Glukokortikoide scheinen einen protektiven Effekt gegenüber dem genannten Phänomen zu haben (Svedmyr 1990; Bennati et al. 1989), so daß die kombinierte Anwendung von β_2-Sympathomimetika und inhalativen Glukokortikoiden vor Absetzen der β_2-Sympathomimetika zu erwägen wäre. Von einer Reihe anderer Autoren wurde jedoch die Bedeutung des Rebound-Phänomens als Folge einer Tachyphylaxie nicht bestätigt. (Übersicht bei Svedmyr, 1993, Nathan, 1998).

Neuere Untersuchungen belegen, daß die kombinierte Anwendung eines β_2-Sympathomimetikums und eines topischen Glukokortikoids einen überadditiven Effekt in der Protektion des Asthma bronchiale hat (Barnes u. O'Connor 1995; Pauwels et al. 1997). Nach einer Kosteneffektivitätsanalyse scheint die Therapie mit einer solchen Kombination durch Reduktion der Krankheitstage und damit Krankenhausliegedauer zu einer deutlichen Kosteneinsparung zu führen (Rutten van Mölken et al. 1995).

6.1.2
Theophyllin

Theophyllin, das seit über 40 Jahren in der Therapie des Asthma bronchiale angewendet wird, hatte in den 70er bis 80er Jahren eine starke Wiederbelebung in seinem therapeutischen Einsatz erfahren. Dies lag zum einen daran, daß ein Drug monitoring über die Bestimmung der Serumspiegel (TDM) möglich geworden war. Dabei kann zugrunde gelegt werden, daß in einem Serumspiegelbereich zwischen 8 und 20 mg/l eine gute Korrelation zwischen dem klinisch erwünschten Effekt und dem Serumspiegel gegeben ist (Weinberger u. Bronsky 1974; Hendeles u. Weinberger 1993; Hendeles et al. 1992).
   Zum anderen hatte die Herstellung zahlreicher Retardpräparate die therapeutische Anwendung durch die nur 2mal tägliche Verabreichung erleichtert. Durch die Retardierung werden zudem die Serumspiegelschwankungen zwischen Maximal- und Minimalspiegeln kleiner, so daß die Gefahr von Über-

und Unterdosierungserscheinungen innerhalb der Dosierungsintervalle reduziert wird.

Die Therapie mit Theophyllin und Theophyllinpräparaten hat jedoch zu berücksichtigen, daß die Pharmakokinetik großen intra- und interindividuellen Schwankungen unterliegt, die die therapeutische Einstellung manchmal schwierig gestalten. Dies trifft insbesondere auf das Kindesalter zu (Richter u. Reinhardt 1982; Reinhardt et al. 1987; Hendeles et al. 1992; Hendeles u. Weinberger 1993). Aufgrund der zahlreichen verfügbaren antiphlogistischen Wirkprinzipien, die insbesondere gegenüber der bronchialen Hyperreagibilität wirksam sind, stellen Theophyllinpräparate heute allerdings nur noch Mittel der 2. Wahl dar.

Dies belegen auch Zahlen des US-Arzneimittelmarktes: während 1989 der Anteil von Theophyllin an den verschriebenen Antiasthmatika noch 27% betrug, lag dieser 1993 nur noch bei 7% (Szefler et al. 1995).

Wirkungsmechanismus

Als ursprüngliches Wirkprinzip von Theophyllin wurde eine *Hemmung der Phosphodiesterase,* des abbauenden Enzyms von cAMP, angesehen (Pöch u. Umfahrer 1976). Dieser Effekt führt über eine Akkumulation von cAMP zu einer Bronchodilatation. Theophyllin hat auch einen Effekt auf die Mastzelle. Eine Steigerung des cAMP in der Mastzelle bedingt eine Hemmung der Histaminfreisetzung und reduziert dadurch das allergische Potential einer Bronchokonstriktion. Da jedoch eine Zunahme des intrazellulären Gehaltes von cAMP in der glatten Bronchialmuskulatur, in Mastzellen und Basophilen erst in hohen, supratherapeutischen Konzentrationsbereichen beobachtet wurde, wird die Phosphodiesterasehemmung als therapeutisches Prinzip in Frage gestellt. So konnte z.B. ein bronchodilatatorischer Effekt für andere Phosphodiesterasehemmstoffe nicht nachgewiesen werden. Andere Wirkungsmechanismen, die diskutiert werden, postulieren eine *Blockade von Adenosinrezeptoren,* eine Hemmung des Ca-Einstroms in die zytoplasmatische Matrix, eine Beeinflussung der Funktion von Eosinophilen und der Leukozytenaktivität sowie eine Hemmung des plättchenaktivierenden Faktors (PAF); (Übersicht bei Naspitz et al. 1993). Diese Effekte scheinen auch dafür verantwortlich zu sein, daß Theophyllin eine gewisse *antiinflammatorische Wirkung* hat, die es von den anderen sog. Bronchodilatatoren unterscheidet (Aubier et al. 1991; Crescioli et al. 1991). Dennoch scheint es die bronchiale Hyperreagibilität bei Asthmatikern nicht zu beeinflussen (Dutoit et al. 1987). Theophyllin hat, genau wie die β-Sympathomimetika, eine Wirkung im akuten Asthmaanfall. Die bronchodilatatorische Wirkung im akuten Asthmaanfall scheint dabei jedoch geringer ausgeprägt zu sein und wird von einigen sogar bezweifelt (Carter et al. 1993).

Besonderheiten im Kindesalter und klinische Anwendung

■ **Pharmakokinetik.** Die Pharmakokinetik von Theophyllin unterliegt einer *altersabhängigen Charakteristik* (Richter u. Reinhardt 1983; Berdel et al. 1987; Hendeles et al. 1992). Dabei entspricht die Halbwertszeit im Neugeborenenalter 30 Stunden, fällt dann auf 4,4 Stunden bei älteren Säuglingen und Kleinkindern ab und erreicht bei erwachsenen Nichtrauchern wieder 7 Stunden. Diese Unterschiede dürften auf einer altersabhängigen Charakteristik der Theophyllinclearance beruhen. So konnte gezeigt werden, daß die Plasmaclearance im Kleinkindalter relativ hoch ist, um in einem Alter von 8–10 Jahren linear bis etwa zum 16. Lebensjahr auf Erwachsenenwerte abzufallen (Ginchansky u. Weinberger 1979; Berdel u. Heimann 1984). Die Altersabhängigkeit der Plasmaclearance von Theophyllin hat die unterschiedlichen Dosierungsempfehlungen für die einzelnen Lebensalter bestimmt. Dabei ändert sich die zur Erreichung optimaler Serumspiegel zwischen 8 und 20 mg/l notwendige Dosis aufgrund der altersabhängigen Pharmakokinetik insbesondere im Säuglingsalter (Abb. 6.13).

Im Kleinkindalter beträgt nach dem amerikanischen Schrifttum die Theophyllinerhaltungsdosis zur Erreichung optimaler Serumspiegel 24 mg/kg/24 h, während sie bei Erwachsenen bei 16 mg/kg/24 h liegt. Nach unseren Erfahrungen liegen jedoch diese Empfehlungen eher in einem zu hohen Dosisbereich, so daß man für alle Altersstufen die angegebenen Richtdosen um 4 mg/kg/Tag reduzieren sollte (Tabelle 6.5). Die Pharmakokinetik von Theophyllin scheint einem zirkadianen Rhythmus zu unterliegen. So konnten

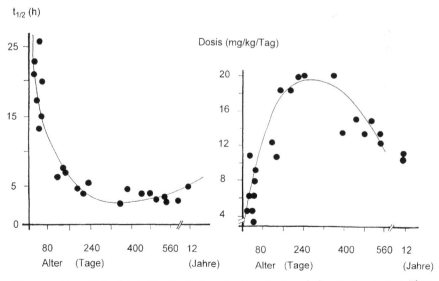

Abb. 6.13. Altersabhängigkeit für die Halbwertszeiten ($t_{1/2}$) und die Dosierung von Theophyllin. Es wurde aus Literatur und eigenen Daten die Dosis ermittelt, bei der der maximale und der minimale Theophyllinspiegel im therapeutischen Fenster zwischen 8 und 20 mg/l liegen. (Nach Richter u. Reinhardt 1982)

Tabelle 6.5. Altersspezifische Kriterien für den Einsatz von Theophyllin

	Früh- und Neu- geborene	Säuglinge bis 2 Monate	Säuglinge ab 3 Monate	Klein- kinder und Schulkinder	Erwachsene Nicht- raucher	Erwachsene Raucher
Indikation	Apnoepro- phylaxe	Apnoepro- phylaxe	Obstruktive Bronchitis	Asthma bronchiale	Asthma bronchiale	Asthma bronchiale
t1/2 (h)	30,2 (14,4–58)	19,9 (12,6–29)	4,4 (0,8–8,6)	3,7 (1,4–7,9)	7,03 (5–9)	4,31
Dosis- empfehlun- gen nach der ameri- kanischen Literatur[a] mg/kg/Tag	2–4	6–8	20	24	14	18
Eigene Dosis- empfehlung mg/kg/Tag	2–4	6–8	12–15	16–18	10	14

[a] Nach Wyatt et al. 1978.

Scott et al. (1981) bei zweimaliger Gabe identischer Dosen eines Retardprä-parates, die im Abstand von 12 Stunden an asthmathische Kinder verabreicht wurden, zeigen, daß die nächtlichen Serumspiegel signifikant niedriger lagen als die Tagesspiegel.

■ **Dosierung.** Für die Dosierung von Theophyllin ergibt sich daraus, daß die Abenddosis höher als die Morgendosis liegen sollte (Berdel et al. 1990). Bei der Behandlung der obstruktiven Säuglingsbronchitis bleibt zu berücksichtigen, daß Theophyllin oftmals nur eine geringe Wirkung zeigt, wahrscheinlich bedingt durch die anders gearteten Mechanismen, die der obstruktiven Säuglingsbronchitis gegenüber dem Asthma bronchiale zugrundeliegen. Bei Früh- und Neugeborenen wird Theophyllin in erster Linie zur Behandlung primärer, prämaturer Apnoeanfälle eingesetzt. Hier ist bereits eine „Low-dose-Therapie" mit Dosen zwischen 2 und 4 mg/kg/Tag zur Unterdrückung der Apnoeanfälle ausreichend. In dieser Altersgruppe wird Theophyllin hauptsächlich zu Coffein metabolisiert, das für einen Teil der therapeutischen Wirksamkeit, aber auch für eine verminderte therapeutische Breite verantwortlich zu sein scheint, da es eine lange Halbwertszeit (100 h) hat und somit akkumulieren kann. Aufgrund der unterschiedlichen Indikationsbereiche und der sich ändernden Pharmakokinetik innerhalb des Kindesalters ist die Therapie mit einer größeren Unsicherheit belastet. Aus diesem Grund sollten Kinder, die auf eine Asthmatherapie mit Theophyllin eingestellt werden, einem therapeutischen Drug monitoring (TDM) unterworfen werden.

■ **Akuter Asthmaanfall.** Im akuten Asthmaanfall stellt die intravenöse Applikation von Theophyllin nach wie vor die Therapie der ersten Wahl dar, ob-

wohl einige Studien die Wirksamkeit infrage stellen (s. o.). Bei der intravenö-
sen Injektion sollte dabei eine initiale Sättigungsdosis von 6 mg/kg verabreicht werden, gefolgt von einer Dauerinfusion mit einer Erhaltungsdosis, die
die Dosierungsrichtlinien für die einzelnen Lebensaltersklassen zu berücksichtigen hat (Tabelle 6.5).

Ein Vergleich der Halbwertszeiten und Eliminationskonstanten bei Kindern
im Asthmafall und in der Remission konnte eine noch größere intraindividuelle Streuung im akuten Krankheitsstadium mit verlängerten Halbwertszeiten
nachweisen. Hieraus ergibt sich die Konsequenz, daß auch im Asthmaanfall
bei Nichtansprechen der Therapie ein therapeutisches Drug monitoring
durchgeführt werden sollte (Arnold et al. 1981).

■ **Orale Applikation.** Bei der oralen Applikation wird in der Regel die Initialdosis so gewählt, daß am Ende des ersten Applikationsintervalls die Serumkonzentration etwa den unteren Wert des therapeutischen Bereiches an-
nimmt. Bei Verwendung eines Normalpräparates ist dies bei einer Dosis von
4 mg/kg der Fall, während es bei Verwendung eines Retardpräparates mit
einer Initialdosis von 7 mg/kg und einem Dosierungsintervall von 12 h möglich ist. Zur raschen Einstellung sollte während der ersten 2 Tage ein Normal-
präparat, dann erst ein Retardpräparat appliziert werden. Bei jeder Verabreichung eines Retardpräparates muß darauf geachtet werden, daß möglichst
eine mikroverkapselte Präparateform mit einer guten Galenik verwendet
wird, denn zwischen den einzelnen auf dem Markt befindlichen Retardprä-
paraten bestehen z. T. große Unterschiede (Richter u. Reinhardt 1983; Hendeles u. Weinberger 1993; Schaefers et al. 1984; Reinhardt et al. 1987; Hendeles et al. 1992). Eine orientierende Dosierungsanleitung nach dem Serumspiegel ergibt sich aus den Empfehlungen von Hendeles et al. (1992); (Tabelle 6.6).

> Unserer Meinung nach stellt das Theophyllin in der Prophylaxe des kindli-
> chen Asthma bronchiale ein Antiasthmatikum der zweiten Wahl dar. Dies
> beruht in erster Linie auf der großen intra- und interindividuellen Streu-
> ung der Pharmakokinetik, die im Kindesalter noch größer erscheint als
> beim Erwachsenen. Hierdurch kommt es häufig zu unkontrollierbaren Ne-
> benwirkungen, die, auch wenn sie leichter Natur sind, das Vertrauen des
> Kindes bzw. seiner Eltern zum Arzt stören können.

Unerwünschte Wirkungen

Wie andere unerwünschte Arzneimittelwirkungen auch, äußern sich die Nebenwirkungen von Theophyllin im Neugeborenen- und Säuglingsalter anders
als bei größeren Kindern und Erwachsenen (Übersicht bei Tsiu et al. 1990).
Während bei jungen Kindern in erster Linie Hyperexzitabilität, Erbrechen
und Krampfanfälle auf eine Intoxikation hinweisen, sind es bei älteren Kindern Unruhe, Übelkeit, gastrointestinale Beschwerden und Kopfschmerzen.

Tabelle 6.6. Dosisanpassung von Theophyllin entsprechend den Serumspiegeln

Spitzenkonzentration [μg/ml]	Konsequenzen
<7,5	Dosiserhöhung um ca. 25%. Erneute Kontrolle des Serum-Theophyllinspiegels zwecks weiterer Dosierung.
7,5–9,9	Bei guter Verträglichkeit Erhöhung der Dosis um ca. 25%.
10–14,9	Bei guter Verträglichkeit Aufrechterhaltung der Dosierung. Erneute Kontrolle des Serum-Theophyllinspiegels alle 6–12 Monate.[a]
15–19,9	Diskussion einer Dosisreduktion um ca. 10%, wegen größtmöglicher Sicherheit.[a]
20–24,9	Dosisreduktion um ca. 10–25%. Erneute Kontrolle des Serumspiegels nach 3 Tagen.
25–30	Aussetzen der nächsten Dosis, Reduktion der nachfolgenden Dosen um mindestens 25%. Kontrolle des Serumspiegels nach 3 Tagen.
>30	Aussetzen der nächsten 2 Dosen, Reduktion der nachfolgenden Dosen um 50%. Erneute Kontrolle des Serum-Theophyllinspiegels zwecks weiterer Dosisanpassung.[b]

[a] Dosisreduktion oder Serum-Spiegel-Kontrollen sind immer dann angezeigt, wenn unerwünschte Nebenwirkungen auftreten oder Gegebenheiten existieren, die die Theophyllinclearance beeinflussen können (z.B. anhaltendes Fieber) oder zusätzlich Medikamente eingesetzt werden, die mit Theophyllin interagieren (z.B. Erythromycin oder Carbamazepin).
[b] Gabe von in Wasser gelöster Aktivkohle (0,5 mg/kg) alle 2 h, bis Serumspiegel <20 mg/ml. Eventuell intravenöse Gabe von Phenobarbital (20 mg/kg), um Krampfanfälle zu vermeiden, falls eine exzessive Serumkonzentration durch Gabe von multiplen Dosen resultiert. Zusätzlich Konsultation einer Giftnotrufzentrale zum Erfragen weiterer Maßnahmen.

So zeigten von 43 untersuchten Kindern mit Asthma bronchiale 10 Kinder Nebenwirkungen in Form von Übelkeit und Kopfschmerzen bereits im therapeutischen Bereich von 8–20 mg/l, so daß bei 4 Kindern die Dosis reduziert und bei 4 weiteren die Therapie sogar abgebrochen werden mußte (Schaefers et al. 1984).

Diese Untersuchungen deuten darauf hin, daß neben dem Drug monitoring über die Serumspiegel auch eine Kontrolle der klinischen Nebenwirkungssymptomatik erfolgen muß. Eine Beeinflussung der Theophyllinclearance unter bestimmten physiologischen Bedingungen durch zahlreiche andere Substanzen sowie zirkadiane Schwankungen in der Kinetik (Scott et al. 1981) unterstützen die Notwendigkeit der Kontrolle einer Theophyllintherapie durch ein therapeutisches Drug monitoring (TDM).

6.1.3
Atropinabkömmlinge

Vagovagalen Reflexen wird eine gewisse Rolle bei der Unterhaltung eines
hyperreagiblen Bronchialsystems zugesprochen. In der Therapie des Asthma bronchiale stellt daher auch die Anwendung von Parasympatholytika
eines der therapeutischen Konzepte dar. Atropin hat wegen seiner Nebenwirkungen, die mit Akkommodationsstörungen und einer Hemmung der
Schleimsekretion, einer Steigerung der Schleimviskosität und einer Abnahme der mukoziliären Clearance einhergehen, nur bedingt Anwendung gefunden. Das Isomer eines der Isopropylderivate von Atropin, das Ipratropiumbromid, verursacht diese Nebenwirkungen erst in hohen Konzentrationen und hat darüber hinaus im Vergleich zu Atropin auch vornehmlich
periphere Wirkungen, so daß es an therapeutischer Bedeutung gewonnen
hat (Pakes et al. 1980). Das gleiche scheint für ein weiteres Isomer, das
Oxytropiumbromid, zu gelten.

Wirkungsmechanismus

Atropin und seine quatären Derivate besitzen Affinität zu den Muscarinrezeptoren, aber keine intrinsische Aktivität. Sie blockieren die postganglionären Wirkungen von Acetylcholin, d.h. ihre Wirkung hängt von einer cholinergen Innervierung ab. Während der neuere Antagonist Pirenzepin einen selektiven Effekt auf M_4-Rezeptoren hat und die Magensäuresekretion senkt,
sind die bronchodilatorisch wirksamen Antagonisten nicht selektiv und blockieren M_1-, M_2- und M_4-Rezeptoren.

Vergleich mit β-Sympathomimetika und klinische Anwendung

Die *Wirkung* von Ipratropiumbromid *setzt* – gegenüber der von β-Sympathomimetika – *verzögert ein*, der Maximaleffekt hält jedoch über 6–8 Stunden an
(Ruffin et al. 1977). Während die β_2-Sympathomimetika eine stärkere Wirksamkeit beim allergisch bedingten Asthma zu haben scheinen, wird dem
Ipratropium sowohl beim atopischen als auch beim nichtatopischen Asthma
eine gleiche Effektivität zugesprochen (Pakes et al. 1980). Aufgrund der verzögerten Wirkung hat das Ipratropium im Asthmaanfall jedoch kaum einen
Effekt. Sein Anwendungsbereich liegt daher in der Prophylaxe des Asthma
bronchiale, auch im Kindesalter (Mann u. Hiller 1982). Beim Anstrengungsasthma hat es eine gewisse protektive Wirkung, die jedoch deutlich unter der
von β_2-Sympathomimetika liegt (Stemmann u. Kosche 1975; Boner et al.
1989). Bei Säuglingen und jungen Kleinkindern hat die Substanz möglicherweise einen stärkeren Wirkeffekt als β_2-Sympathomimetika (Prendiville et al.
1987; Silverman 1990; Naspitz u. Sole 1993). Aus den unterschiedlichen An-

griffspunkten und den unterschiedlichen Wirkqualitäten ergab sich der hypothetische Ansatz für eine Wirkungssteigerung bei der *Kombination von β₂-Sympathomimetika mit Ipratropiumbromid* (z. B. Berodual – Fenoterol plus Ipratropiumbromid). Nach den vorliegenden klinisch-pharmakologischen Studien muß angenommen werden (Naspitz et al. 1993), daß in der Anwendung der Kombination einige Vorteile bestehen können (Nolte u. Lichterfeld 1980; Plotnik u. Ducharme 1998; Zorc et al. 1999):

- Die Wirkung der Kombination tritt, bedingt durch den β-sympathomimetischen Anteil, rascher ein als bei der Anwendung von Ipratropiumbromid allein.
- Durch den Anteil an Ipratropiumbromid hält die Wirkung länger an als sie bei einer alleinigen Therapie mit Fenoterol zu erwarten wäre.
- Aufgrund der Studien zur klinischen Effektivität der simultanen Gabe von Einzelsubstanzen in einem Präparat muß davon ausgegangen werden, daß in 10–20% der Fälle mit einer additiven Wirkung der Einzelkomponenten zu rechnen ist.

6.1.4
Dinatrium cromoglicicum (DNCG)

Mit der Einführung von Dinatrium cromoglicicum 1968 in England und 1970 in der Bundesrepublik Deutschland begann eine neue Epoche in der Therapie des Asthma bronchiale (Altounyan 1967, 1969). Erst mit der heutigen Erkenntnis, daß dem Asthma bronchiale eine eosinophile Entzündung zugrundeliegt, kann die Effizienz dieser antiinflammatorischen Substanz verstanden werden. Zahlreiche Studien haben in der Zwischenzeit die prophylaktische Wirksamkeit gegenüber dem allergischen, aber auch dem nichtallergischen Asthma und dem hyperreagiblen Bronchialsystem bestätigt (Übersicht bei Altounyan 1981; Schultze-Werninghaus 1981; Patalano u. Ruggieri 1989; Hoag u. McFadden 1991). In einer neueren placebokontrollierten Studie an 1–4-jährigen Kindern mit mäßiggradigem Asthma bronchiale konnte bei einer 5monatigen Applikation über eine Inhalationshilfe keine prophylaktische Wirkung von DNCG nachgewiesen werden (Tasche et al. 1997). Da jedoch kein Vergleich mit topischen Glukokortikoiden als antiinflammatorischer Referenzgruppe erfolgt war, muß unklar bleiben, ob die fehlende Wirksamkeit wirklich auf einen mangelnden Effekt oder eine schlechte Deposition in den Atemwegen zurückgeführt werden kann.

Wirkungsmechanismus

DNCG hat keine bronchodilatatorische Wirkung, es antagonisiert auch nicht die Wirkung von Histamin, Leukotrienen und anderen Mediatoren der Allergie. Wie In-vitro- und In-vivo-Untersuchungen zeigen konnten, besitzt DNCG eine *„mastzellstabilisierende"* Wirkung. Dadurch hemmt es präventiv die Degranulation der Zelle und die konsekutive Freisetzung von Mediatoren (Morr 1978). Es wirkt antiinflammatorisch und vermindert die Eosinophilie in der bronchoalveolären Lavage von Asthmatikern (Abb. 6.14). Neuere Untersuchungen bei erwachsenen Asthmatikern konnten die antiinflammatorische Wirkung belegen: nach einer 12wöchigen Therapie konnte eine Reduktion der Eosinophilen, Mastzellen, T-Lymphozyten sowie der Adhäsionsmoleküle JCAM-1 und VCAM-1 im Schleimhautbiopsat der Bronchien nachgewiesen werden (Hoshino u. Nakamura 1997). Der *genaue Wirkmechanismus* ist nach wie vor weitgehend *ungeklärt* (Tabelle 6.7). Einige experimentelle Hinweise lassen vermuten, daß dem DNCG eine Ca^{2+}-antagonistische Wirkung an der Mastzelle zukommt. Danach bildet DNCG mit Ca^{2+} ein Chelat, das an die Zellmembran, wahrscheinlich im Bereich der Ca^{2+}-Kanäle, gebunden wird. Neben der Chelatbildung soll der Ca^{2+}-Einstrom in die Zelle auch durch eine direkte Blockade der Ca^{2+}-Kanäle antagonisiert werden (Mazurek et al. 1980). Nach Befunden anderer Autoren *phosphoryliert* DNCG ein 78000 Dalton *Protein in der Mastzelle,* das für die Beendigung des Sekretionsvorganges und damit für die Restabilisierung der Zelle verantwortlich ist (Theoharides et al. 1980). DNCG hemmt jedoch nicht nur die mit einer Histaminfreisetzung einhergehenden IgE-vermittelten allergischen Reaktionen, sondern schützt auch vor einer durch verschiedene exogene Stimuli (Kälte, Hyperventilation, Anstrengung) verursachten Bronchokonstriktion, die nicht an eine Freisetzung von Histamin gebunden ist. Somit muß das DNCG über einen mastzellstabilisierenden Effekt hinaus noch andere Wirkungsmechanismen entfalten, die seine gute Effizienz gegenüber der bronchialen Hyperreagibilität begründen (Tabelle 6.7).

Es wird vermutet, daß es auch einen direkten Effekt auf die glatte Bronchialmuskulatur und auf die „Irritant-Rezeptoren" und die über sie vermittelten

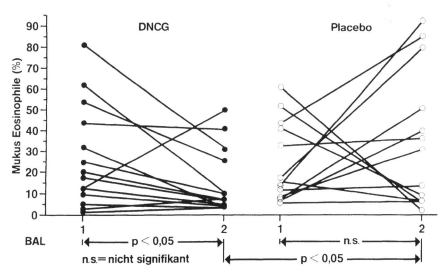

Abb. 6.14. Einfluß von DNCG auf die Zahl der Eosinophilen in der Bronchiallavage von Asthmatikern. (Nach Diaz et al. 1984)

Tabelle 6.7. Postulierte Wirkungsmechanismen von Dinatrium cromoglicium (DNCG). (Literatur s. auch Hoad u. McFadden 1991)

Wirkort	Mechanismus	Literatur
Mastzelle	„Stabilisation" der Membran	Sheard u. Blair (1970) Morr (1978)
	Phosphorylierung eines Membran- proteins (MG 78 kDA), das die Beendigung des Sekretionsvorgangs einleitet und zu einer Restabilisierung der Zelle über eine Verminderung des intrazellulären Ca^{2+}-Gehaltes führt	Theoharides et al. (1980)
	Hemmung der cGMP-Phospho- diesterase und dadurch konsekutiv Phosphorylierung eines Membran- proteins (MG 78 000)	Wells u. Mann (1983)
	Hemmung des Ca^{2+}-Fluxes durch Chelatbildung und Blockade der Ca^{2+}-Kanäle	Foreman u. Garland (1976)
	Hemmung der Phospholipase A_2 Hemmung des Arachidonsäurestoff- wechsels	Mazurek et al. (1980, 1983)
	Hemmung der cAMP-Phospho- diesterase	Dawson u. Tomlinson (1974) Lavin et al. (1976) Saedd et al. (1980)
Bronchialmuskulatur	Direkte Wirkung auf die Irritant- Rezeptoren-Hemmung der Phospho- diesterase und dadurch Relaxation	Harris (1981)
„C-Fasern"	Hemmung der Impulsaktivität afferenter „C-Fasern" der Irritant- Rezeptoren	Dixon et al. (1980)
Neurotransmitter	Antagonist von Substanz P, Neurokinin A	Joos u. Pauwels (1990) Crossman et al. (1993) Page (1994)
B-Lymphozyten	Hemmung der IgE-Synthese durch Beeinflussung des IgE-Switching	Loh et al. (1994)

vagovagalen bronchokonstriktorischen Reflexe ausübt (Harris 1981). Diese möglichen Effekte scheinen durch Untersuchungen an Hunden, bei denen eine *Verminderung der afferenten Impulsrate an C-Fasern von „Irritant-Rezeptoren"* nachweisbar war, bestätigt zu werden (Dixon et al. 1980). Andere Befunde wiederum lassen vermuten, daß DNCG die Phospholipase A_2 und dadurch den Arachidonsäurestoffwechsel beeinflußt. Diese Hypothese basiert auf In-vitro-Experimenten, in denen DNCG die spezifische antigeninduzierte Freisetzung von SRS-A (Leukotrienen) hemmen konnte (Dawson u. Tomlinson 1974). Die durch β-Sympathomimetika bedingte „down regulation" der β-adrenergen Rezeptoren kann durch DNCG verhindert werden (Kusenbach u. Reinhardt 1986). Da DNCG am Trachealstreifen des Meerschweinchens zu einer dosisabhängigen Steigerung der β_2-vermittelten Relaxation von Salbutamol führt (Kitamura et al. 1984), kann vermutet werden, daß es möglicherweise einen permissiven Einfluß auf das β-adrenerge System hat. Dieser scheint dem der Glukokortikoide zu gleichen und könnte ebenfalls auf einer Hemmung der Phospholipase A_2 beruhen.

DNCG besitzt offenbar auch *antagonistische Wirkungen gegenüber Substanz P und Neurokinin A und B*. So konnten Untersuchungen von Crossman et al. (1993) zeigen, daß DNCG eine dosisabhängige Hemmung eines durch Substanz P und Neurokinin A verursachten Hautödems bedingt und die Gewebsbindung dieser Substanzen reduziert. Die genannten Neuropeptide haben eine bronchokonstriktorische Wirkung, wobei die von Neurokinin A stärker ist als die von Substanz P. Der Hauptanteil des Wirkeffektes der Neuropeptide dürfte indirekter Natur sein. So bedingt Tachykinin z. B. eine Freisetzung von Acetylcholin aus postganglionären Nervenendigungen sowie eine Freisetzung von Histamin aus der Mastzelle. Darüber hinaus scheint aber auch eine direkte Stimulation von Neurokinin$_2$-Rezeptoren zu einer Bronchokonstriktion zu führen (Joos u. Pauwels 1990).

In einer weiteren Studie konnten Loh et al. (1994) einen *hemmenden Effekt von DNCG auf die T-Zell vermittelte IgE-Synthese* in humanen B-Zellen nachweisen. Dieser Effekt wird auf eine Beeinflussung des IgE-Switchings in B-Zellen zurückgeführt und gibt möglicherweise neue Hinweise auf einen potentiellen Wirkungsmechanismus von DNCG.

DNCG kann als Mittel der Wahl für den prophylaktischen Einsatz bei der Behandlung des leichten Asthma bronchiale im Kindesalter angesehen werden. In zahlreichen offenen und doppelblinden Langzeitstudien konnte die protektive Wirkung v. a. gegenüber dem allergischen, aber auch dem nichtallergischen Asthma nachgewiesen werden (Turner-Warwick u. Batten 1972). Unumstritten ist dabei die gute Wirksamkeit von DNCG auf die bronchiale Hyperreagibilität (Hoag u. McFadden 1991).

Während β-Sympathomimetika nur die allergische Sofortreaktion und Glukokortikoide, zumindest im Akuteffekt, nur die verzögerte Immunreaktion unterdrücken, hemmt DNCG sowohl die allergische Sofort- als auch die verzögerte Reaktion.

DNCG zeigt keinen Gewöhnungseffekt und hat eine geringere Nebenwirkungsquote als andere Wirkprinzipien. Bei einem Asthma bronchiale mit bereits eingetretenen Sekundärveränderungen und bei chronisch obstruktivem Asthma ist die präventive Wirkung von DNCG gering (Schultze-Werninghaus u. Schwarting 1974).

Besonderheiten im Kindesalter und klinische Anwendung

Die *Therapieerfolge* mit DNCG scheinen *im Kindesalter größer* zu sein als im Erwachsenenalter (Warner 1989). Dies liegt vor allem daran, daß im Kindesalter häufiger Allergien eine Rolle als Ursache des Asthmas spielen und bereits aufgetretene Sekundärerscheinungen an Bronchien und Lunge geringer sind. Bei der Beurteilung der Wirksamkeit spielt vor allen Dingen auch die

Therapiedauer eine große Rolle. So zeigte die Therapie in Studien mit einer Therapiedauer von weniger als 4 Wochen bei 66%, bei einer Therapiedauer von mehr als 12 Wochen dagegen nur bei 16% keine Wirksamkeit. Eine Übersicht über zahlreiche Studien im Kindes- und Jugendlichenalter gibt die Arbeit von Hoag u. McFadden (1991).

Wegen der geringen Nebenwirkungen von DNCG sind bisher keine Fälle von Überdosierungen beschrieben worden. Die Dosierung bei Kindern unterscheidet sich nicht von der Dosierung bei Erwachsenen, spezielle pädiatrische Dosisempfehlungen gibt es somit nicht. DNCG liegt zur Verabreichung in drei verschiedenen Applikationstormen vor: so kann es einmal in Form von Pulver aus Gelatinekapseln über einen Spinhaler® inhaliert werden (20 mg DNCG pro Kapsel), andererseits steht es auch als 1%ige Inhalationslösung (20 mg DNCG pro Brechampulle) zur Verfügung. Die dritte Darreichungsform stellt das Dosieraerosol dar, das in Deutschland vorerst nur mit 1 mg DNCG pro Sprühstoß zugelassen ist (pro Anwendung werden 2 Sprühstöße inhaliert), während es im übrigen europäischen Ausland mit 5 mg DNCG pro Sprühstoß zur Verfügung steht. Neuere Untersuchungen haben aber nachweisen können, daß die 5 mg Dosis keinen zusätzlichen „Therapiegewinn" bringt (Storm et al. 1998). Mit einem gezielten Training ist eine korrekte Pulverinhalation mittels Spinhaler® bereits bei 3jährigen Kindern realisierbar (Geller-Bernstein u. Sneh 1980).

Neben den DNCG-haltigen Monopräparaten gibt es sinnvolle fixe Arzneimittelkombinationen, die in Dosieraerosolform neben der Cromoglicinsäure die β_2-Sympathomimetika Reproterol (Aarane®, Allergospasmin®) bzw. Fenoterol (Ditec®) enthalten. Diese Kombinationspräparate haben den Vorteil, daß sie sich aufgrund der beiden Kombinationspartner insofern ergänzen, als sie nicht nur protektiv, sondern auch kurativ im Asthmaanfall wirksam sind. Aufgrund der Diskussion um die Nebenwirkungen der β_2-Sympathomimetika bei Langzeitanwendung (s. S. 193 ff) wird die zusätzliche Gabe einer antiallergisch/antiinflammatorischen Substanz empfohlen. Von daher scheint die fixe Kombination von DNCG mit einem β_2-Sympathomimetikum eine der wenigen sinnvollen fixen Arzneimittelkombinationen zu sein.

Zwar beträgt die maximale Wirkungsdauer von DNCG nach einmaliger Inhalation, z. B. im Rahmen einer Provokation, ca. 4–6 Stunden, ein bestimmter kontinuierlicher Wirkstoffspiegel von DNCG im Blut ist jedoch für das Erreichen und Aufrechterhalten eines optimalen Therapieeffektes nicht erforderlich. Die empfohlene Dosierung liegt daher heute international sowohl bei den Mono- als auch bei den Kombinationspräparaten bei 3–4 Inhalationen pro Tag. Eine Reduktion auf 2 Inhalationen pro Tag ist bei vielen Patienten im Laufe einer Langzeittherapie ohne Funktonseinbußen möglich.

Unerwünschte Wirkungen

Nebenwirkungen treten bei der Anwendung von DNCG ausgesprochen selten auf und bestehen in erster Linie in einer irritativen Wirkung bei Inhalation des Pulvers. DNCG scheint bei einem Vergleich mit anderen Substanzen in

der therapeutischen Steuerbarkeit einige große Vorteile zu haben. In etwa
1–2% der Fälle kann es zu einem leichten Pruritus, papulösen Dermatitiden,
einer Myositis oder einer Gastroenteritis kommen, wobei diese unerwünschten Begleiterscheinungen nicht gravierend und nach Absetzen von DNCG voll
reversibel waren (Settipane et al. 1979). Einzelkasuistiken wurde von urtica-
riellen Exanthemen und pulmonalen Infiltrationen mit einer Eosinophilie
berichtet, die als allergische Nebenwirkungen gedeutet werden (Schultze-
Werninghaus 1981).

6.1.5
Nedocromil-Natrium

Auf der Suche nach einem noch wirksameren antiasthmatischen Prinzip als
dem DNCG wurde diese Substanz in den 80er Jahren entwickelt. Es handelt
sich chemisch um das Dinatriumsalz der Pyranochinolondicarbonsäure.
(Übersicht bei Barnes et al. 1995; Holgate 1996).

Wirkungsmechanismus

Verglichen mit DNCG zeigte Nedocromil-Natrium in einigen tierexperimentellen Studien eine *gleich gute Wirkung,* in anderen Studien sogar eine
Überlegenheit. Der protektive Effekt gegenüber dem Anstrengungsasthma
von asthmatischen Kindern ist sowohl was die Wirkungseffizienz als auch
die Wirkungsdauer betrifft mit der des DNCG vergleichbar (de Benedictis
et al. 1995). Es hemmt den leukotrienbedingten Eosinophileneinstrom
ebenso wie den durch PAF vermittelten Neutrophileneinstrom in die Zelle,
ferner blockiert es die Histaminfreisetzung aus Mastzellen und die zytotoxische Wirkung von Monozyten und Thrombozyten (Rainey 1989). Auch
im Hinblick auf andere Wirkungsmechanismen zeigt es *Ähnlichkeiten mit*
DNCG. So wurde eine inhibitorische Wirkung auf sensorische C-Fasern
am Hund und auf die Freisetzung von Neuropeptiden nachgewiesen (Barnes 1990a).

Die antiinflammatorische Wirkung ist verantwortlich für eine dosisabhängige
Protektion gegenüber der IgE-vermittelten Sofort- und verzögerten Reaktion
nach Allergenprovokation (Pelikan u. Knottnerus 1993; Du et al. 1996). Die
Bronchialobstruktion nach nichtallergischen Stimuli wie körperlicher Belastung, Kälte, Ozon und SO_2, wird ebenfalls dosisabhängig gehemmt (Bauer u.
Emmrich 1988; Debelic 1986; Boner et al. 1989; Wönne et al. 1990). Besonders in der *Therapie des asthmatischen Hustens* scheint Nedocromil anderen
antiinflammatorischen Substanzen überlegen zu sein, wie eine Reihe von Studien zeigen konnten (Übersicht bei Barnes et al. 1995).

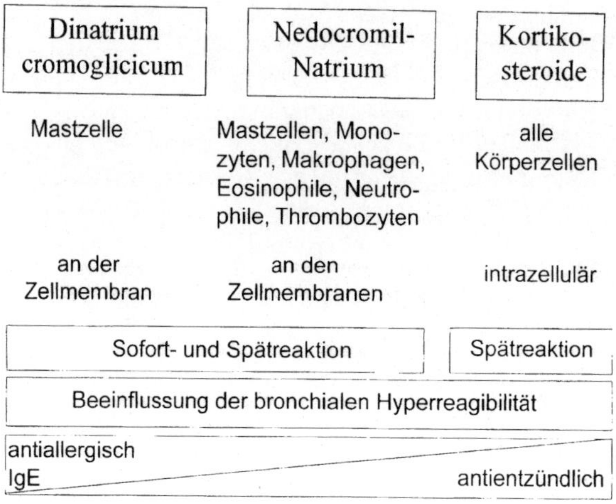

Dinatrium cromoglicicum	Nedocromil-Natrium	Kortiko-steroide
Mastzelle	Mastzellen, Mono-zyten, Makrophagen, Eosinophile, Neutro-phile, Thrombozyten	alle Körperzellen
an der Zellmembran	an den Zellmembranen	intrazellulär

Sofort- und Spätreaktion	Spätreaktion

Beeinflussung der bronchialen Hyperreagibilität

antiallergisch
IgE   antientzündlich

Abb. 6.15. Postulierter Wirkeffekt von Nedo-cromil-Natrium im Ver-gleich zu DNCG und Glukokortikoiden

   In seinem Wirkungsspektrum soll Nedocromil-Natrium in etwa zwischen dem DNCG und topischen Glukokortikoiden liegen (Abb. 6.15). Das breite Wirkungsspektrum von Nedocromil mit inhibitorischen Wirkungen auf die Mediatorfreisetzung aus Mastzellen, den Eosinophileneinstrom in das Bron-chialsystem sowie die Impulsentladung von sensorischen C-Fasern läßt ver-muten, daß die Substanz Reaktionsmechanismen blockiert, die an verschie-denen Zellsystemen der chronisch-eosinophilen Entzündungsreaktion des Asthma bronchiale eine Rolle spielen. Offenbar besteht die Hauptwirkung von Nedocromil in einer Blockade membranständiger Chlorkanäle unter-schiedlicher Zelltypen (Übersicht bei Barnes et al. 1995; Holgate 1996). In nichterregbaren Zellen vermittelt der Chlorid-Ionen-Einstrom den Ladungs-ausgleich an der Zellmembran, der durch einen Ca^{2+}-Einstrom entsteht. Der Anstieg der intrazellulären Ca^{2+}-Ionen-Konzentration stellt ein universelles Signal zur Zellaktivierung und damit zur Sekretion von Mediatoren aus den Zellen dar. In Mastzellen beispielsweise führt die Entfernung von extrazellulä-ren Chloridionen zur Herabsetzung der antigeninduzierten Freisetzung von Histamin. Es konnte gezeigt werden, daß Nedocromil-Natrium die in die Me-diatorfreisetzung involvierten Chlorid-Ionen-Kanäle in Mukosamastzellen blockiert.
   In sensorischen Nerven werden Aktionspotentiale durch eine Depolarisa-tion erzeugt, die durch den Ausstrom von Chloridionen entsteht. Am Vagus-nerv von Kaninchen ruft Nedocromil-Natrium eine langsame und langanhal-tende Depolarisation hervor. Der initialen Depolarisation folgt eine Hemm-phase, in der die Ausbildung weiterer Aktionspotentiale unterbleibt. Offen-sichtlich erfolgt nach der anfänglichen Öffnung der Chloridkanäle eine Schließung des Kanals durch Nedocromil. Diese experimentellen Beweise er-klären die Hemmung der neuronalen Antwort durch Nedocromil (Übersicht Barnes et al. 1995)

Besonderheiten im Kindesalter und klinische Anwendung

Nedocromil-Natrium ist eine antientzündlich wirksame antiasthmatische Substanz. Ihr Einsatz liegt bei leichten bis mäßiggradig schweren Asthmaformen, besonders wirksam scheint es gegenüber dem asthmatischen Husten zu sein (Fink et al. 1994). Da Nedocromil-Natrium möglicherweise eine stärkere antiinflammatorische Wirkung als DNCG hat, kann es als Alternative zu einer niedrig dosierten Glukokortikoiddosis eingesetzt werden. Die Substanz ist seit 1987 als Dosieraerosol auf dem Markt und seit Mai 1995 bei Kindern >6 Jahren zugelassen. Die Dosierung liegt bei 2mal 2 (8 mg) bis 4mal 2 (16 mg) Hüben, wobei empfohlen wird, wie bei anderen Therapieformen auch, nach Ansprechen auf die Medikation, die etwa nach 2–8 Wochen zu erwarten ist, die Dosis langsam herunterzusetzen, z.B. von 4mal 2 auf 3mal 2 bzw. 2mal 2 Hübe (Naspitz et al. 1993). Insgesamt kann die Bedeutung von Nedocromil im pädiatrischen Krankengut im Vergleich zu DNCG und topischen Glukokortikoiden derzeit nicht endgültig eingestuft werden.

Nebenwirkungen

Die Substanz zeigt nur eine geringe Nebenwirkungsrate. In einer Studie in den USA mit einer nicht geschmackskorrigierten Darreichungsform, in die 127 erwachsene Patienten einbezogen wurden, gaben 10 einen schlechten Geschmack nach Inhalation, 16 Übelkeit und Brechreiz, 10 eine Kehlkopfirritation und 9 Kopfschmerzen an (Cherniack et al. 1990). Bei Langzeitanwendung und bei einer in Deutschland zur Verfügung stehenden, durch Aromastoffe geschmacklich verbesserten Variante sind die Nebenwirkungen geringer ausgeprägt (Lal et al. 1984).

6.1.6
Ketotifen

Ketotifen ist ein trizyklisches Benzocycloheptathipenderivat, das seit seiner Einführung im Jahre 1978 in der Prophylaxe des Asthma bronchiale Anwendung findet (Grant et al. 1990). Da jedoch wirksamere antiinflammatorische Wirkprinzipien zur Verfügung stehen, hat Ketotifen heute nur noch eine marginale Bedeutung.

Wirkungsmechanismus

In experimentellen Tierstudien wurde ein H_1-antihistaminerger, phosphodiesterasehemmender und „mastzellstabilisierender" Effekt nachgewiesen (Martin u. Römer 1978). Ein permissiver Effekt auf adrenerge β_2-Rezeptoren wird diskutiert, scheint jedoch unter klinischen Bedingungen keine Rolle zu spielen (Gove et al. 1988; Reinhardt et al. 1988). In einer elektronenoptischen Studie an eosinophilen Granulozyten von Patienten mit Kuhmilchallergie ließ sich zeigen, daß die Vorbehandlung dieser Zellen mit Ketotifen die nach Kuhmilchkontakt auftretende Zerstörung der eosinophilen Granula aufheben konnte. Die Autoren vermuten, daß dieser Effekt auf einer Hemmung des zytotoxischen basischen Proteins beruht (Podleski et al. 1984). Im Tiermodell konnte Ketotifen die PAF-induzierte Eosinophile in der bronchoalveolären Lavage inhibieren (Arnoux et al. 1988). Die Untersuchungen zum Wirkungsmechanismus von Ketotifen sind jedoch z.T. über ein experimentelles Stadium nicht hinaus gekommen, so daß die klinische Relevanz der verschiedenen Angriffspunkte umstritten ist. Über die prophylaktische Anwendung von Ketotifen bei Kindern liegt mittlerweile eine umfangreiche Literatur vor (Groggins et al. 1981; Klein et al. 1981; Simons et al. 1982; Grant et al. 1990).

Übereinstimmung besteht darüber, daß Ketotifen einen gewissen Schutz gegenüber einem allergisch induzierten Asthma bronchiale bietet (Simons et al. 1982). Die prophylaktische Wirkung beim hyperreagiblen Bronchialsystem (Mattson et al. 1979; Girard 1981) und beim Anstrengungsasthma ist umstritten: positiven Berichten (Wüthrich u. Radielovic 1978; Reinhardt et al. 1988) stehen andere Arbeiten gegenüber, in denen keine Wirksamkeit berichtet wird (Kennedy et al. 1980). Ein glukokortikoidsparender Effekt scheint nicht gegeben zu sein (Canny et al. 1997). Bei der Beurteilung der Effektivität von Ketotifen gegenüber dem Anstrengungsasthma spielt sicherlich auch die Therapiedauer eine Rolle, da erfahrungsgemäß der volle therapeutische Effekt erst nach Tagen bis Wochen erreicht wird.

Besonderheiten im Kindesalter und klinische Anwendung

Ketotifen hat die von H_1-Antihistaminika bekannte Schutzwirkung gegenüber einer Pollinosis, so daß es *bei Kindern* und Erwachsenen *mit einer allergischen Polysymptomatik* angewendet werden kann. Die zweimalige Applikation pro Tag stellt eine geringe Anforderung an die Compliance. Es muß jedoch berücksichtigt werden, daß zwar eine geringe Wirksamkeit gegenüber dem atopisch bedingten Asthma besteht (Simons et al. 1982), daß aber das nichtatopische Asthma wohl kaum beeinflußt wird. Die für Erwachsene angegebenen Dosierungsempfehlungen liegen bei 0,02 mg/kg KG/Tag. Nach Untersuchungen von Urbanek u. Klein (1980) führen diese Dosen – auf das Kleinkindesalter angewendet – zu keiner ausreichenden Wirkung, so daß bei Kindern die Dosis auf durchschnittlich 0,03 mg/kg KG pro Tag festgelegt werden sollte.

Unerwünschte Wirkungen

Da bei Kindern zur Erreichung des therapeutischen Effektes bezogen auf das Körpergewicht offensichtlich größere Dosen erforderlich sind, werden auch häufiger unerwünschte Wirkungen beobachtet. Bei einem Teil der Patienten kommt es, wie bei der Medikation mit H_1-Antihistaminika, zu einer gewissen *Müdigkeit* und Konzentrationsschäche, die aber nach einigen Tagen bis Wochen in den meisten Fällen verschwindet (Urbanek u. Klein 1980; Grant et al. 1990). Bei einigen der von uns auf Ketotifen eingestellten Patienten wurde uns von den Müttern mitgeteilt, daß die Leistungen der Kinder in der Schule wegen größerer Konzentrationsschwierigkeiten nachgelassen hatten, so daß trotz einer guten therapeutischen Wirksamkeit die Therapie abgebrochen werden mußte. Aufgrund der Strukturähnlichkeit mit dem Periactinol kann das Ketotifen auch eine *appetitsteigernde Wirkung* entfalten, was bei einigen Kindern zuweilen eine deutliche *Gewichtszunahme* bedingt. Man sollte daher bei einer Langzeittherapie nicht versäumen, eine Gewichtskontrolle durchzuführen, und die Eltern der Kinder bzw. die Kinder selbst nach dem Appetit und nach der Konzentrationsfähigkeit zu fragen. Ein gelegentlich geringer systolischer Blutdruckabfall oder eine geringe Steigerung der Herzfrequenz unter eine Langzeittherapie verursachen nur selten klinische Symptome.

6.1.7
Glukokortikoide

Die Entwicklung von topischen Glukokortikoiden, insbesondere auch solchen mit geringem Nebenwirkungsprofil, hat in den letzten 5 Jahren die Therapie des Asthma bronchiale entscheidend verändert. In der Therapie des Asthma bronchiale sind sie bei allen persistierenden Schweregradformen im Erwachsenenalter in der Dauertherapie heute Mittel der ersten Wahl, während sie in der Therapie des Asthma bronchiale von Kindern einen festen Stellenwert zumindest in der Therapie der mäßiggradigen bis schweren Formen haben. Eine Fülle von Publikationen hat sich sowohl mit dem Wirkmechanismus als auch mit ihren unerwünschten Wirkungen und ihrer klinischen Effizienz beschäftigt (Übersicht bei Barnes et al. 1998).

Wirkungsmechanismus

■ **Antiinflammatorische Wirkungen.** Die ausgeprägte antiinflammatorische Wirkung von Glukokortikoiden, die auch ihre Anwendung beim Asthma bronchiale begründet, ist unspezifischer Natur und betrifft sowohl die Wirkung gegenüber immunologischen als auch gegenüber nichtimmunologischen Stimuli. Die meisten Wirkungen der Glukokortikoide, die ihren Effekt in der Therapie des Asthma bronchiale begründen, werden vermittelt durch die Interaktion der Substanz mit einem spezifischen intrazellulären *Glukokortikoidrezeptor*, der in allen glukokortikoidsensiblen Gewebswänden vorhanden ist (s. Abb. 6.16), (Baxter u. Rousseau 1979; Johnson et al. 1982; Schleimer 1990). Während des Transports zu einem Zielgewebe ist die Substanz

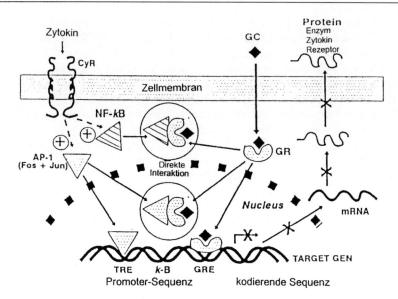

Abb. 6.16. Modellvorstellung für die Glukokortikoidwirkungen. Glukokortikoidmoleküle werden in die Zelle aufgenommen und binden sich an einen zytoplasmatischen Glukokortikoidrezeptor (*GR*), der aus einem Komplex von zwei jeweils 90 kD Hitze-Schock-Proteinen (heat shock proteins hsp 90) besteht. *GR* transloziert dann in den Nukleus, wo er sich als Dimer an eine Glukokortikoid-Erkennungssequenz (*GRE*) in der Promotorregion des Steroid-Response-Genes anlagert. Hierdurch kommt es über eine Beeinflussung der Transkription zu einer Zu- oder Abnahme der messenger RNA (*mRNA*) und damit der Proteinsynthese. *GC* Glukokortikoid, *TRE* spezifische DNA-Bindungsstelle für AP-1, *CyR* Cytosin-Rezeptor, *NF-kB* Nukleus-Faktor-kappa B, *AP-1*, Aktivator Protein-1 des Transkriptionsfaktors. (Nach Barnes et al. 1998; Pedersen u. O'Byrne 1997)

metabolisch intaktiv und wird wie z.B. Cortisol oder Prednisolon an ein spezifisches Transportprotein, das Transcortin oder wie synthetische Glukokortikoide an Albumin gebunden. Im Zielgewebe selbst dissoziiert das Glukokortikoid vom Transportprotein, diffundiert in die Zelle und bindet sich dort an einen spezifischen Rezeptor. Der Rezeptor-Glukokortikoid-Komplex wandert dann zum Zellnukleus, wo er an spezifische Rezeptorstellen des nukleären Chromatins gebunden wird. Durch die Interaktion des Glukokortikoid-Rezeptor-Komplexes mit spezifischen Regionen der DNA und des sog. GC-Response-Elements (GRE) kommt es zur Transskription der DNS durch die Bildung einer spezifischen Messenger-RNS (mRNS). Die mRNS wird zu den Ribosomen des Zytoplasmas transportiert und vermittelt hier die Synthese neuer Proteinmoleküle, über die die verschiedenen Wirkungen am Zielorgan gesteuert werden. Über die Bildung der Messenger-RNS erfolgt die Synthese der Proteine Makrokortin und Lipomodelin, die die Phospholipase A_2 hemmen. Das Enzym Phospholipase A_2 führt zur Bildung von Arachidonsäure, aus der die Prostaglandine im Cyclooxygenaseweg und die Leukotriene im Lipoxygenaseweg gebildet werden. Eine *Hemmung der Phospholipase A_2* vermittelt somit über eine Reduktion der Bildung von Arachidonsäuremetaboliten auch den Effekt der Glukokortikoide auf das Schleimhautödem, die Dyskrinie und den Bronchospasmus. Unter In-vitro-Bedingungen konnte gezeigt werden, daß die durch β-Sympathomimetika bedingte Desensibilisierung der β-Rezeptoren mit einer Aktivierung der Phospholipase A_2 einhergeht (Hirata et al. 1980). Es wird vermutet, daß die Aktivierung der Phospholipase A_2 zu einer vermehrten Bildung von Lysophosphatidylcholin führt, das den Agonist-β-Rezeptor-Komplex von der Adenylcyclase entkoppelt und so den Vorgang der „Down-regulation", d. h. der Desensibilisierung der β-Rezeptoren einleitet (Mallorga et al. 1980). Eine Hemmung der Phospholipase A_2 durch die Glukokortikoide kann diesen Vorgang rückgängig machen und so zu einer Wiederansprechbarkeit des β-adrenergen Systems führen.

■ **Permissive Wirkungen auf β_2-Rezeptoren.** Glukokortikoide klonieren die Transskription des β_2-Rezeptorgens (s. Barnes 1995). Das humane β_2-Rezeptorgen hat 3 potentielle Glukokortikoid-Response-Elemente (GREs). Glukokortikoide erhöhen die Expression von β_2-Rezeptoren in vivo und in vitro um nahezu das Doppelte (Malz et al. 1996; Baraniuk et al. 1997). Aufgrund eines autoradiographischen Mappings kann angenommen werden, daß die Expression von β_2-Rezeptoren unter dem Einfluß einer Langzeittherapie mit Glukokortikoiden alle Zelltypen, wie z.B. die Epithelzellen und die glatten Muskelzellen einschließt. Dieser Effekt ist wahrscheinlich für die Hemmung der β_2-Rezeptor-down-Regulation während einer Dauertherapie mit β_2-Sympathomimetika verantwortlich (Malz et al. 1995; Aziz u. Lipworth 1999). Möglicherweise erklärt dieser „permissive" Effekt auch die Beobachtung, daß bei symptomatischen Kindern mit Asthma bronchiale unter einer Dauertherapie mit topischen Glukokortikoiden die zusätzliche Inhalation mit den Langzeit-β_2-Sympathomimetika Salmeterol bzw. Formoterol eine deutliche Symptomverbesserung herbeizuführen vermag (Russell et al. 1995; Pauwels et al. 1997).

■ **Wirkungen von β_2-Sympathomimetika auf Glukokortikoid-Rezeptoren.** Umgekehrt lösen β-Sympathomimetika über eine Erhöhung des cAMP und eine Stimulation der Proteinkinase A die Aktivierung des Transkriptionsfaktors CREB, der sich an ein cAMP-Response-Element (CRE) bindet, aus. Zwischen CREB und Glukokortikoid-Rezeptoren (GR) ist eine Interaktion beschrieben, β-Sympathomimetika erhöhen die CRE-Bindung an humanes Lungengewebe und bronchiale Epithelzellen und reduzieren gleichzeitig die GRE-Bindung, so daß eine Protein-Protein-Interaktion zwischen CREB und GR innerhalb des Nucleus, aber auch des Zytoplasmas vermutet wird (Stevens et al. 1995, Adcock u. Barnes 1996).

■ **Wirkungen auf Zytokine und Adhäsionsmoleküle.** Die verschiedenen Effekte von Glukokortikoiden auf verschiedene Zytokine, Entzündungsmediatoren, Enzymsysteme und Zellsysteme sind nahezu unüberschaubar. So hemmen sie die Transskription verschiedener Zytokine und Chemokine, die bei der Pathogenese des Asthma bronchiale eine Rolle spielen. Beschrieben sind eine Hemmung von: IL-1b, TNFα, GMCSF, IL-2, IL-3, IL-4, IL-5, IL-6, IL-11, IL-8, RANTES, MCP-1, MCP-3, MIP-1 (s. Baraniuk et al. 1997). Da Zytokine die Expression von Adhäsionsmolekülen wie z. B. von ICAM1, die für die Leukopedese von eosinophilen Granulozyten in das Gewebe verantwortlich sind, induzieren, wird der hemmende Einfluß von Glukokortikoiden auf die eosinophile Entzündung verständlich.

■ **Zelluläre Effekte.** Glukokortikoide haben darüber hinaus einen *direkten Effekt auf die Entzündungszellen* und die entzündliche Zellinfiltration und beeinflußen die Gefäßpermeabilität sowie das Bronchialepithel. Nach Gabe von Glukokortikoiden kommt es zu einer Zunahme der zirkulierenden Neutrophilen im Blut und zu einer Abnahme der anderen Untertypen der Leukozyten. Die Lymphozytenproliferation und die Zytokinproduktion werden ebenso gehemmt, wie die Freisetzung von Zytokinen und Arachidonsäuremetaboliten aus Makrophagen bzw. Monozyten, während die Chemotaxis und Phagozytose von neutrophilen und eosinophilen Granulozyten nicht beeinflußt wird. Interessanterweise kommt es unter dem Einfluß von Glukokortikoiden auch zu einer ausgeprägten Hemmung der Freisetzung von Histamin und Leukotrienen aus basophilen Granulozyten, während die Freisetzung von Mediatoren aus Mastzellen im wesentlichen unbeeinflußt bleibt (Schleimer 1993).

Der wesentliche antientzündliche Effekt der Glukokortikoide beruht auf einer *Hemmung der Infiltration von eosinophilen Leukozyten in den Bereich der Entzündung.* Es gibt Hinweise darauf, daß dieser Effekt auf einer Abnahme der Freisetzung von Chemoattaktantien und endothelaktivierenden Zytokinen, die wiederum für die Expression von Adhäsionsmolekülen wie ICAM1 verantwortlich sind, beruht. Dabei wird nicht ihre Adhärenz an Endothelzellen unter In-vitro-Bedingungen beeinflußt. Unter In-vivo-Bedingungen beobachtet man jedoch eine direkte Hemmung der transendothelialen Migration von Leukozyten. So ließ sich nachweisen, daß die In-vivo-Behandlung mit Glukokortikoiden zu einer Reduktion der Zahl von Lymphozyten und Eosinophilen in Lungen- bzw. Bronchialbiopsaten von asthmatischen Patienten führt (Laitinen et al. 1992; Übers. s. Baraniuk et al. 1997). Glukokortikoide hemmen die Freisetzung von Zytokinen wie Interleukin 1 (IL-1), IL-4 und Tumornekrosefaktor (TNF), die Adhäsionsfaktoren für Leukozyten am Endothel darstellen und dadurch eine konsekutive, transepitheliale Migration verursachen. Darüber hinaus inhibieren Glukokortikoide auch die direkte Freisetzung von Arachidonsäuremetaboliten und Zytokinen aus Epithelzellen (Churchill et al. 1992).

■ **NO in der Ausatemluft.** Exhaliertes Stickstoffmonoxid in der Atemluft korreliert mit der Zahl der Eosinophilen in der broncho-alveolären Lavage (BAL) von Patienten mit Asthma bronchiale: es ist ein Marker für die chronisch eosinophile Entzündung des Asthma bronchiale (Jatakanon et al. 1997, s. S. 85). Die orale und inhalative Gabe von Glukokortikoiden reduziert den erhöhten Gehalt von NO in der Ausatemluft bei Asthmatikern dosisabhängig (Yates et al. 1995). Möglicherweise kann somit die Bestimmung von NO zur Überwachung einer antiinflammatorischen Therapie herangezogen werden (s. S. 163).

Klinische Wirksamkeit der Glukokortikoide

■ **Systemische Gabe bei akuter Exazerbation.** Glukokortikoide werden sowohl bei der *akuten Exazerbation* einer obstruktiven Bronchitis bzw. im Asthmaanfall *als auch beim chronischen Asthma* eingesetzt. Obwohl längere Zeit umstritten, haben eine Reihe von Studien eindeutig den Effekt von systemisch applizierten Glukokortikoiden beim akuten Asthma bronchiale im Kindesalter nachweisen können (Harris et al. 1987; Tal et al. 1990; Gleeson et al. 1990).

Die Dosierung im akuten Anfall richtet sich nach dem Schweregrad, ist jedoch weitgehend subjektiven Erfahrungswerten unterworfen. Eine initial hohe Dosis (2–3 mg Prednisolon/kg KG), sollte gefolgt werden von 3–4–5 Dosen über die nächsten 24 Stunden. Die Folgedosen sollten sich nach dem Schweregrad der Atemwegsobstruktion richten und 7 mg Prednisolon/kg KG/24 h nicht überschreiten.

Häufig applizierte Dosen scheinen keinen Vorteil gegenüber längeren Injektionsintervallen zu haben, zumal der Maximaleffekt der Glukokortikoide erst nach 6 Stunden erreicht wird. Wenn diese hochdosierte Therapie nicht länger als 3 Tage andauert, kann die Therapie sofort abgebrochen werden, während bei einer Therapiedauer von 3–10 Tagen und einer langsamen Besserung der Symptomatik die Dosis täglich um 30–50% des Vortages reduziert wird, bis schließlich eine Erhaltungsdosis von 10 mg Prednisolon erreicht ist.

Bei Patienten, die einer längeren Therapie bedürfen, sollte man darauf achten, daß man ein Steroid mit einer kurzen Halbwertszeit wählt und den Dosierungszeitpunkt möglichst in die Morgenstunden verlegt. Eine Suppression der Hypophysennebennierenachse wird nicht nur durch die Höhe der Dosis, sondern auch durch die Dauer der Therapie bestimmt. Dabei scheint eine Nebennierenrindenatrophie bei Kindern, die Glukokortikoide über weniger als 7 Tage erhalten haben, nicht vorzukommen (Eberlein et al. 1967).

Der frühe Einsatz von Glukokortikoiden zu Beginn einer Exazerbation führt bereits in mittleren Dosen zu einer schnellen Besserung der Lungenfunktion und zu einer Reduktion des Verbrauchs von β_2-Sympathomimetika (Abb. 6.17).

■ **Topische Glukokortikoide.** Mit der Einführung topisch applizierbarer Glukokortikoide, wie Beclomethason, Triamcinolonacetonid, Flunisolid, Budesonid und Fluticason kann in der Regel die systemische Gabe von Glukokortikoiden in der präventiven Therapie eingespart, wenn nicht ganz überflüssig gemacht werden (Tabelle 6.8). Für die topische, antiinflammatorische Wirksamkeit scheinen dabei Veränderungen an der C16- und C17-Position des Steranskeletts verantwortlich zu sein. Für Budesonid sind Prednisonäquivalenzdosen ermittelt worden. Danach entsprechen offenbar 1 mg/d einer Äquivalenzdosis von 58 mg/d Prednison. In Tabelle 6.7 sind die maximal empfohlenen Dosen für Kinder und Erwachsene für die z.Z. verfügbaren inhalativen Glukokortikoidpräparate wiedergegeben. Die maximal empfohlenen Tagesdosen entsprechen dabei in etwa 1 mg/Tag für Kinder bzw. 2 mg/Tag für Erwachsene.

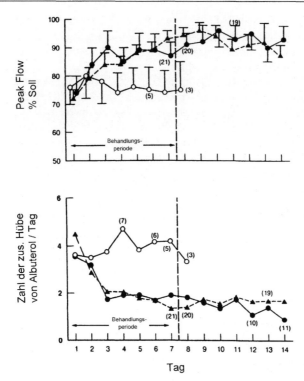

Abb. 6.17. Einfluß einer frühen Gabe von Glukokortikoiden beim akuten Asthma bronchiale. In einer Doppelblindstudie erhielten 41 Patienten entweder Prednison oder Placebo. Während unter Prednison alle Patienten eine sukzessive Verbesserung der Lungenfunktion (Peak-Flow-Werte, oben) und eine Reduktion im Verbrauch von zusätzlichen β-Sympathomimetika zeigten (unten), benötigten von den 19 Patienten, die Placebo erhielten, 8 eine zusätzliche Medikation. (Nach Harris et al. 1987)
▲ Prednison (n = 22)
● Placebo, keine weitere Intervention notwendig (n = 11)
○ Placebo, zusätzliche Therapie mit Prednison erforderlich (n = 8)

Tabelle 6.8. Maximale empfohlene Dosen für inhalative Glukokortikoide bei Kindern und Erwachsenen. (Aus Szefler 1991)

Glukokortikoid	µg/Inhalation	Kinder		Erwachsene	
		Inhalation/ Tag	mg/Tag	Inhalation/ Tag	mg/Tag
Beclomethason	42	10	0,42	20	0,84
Triamcinolon	100	12	1,2	16	1,6
Flunisolid	250	4	1,0	8	2,0
Budesonid*[a], z.B. Pulmicort®					
Dosieraerosol	200	2	0,4	2–4	0,4–0,8
Turbohaler	200/400	2–4	0,8	2–8**	1,6
Suspension	500/1000	2	2,0	2	4,0
Fluticason*, z.B. Flutide®					
Dosieraerosol	25/125/250	2	0,05	2	1,0
Diskus	50/250	2	0,1	2	1,0

* Nach eigenen Schätzungen.
** Je nach verwendeter Dosis.
[a] Als Lösung für Inhalationsgeräte steht im deutschsprachigen Raum Budesonid (Pulmicort 0,5 und 1,0 mg/2 ml Suspension) zur Verfügung. In mehreren europäischen Ländern liegt Budesonid in 2 Dosierungen vor (0,25 und 0,5 mg/2 ml).

Als Lösung für Inhalationsgeräte steht im deutschsprachigen Raum Budesonid (Pulmicort 0,5 und 1,0 mg/2 ml Suspension) zur Verfügung. In mehreren europäischen Ländern liegt Budesonid jedoch in 2 Dosierungen vor (0,25 und 0,5 mg/2 ml).

Zahlreiche *kontrollierte Studien*, in denen topische Glukokortikoide als Dosieraerosole über Inhalationshilfen oder als Pulver über Pulverinhalatoren (z. B. Turbohaler) appliziert wurden, konnten in den letzten Jahren die Wirksamkeit verschiedener topischer Glukokortikoide beim Asthma bronchiale unterschiedlichen Schweregrades sowohl im Erwachsenen- als auch im Kindesalter nachweisen. Eine Dauertherapie führt zur Beseitigung der Symptomatik, reduziert die Frequenz akuter Exazerbationen und die Häufigkeit stationärer Aufnahmen, verbessert die Lungenfunktion, beseitigt die bronchiale Hyperreagibilität und verbessert die Lebensqualität (van Essen-Zandvliet et al. 1992; Agertoft u. Pedersen 1997; Wennergren et al. 1996).

Eine signifikante klinische Verbesserung und Veränderung der Lungenfunktion wurden schon bei relativ geringen Dosen (100 μg), selbst bei Kindern mit mäßiggradigem bis schwerem Asthma beobachtet (MacKenzie et al. 1993). Die Verbesserung von klinischer Symptomatik und Lungenfunktion geht der Reduktion der bronchialen Hyperreagibilität zeitlich voraus. Eine weitere Steigerung der Dosis bringt häufig nur einen geringen zusätzlichen Gewinn an Wirkung (Abb. 6.17), (Busse 1994). Die Dosis, die zu einer Kontrolle der bronchialen Hyperreagibilität führt (400 μg/Tag), ist dabei höher anzusetzen als die, die klinische Symptome zu kontrollieren vermag (100–200 μg/Tag). Topische Glukokortikoide reduzieren die Ansprechbarkeit des Bronchialsystems gegenüber Histamin, Cholinergika, Allergenen, körperlicher Belastung, Kaltluft, Bradikinin, Adenosin und Irritanzien wie z. B. Schwefeldioxid (Barnes et al. 1990, 1998). Bis zur therapeutischen Einstellung eines Wirkplateaus vergehen in der Regel mehrere Monate. Die Reduktion der bronchialen Hyperreagibilität unter topischen Glukokortikoiden entwickelt sich über Wochen und erreicht ein Maximum erst nach mehreren Monaten (Haahtela et al. 1991; van Essen-Zandvlit et al. 1992, 1994), (Abb. 6.18 und 6.19).

Vergleichende Studien mit DNCG und Nedocromil ergaben eine bessere Wirkung von Budesonid und Fluticason in bezug auf klinische Symptomatik und Häufigkeit von Asthmaexazerbationen (Edmisch et al. 1994; Price et al. 1997).

Untersuchungen von Bronchialbiopsien und/oder der bronchoalveolären Lavage von Erwachsenen und Kindern konnten nachweisen, daß bei Asthmatikern bereits signifikante Hinweise auf eine Entzündung zu einem Zeitpunkt vorliegen, zu dem noch keine klinischen Symptome existieren (Chapman et al. 1993). Basierend auf diesen Befunden führten Agertoft und Pedersen (1994) eine Langzeitstudie durch, indem sie über einen Zeitraum von 3 bis 6 Jahren einer Gruppe von asthmatischen Kindern, die vom Zeitpunkt der

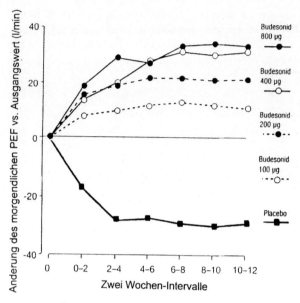

Abb. 6.18. Änderung des morgendlichen Peak-Flow-Meter-Wertes (*PEF*) bei asthmatischen Patienten, die Placebo oder Budesonid über einen Turbohaler erhielten. Es wird deutlich, daß der Effekt zwischen Placebo und einer niedrigen Dosis von Budesonid (2×200µg/Tag) deutlich größer ist als der zwischen einer niedrigen und zwei höheren Dosen von Budesonid (2×200 µg und 2×400 µg/Tag). (Busse 1994)

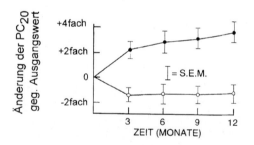

Abb. 6.19. Einfluß einer Langzeitbehandlung mit topischen Glukokortikoiden auf die bronchiale Hyperreagibilität von Asthmatikern. (Nach Juniper et al. 1990)
● Budesonid
○ Placebo

Diagnose „Asthma" oder von einem späteren Zeitpunkt an Budesonid erhielten, eine Gruppe von Kindern gegenüberstellten, die unter einer Kombinationstherapie mit anderen Antiasthmatika standen (β_2-Sympathomimetika, DNCG, Theophyllin). Es zeigte sich zum einen, daß die Therapie mit Budesonid einer Kombinationstherapie mit anderen Glukokortikoiden, zum anderen aber auch eine frühe Interventionsstrategie mit Budesonid zum Zeitpunkt der Diagnose einer späteren Therapie im Hinblick auf Symptome und Lungenfunktionskontrolle überlegen war.

β_2-Langzeit-Sympathomimetika verstärken additiv die Wirkung von topischen Glukokortikoiden. Dies konnte in der vor kurzem publizierten sog. FACET-Studie (Formoterol and Corticosteroid Establishing Therapy; Pauwels et al. 1997) belegt werden. Bei erwachsenen Patienten mit Asthma bronchiale, die 2mal täglich 400 µg Budesonid inhalativ erhielten, konnte gegenüber einer asthmatischen Gruppe, die 2mal täglich 100 µg Budesonid über einen Zeitraum von 12 Monaten erhielten, nur eine unwesentliche Steigerung von FEV1 erreicht werden. Dagegen führte die gleichzeitige Verabreichung von Formoterol (2mal 12 µg täglich) zu einem wesentlich stärkeren Anstieg von FEV1, wobei dieser Effekt konstant über einen Zeitraum von 12 Monaten erhalten blieb (Abb. 6.20).

Vergleich verschiedener topischer Glukokortikoide

In der Asthmatherapie werden zur antiinflammatorischen Kontrolle („controler") der Symptome im wesentlichen Beclometasondipropionat, Fluticasonpropionat und Budesonid eingesetzt. Ihr Wirkungs- und Nebenwirkungsprofil wird im wesentlichen durch pharmakokinetische und pharmakodynamische Kenngrößen beeinflußt. Darüber hinaus spielt die Deposition, die wiederum von den verwendeten Inhalationssystemen bestimmt wird, eine Rolle. Obwohl eine Reihe von Studien existieren, ist eine vergleichende Wertung der einzelnen Substanzen schwierig, da die einzelnen Untersuchungen aufgrund unterschiedlicher Designs, sehr flacher Dosis-Wirkungs-Kurven für inhalative Glukokortikoide, unterschiedliche verwendete Inhalationssysteme und verschiedener Confounder-Faktoren ein Vergleich gar nicht zulassen.

Von allen topischen Glukokortikoiden gelangen etwa 20% in die Lunge, 80% in den Gastrointestinaltrakt.

■ **Pharmakologische Kenngrößen.** Beclomethason (BDP) wird in der Lunge und im Darm in das aktive 17-Beclomethasonmonophosphat (BMP) metabolisiert. Der im Darm gebildete Metabolit BMP unterliegt nach Resorption während der ersten Leberpassage einem First-Pass-Effekt. BDP hat eine niedrigere, BMP eine in etwa gleiche Rezeptoraffinität wie Budesonid, während Fluticason die höchste Rezeptoraffinität aufweist. Budesonid wird über zwei Stoffwechselwege in der Leber nahezu vollständig im Sinne eines First-Pass-Effekts metabolisiert, dagegen wird Fluticason über nur einen Stoffwechselweg, aber ebenfalls fast vollständig metabolisiert (Pedersen u. O'Byrne, 1997). Insgesamt wird aufgrund der unterschiedlichen Verstoffwechselung der größte Teil der systemischen Wirkungen von Budesonid und Fluticason über die Substanzanteile, die in der Lunge resorbiert werden, der von Beclomethason über die durch den Magen-Darm-Trakt resorbierten Anteile ausgelöst.

Welche der einzelnen pharmakologischen Parameter wie Rezeptoraffinität, Halbwertszeit, Verteilungsvolumen, orale Verfügbarkeit etc. für Wirkungen und Nebenwirkungen verantwortlich ist, ist schwer zu beurteilen, da auch das Ausmaß der Lungendeposition zu berücksichtigen ist.

Die meisten vergleichenden Studien zur Problematik der systemischen Wirksamkeit liegen für Fluticason und Budesonid vor: danach entfaltet Fluticason als Dosieraerosol eine 3mal so hohe systemische Wirkung wie Budesonid-Dosieraerosol. Bei Verabreichung über einen Pulverinhalator liegt der Unterschied bei 1,5 im Erwachsenenalter, bei asthmatischen Kindern scheint kein Unterschied zu bestehen (s. Pedersen u. O'Byrne 1997). Diese Daten zeigen zum einen, wie wichtig für die Erfassung von Wirkungen und Nebenwirkungen die verwendeten Inhalationssysteme sind, zum anderen aber auch, daß Erwachsenendaten nicht einfach auf Kinder zu übertragen sind. Bei Wertung aller Daten muß man Fluticason und Budesonid als gleichwertig ansehen, Beclomethason hat aufgrund des geringer ausgeprägten First-Pass-Effektes möglicherweise ein größeres Nebenwirkungsspektrum.

Dosierung und Beendigung der Therapie mit topischen Glukokortikoiden

Von einer bestimmten Dosis an verläuft die Dosis-Wirkungs-Kurve für die erwünschten Wirkungen der topischen Glukokortikoide flach, die für die unerwünschten Wirkungen dagegen steil (Abb. 6.21). Dies bedeutet einerseits, daß sich das Nutzen-Risiko-Verhältnis von einer bestimmten Dosis an zugunsten der unerwünschten Wirkungen verschiebt, andererseits auch, daß von einer bestimmten Dosis an weitere Dosissteigerungen keinen wesentlichen Zugewinn an Wirkeffekt mehr bringen (s. o.). Die mittleren Dosen liegen für Kleinkinder bei etwa 2mal 50 µg/Tag, für Schulkinder bei 2mal 100 bis 2mal 200 und für ältere Kinder bzw. Jugendliche bei 2mal 200 bis 2mal 400 µg. Natürlich muß unter Kontrolle der Symptomatik und der Lungenfunktion und unter Einschluß von Provokationstests zur Ermittlung der Hyperreagibilität die Dosis individuell titriert werden. Langzeit-β_2-Sympathomimetika haben einen additiven Effekt, der unter bestimmten Bedingungen einer weiteren Erhöhung der Glukokortikoiddosis „überlegen" ist (Abb. 20; Pauwels et al. 1997). Ob ein solcher „glukokortikoidsparender Effekt" auch für DNCG bzw. Leukotrienantagonisten zutrifft, ist bisher nicht belegt.

Glukokortikoide haben einen präventiven Effekt, d. h. nach Absetzen kommt es in der Regel wieder sukzessive zur Ausprägung der Symptomatik und der bronchialen Hyperreagibilität (van Essen-Zandvliet et al. 1994). Ob eine frühe antiinflammatorische Therapie einen kurativen Effekt hat, ist trotz der Untersuchungen von Agertoft und Pedersen (1994) bisher noch nicht geklärt.

Unabhängig davon sprechen klinische Erfahrungswerte dafür, daß intermittierende Auslaßversuche unter Kontrolle von Symptomatik und Lungenfunktion immer wieder – in Abständen von 6–8 Monaten – angezeigt sind, unter der Voraussetzung, daß eine vollständige Symptomkontrolle erfolgt ist.

Inhalative Glukokortikoide stellen das wirksamste prophylaktische Arzneimittelprinzip in der Therapie des Asthma bronchiale im Kindesalter dar. Bei ihrer Anwendung müssen jedoch einige *Grundprinzipien* beachtet werden (Toogood et al. 1989):

- Die erwünschten und die unerwünschten Wirkungen sind dosisabababhängig. Es besteht eine große inter- und intraindividuelle Variabilität in der Dosis-Wirkungs-Beziehung.
- Die Therapie mit einem Aerosol ist der Therapie mit systemischer Gabe von Glukokortikoiden bei Patienten mit einem akuten Asthma bronchiale sowie bei Patienten mit chronisch obstruktiver Bronchitis unterlegen.

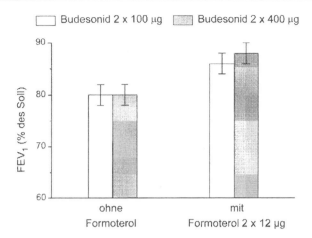

Abb. 6.20. Maximaleffekte von 2×100 μg und 2×400 μg Budesonid auf die FEV$_1$ von erwachsenen Patienten mit Asthma bronchiale nach 9monatiger Therapie, die entweder zusätzlich Placebo oder Formoterol (2×12 μg) erhielten. In einer Run-In-Phase von einem Monat vor Beginn der Studie inhalierten alle Patienten 2×800 μg Budesonid. (Pauwels et al. 1997)

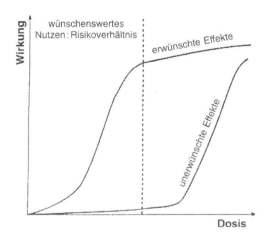

Abb. 6.21. Schematische Dosis-Wirkungs-Kurven für die erwünschten und die unerwünschten Wirkungen topischer Glukokortikoide. (Pedersen u. O'Byrne 1997)

Unerwünschte Wirkungen

Topische Glukokortikoide

Im Prinzip können alle Nebenwirkungen, die in Tabelle 6.9 aufgeführt sind, auch unter der Therapie mit topischen Glukokortikoiden auftreten. Die systemischen Konzentrationen, die zur Auslösung der Nebenwirkungen notwendig sind, werden jedoch in der Regel nicht erreicht. Bei der Anwendung topischer Glukokortikoide werden insbesondere eine Beeinflussung der Hypophysen-Nebennieren-Achse und des Längenwachstums sowie eine Kataraktbildung diskutiert.

■ **Hypophysen-Nebennieren-Achse.** Sowohl im Erwachsenen- als auch im Kindesalter gibt es eine Reihe von Studien, die die endokrinologischen Folgen einer Hypophysen-Nebennieren-Suppression untersucht haben (Bisgaard et al. 1998; Pedersen u. Fuglsang 1988). Faßt man die Ergebnisse zusammen, so kommt es zwar zu einer dosisabhängigen Erniedrigung des morgendlichen Plasmacortisols und der Kortisolausscheidung im 24-Stunden-Urin, die Stimulierbarkeit der Nebennierenrinde im ACTH-Test bleibt jedoch auch bei supratherapeutischen Dosen immer erhalten. Einer möglichen Suppression der Hypophysen-Nebennieren-Achse kommt somit keine klinische Bedeutung zu. Ein Vergleich der endokrinologischen Wirkungen verschiedener topischer Glukokortikoide ergibt für Fluticason und Beclomethason ein Verhältnis von 3:1 auf der μg-Basis, d.h. Fluticason ist 3mal so suppressiv wirksam wie Beclomethason. Das Risiko einer Hypophysen-Nebennieren-Achsen-Beeinflussung scheint für Budesonid am geringsten zu sein (s. Pedersen u. O'Byrne 1997; Wilson et al. 1997; Donnelly et al. 1997). Die vorliegenden Literaturinformationen reichen jedoch nicht aus, um genaue Wirkungs-Nebenwirkungs-Relationen für die einzelnen verwendeten topischen Glukokortikoide zu erstellen.

■ **Wachstum.** Es besteht kein Zweifel daran, daß inhalative Glukokortikoide in hoher Dosierung zu einer Reduktion der Wachstumsgeschwindigkeit führen können. Die Dosen, die zu meßbaren Effekten führen, liegen bei 400 μg/Tag für Beclomethason und bei über 800 μg/Tag für Budesonid. Für Fluticason liegen die Dosen sogar in noch höheren Bereichen. Die interindividuelle Streuung für die Beeinflussung des Wachstums durch Steroide ist jedoch außerordentlich groß. Dies zeigen auch Befunde von Crowley et al. (1995).

Generell kann als Regel gelten, daß eine Langzeittherapie mit Dosen bis zu 800 μg keinen Einfluß auf das Längenwachstum hat. Bei notwendigen Dosen, die über 800 μg liegen, sollte auf Fluticason gewechselt werden oder versucht werden, einen Glukokortikoid-Spareffekt durch zusätzliche Gaben von Langzeit-β_2-Sympathomimetika wie Formoterol (Pauwels et al. 1997) oder Salmeterol (Russell et al. 1995) zu erreichen.

Zum gegenwärtigen Zeitpunkt besteht keine Klarheit darüber, ob die Reduktion der Wachstumsgeschwindigkeit ein vorübergehendes Phänomen ist oder ob auch die Endgröße beeinflußt wird. Eine Metaanalyse, in die aber nur Studien, in denen relativ geringe Dosen verabreicht wurden, eingeschlossen wurden, zeigte keinen Einfluß auf die Endgröße (Allen et al. 1994).

■ **Kataraktentwicklung am Auge und weitere Stoffwechseleffekte.** Derzeit gibt es keine Studie, die belegt, daß es zur Entwicklung einer posterioren subkapsulären Katarakt bei ausschließlicher Behandlung mit inhalativen Kortikoiden kommt. In allen Untersuchungen, die zu dieser Frage publiziert wurden, hatten Patienten mit posteriorer subkapsulärer Katarakt neben der inhalativen Kortikoidtherapie zumindest auch eine intermittierende orale Kortikoidtherapie erhalten (Simons et al. 1993; Chylack 1997).

Über die Beeinflussung des Zucker- und Fettstoffwechsels, des Blutes und der Psyche gibt es nur Kasuistiken, auf die hier nicht eingegangen werden kann.

Systemische Glukokortikoide

Ein kleiner Anteil von asthmatischen Kindern mit schweren, therapieresistenten Symptomen, bei denen die Therapie mit topischen Glukokortikoiden auch in Kombination mit anderen asthmatischen Arzneimittelprinzipien ausgereizt ist, benötigen eine systemische Glukokortikoidtherapie. Es sollte jedoch dann, wenn sich unter der Gabe von 50–80 mg/kg Prednisolon täglich die Symptomatik stabilisiert hat, die Dosierung auf eine morgendliche Dosis von 30–40 mg heruntertitriert werden. Danach sollte eine weitere Reduktion um 5 mg jeden 2. Tag über insgesamt 2 Wochen mit dem Ziel, einen alternierenden Dosierungsmodus zu finden, versucht werden. Eine begleitende Therapie mit inhalativen Glukokortikoiden kann dazu beitragen, die notwendige orale Dosis niedrig zu halten. Bei diesen Patienten wird in der Regel durch einen viralen Infekt eine Symptomexazerbation eingeleitet. In diesem Fall sollte nicht gezögert werden, eine Dosisintensivierung zusätzlich zu einer Begleittherapie mit anderen antiasthmatischen Therapieprinzipien wie β_2-Sympathomimetika und/oder Ipratropiumbromid über den Infektzeitraum durchzuführen. Der rechtzeitige Einsatz einer adäquat dosierten oralen Glukokortikoidtherapie zusätzlich zu einer regelmäßigen prophylaktischen Dauertherapie trägt häufig zu einer Vermeidung von stationären Aufenthalten bei.

Tabelle 6.9. Mögliche Nebenwirkungen der Glukokortikoide. (Nach Reinhardt 1997)

Nebenwirkungen, die plötzlich und bereits nach einer Kurzzeittherapie auftreten können	Nebenwirkungen, die nach einer Langzeittherapie auftreten
– Pseudotumor cerebri – Psychose (Dysporie, Euphorie) – Glaukom – Pankreatitis – Ulcus pepticus – Proximale Myopathie – Hypokaliämische Alkalose – Hypertonie – Diabetes mellitus – Hyperosmolares nichtketotisches Koma	– Zerebrale Atrophie – Subkapsulärer Katarakt – Wachstumshemmung – Osteoporose – Aseptische Knochennekrose – Cushing – Hyperlipidämie – Suppression der Hypophysen-Nebennieren-Achse – Verminderung der Immunantwort als Ursache für rezidivierende Infektionen

Alle in Tabelle 6.9 aufgeführten Nebenwirkungen können bei systemischer Gabe auftreten. Generell gilt jedoch:

- Eine hochdosierte Kurzzeittherapie mit Glukokortikoiden über 3–6 Tage löst in der Regel keine Nebenwirkungen aus.
- Eine Reihe von Nebenwirkungen treten dosisunabhängig auf.
- Die biologische Halbwertszeit der Glukokortikoide ist für die Nebenwirkungen wichtiger als die Plasmahalbwertszeit.
- Die Plasmaspiegel zeigen eine große Variabilität. Daraus kann man schließen, daß eine dosisabhängige Pharmakokinetik, zumindest für einige Glukokortikoide, besteht.
- Die möglichen Komplikationen einer chronischen Glukokortikoidtherapie müssen bei klinischen Kontrolluntersuchungen engmaschig überprüft werden. Diese Kontrollen müssen augenärztliche Konsile sowie die Bestimmung der Glukosetoleranz, des Gewichts, des Blutdrucks, die Kontrolle einer Osteoporose durch Röntgenaufnahmen der Lendenwirbelsäule, ferner auch die Kontrolle von psychischen Veränderungen, gastrointestinalen Beschwerden etc. einschließen.

■ **Minimierung der unerwünschten Wirkungen.** Um bei einer notwendigen Langzeittherapie die unerwünschten Wirkungen zu minimieren, sollte die Kalorienzufuhr kontrolliert und die Natriumzufuhr reduziert werden. Die orale Applikation der Glukokortikoide sollte zu den Mahlzeiten u. U. mit Antazida erfolgen. Die Prophylaxe einer Osteopenie besteht in körperlicher Aktivität, kalziumreicher und phosphatarmer Ernährung sowie in regelmäßiger, jedoch nicht zu starker Sonnenexposition. Bei bereits entwickelter Osteoporose wird die Gabe von Vitamin D empfohlen (Reinhardt 1997). Biphosphonate zeigen eine ausgeprägte Hemmung der osteoklastären Knochenresorption, sind jedoch in Deutschland bisher noch nicht offiziell zugelassen. Während einige Nebenwirkungen wie eine hypokaliämische Alkalose, ein Pseudotumor cerebri oder ein Glaukom schon nach wenigen Wochen der

Therapie (auch bei Absetzen der Therapie) auftreten können, werden andere, zu denen eine aseptische Knochennekrose, eine subkapsuläre Katarakt, aber auch eine Wachstumsretardierung gehören, erst nach monatelanger Anwendung beobachtet (Swartz u. Dluhy 1978; Reinhardt u. Griese 1989; Reinhardt 1997).

Bei Verabreichung von im Mittel 762 µg/m² Budesonid und Beclomethason sowie der alternierenden oralen Gabe von Prednisolon in einer Dosierung von 4,5 bis 20 mg/m² kam es zu einer signifikanten Abnahme (p <0,001) der Wachstumsgeschwindigkeit unter Beclomethason und Prednisolon, während bei nichtsteroidabhängigen Asthmatikern und asthmatischen Kindern, die Budesonid erhielten, gegenüber einer altersgleichen Gruppe von Nichtasthmatikern kein signifikanter Unterschied bestand (Abb. 6.22).

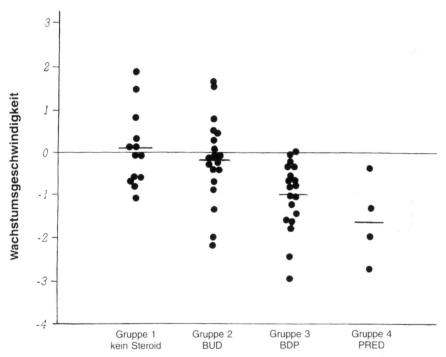

Abb. 6.22. Einfluß einer Glukokortikoid-Langzeittherapie über 12 Monate auf die lineare Wachstumsgeschwindigkeit bei asthmatischen Kindern. Die Patienten erhielten entweder kein Glukokortikoid oder Budesonid (*BUD*), Beclomethason (*BDP*) bzw. Prednisolon (*PRED*). (Nach Crowley et al. 1995)

6.1.8
Antileukotriene

Die zentrale Rolle, die Leukotriene bei der Entstehung und Unterhaltung der asthmatischen Entzündungsreaktion spielen (s. Kap. 3.4), waren Ausgangspunkt für die Entwicklung eines neuen antiinflammatorischen Therapieprinzips (Übers. bei Drazen et al. 1999). Seit kurzem stehen 2 Substanzgruppen mit Antileukotrieneigenschaften zur Verfügung:

- Cysteinyl-(LTC$_4$, LTD$_4$, LTE$_4$)-Leukotrienrezeptorantagonisten, die den Rezeptor im Bereich des Endorgans kompetitiv blockieren,
- Substanzen, welche die Synthese der Leukotriene über eine Hemmung der 5-Lipoxygenase oder von FLAP verhindern (Leukotrienbiosynthesehemmstoffe) (Abb. 3.18) (Tabelle 6.10).

Klinische Wirksamkeit von Cysteinylleukotrienrezeptorantagonisten

In zahlreichen Studien wurde eine hemmende Wirkung der Leukotrienrezeptorantagonisten sowohl auf die Sofortreaktion als auch auf die verzögerte Reaktion gegenüber inhalierten Allergenen, eine Senkung der bronchialen Hyperreagibilität und eine protektive Wirkung beim Anstrengungsasthma dokumentiert. Die klinische Wirksamkeit beim Asthma bronchiale wurde für die in der Tabelle 6.10 gelisteten Leukotrienrezeptorantagonisten in zahlreichen doppelblind angelegten, randomisierten und placebokontrollierten Studien gezeigt. Eine kürzlich an Kindern (6–15 Jahre) durchgeführte Studie mit Montelukast zeigte eine Verbesserung des FEV$_1$ um etwa 8% während die Verbesserung in der Placebogruppe bei etwa 4% liegt (Abb. 6.21 a). Die Untersuchung wurde an 336 Patienten durchgeführt, von denen 201 das aktive Medikament Montelukast erhielten (Knorr et al. 1998). Während das Verum zu einer signifikanten Reduktion der Anzahl der Patienten mit Asthmaexazerbationen führte, war die Anzahl der Patienten, die oral Kortikosteroide einnehmen mußten und die Anzahl der Tage mit einer guten Asthmakontrol-

Tabelle 6.10. Antileukotriene in der klinischen Praxis (Stand Juli 1998)

Substanz	Abkürzung	Präparat	Applikation	Dosis
Leukotrienrezeptorantagonisten (antagonisieren die Wirkung von bereits synthetisiertem LTC$_4$, LTD$_4$ und LTE$_4$)				
Montelukast	MK-0476	Singulair (BRD)	oral	5 mg 6–12 Jahre, 10 mg >13 Jahre
Zafirlukast	ICI-204219	Accolate (USA)	oral	
Pranlukast	ONO-1078 oder SB 205312	Japan	oral	
Leukotriensynthesehemmer (inhibieren die 5-Lipoxygenase oder FLAP, damit Hemmung der Neusynthese aller Leukotriene)				
Zileuton	A-64077	Leutrol (USA)	oral	

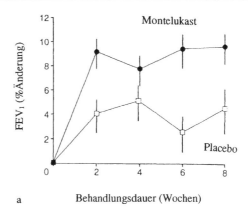

a   Behandlungsdauer (Wochen)

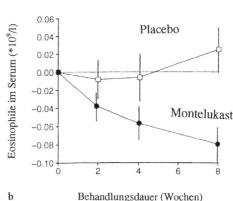

Abb. 6.23 a, b. Doppelblinde, placebo-kontrollierte Untersuchung des Leuko-trienantagonisten Montelukast bei 336 Kindern (6–15 Jahre). Es kommt zu einer Verbesserung der Lungen-funktion (a) und zu einer Reduktion der Entzündungszellen im peripheren Blut (b). (Knorr et al. 1998)

b   Behandlungsdauer (Wochen)

le bei beiden Gruppen gleich. Im Untersuchungszeitraum von 8 Wochen kam es zu einer zunehmenden Abnahme der peripheren Bluteosinophilen in der Montelukast-Gruppe (Abb. 6.21).

Klinische Wirksamkeit von Leukotriensynthesehemmern

Für verschiedene dieser Substanzen wurden signifikante Effekte bezüglich der Hemmung einer inhalativen Allergenprovokation, der Hemmung der bronchokonstriktorischen Reaktion auf Kaltluftinhalation sowie der Hemmung des belastungsinduzierten Anstrengungsasthmas bei Kindern gezeigt (Griese u. Reinhardt 1996). Zur Wirksamkeit von Leukotrienbiosynthesehem-mern in der Langzeitbehandlung beim Asthma liegen erst wenige Ergebnisse vor. In randomisierten, doppelblinden und placebokontrollierten Studien ver-bessert Zileuton nach 4 Wochen Behandlung im Vergleich zur Placebogruppe das FEV_1 um 13,4% und die forcierte Vitalkapazität um 14,6%. Ausführliche Untersuchungen dieser Medikamentengruppe bei Kindern liegen noch nicht vor, auch ist noch keine Substanz dieser Gruppe in Deutschland zum Einsatz bei Kindern zugelassen.

Nebenwirkungen und Sicherheitsaspekte

In nahezu allen placebokontrollierten, doppelblind angelegten Studien lag die Nebenwirkungsrate in der Verumgruppe in derselben Größenordnung wie in der Placebogruppe.

Für den Leukotrienrezeptorantagonisten *Montelukast* unterschieden sich die Häufigkeiten von Infekten der oberen Luftwege, Kopfschmerzen, Asthma, Pharyngitis, Bauchschmerzen, Husten und Fieber nicht von denen der Placebogruppe. Die Häufigkeit der allergischen Rhinitis war jedoch signifikant erniedrigt in der Verumgruppe (Knorr et al. 1998). Insbesondere kam es nicht zu Unterschieden in der Häufigkeit der Erhöhung der Serumtransaminasen. Diese wurde für *Zileuton* beobachtet, so hatten etwa 3% der Patienten eine mehr als 3fache Erhöhungen der GPT, die nach Absetzen der Medikation rückläufig war.

Die Untersuchung verschiedener klinischer Studien zeigen auch für *Zafirlukast* eine große Sicherheit. Die Nebenwirkungsraten unterschieden sich in ihrer Häufigkeit nicht zwischen der Placebogruppe und Verumgruppe. Von einigen Patienten, die Zafirlukast, aber auch Montelukast einnahmen, wurde berichtet, daß sie ein Churg-Strauss-Syndrom entwickelt hatten (McCarthy 1997). Das Churg-Strauss-Syndrom ist eine idiopathische, multisystemische eosinophile Vaskulitis, die tödlich verlaufen kann. Alle berichteten Erkrankungsfälle traten bei Patienten auf, deren Steroide aufgrund der verbesserten Asthmaeinstellung schrittweise reduziert oder abgesetzt worden sind. Da einerseits ein Zusammenhang zwischen diesem Syndrom und der Einnahme von Zafirlukast nicht gesichert ist und andererseits bei einer sehr großen Zahl von Patienten (mehr als 270 000 Personen) diese Nebenwirkung nicht auftrat, schätzt die US-Aufsichtsbehörde FDA (Food and Drug Administration), den Nutzen dieses Medikamentes höher ein, als bekannte oder potentielle Risiken der Substanz (McCarthy 1997).

Einordnung der Antileukotriene in das Stufenschema der Asthmatherapie

Antileukotriene sind sicher in die Gruppe der antientzündlichen Medikamente („controller") einzuordnen, obwohl sie auch direkte bronchodilatatorische Effekte („reliever") aufweisen. Die Position der Antileukotriene ist jedoch aufgrund der immer noch eingeschränkten Erfahrung, inbesondere im Vergleich mit etablierten Substanzen, noch nicht eindeutig definiert. Während die neuesten amerikanischen und deutschen Richtlinien die Antileukotriene zur Behandlung des milden, persistierenden Asthmas vorsehen (National Asthma Education and Prevention Program 1997; Berdel et al. 1998), beurteilen die britischen Richtlinien die gleiche Datenlage eher zurückhaltend und können den Antileukotrienen noch keinen Platz zuweisen (The British Thoraxic Society, 1997). Wird ein Leukotrienantagonist zur Behandlung des schweren, steroidabhängigen Asthmas eingesetzt, sollten die Steroide nicht sofort und nur sehr kontrolliert reduziert werden.

Das neue Therapieprinzip der Antileukotriene findet gegenwärtig Eingang in den klinischen Alltag bei der Behandlung des Asthma bronchiale. Die Einordnung dieser neuen Medikamente in das Stufenbehandlungsschema des Asthma bronchiale muß auf den Ergebnissen kontrollierter Studien basieren. Dazu sind, insbesondere im Kindesalter, aufgrund der limitierten gegenwärtigen Datenlage noch weitergehende Untersuchungen dieser interessanten Medikamentengruppe notwendig.

6.1.9
Mukolytika/Expektoranzien

Autopsien von Lungen asthmatischer Patienten, die an ihrer Grunderkrankung im akuten Asthmaanfall gestorben waren, konnten regelrechte Bronchialausgüsse mit eingedicktem Sekret nachweisen, die bis in die peripheren Atemwege reichten (Lopez-Vidriero et al. 1993). In anderen Untersuchungen ließ sich dagegen nur eine mäßige Mucusakkumulation in den Bronchien von Lungenbiopsaten verstorbener Patienten nachweisen, so daß vermutet wurde, daß entweder eine akute Bronchokonstriktion, eine kardiale Arrhythmie auf dem Boden einer Hypoxie oder einer Arzneimittelintoxikation für den Tod dieser Patienten verantwortlich waren.

Unabhängig von diesen Befunden besteht jedoch Einigkeit darüber, daß zumindest in einigen Fällen einer akuten Atemwegsobstruktion eine ödematöse Schwellung der Bronchialschleimhaut sowie eine Schleimdyskrinie und Hyperkrinie an der Obstruktion der Atemwege beteiligt sind. Durch eine Veränderung von Schleimqualität und -quantität besteht daher einer der Ansatzpunkte, die an der Atemwegsobstruktion beteiligten Faktoren zu beeinflussen (Lanser u. von Wichert 1979).

Im wesentlichen können die zahlreichen auf dem Markt verfügbaren Substanzen, die im deutschsprachigen Raum zu den am häufigsten verordneten Atemwegstherapeutika gehören, in Mukolytika, Expektoranzien und sekretregulierende Substanzen eingeteilt werden (Tabelle 6.11).

■ **Mukolytika.** Angriffspunkt der Mukolytika, die im wesentlichen durch Bromhexiton, Ambroxol, N-Acetylcystein und S-Carboxymethylcystein repräsentiert werden, liegt in der Veränderung des Schleims auf physikochemischer und biochemischer Ebene. Obwohl für diese Substanzgruppe unter In-vitro-Bedingungen eine Mukolyse einwandfrei nachgewiesen wurde, ist ihr therapeutischer Wert aufgrund fehlender objektivierbarer Daten unter In-vivo-Bedingungen schlecht belegbar. Die chronische Anwendung bei der asthmatischen Bronchitis führt jedoch häufig zur subjektiven Besserung aufgrund einer erleichterten Schleimexpektoration. Bei Patienten mit Atemwegs-

Tabelle 6.11. Postulierte Wirkungsmechanismen von Mukolytika, Expektoranzien und schleimregulierenden Substanzen. (Aus Ziment 1993)

Substanz	Mukolytische Wirkung	Expektorierende Wirkung	Schleimregulierende Wirkung
N-Acetylcystein	+++	++	?
Bromhexiton	+	–	+
Ambroxol	++	–	?
Guafenerin	+	++	+++
Jodid	++	++	++
Salze			
normoton	(+)	(+)	–
hyperton	+	+++	–
S-Carboxymethylcystein	–	–	–
Na-Bikarbonat	++	++	–

obstruktion und vermindertem Hustenantrieb kann die Ansammlung von verflüssigtem Sekret in den distalen Atemwegen zu einer Verschlechterung der klinischen Situation aufgrund eines verminderten Gasaustausches führen. Da die Anwendung von Mukolytika in Form von Aerosolen zu einer Schleimirritation führen kann, kann es bei topischer Anwendung zu Husten oder einem Bronchospasmus kommen.

■ **Expektoranzien.** Zu den oral anwendbaren Expektoranzien werden Natriumchlorid, Ammonium- und Kaliumsalze sowie ätherische Öle gezählt. Es wird angenommen, daß diese Substanzen über eine Stimulation von Rezeptoren im Magen einen Vagusreflex auslösen, der über ein „mukokinetisches" Zentrum in der Medulla oblongata, das in naher Nachbarschaft zum Atemzentrum liegt, eine Zunahme des Sputumvolumens und damit eine Expektoration auslöst (Ziment 1976, 1978, 1993). In höherer Dosierung führen alle diese Substanzen zu Übelkeit und Erbrechen.

■ **Sekretregulierende Mittel.** Die dritte Gruppe der sekretregulierenden Substanzen hat offenbar einen Einfluß auf die rheologischen Eigenschaften des Mucus, indem sie die Viskosität herabsetzen. Vertreter ist das S-Carboxymethylcystein.

Für die genannten Substanzgruppen gilt, daß eine Wertung ihrer Effizienz aufgrund fehlender objektivierbarer Daten kaum möglich ist. Viele Patienten verspüren jedoch eine subjektive Verbesserung sowie eine Verminderung der Zahl und Schwere der Hustenanfälle, so daß die Anwendung der einen oder anderen Substanz bei einer Atemwegsobstruktion gerechtfertigt erscheint. Wie die eigene Erfahrung zeigt, kann man sich dabei im Prinzip auf den Einsatz von ein oder zwei Substanzen der vielen auf dem Markt befindlichen Mukolytika/Expektoranzien beschränken. Unabhängig davon steht fest, daß die verschiedenen Substanzen bei weitem zu häufig verschrieben und ihr Einsatz in vielen Fällen unnötig ist.

6.1.10
Andere Therapieprinzipien

Antibiotika

Selbst im Rahmen einer akuten Exazerbation lassen sich aus dem Sputum von Asthmapatienten Viren, jedoch keine bakteriellen Erreger züchten. Bakterien sind daher für die Pathogenese des Asthmas von untergeordneter Bedeutung. Dennoch ist bei persistierendem Fieber, gelblich-grünlichem Auswurf, bei einer Begleitpneumonie, dem Nachweis von reichlich Leukozyten oder einer dominierenden Keimart im Sputum bzw. einem erhöhtem CRP der Einsatz eines Antibiotikums nicht zu umgehen. Auch bei länger anhaltender Obstruktion ist eine Superinfektion zu erwarten. Aminopenicilline und Makrolide sind dann bei einer Atemwegsobstruktion Mittel der Wahl.

Antihistaminika

Die klassischen Antihistaminika haben beim Asthma bronchiale praktisch keine Wirksamkeit (van Ganse et al. 1997). Dies wird darauf zurückgeführt, daß offenbar die in der Bronchialschleimhaut und -muskulatur erreichten Mediatorkonzentrationen bei der IgE-vermittelten Sofortreaktion so hoch sind, daß supratherapeutische Dosen gegeben werden müßten, die jedoch aufgrund der stark sedierenden Wirkung von H_1-Antihistaminika nicht toleriert werden. Bei der allergischen und pseudoallergischen Reaktion wird zur Blockade histaminerger Effekte die Gabe von H_1- und H_2-Blockern empfohlen (Reinhardt u. Borchard 1982). Ketotifen, ein Antiallergikum mit H_1-antihistaminerger Teilkomponente, hat beim Asthma bronchiale im Kindesalter ebenfalls nur eine geringe Effizienz (Kap. 6.1.6). Ein neues, nicht klassisches H_1-Antihistaminikum, Cetirizin, hat eine gewisse antiasthmatische Wirksamkeit (Debelic 1994), während für andere nichtklassische H_1-Antihistaminika wie Terfenadin, Astemizol und Azelastin in einigen Studien nur eine geringe präventive antiasthmatische Wirksamkeit gegenüber verschiedenen bronchokonstriktorischen Stimuli nachgewiesen werden konnte (Naspitz et al. 1993). Eine vor kurzem publizierte Metaanalyse, in die 19 Antihistaminikastudien eingeschlossen wurden, bestätigen diese Befunde: der Langzeiteffekt auf Lungenfunktionsparameter war gering, der Verbrauch an β_2-Sympathomimetika wurde nur geringfügig eingeschränkt (van Ganse et al. 1997).

■ **Andere Substanzen.** *Methotrexat*, orale *Goldpräparate, Cyclosporin A,* die hochdosierte Gabe von *Immunglobulinen, Kaliumkanalaktivatoren, nichtsteroidalen Antiphlogistika* sowie Antagonisten von inflammatorischen Mediatoren der Allergie wie PAF, Thromboxan A_2, 5-Lipoxygenase und Leukotrien D4 wurden bereits in klinischen Studien an Erwachsenen getestet. Der therapeutische Wert dieser Substanzen ist jedoch noch weitgehend unbekannt und die Möglichkeit ihres klinisch-therapeutischen Einsatzes fraglich.

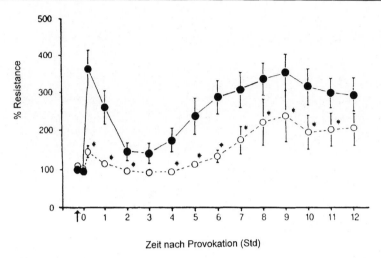

Abb. 6.24. Protektive Wirkung von Furosemid (○) und Placebo (●) auf den dualen Resistenceanstieg nach Allergenprovokation bei asthmatischen Patienten. Die Ausgangswerte nach der Behandlung wurden gleich 100% gesetzt. (Nach Bianco et al. 1989)

■ **Furosemid.** 1989 berichteten Bianco et al., daß die inhalative Verabreichung von 28 mg Furosemid die bronchokonstriktorische Wirkung einer Laufbelastung bei asthmatischen Patienten aufheben konnte. Diese Wirkung war dosisabhängig, konnte jedoch nach oraler Gabe von Furosemid nicht nachvollzogen werden. In der Zwischenzeit ließ sich die Effizienz von Furosemid auch gegenüber anderen bronchokonstriktorischen Stimuli wie z.B. der antigeninduzierten Bronchokonstriktion bei atopischen Asthmatikern, nachweisen (Abb. 6.24). Die Protektion betraf dabei sowohl die IgE-vermittelte Sofort- als auch die IgE-vermittelte verzögerte Reaktion (Bianco et al. 1989). Ursprünglich wurde angenommen, daß die Wirksamkeit von Furosemid auf einer Hemmung der Na^+/K^+-ATPase und dem nachfolgenden Chloridflux beruht. Da jedoch Bumethanit, ein Diuretikum, das eine 40mal stärkere Wirksamkeit auf die Na^+/K^+-ATPase hat als Furosemid, keinen präventiven Effekt auf die durch verschiedene Stimuli erzeugte Bronchokonstriktion zeigt, scheint der Wirkungsmechanismus von Furosemid unklar zu sein. Inwieweit die beobachteten Wirkungen möglicherweise von klinischer Bedeutung sind, kann zum gegenwärtigen Zeitpunkt nicht abgeschätzt werden.

■ **α-Blocker.** Das gleiche gilt auch für den Einsatz von α-Blockern, deren inhalative Verabreichung ebenfalls eine Protektion gegenüber verschiedenen bronchokonstriktorischen Stimuli hat. Obwohl diese Befunde auf die Existenz von α-adrenergen Rezeptoren im Bronchialsystem hinweisen, ist die pathogenetische Relevanz der ursprünglich von Szentivanyi (1968) geäußerten β-adrenergen Hypothese für das Asthma bronchiale fraglich, die einen verminderten β-adrenergen Einfluß und damit ein konsekutiv bedingtes Überwiegen α-adrenerger Einflüsse postuliert.

6.2
Aerosolapplikation

Ohne eine optimale inhalative Medikamentenapplikation (Inhalationstherapie) kann Asthma nicht mit hoher Compliance und einem gutem therapeutischen Erfolg behandelt werden. Hierzu sind Grundkenntnisse zur
Charakteristik, Erzeugung und Deposition von Aerosolen notwendig. Da
etwa 70–90% aller Kinder Schwierigkeiten haben, ein Dosieraerosol in der
für Erwachsene vorgesehenen Weise zu verwenden (Dolovich 1995), ist es
für Arzt und Patienten von überragender praktischer Bedeutung über die
verwendeten 3 wichtigsten Medikamenteninhalationssysteme, den Düsenvernebler, das Dosieraerosol und den Pulverinhalator detaillierte Kenntnisse zu besitzen.

6.2.1
Charakteristika von Aerosolen

Aerosole sind in Luft schwebende kleine Partikel von fester, flüssiger oder ge-
mischter Zusammensetzung. Das therapeutisch ausnutzbare Teilchenspektrum
liegt zwischen 0,5 und 10 µm. In Abb. 6.25 sind die Größenordnungen unter-

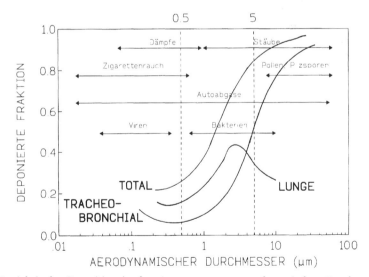

Abb. 6.25. Abhängigkeit der Deposition in den Atemwegen vom aerodynamischen Durchmesser. Hervorgehoben ist der Partikelbereich von 0,5–5 µm Durchmesser, in dem Partikel
vorwiegend durch Sedimentation deponieren. Zum Vergleich sind die Größenordnungen
verschiedenartig zusammengesetzter Aerosole angegeben. (Mod. nach Dolovich u. Newhouse 1993)

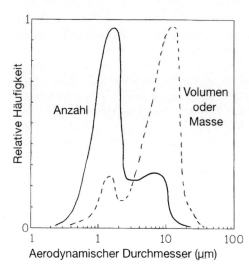

Abb. 6.26. Häufigkeitsverteilung eines Aerosols. Dargestellt ist die Anzahl der Teilchen einer bestimmten Aerosolgröße (*durchgezogene Linie*) sowie die relative Verteilung eines bestimmten Volumens (bzw. der Masse) der Teilchen desselben Aerosols (*gestrichelte Linie*). Es wird deutlich, daß viele kleine Teilchen nur wenig Masse enthalten, jedoch wenige große Teilchen den Hauptanteil der Aerosolmasse ausmachen können

schiedlicher Aerosole schematisch dargestellt. Die Größe von Partikeln wird angegeben als aerodynamischer Durchmesser, da das Verhalten der Teilchen in der Lunge mit gleichem aerodynamischem Durchmesser identisch ist, unabhängig von deren wirklicher Größe, Form und Zusammensetzung. Der aerodynamische Durchmesser kann mit verschiedenen gravimetrischen Techniken ermittelt werden und ist definiert als der sich ergebende Durchmesser eines fiktiven, sphärischen Flüssigkeitstropfens der Dichte 1 g/ml in Luft, der im Vergleich zum untersuchten Partikel dieselbe Absinkgeschwindigkeit erreicht wie dieser. Therapeutisch eingesetzte Aerosole sind heterodispers, d.h. innerhalb eines gegebenen Aerosols findet sich eine große Vielfalt von Partikeln unterschiedlicher Größe. Zu beachten ist, daß viele kleine Partikel weniger Volumen bzw. Masse enthalten können als wenige große Partikel (Abb. 6.26). Bei seinem Weg im Bronchialbaum kann sich die Partikelgröße in Abhängigkeit von der Wasserdampfsättigung der Luft ändern. Hygroskopische Partikeln wachsen so auf das 2- bis 5fache an (Dolovich u. Newhouse 1993).

6.2.2
Aerosolerzeugung

Es gibt zahlreiche Verfahren zur Aerosolerzeugung, von denen heute nur noch der Düsenvernebler, das Dosieraerosol und der Pulverinhalator von praktischer Bedeutung in der Asthmatherapie sind. Durch reine Wasserdampferzeuger (Bronchitiskessel, Gesichtssauna) werden viel zu große und damit nicht lungengängige Teilchen erzeugt, die nicht mehr in der Lage sind, Medikamente in die Lunge zu tragen. Auch sind mit Wasserdampf betriebene Düsenvernebler, die keine Preßluft verwenden, ungeeignet für die Herstellung von lungengängigen Aerosolen. Elektroaerosolgeräte erzeugen zu große Partikeln, ebenso sind von Ultraschallverneblern erzeugte Partikel oft 2–3mal so groß wie die durch Druckluftdüsenvernebler erzeugten Teilchen. So ist bei vergleichsweise größerer Verneblerleistung die Masse an lungengängigem Medikament erheblich kleiner. Manche Hochleistungsvernebler können eine Ausnahme darstellen. Die Applikation von Aerosol mittels positivem Druck (Überdruckinhalationsgeräte) führt nicht zu einer besseren therapeutischen Effizienz, birgt jedoch die Gefahr eines Pneumothorax in sich (Dolovich et al. 1977).

6.2.3
Aerosoldeposition

Die am Mundstück auf einem Filter gemessene Medikamentenmenge entspricht der Deposition im Patienten („Ganzkörperdeposition") und ist zu unterscheiden von der Deposition in den intrapulmonalen Atemwegen („Lungendeposition"). Letztere kann nur direkt mit Hilfe von radioaktiv markierten Partikeln oder indirekt durch pharmakokinetische Studien, bei denen die Resorption aus dem Magen-Darm-Trakt blockiert wird, gemessen werden. Obgleich üblicherweise eine Korrelation zwischen Lungen und Ganzkörperdeposition angenommen wird, fehlen für eine Reihe von Inhalationssystemen solide In-vivo-Daten. Die effektive Lungendeposition kann zwischen wenigen Prozent bis zu max. 20% der aerosolisierten Menge schwanken. Es findet sich eine erhebliche interindividuelle Variabilität in der Größenordnung von etwa 50%, die intraindividuelle Variabilität scheint geringer zu sein (O'Doherty u. Miller 1993). Aerosol wird in der Lunge hauptsächlich durch Impaktion, Sedimentation und Diffusion deponiert (Abb. 6.27).

■ **Impaktion.** Unter Impaktion versteht man das Aufprallen der Teilchen an die Wände des Atemtraktes, wenn sie bei gekrümmtem Luftstrom aufgrund ihrer Massenträgheit weiterfliegen. Partikel von über 20 μm Durchmesser werden komplett in der Nase filtriert, Partikel von mehr als 10 μm Durchmesser impaktieren am 90° Knick des Nasopharynx und Partikel über 8 μm impaktieren an der Carina und in den ersten Bronchialgenerationen.

■ **Sedimentation.** Die Deposition durch Sedimentation, d.h. ein Absinken aufgrund der Schwerkraft, ist von Bedeutung für die lungengängigen Partikel zwischen 0,5 und 5 μm Durchmesser.

■ **Diffusion.** Noch kleinere Partikel (<0,5 μm) können bis tief in die Lunge hineingelangen und deponieren durch Diffusion, d.h. die Brownsche Molekularbewegung spielt in Arealen mit niedrigem Fluß eine große Rolle. Diese Partikel verhalten sich wie ein Gas, können also weit in die Lunge hinein vordringen, werden aber auch zu mehr als 90% wieder ausgeatmet.

Mechanismen der Aerosol-
deposition in der Lunge

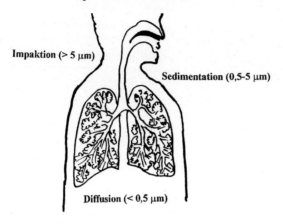

Impaktion (> 5 μm)

Sedimentation (0,5-5 μm)

Diffusion (< 0,5 μm)

Abb. 6.27. Mechanismen der Aerosoldeposition in den Atemwegen. In Abhängigkeit von der Größe findet Aerosoldeposition entweder durch Impaktion (Aufprall der Teilchen an den Wänden der Atemwege, insbesondere der Nase, des Nasopharynx), durch Sedimentation (Absinken aufgrund der Schwerkraft, insbesondere in den peripheren Atemwegen und den Alveolen) sowie durch Diffusion (durch Brownsche Molekularbewegung im Alveolarbereich) statt

Unter der Voraussetzung einer detaillierten Anleitung und Überprüfung durch geschultes Personal beträgt die technisch derzeit mögliche Effizienz von Düsenverneblern etwa 10%. Sie kann unter optimalen Bedingungen auf maximal etwa 20% gesteigert werden (Hardy et al. 1993). In der Praxis werden meist etwa (0-)2-8% erreicht. Für Dosieraerosole ergibt sich eine mittlere Lungendeposition von 11,5±1,5%, die Verwendung eines Spacers führt zu etwa derselben oder sogar zu einer gesteigerten intrapulmonalen Aerosoldeposition. Verschiedene Pulverinhalatoren liegen in der Größenordnung von 13,5±1,8% (errechnet aus Daten von Dolovich u. Newhouse 1993). Obgleich einzelne Geräte deutlich höhere intrapulmonale Depositionen erreichen, darf dies jedoch nicht generalisiert werden, da eine sehr starke Abhängigkeit vom jeweils applizierten Medikament besteht. So unterscheidet sich beispielsweise die intrapulmonale Deposition durch den Turbohaler von Budenosid und Salbutamol.

Zu den Faktoren, die die Lungendeposition beeinflussen, gehören einerseits die oben beschriebenen und durch konstruktive Elemente des Inhalationsgerätes erzeugten Größen des entstehenden Aerosols und andererseits die Praxis der Inhalationstechnik.

6.2.4
Praxis der Inhalationstechnik

Düsenvernebler

Die durch einen Druckluftkompressor betriebenen Düsenvernebler arbeiten nach dem Venturi-Prinzip. Dies ist schematisch in Abb. 6.28 dargestellt. Einem Vergleich der Stiftung Warentest, in dem jedoch nur das in-vitro gemessene Aerosolspektrum ermittelt wurde, sind die Leistungen der einzelnen Gerätetypen zu entnehmen. Differenzierte Unterschiede hinsichtlich einer gemessenen pulmonalen Deposition und der Anwendung bei Kindern wurden nicht berücksichtigt. Die Verneblerleistung wird bestimmt durch den Arbeitsdruck sowie durch den Luftfluß des Verneblers und beträgt typischerweise zwischen 0,1 und 0,5 ml/min. Die Flüssigkeitsmenge, die mindestens im Reservoir vorliegen sollte, beträgt etwa 0,5 ml (Totraumvolumen). In Abhängigkeit vom Atemzugvolumen, also insbesondere bei größeren Kindern, wird über den sog. Kamin zusätzliches Volumen inhaliert und so das primär produzierte Aerosol verdünnt (Collins et al. 1990). Durch diesen zusätzlichen Lufteinstrom kommt es jedoch nicht zu einer Änderung der Partikelgrößenverteilung. Größere Partikel werden durch Prallplatten abgefangen, und dadurch wird deren unnötige Deposition im Mund und oberen Atemwegtrakt verhindert. Eine intermittierende Vernebelung ist mit Verneblergeräten, die mit einer Unterbrechertaste ausgestattet sind, möglich und vermeidet so Verluste an Medikamenten, die bei der kontinuierlichen Vernebelung entstehen können (Newman et al. 1994). Das Aerosol kann entweder über ein Mundstück oder mittels einer Maske eingeatmet werden. Die Anwendung der Maske führt zu einer Reduktion der inhalierten Fraktion um etwa 75% (Salmon et al. 1990). Eine adäquate Hygiene des Inhalationsgeräts kann durch

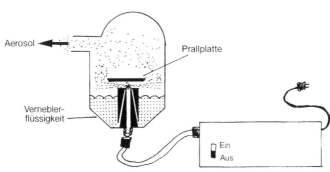

DÜSENVERNEBLER

Aerosol

Prallplatte

Verneblerflüssigkeit

Ein
Aus

Preßluft vom Kompressor

Abb. 6.28. Schematische Darstellung eines Düsenverneblers. Durch einen Kompressor wird Druckluft erzeugt, die Verneblerflüssigkeit mitreißt und an Prallplatten zerstäubt

Waschen der Einzelteile unter fließendem, warmem Leitungswasser und anschließender sorgfältiger Trocknung erfolgen. Auf eine chemische Desinfek-
tion sollte verzichtet werden (Hüls et al. 1994).

Dosieraerosole

Ohne detaillierte Schulung macht ein Großteil der Kinder technische Fehler
bei der Anwendung von Dosieraerosolen. Ein zentraler Punkt der Technik ist
die Inhalationsgeschwindigkeit. Verschiedene Studien zeigen, daß eine forcierte Inspiration von mehr als 60 l/min eine Verschlechterung der inhalierten Menge bewirkt und zu einer Umverteilung des Medikamentes von peri-
pher in die mehr zentralen Atemwege führt (Dolovich 1995). Durch das Anhalten des Atems am Ende der Inspiration kommt es zu einer erhöhten Sedimentation des Medikamentes auf die Atemwegsoberflächen und so zu einer
erhöhten Lungendeposition. Das beste Lungenvolumen, von welchem aus inhaliert werden soll, ist die funktionelle Residualkapazität (Dolovich 1995).

Eine Reihe von Untersuchungen haben gezeigt, daß das Abfeuern eines
Dosieraerosols etwa 4 cm vor dem Mund zu einer besseren pulmonalen
Deposition und auch spirometrisch erfaßbaren Änderungen der Lungenfunktion bei Asthmatikern im Vergleich zu Patienten, die das Dosieraerosol direkt an den Mund angesetzt hatten, führt. Dies hängt mit einer Verminderung der hohen Austrittsgeschwindigkeit des Aerosols und mit einer Reduktion der Tröpfchengröße aufgrund von Verdunstung des Treibmittels auf das
lungengängige Maß zusammen. In der Praxis kann diese Inhalationstechnik
gewährleistet werden durch sog. „Abstandshalter" (s. u.).

Um jedoch diese und weitere technische Probleme der Aerosolapplikation
(Tabelle 6.12 u. 6.13) zu umgehen, sind folgende Maßnahmen, in Abhän-
gigkeit vom jeweiligen Alter des Kindes, möglich:
- detaillierte Anleitung und Überprüfung durch geschultes Personal,
- Verwendung von Spacern (Inhalierhilfen),
- Autohalern und
- Pulverinhalatoren (s. unten).

Tabelle 6.12. Fehler bei der Inhalation mit Dosieraerosolen

Bereich	Beispiel
Zeitliche Koordination	– Auslösung vor Inhalation, am Ende der Inhalation und wäh-rend der Ausatmung – Auslösung des Sprays beendet die Inhalation – Multiple Auslösungen des Sprays während einer Inhalation
Inhalationstechnik	– Rasche Inhalation – Inhalation durch die Nase – Fehlendes Anhalten des Atems am Ende der Inhalation

Tabelle 6.13. Anweisungen zur Inhalationstechnik mit Dosieraerosolen

Altersstufe	Anweisungen
Neugeborene und Kleinkinder	*Verwendung einer Inhalierhilfe mit Ventil und Maske für Nase und Mund* – Einsetzen des Dosieraerosols in der Halterung und Schütteln des Gerätes – Halten des Kindes auf dem Arm in halbliegender Stellung und Aufsetzen der Maske auf Mund und Nase – Auslösung eines Dosieraerosolhubs – Warten bis das Kind je nach Volumen des Spacers etwa 5–10 Atemzüge (AZV 10 ml/kg) ruhig atmend gemacht hat – Wiederholte Auslösung des Dosieraerosols
Kinder zwischen 2 und 4 Jahren	*Verwendung einer Inhalierhilfe mit Ventil am Mundstück* – Vorgehen wie oben beschrieben, Nase ggfs. mit der Hand zuhalten, zuhalten lassen oder eine Nasenklemme verwenden
Größere Kinder und Jugendliche	*Verwendung einer Inhalierhilfe mit Ventil* – Nichtforcierte tiefe Inspiration (~30 l/min). Anhalten des Atems am Ende der Inspiration hat keinen zusätzlichen Effekt. 2× wiederholen, *alternativ* – Ruheatmung durch den Mund für 5–10 Atemzüge *Ohne Inhalierhilfe* – Schütteln des Inhalationsgerätes und Entfernen der Kappe – Senkrechtes Halten des Inhalationsgerätes und Ausatmung – Inhalationsgerät in den Mund nehmen und Schließen der Lippen um das Inhalationsgerät – Aktivierung des Inhalationsgerätes zu Beginn der langsamen (~30 l/min) und tiefen Inspiration. Verwendung des Autohalters/Easyhalers – Anhalten des Atems für etwa 10 Sekunden oder so lange wie möglich

■ **Inhalierhilfen (Spacer).** Inhalierhilfen wurden entwickelt, um die Inhalation aus dem Dosieraerosol zu erleichtern (Abb. 6.29). Im einfachsten Falle handelt es sich um rundförmige, kleinvoluminöse oder offene Abstandshalter, die den oben genannten optimalen Abstand von 4 cm zwischen Mund und Dosieraerosol gewährleisten. Großvoluminöse Spacer ohne Ventil gewährleisten darüber hinaus eine Sedimentation oder Impaktion großer Aerosolteilchen an deren Wand. Spacer mit Ventil machen die Notwendigkeit der Koordination von Auslösung des Dosieraerosols und Einatmung überflüssig und dienen somit als Reservoir, aus dem das Medikament in einigen Atemzügen eingeatmet werden kann. Prinzipiell sollten Spacer mit Ventil bevorzugt werden. Eine adäquate Inhaliertechnik bleibt aber Voraussetzung für eine möglichst effektive Deposition. Die Kinder sollten möglichst mit langsamer Inspiration einatmen, wobei nun das Inspirationsvolumen oder das Anhalten der Atmung am Ende der Inspiration keinen großen Effekt auf die Lungendesposition mehr haben (Pederson 1995). Die statische Oberflächenladung verschiedener Spacer spielt eine Rolle bei der statischen Absorption von Medikamenten und führt zu reduzierter Verfügbarkeit. Metallene Inhalierhilfen haben dieses Problem nicht, sind jedoch recht teuer (Bisgaard 1995). Durch die Verwendung anionischer oder kationischer Detergentien (Haushaltspülmittel) kann das Elektrostatikproblem ebenfalls weitgehend beseitigt werden,

DOSIERAEROSOL + SPACER

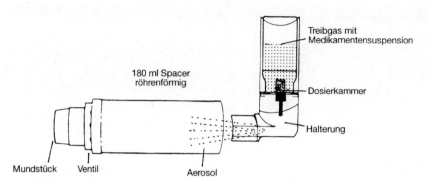

Abb. 6.29. Schematische Darstellung eines Dosieraerosols mit aufzusetzendem Spacer. Die Inhalierhilfe (Spacer) bewirkt, daß das mit hoher Geschwindigkeit aus dem Dosieraerosol freigesetzte Aerosol seine Geschwindigkeit verringert und größere, ansonsten im Mund und Rachen impaktierende Teilchen in der Spacerkammer verbleiben. Das Ventil ermöglicht die Inhalation des Aerosols bei ruhiger Ein- und Ausatmung

wenn die Geräte 1mal pro Woche in kaltem Wasser mit Spülmittel gespült und dann luftgetrocknet werden (Wildhaber 1996). Für die Rondokugel wurde gezeigt, daß hier elektrostatische Aufladung und Benutzungshäufigkeit keine Rolle spielen. Die neueren, fluorcarbonfreien Dosieraerosole weisen oftmals fundamental andere Teilchenspektren auf, als ihre FCKW-haltigen Vorläufermodelle. Dies führt dazu, daß bei nominell identischer Dosierung erheblich unterschiedliche therapeutische Effekte erzielt werden können. Mit beclomethasonhaltigen Präparate können so vielfach bessere intrapulmonale Depositionen erzielt werden, was bei der Dosierung berücksichtigt werden muß (June 1997).

Die Effektivität der einzelnen Inhalierhilfen ist unterschiedlich (Pederson 1995), das verwendete Volumen ist wahrscheinlich bei Kleinkindern nicht von so großer Bedeutung wie bisher angenommen. Als nachteilig erweist sich die schlechte Kompatibilität vieler Inhalierhilfen mit unterschiedlichen Dosieraerosolen. Wir haben 8 uns verfügbare Inhalationshilfen mit Ventil auf ihre mechanische Kompatibilität mit den auf dem Markt befindlichen und auf schriftliche Anfrage bereitgestellten Dosieraersolen untersucht. Die Ergebnisse sind in Tabelle 6.14 zusammengefaßt. Aus dieser mechanischen Kompatibilität darf jedoch nicht ohne weiteres geschlossen werden, daß die Kombination aus einem beliebigen Dosieraerosol und einer Inhalierhilfe dieselbe intrapulmonale Deposition ergibt wie für die Originalkombination experimentell ermittelt (Kenyon et al. 1995). Da jährlich eine Vielzahl von Inhalierhilfen auf den Markt kommt und sicher erhebliche, jedoch nicht vorhersehbare Unterschiede in ihren Eigenschaften bestehen, muß vor einem unkritischen Gebrauch neuer Produkte gewarnt werden, bevor entsprechende klinische Prüfdaten vorliegen. Für die Rondoinhalierhilfe konnte kürzlich gezeigt werden, daß bei der Benutzung einer fabrikneuen Inhalierhilfe die inhalierbare Masse eines Budesoniddosieraerosols (Budecort) unabhängig von der Behandlung

Tabelle 6.14. Dosieraerosole und ihre mechanische Kompatibilität mit 8 verschiedenen Inhalierhilfen mit Ventil; *1* Aerochamber, *2* Babyhaler, *3* Metallspacer, *4* Rondo, *5* Fisonair, *6* Nebulator, *7* Volumatic, *?* Daten liegen nicht vor

Name	Substanz	Firma	Mechanische Kompatibiltät			
			gut	mühsam	nicht	locker
Sympathomimetika, kurzwirksam						
Aerolind	Salbutamol	TAD Pharmazeutisches Werk	1	–	2, 3, 5, 6	4, 7
Alupent	Orciprenalin	Boehringer Ingelheim Pharma	?	?	?	?
Apsomol	Salbutamol	Farmasan Arzneimittel	1, 2, 3, 4, 7	–	5, 6	–
Arubendol	Salbutamol	Klinge Pharma	?	?	?	?
Asthma-Spray	Salbutamol	ct-Arzneimittel Chemische Tempelhof	1	–	2, 3, 5, 6	4, 7
Asthmocupin	Salbutamol	Rhone-Poulenc Rorer	?	?	?	?
Berotec	Fenoterol	Boehringer Ingelheim Pharma	?	?	?	?
Bricanyl	Terbutalin	Pharma-Stern	1, 3, 4, 6	–	2, 7	5
Bricanyl	Terbutalin	Emra Med Arzneimittel	1, 3, 4, 6	–	2, 7	5
Bronchospasmin	Reproterol	Asta Medica	1, 4, 5	–	2, 3, 6, 7	–
Bronchospray	Salbutamol	Klinge Pharma	1, 2, 3, 4, 6	–	7	5
Bronchospray novo	Salbutamol	Klinge Pharma	1, 5	2	3, 4, 6, 7	–
Contimit	Salbutamol	Lindopharm	1	–	2, 3, 4, 5, 6	7
Epaq	Salbutamol	3M Medica	1, 5	–	2, 3, 4, 6, 7	–
Etoscol	Salbutamol	Byk Gulden	?	?	?	?
Salbu BASF	Salbutamol	BASF Generics	1, 3, 4, 7	–	2, 6	5
Salbu Fatol	Salbutamol	Fatol Arzneimittel	1	–	2, 3, 4, 5, 6, 7	–
Salbu	Salbutamol	Orion Pharma	?	?	?	?
Salbuhexal	Salbutamol	Hexal AG	1	–	2, 3, 4, 5, 6	7
Salbulair	Salbutamol	3M Medica	?	?	?	?
Salbupur	Salbutamol	BASF Generics	1	–	2, 3, 4, 5, 6	7
Salbutamol	Salbutamol	Acis Arzneimittel	1	–	2, 3, 5, 6	4, 7

Tabelle 6.14 (Fortsetzung)

Name	Substanz	Firma	Mechanische Kompatibiltät			
			gut	mühsam	nicht	locker
Salbutamol Basics	Salbutamol	Basics Pharma	1, 4	–	2, 3, 5, 6, 7	–
Salbutamol Heumann	Salbutamol	Heumann Pharma	1	–	2, 3, 4, 5, 6, 7	–
Salbutamol Ratiopharm	Salbutamol	ratiopharm	2	–	1, 3, 4, 5, 6, 7	–
Salbutamol Stada	Salbutamol	Stada-Arzneimittel	1	–	2, 3, 5, 6, 7	4
Salbutamol Trom	Salbutamol	Tromsdorff Arzneimittel	1	–	2, 3, 5, 6, 7	4
Salmudin	Salbutamol	Mundipharma	1, 4, 7	–	2	3, 5
Salvent	Salbutamol	Dr. August Wolff Arzneimittel	?	?	?	?
Sultanol	Salbutamol	Glaxo Wellcome	1, 2, 4, 6, 7	5	3	–
Sultanol N	Salbutamol	Glaxo Wellcome	1, 2, 4, 6, 7	5	3	–
Zeisin	Pirbuterol	3M ME	?	?	?	?
Sympathomimetika, langwirksam						
Aeromax	Salmeterol	Asta Medica	1, 4, 6, 7	–	3	2, 5
Serevent	Salmeterol	Glaxo Wellcome	1, 4, 6, 7	–	3	2, 5
Parasympathlytikum						
Atrovent	Ipratropium-bro mid	Boehringer Ingelheim Pharma	1, 4, 7	–	3, 5, 6	2
Kombinationspräparate						
Aarane	DNCG +Reproterol	Rhone-Poulenc Rorer	1, 4, 5	–	2, 3, 6 7	–
Allergo-spamin	DNCG +Reproterol	Asta Medica AWD Vetriebs	1, 4, 5	–	2, 3, 6	–
Berodual	Ipratropium +Fenoterol	Boehringer Ingelheim Pharma	1, 7	–	2, 3, 5, 6	4
DNCG						
Acecromol	DNCG	Dr. August Wolff Arzneimittel	1	–	2, 3, 5, 6	4
CROMO	DNCG	ct-Arzneimittel Chemische Tempelhof	1	–	2, 3, 4, 5, 6	7
Comoglicin	DNCG	Heumann	1, 2, 3, 4, 7	–	5, 6	–
Cromohexal	DNCG	Hexal AG	1	–	2, 3, 4, 5, 6	7
Cromolyn	DNCG	Fatol Arzneimittel	1	–	2, 3, 5, 6	4, 7
DITEC	DNCG plus Fenoterol	Boehringer Ingelheim Pharma	2, 4, 7	–	1, 3, 5, 6	–
DNCG	DNCG	Mundipharma	1, 7	–	2, 3, 4, 6	5
DNCG	DNCG	Tromsdorff Arzneimittel	1	–	2, 3, 5, 6	4, 7

Tabelle 6.14 (Fortsetzung)

Name	Substanz	Firma	Mechanische Kompatibiltät			
			gut	mühsam	nicht	locker
Duracroman	DNCG	durachemie Niederlassung Münster	1	–	2, 3, 5, 6	4, 7
Flui-DNCG	DNCG	Zambon	1	–	2, 3, 4, 5, 6, 7	–
Intal	DNCG	Rhone-Poulenc Rorer	1, 4, 5	2	3, 6, 7	–
Pulbil	DNCG	Klinge Pharma	1, 2, 3, 4, 6	–	7	–
Inhalative Kortikoide						
Aerobec	Beclometason	MA	?	?	?	?
Atemur	Fluticason	Asta Medica	?	?	?	?
Auxiloson	Dexamethason	Boehringer Ingelheim Pharma	?	?	?	?
Beclomet forte	Dexa- methason	Orion Pharma	?	?	?	?
Beclorhinal	Dexa- methason	Rhone-Pulenc Rorer	?	?	?	?
Beclomtur- mant	Dexa- methason	Lindopharm	1, 2, 4, 6	–	3, 7	5
Benosid	Budesonid	Frams	1	–	2, 3, 4, 5, 6, 7	–
Bronchocort	Beclometason	Klinge Pharma	1, 4, 6	–	2, 3, 7	5
Bronchocux	Beclometason	TAD Pharma- zeutisches Werk	1	–	2, 3, 4, 5, 6, 7	–
Budecort	Budesonid	Klinge Pharma	1, 3, 4, 7	–	2	5, 6
Budefat	Budesonid	Fatol Arzneimittel	1	–	2, 3, 5, 6, 7	4
Budepur	Budesonid	BASF Generics	1	–	2, 3, 4, 5, 6, 7	–
Budes	Budesonid	Hexal AG	1, 2, 3, 4, 6	–	7	5
Budesonid Asics	Budesonid	Asics Arzneimittel	1	–	2, 3, 4, 5, 6	7
Budesonid Basics	Budesonid	Basics Pharma	?	?	?	?
Budesonid Beta	Budesonid	betapharm Arzneimittel	1, 3, 4, 7	–	–	2, 5, 6
Budesonid	Budesonid	ct-Arzneimittel Chemische Tempelhof	1	–	2, 3, 5, 6	4, 7
Budesonid	Budesonid	Heumann	1	–	2, 3, 4, 5, 6, 7	–
Budesonid	Budesonid	ratiopharm	2	–	1, 3, 5, 6, 7	4
Budesonid	Budesonid	Stada-Arznei- mittel	1	–	2, 3, 5, 6, 7	4
Budon	Budesonid	Lindopharm	1	–	2, 3, 5, 6	4, 7
Dexafat	Dexamethason	Fatol Arzneimittel	?	?	?	?
Flutide	Fluticason	Glaxo Wellcome	?	?	?	?
Flutide N	Fluticason	Glaxo Wellcome	1, 2, 4, 5, 6, 7	–	3	–
Inhacort	Flunisolid	Boehringer Ingelheim Pharma	?	?	?	?

Tabelle 6.14 (Fortsetzung)

Name	Substanz	Firma	Mechanische Kompatibiltät			
			gut	mühsam	nicht	locker
Pulmicort	Budesonid	Astra/Pharmastern	1, 3, 4, 5, 6	–	2, 7	–
Respicort	Budesonid	Mundipharma	1, 7	–	2, 3, 5, 6	4
Sanasthmax	Beclometason	Glaxo Wellcome	?	?	?	?
Viarox	Beclometason	Byk Gulden Lomberg Chemische Fabrik	1, 2, 4, 7	–	3, 5, 6	–

der Inhalierhilfe durch den Patienten (seltene oder häufige Reinigung, Reinigung mit Wasser oder Spülmittellösung, elektrostatische Aufladung) einen konstanten Ausstoß am Medikament gewährleistet.

Speziell für die Applikation bei Säuglingen und Kleinkindern geeignet sind Inhalationshilfen, die mit einer Gesichtsmaske ausgestattet sind, z. B. Babyhaler, Aerochamber oder eine Rondokugel mit Maske. In einer Untersuchung konnte die Überlegenheit des Babyhalers gegenüber der Aerochamber bei Säuglingen gezeigt werden. Zur Anwendung der Rondokugel mit Maske liegen bisher keine Informationen vor. Prinzipiell lassen sich alle Inhalierhilfen mit einer Silikonmaske ausstatten. Entscheidend ist, daß die Maske eng am Gesicht des Kindes anliegt, da eine Lücke von wenigen Millimetern zu einer deutlich reduzierten Lungendeposition führt (Salmon 1990). Eine Untersuchung an sehr kleinen Frühgeborenen zeigte, daß in dieser speziellen Situation die Verwendung einer Inhalationshilfe mit Ventil ungünstiger sein kann, da diese kleinen Kinder die Ventile noch nicht ausreichend bewegen können (Fok et al. 1997).

Ein In-vitro-Vergleich von 9 Inhalierhilfen zeigte gute Ergebnisse für die Rondokugel. Nebulator, Viarox, Aru und Fisonair schnitten ebenfalls nicht schlecht ab (Holzner u. Müller 1994).

Generell sollten Dosieraerosole bei Kindern unter 6 Jahren nicht ohne Inhalierhilfe verwendet werden, auch bei der inhalativen Applikation von Glukokortikoiden sollte in jeder Altersstufe Inhalierhilfe benutzt werden, um die orale Deposition vorwegzunehmen und so die Ganzkörperdeposition ohne Beeinflussung der Lungendeposition zu reduzieren. Die gleichzeitige Mischung multipler Medikationen in einer Inhalierhilfe ist nicht sinnvoll, vielmehr sollte, falls indiziert, zunächst ein β-Sympathomimetikum inhaliert werden, um eine bessere Deposition der nachfolgenden antiinflammatorischen Medikamente zu ermöglichen. Mehrere Hübe müssen nacheinander inhaliert werden.

■ **Autohaler, Easy-Breathe.** Um die Komplexität der Anwendung von Dosieraerosolen zu verringern, wurden Geräte entwickelt, deren Auslösung durch
die Einatmung des Patienten getriggert wird. So wird die Notwendigkeit
einer Synchronisation der manuellen Auslösung mit der eigenen Einatmung
eliminiert. Dies ist von Bedeutung bei größeren Kindern, die Dosieraerosole
ohne Spacer verwenden möchten und Probleme bei der Koordination haben.
Der Autohaler ist mit einem β-Sympathomimetikum und mit Beclometason
verfügbar. Der erst in England eingeführte Easy-Breathe wird noch zusätzlich
mit einem Rohrspacer geliefert, so daß dadurch die oropharyngeale Deposition etwas verringert werden kann. Diese Geräte werden vor allem bei größeren Kindern und Jugendlichen angewendet, die unbedingt Dosieraerosole
ohne Spacer verwenden möchten. Dennoch muß auf eine gute Inhalationstechnik geachtet werden, die durch einen mittleren Inspirationsfluß
(30 l/min) und durch ein endinspiratorisches Anhalten des Atems für 5–10
Sekunden optimiert werden kann.

Mit jeder Verordnung von Dosieraerosolen ist es notwendig, sich deren
konkrete Anwendung vom jeweiligen Patienten demonstrieren zu lassen und
evtl. korrigierend einzugreifen. Tabelle 6.13 listet die praktischen Anweisungen zur Inhalationstechnik mit Dosieraerosolen auf.

Pulverinhalatoren

Pulverinhalatoren benötigen weniger Koordination als Dosieraerosole und
sind daher besonders nützlich auch bei (3–5)–7jährigen Kindern. Vorteilhaft
ist, daß sie kein FCKW enthalten. Im Gegensatz zu Dosieraerosolen benötigen sie jedoch hohe Inspirationsflüsse um 60–120 l/min. Daher können sie
während des akuten Asthmaanfalls aufgrund der reduzierten Flußraten weniger effektiv werden. Ein endinspiratorisches Anhalten des Atems erhöht hier
nicht die Medikamentendeposition in der Lunge. Die oropharyngeale Deposition ist ähnlich groß wie bei Dosieraerosolen. Es werden Konstruktionen unterschieden, die einen hohen Widerstand aufweisen und zu einer Desaggrega-
tion des Medikamentenpulvers führen (z. B. Turbohaler) und Geräte mit nied-
rigem Widerstand, die darauf beruhen, daß der Patient selbst das Medika-
mentenpulver durch das rasche Inhalationsmanöver desaggregiert (z. B. Rotahaler). Ein Vergleich von topischen Glukokortikoiden, die mittels Turbohaler
oder Rotahaler inhaliert wurden, ergab eine höhere intrapulmonale Depositi-
onsrate bei Verwendung des Turbohalers (Tjwa 1995).

Der Diskus ist die Weiterentwicklung des Diskhalers und enthält 60 Medi-
kamentendosen in versiegelten Täschchen auf einem sich bewegenden Trans-
portband, so daß genügend Medikation für etwa 1 Monat bereitgestellt wird.
Dem Medikament ist Lactose als Trägersubstanz beigemischt, um zu erreichen, daß der Patient die Inhalation wahrnehmen kann. Die abgegebene Dosis ist von sehr geringer Variabilität und unabhängig vom Inspirationsfluß
zwischen 30 und 90 l/min. Auch der Easyhaler, vom äußeren Erscheinungsbild einem Dosieraerosol ähnlich, deponiert die Medikation intrapulmonal in
der Größenordnung eines Dosieraerosols. Kürzlich wurde ein neues Gerät

Tabelle 6.15. Pulverinhalatoren und verfügbare Medikamente (Stand: Mai 1998)

Name	Art	Substanz	Firma
Sympathomimetika, kurzwirksam			
Aerodur	Turbohaler	Terbutalin	Pharma-Stern
Berotec	Inhaletten	Fenoterol	Boehringer Ingelheim
Cylocaps	Inhalationskapseln	Salbutamol	Pharbita
Salbu	Easyhaler	Salbutamol	Orion Pharma
Sultanol	Diskhaler	Salbutamol	Glaxo Wellcome
Sympathomimetika, langwirksam			
Aeromax	Pulver	Salmeterol	Asta Medica
Foradil P	Inhalationskapseln	Formoterol	Novartis Pharma
Oxis	Turbohaler	Formoterol	Astra
Serevent	Diskus	Salmeterol	Glaxo Wellcome
Sympathomimetika, Kombinationspräparate			
Berodual	Inhalettenkapseln	Ipratropium + Fenoterol	Boehringer Ingelheim
DNCG			
Cromolind	Inhalationskapseln	Cromoclicinsäure	Lindopharm
Cromolyn	Inhalationskapseln	Cromoclicinsäure	Orion Pharma
Flui-DNCG	Inhalationskapseln	Cromoclicinsäure	Zambon
Intal	Inhalationskapseln	Cromoclicinsäure	Rhone-Poulenc Rore
Inhalative Kortikosteroide			
Atemur	Diskus	Fluticason	Asta Medica
Atemur	Rotadisk+Dishaler	Fluticason	Asta Medica
Beclomet	Pulver	Beclometason	Orion Pharma
Cyclocaps	Inhalationskapseln	Beclometaton	Pharbita
Flutide	Diskus Pulver	Fluticason	Glaxo Wellcome
Flutide	Rotadisk+Diskhaler	Fluticason	Glaxo Wellcome
Pulmicort	Turbohaler	Budesonid	Astra/Pharmastern

vorgestellt, welches einen Pulverinhalator mit einem elektrostatisch nicht aufladbaren Inhalationsreservoir kombiniert und atemzugabhängig ausgelöst werden kann. Aufgrund der sehr langen Halbwertszeit der Partikel im Inhalationsreservoir ist das Gerät auch für die Anwendung bei Kleinkindern geeignet (Bisgard 1998). In Tabelle 6.15 sind die z. Z. in Deutschland verfügbaren Pulverinhalatoren aufgeführt.

6.2.5
Patientencompliance

Der klinische Effekt einer Inhalationstherapie hängt vom verwendeten Medikament, einer optimalen Inhalationstechnik und ganz wesentlich von der Patientencompliance ab, wobei sich diese 3 Faktoren gegenseitig beeinflussen. So führt eine schlechte Inhalationstechnik zu einer reduzierten Lungendeposition und damit auch zu einem schlechten therapeutischen Ansprechen. Dies wiederum führt dazu, daß der Patient bei fehlendem Effekt die Medikation wegläßt. Ebenso bedingen komplizierte und umständliche Inhaliersysteme (z. B. sperrige Spacer oder lange Inhalationszeiten am Druckluftvernebler) ein Nachlassen der Compliance. Die Compliance von Dosieraerosolen kann mittels des Chronologs, eines computerisierten Mundstücks am Dosieraerosol, erfaßt werden. Ähnlich lassen sich Inhalationszeiten an Verneblersystemen messen.

Die Compliance der Medikamenteneinnahme ist immer viel niedriger als von ärztlicher Seite eingeschätzt. Sie liegt für Asthmamedikation in der Größenordnung von im Mittel 50%, allerdings ist hierbei jedoch ein weiter Schwankungsbereich zwischen 0–95% zu beachten. Es gibt also eine Reihe von Patienten, die ihre Medikation überhaupt nicht einnehmen, und andererseits auch Patienten, die damit sehr akkurat umgehen. Die Annahme einer höheren Compliancerate bei Vorschulkindern, bei denen die Eltern für die Verabreichung der Inhalationen verantwortlich sind, hat sich nicht bestätigt (Gibson et al. 1995). In der Untersuchung fand sich auch kein Zusammenhang zwischen einer guten Compliance und der verordneten Applikationshäufigkeit der Medikamente am Tag oder einer besseren klinischen Einstellung. Waren die Kinder in einer Kindertagesstätte untergebracht, war die Compliance allerdings erheblich niedriger. Compliance hängt häufig auch nicht vom Schulungsprogramm ab, da auch unter den Bedingungen einer guten Schulung Complianceraten von nur etwa 40% gemessen wurden (Chmelik u. Doughty 1994). Eine präventive, antiinflammatorische Behandlung hat für den Patienten keine direkt wahrnehmbare Wirkung. Die Compliance lag bei einer Anwendung von Nedocromil über 3 Monate bei 35% (Braunstein et al. 1996), ließ sich jedoch nicht durch Kombination mit einem β-Sympathomimetikum verbessern.

Es gibt verschiedene Strategien, die Medikamentencompliance zu verbessern. Eine besonders schwierige Patientengruppe stellen die Adoleszenten dar. Hier werden Complianceraten von weniger als 30% erwartet (Court 1992). Gerade für diese Altersgruppe gilt, daß nicht zusätzliche Informationen notwendig sind, um die Compliance zu verbessern, sondern Strategien, die die inneren Haltungen der Jugendlichen ändern. Hier spielen insbesondere das Fertigwerden mit der Wahrnehmung der eigenen Verletzlichkeit und negative Peergruppeneinflüsse eine große Rolle. Die Compliance kann verbessert werden, wenn die Adoleszenten eigenverantwortlich mit in Entscheidungen zum Medikamentenregime eingebunden werden. Auch in dieser Altersgruppe gilt, daß diejenigen Jugendlichen, die sich beim Arzt wohlfühlen, eine höhere Compliance aufweisen. Es gehört daher zu jeder Arzt-Patienten-Interaktion, die mögliche Compliancesituation zu beachten und falls notwendig auch direkt anzusprechen.

Zu den Strategien zur Complianceverbesserung gehören:
- einfaches Medikamentenregime (1× oder 2× täglich),
- ingesamt geringe Zahl an Medikamenten, möglicherweise Kombinationstherapie (ohne Beleg),

- handschriftlich mitgegebene Instruktionen,
- gute Patienten-Arzt-Beziehung,
- Minimierung möglicher Nebenwirkungen,
- Patientenschulung (widersprüchliche Ergebnisse).

In Tabelle 6.16 und 6.17 sind die Vor- und Nachteile der Inhalationssysteme sowie ihre Anwendbarkeit mit verschiedenen Asthmamedikamenten aufgeführt.

Tabelle 6.16. Vor- und Nachteile der verschiedenen Inhalationssysteme

Inhalationssysteme	Vor- und Nachteile
Düsenvernebler	**Vorteile** – effektive Therapie durch Applikation auch größerer Dosen – einfach zu verwenden, da keine Koordination erforderlich – auch Applikation von anderen Medikamenten wie Antibiotika, Antiproteasen, rekombinante DNase, Amilorid, usw. möglich **Nachteile** – Notwendigkeit der Reinigung – relativ lange Applikationszeiten und daher niedrigere Compliance – bei defektem Kompressor Generation eines ungünstigen Aerosols mit großem, nicht atembaren Teilchen – relativ hohe Anschaffungskosten
Dosieraerosole mit Inhalierhilfe	**Vorteile** – wesentlich weniger pharyngeale Deposition und damit bis zu 75%ige Reduktion der Ganzkörperdosis – verbesserte pulmonale Verteilung – bessere therapeutische Effizienz bei weniger Nebenwirkungen – verbesserte Compliance – anwendbar bei Neugeborenen, Kleinkindern und Kindern **Nachteile** – FCKW (oder andere Treibgase) – Sperrigkeit mancher Inhalierhilfen – Inkompatibilität mancher Inhalierhilfen mit Dosieraerosolen von verschiedenen Herstellern
Pulverinhalatoren	**Vorteile** – leicht tragbar und multiple Dosierung möglich – Auslösung der Medikation durch die Inhalation – keine FCKW oder andere Hilfsstoffe notwendig **Nachteile** – zur Zeit zum Teil noch teurer als Dosieraerosole – bei niedrigem Inspirationsfluß auch niedriger Medikamentenausstoß – nicht anwendbar bei Kindern unter 3 Jahren aufgrund der niedrigen Inspirationsflüsse – nicht verfügbar für alle Asthmamedikationen – Verlust der zu inhalierenden Dosis bei Ausatmung in das Gerät

Tabelle 6.17. Anwendbarkeit der verschiedenen Inhalationssysteme beim Asthma bronchiale

Medikament	Düsenvernebler	Dosieraerosol	Pulverinhalator
physiol. NaCl-Lösung	+	–	–
Cromoglicinsäure	+	+	+
Nedocromil	–	+	–
Kortikoid	+	+	+
β-Sympathomimetika			
kurzwirksam	+	+	+
langwirksam	–	+	+
Ipratropiumbromid	+	+	+

6.3
Antigenelimination

Die Bedeutung von inhalativen Allergenen für das Asthma bronchiale im Kindesalter ist unbestritten (Warner u. Boner 1988). Bei nachgewiesener Relevanz ist daher eine Allergenelimination eines der wesentlichen therapeutischen Prinzipien (AAAAI working group)*.

■ **Tierhaarallergien.** Die ausschließliche Behandlung durch eine Antigenelimination bei inhalativen Allergien ist lediglich bei einer Sensibilisierung gegenüber Tierepithelien bzw. Tierhaaren möglich. Bei Nachweis eines Zusammenhanges zwischen einer Tierhaarallergie und der Krankheit sollte vor Abschaffung des Tieres die Schwere der Symptome, ihre Beeinflußbarkeit durch andere Maßnahmen sowie die mögliche Konsequenz für die Familienstruktur berücksichtigt werden. Generell gilt, daß bei Bestehen einer allergischen Manifestation von der Anschaffung eines Tieres abgeraten werden sollte, da in vielen Fällen bei einer Atopie mit einer Sensibilisierung gegenüber Tierhaaren zu rechnen ist. Auf die Anschaffung eines Tieres zu verzichten ist zumindest wesentlich leichter, als bei eingetretener allergischer Sensibilisierung ein Tier wieder abzuschaffen.

■ **Hausstaubmilbe.** Tiere sind auch Träger der Hausstaubmilbe. Die Milbe, deren Exkremente für eine der häufigsten Inhalationsallergien verantwortlich sind, kommt jedoch ubiquitär vor. Auch wenn bei Bestehen einer Milbenallergie nur ein allergenarmes, kein allergenfreies Milieu zu schaffen ist, so hat sich bei Asthmatikern die Bedeutung von Karenz und Sanierungsmaßnahmen gegenüber der Hausstaubmilbe in einer Verminderung der Beschwerdehäufigkeit und in einer Abnahme der spezifischen bronchialen Hyperreagibilität nachweisen lassen (Svendson et al. 1991; Sporik et al. 1990). Die Milbendichte wird offenbar durch die Luftfeuchtigkeit bestimmt. Die relative Luftfeuchtigkeit im häuslichen Milieu sollte daher nicht über 50% und die Raumtemperatur zwischen 18–20°C liegen. Seit einigen Jahren liegt eine aka-

---

* American Academy of Allergy, Asthma and Immunology.

rizide Substanz (Akarosan) vor, die Milben abtötet und deren Abbauprodukte bindet.

Durch Adsorption und Agglomeration entstehen größere Partikel, die leichter entfernt werden können. Das Akarizid, dessen wesentliche Bestandteile Carbonsäureester mit Polymeren und speziellen Adsorbern sind, liegt in Schaumform und als Feuchtpulver vor, mit dem Matratzen und Teppichböden bearbeitet werden können. Von einer dauerhaften Anwendung muß so lange abgeraten werden, bis Langzeitstudien zur Toxizität vorliegen, die die Unbedenklichkeit dieser Substanzen auch unter Langzeitbedingungen belegen. Die nachweislich wirksamste Maßnahme ist der Gebrauch spezieller Matratzen-, Kissen- und Deckenbezüge, die mit spezifischem Gewebe umhüllt werden („Encasing") und eigens für Hausstaubmilbenallergiker entwickelt wurden. Dieses Mikrogewebe ist so eng gewebt, daß zwar Luft und Wasserdampf hindurchdringen können, jedoch allergene Partikel, wie Milben und Hautschuppen, zurückgehalten werden (z.B. Intervent der Fa. Gore, Allergocover der Fa. Allergopharma, Bencase der Fa. Bencard). In den letzten Jahren haben zahlreiche Studien zeigen können, daß eine Reduktion der Milbendichte sowohl durch Aufenthalt in großen Höhen (van Velten et al. 1996; Piacentini et al. 1996) als auch durch Encasing (Colloff et al. 1992; Hayden et al. 1997; Hill et al. 1997) oder durch Verwendung von Acaroson (Cloostermann et al. 1997) zu einer signifikanten Besserung der klinischen Symptomatik, der bronchialen Hyperreagibilität und der eosinophilen Entzündung führt.

■ **Pilzsporen.** Pilzsporen finden sich in feuchten Wänden, Blumenerden, verdorbenen Früchten und Gemüsen. Auch Luftbefeuchter, Inhalationsgeräte und häusliche Klimaanlagen können als Quelle von Schimmelpilzen bei Schimmelpilzallergikern für die Auslösung und Erhaltung allergischer Symptome in Frage kommen. Bei einem Sanierungsprogramm sind diese Quellen für Schimmelpilzsporen konsequent zu eliminieren. Inhalationsgeräte müssen mehrmals im Monat gereinigt und getrocknet werden.

■ **Pollen.** Pollen sind ubiquitäre Allergene, so daß der Kontakt in der Pollenflugzeit häufig nicht zu umgehen ist. Pollenwarndienste, über die seit einigen Jahren Zeitungen und Rundfunk verfügen, können jedoch dazu beitragen, den Allergenkontakt durch Schließen der Fenster, Reduktion von Spielen und Aufenthalt im Freien zu meiden bzw. zu verringern und auch gezielt präventiv medikamentöse Maßnahmen einzuleiten.

■ **Rauchen.** Eine Untersuchung zur Frage, ob eine Beziehung zwischen dem Rauchen der Eltern und der Entwicklung einer Atopie bzw. bronchialen Hyperreagibilität besteht, ergab bei 9 Jahre alten Schulkindern, daß in Abhängigkeit von der Zahl der im häuslichen Bereich sowohl vom Vater als auch von der Mutter gerauchten Zigaretten bei Knaben eine deutliche Zunahme der bronchialen Hyperreagibilität und der allergischen Sensibilisierung bestand (Abb. 2.6). Eine solche Beziehung war jedoch nur für das männliche Geschlecht hochsignifikant (Martinez et al. 1988).

■ **Formaldehyd/Medikamente.** Von Formaldehyd ist bekannt, daß es als Hapten wirkt und dadurch allergische Sofortreaktionen vom Typ I auslösen kann. Da es als Konservierungsmittel in Mauerwerken, Holzverkleidungen, Möbeln, Desinfektionsmitteln und Raumsprays Verwendung findet, sollte bei anamnestischen Hinweisen konsequent auf die Notwendigkeit der Elimination dieser Substanz aus der Umgebung von Allergikern hingewiesen werden. Eine kausale Elimination ist auch möglich bei pseudoallergischen Reaktionen auf Arzneimittel, auf die in erster Linie anamnestische Hinweise deuten. Diagnostische Verfahren zum Nachweis einer Allergie auf eine einzelne Substanz oder auch auf eventuelle Kreuz- bzw. Gruppenallergien sind zuweilen außerordentlich schwierig und mit einem erheblichen Aufwand verbunden. β-Blocker und Acetylsalicysäure können, auch ohne daß eine IgE-vermittelte Sensibilisierung gegenüber diesen Substanzen vorliegt, einen Asthmaanfall auslösen (s. S. 120).

■ **Nahrungsmittel.** Nahrungsmittelallergien als Ursache für ein Asthma bronchiale sind ausgesprochen selten (s. S. 61). Ist jedoch durch eine genaue Anamnese, das Führen eines Ernährungstagebuches oder auch durch eine Provokation unter klinischer Kontrolle der Zusammenhang zwischen Krankheitsausprägung und dem Genuß bestimmter Nahrungsmittel (Hühnerei, Kuhmilch, Nüsse etc.) gegeben, müssen dezidierte Eliminationsdiäten entwickelt werden. Hinweise für solche Diäten und auch einzuleitende Maßnahmen zur Elimination von Allergenen bei Nachweis inhalativer Allergene sind im Anhang enthalten.

6.4
Immuntherapie – Hyposensibilisierung

Obwohl die Injektion steigender Allergendosen schon seit 1911 als ein Therapieprinzip bei allergischen Erkrankungen bekannt ist, ist der Wirkungsmechanismus, aber auch der klinische Wert nach wie vor Gegenstand kontroverser Diskussionen (Übers. bei Lichtenstein 1978; Salvaggio et al. 1993; Bousquet u. Michel 1994). Eine kontroverse Diskussion mit „Für" und „Wider" einer Hyposensibilisierung beim Asthma bronchiale haben 1996 Norman und Barnes im *American Journal of Respiratory and Critical Care Medecine* geführt, ohne daß daraus eindeutige Empfehlungen ablesbar gewesen wären. Die von Adkinson et al. (1997) im *New England Journal of Medecine* publizierte Studie, in der kein Erfolg einer Immuntherapie beim Asthma bronchiale nachgewiesen werden konnte, weist entscheidende methodische Fehler auf: so wurden bis zu 7 Einzelallergene in einem Extrakt verwendet. In der Zwischenzeit ist ein WHO-Positionspapier erschienen, in dem eine Reihe von Richtlinien zur Immuntherapie bei allergischen Erkrankungen festgelegt wurden (WHO Position Paper 1998).

Unter klinischen Gesichtspunkten eines Pädiaters stellen sich unabhängig von einer gewissen kritischen Hinterfragung nach der Effizienz auch rein pragmatische Fragen nach der Patienten- und Präparateselektion, nach Applikationsart und Therapiekontrolle. Bei der Indikationsstellung zur Anwendung einer Hyposensibilisierung darf man schließlich nicht vergessen, den finanziellen und zeitlichen Aufwand sowie die Therapienebenwirkung in Beziehung zum erwartenden Erfolg zu setzen. Während z. B. in Großbritannien die Indikation für eine Hyposensibilisierung beim Asthma bronchiale nicht mehr besteht und in den USA eine solche Therapie relativ selten durchgeführt wird, hat sie in vielen europäischen Ländern, so auch in Deutschland, einen gewissen Stellenwert, wenn sich auch die Indikationsstellung zu ihrer Anwendung in den letzten Jahren geändert hat. Eine Metaanalyse, in die 33 Hyposensibilitätsstudien einbezogen wurden, ergab einen signifikanten Wirkeffekt bei Verwendung von Allergenextrakten unterschiedlicher Zusammensetzung unter der Voraussetzung strenger Selektionskriterien des Patientengutes (Abramson et al. 1995). Eine Übersicht über die im Handel befindlichen Präparate und deren Dosierung findet sich im Anhang.

6.4.1
Wirkungsmechanismus

Bei der klassischen Hyposensibilisierung sind im Prinzip 4 immunologische *Grundphänomene* zu beobachten:
- Es kommt zur Bildung von spezifischen IgG-Antikörpern, die auch als blockierende Antikörper bezeichnet werden, sowie einer Zunahme des spezifischen sekretorischen IgAs (Lichtenstein et al. 1971; Platts-Mills et al. 1976). Die blockierenden IgG-Antikörper sind offenbar der IgG-Subklasse 4 zuzuordnen (Ortolani et al. 1984).
- Zunächst erfolgt ein initialer Anstieg der spezifischen IgE-Antikörper, danach eine konsekutive Suppression der IgE-Antwort (Lichtenstein et al. 1973).
- Es besteht eine verminderte Reaktivität („releaseability") der sensibilisierten Blutbasophilen und Gewebsmastzellen.
- Es kommt zu einer Abnahme der antigeninduzierten T-Lymphozytenproliferation, die wahrscheinlich bedingt ist durch eine Bildung von T-Suppressorzellen (Rochlin et al. 1980).

■ **IgG-Antikörper.** Die Rolle blockierender, antigenspezifischer IgG-Antikörper ist für solche Allergien gesichert, bei denen das Allergen nicht auf die Mukosa deponiert, sondern injiziert wird und somit über die Blutbahn an die Mastzellen gelangt. Dies ist für die Hyposensibilisierung bei Insektengiftallergien gut belegt (Urbanek et al. 1982). Für die Inhalationsallergene dagegen ist die Bedeutung der blockierenden IgG-Antikörper nur teilweise gesichert. So fand sich eine – wenn auch schwache – Korrelation zwischen dem Serumspiegel blockierender IgG-Antikörper und der Besserung der klinischen Asthmasymptomatik unter einer Hyposensibilisierungstherapie (Lichtenstein et al. 1973). In Tierversuchen ließ sich darüber hinaus zeigen, daß eine durch Allergeninhalation bedingte Bronchokonstriktion vermindert wurde, wenn die Hunde vorher blockierende IgG-Antikörper erhalten hatten (Faith et al. 1977). Neben dem serologischen Nachweis blockierender Antikörper oder der Hemmung einer allergeninduzierten Histaminfreisetzung aus Basophilen, die mit Serum eines hyposensibilisierten Patienten inkubiert werden, beweisen diese Befunde die Bedeutung spezifischer Antikörper auch unter In-vivo-Bedingungen. Dabei wird angenommen, daß allergenspezifische Antikörper mit dem Allergen einen Komplex bilden und somit den Allergenkontakt mit dem IgE-Antikörper an der Mastzelloberfläche verhindern (Lichtenstein et al. 1971).

■ **IgE-Antikörper.** Inwieweit die *lokale Bildung* von sekretorischen allergenspezifischen IgA-Antikörpern oder die lokale Bildung von spezifischen IgG-Antikörpern mit einer entsprechenden Erhöhung in den mukösen Drüsen einen antiallergischen Schutz ausübt, ist ungeklärt (Platts-Mills et al. 1976). Das Gleiche gilt auch für die Frage, ob die Bildung von IgG-Antikörpern über einen Feed-back-Mechanismus die Synthese von IgE-Antikörpern supprimiert. Die reduzierte IgE-Bildung unter der fortlaufenden Therapie kann auch durch andere Faktoren bedingt sein. So weiß man aus Tierversuchen, daß eine besondere Kategorie von T-Zellen eine unspezifische suppressive Wirkung auf die IgE-Synthese hat, der Nachweis beim Mensch steht jedoch noch aus. Antikörper besitzen ferner in ihrem variablen Teil Strukturen, sog. Idiotypen, die selber in der Lage sind, als Antigen zu wirken und die Bildung von Antiidiotypen-Antikörpern zu induzieren. Bei Tieren, die solche Antikörper aktiv bilden, beobachtete man, daß sie bei entsprechendem Antigenkontakt unfähig waren, die IgE-Antwort zu produzieren (de Weck 1981). Unklar geblieben ist bisher jedoch, inwieweit die Erzeugung von T-Supressorzellen oder die Suppression des IgE durch Antiidiotypen-Antikörper durch eine Hyposensibilisierung bedingt ist oder inwieweit spezifische immunologische Maßnahmen therapeutisch über diese Mechanismen wirksam werden können. Lymphozyten behandelter Patienten zeigen im Vergleich zu denen von unbehandelten Probanden Veränderungen ihrer Zytokinproduktion nach Allergenexposition im Sinne eines Th1-Musters (Secrist et al. 1993). Möglicherweise besteht in einer Unterdrückung der Th2- zugunsten der Th1-Antwort einer der Wirkmechanismen einer Immuntherapie (WHO Position Paper 1998). Ferner ließ sich auch ein Anstieg von CD8-positiven T-Zell-Subpopulationen bei gleichzeitig verminderter Zahl CD4-positiver Zellen in der Mukosa unter der Therapie nachweisen (Durham et al. 1991).

■ **Basophile.** Neben dem Nachweis blockierender Antikörper und einer IgE-Suppression läßt sich bei fortgesetzter Hyposensibilisierung auch eine verminderte Reaktivität der Basophilen feststellen, d. h. die Fähigkeit, auf allergische und andere Stimuli Histamin freizusetzen („releaseability"), wird reduziert (Sobotka et al. 1978). Dieser Effekt der Hyposensibilisierung auf die antigeninduzierte Histaminfreisetzung, der unabhängig von der Entstehung blockierender Antikörper ist, korreliert mit einer Besserung der klinischen

Beschwerdesymptomatik. Offenbar handelt es sich hier um eine unspezifische Wirkung der Hyposensibilisierung. Auch wenn der Mechanismus, der den Erfolg einer Immuntherapie bei Allergien bestimmt, sicherlich auf mehreren Teilkomponenten beruht und weitere immunologische Grundlagenforschung erfordert, so weiß man aufgrund umfangreicher klinischer Studien, daß die Erfolgsbeurteilung und damit die Auswahlkriterien für eine Hyposensibilisierung von zahlreichen klinischen Kriterien (mit-) bestimmt wird.

6.4.2
Klinische Anwendung und Erfolgskriterien

Es kann nicht genug betont werden, daß das Asthma bronchiale ein multifaktorielles und komplexes Geschehen darstellt, bei dem sowohl allergische Faktoren als auch nichtallergische Triggerfaktoren eine Rolle spielen. Obwohl die Rolle der Allergene unbestritten ist, muß bedacht werden, daß bei einem großen Anteil der Kinder mit Asthma bronchiale die Symptomatik nur wenige Jahre anhält, weil sie sozusagen aus dem Asthma „herauswachsen", während bei Patienten mit einem schweren Asthma die Symptomatik auch im späteren Leben anhält (Gerritsen et al. 1989; Pearlman 1989).

Auswahl von Patienten und Allergenen

Alle Kinder, die einer Hyposensibilisierung zugeführt werden, bedürfen strenger Auswahlkriterien. Zunächst muß dabei das Kriterium der aktuellen Sensibilisierung gegenüber einem bestimmten Allergen oder einer Allergenkombination gegeben sein. Hierzu gehören eine Übereinstimmung zwischen Anamnese und Hauttests und/oder einer Erhöhung der spezifischen IgE im RAST. Untersuchungen, die die einzelnen Allergietests mit dem Ergebnis einer inhalativen Provokation verglichen haben, konnten zeigen, daß häufig Kinder für eine Hyposensibilisierungsbehandlung ausgewählt wurden, bei denen die Sensibilisierung klinisch keine Relevanz hatte (Griese et al. 1990). Aufgrund der Gefahren, die eine inhalative Provokation mit den in Frage kommenden Allergenen für die Feststellung der klinischen Relevanz eines Allergens jedoch bedeutet, wird allgemein heute von dieser diagnostischen Methode abgesehen.

■ **Allergene.** Da eine eindeutige Abhängigkeit zwischen Therapieerfolg und injizierter Enddosis besteht, sollte ein Therapieextrakt nie mehr als 3 bis höchstens 4 Allergene enthalten. Dabei ist es verboten, daß verschiedenartige und saisonal unterschiedliche Allergene, wie etwa Pollen oder Hausstaubmilbe, miteinander vermischt werden.

Im Prinzip kommen auf Dauer folgende *Allergene und Allergengruppen* für eine Hyposensibilisierung in Frage:
- Pollen,
- Hausstaubmilben,
- Schimmelpilze,
- Bienen oder Wespen sowie
- gewerbliche Stäube.

Fraglich bzw. nicht geeignet sind:
- Hausstaub,
- Nahrungsmittel,
- Tierepithelien.

■ **Sonstige Auswahlkriterien.** Bei Indikationsstellung zur Hyposensibilisierung muß berücksichtigt werden, daß Auswahlkriterien, wie das *Lebensalter,* die Kombination verschiedener atopischer Krankheitsbilder, der *Typ des relevanten Allergens,* die *Zahl der Allergene* im Extrakt, die erreichte Enddosis sowie die Dauer der Behandlung für den Erfolg eine Rolle spielen. So konn-

Tabelle 6.18. Placebokontrollierte Hyposensibilisierungsstudien bei Kindern mit Asthma bronchiale. (Literatur s. auch Bousquet u. Michel 1994; Norman 1996, 1998; WHO Position Paper 1998)

Autor	Dauer in Monaten	Allergene	Erfolgskriterien	Signifikanz
Johnstone (1957)	12–36	Gräser	Symptome	<0,001
Johnstone u. Crump (1961)	48	Mischpollen	Symptome	<0,001
Johnstone u. Dutton (1968)	bis 168	Mischpollen	Symptome	<0,01
Aas (1971)		Hausstaub-Milbe	Bronchialprovokation	<0,01
Warner et al. (1978)	12			
			Medikation	<0,007
			Symptome	<0,015
Price et al. (1984)	24	Milbe	Medikation Provokation	<0,05
Valovirta et al. (1984)	10–12	Hund	Provokation	<0,001
Dreborg et al. (1986)	10	Schimmelpilze (Cladosporium)	Symptome	n.s.
Karlsson et al. (1986)	10	Schimmelpilze (Cladosporium)	Medikation Bronchialprovokation	<0,01 <0,05
Høst et al. (1990)	12	Schimmelpilze (Alternaria, standardisiert)	Provokation Spezifisches IgE Symptome	<0,05 <0,05 <0,001
Bousquet et al. (1991)	1 Saison	Graspollen	Medikation Nasalprovokation Symptome, Prick, IgE	<0,05 <0,05 <0,01

ten Bousquet et al. (1991) einerseits zeigen, daß bei Pollenallergikern, die entweder eine ausschließliche Gräserpollenallergie oder neben einer Gräserallergie noch weitere Pollenallergien hatten, eine Hyposensibilisierung mit einem Gräserextrakt erfolgreicher war als eine Placebobehandlung. Der Therapieerfolg war jedoch andererseits bei Patienten mit selektiver Gräserallergie deutlich größer als bei Patienten mit multiplen Pollenallergien. Zwar konnte für zahlreiche parenterale Hyposensibilisierungsbehandlungen mit unterschiedlichen Allergenextrakten im Kindesalter ein Erfolg nachgewiesen werden (Tabelle 6.18), die Therapieerfolge in der Immuntherapie sind jedoch bei Pollenextrakten (etwa 70%) größer als bei ubiquitären Inhalationsallergenen wie Hausstaubmilbe (etwa 50–60%) und Schimmelpilzen (etwa 40–50%).

■ **Indikation.** Aufgrund der Schwierigkeiten bei der Indikationsstellung für eine Hyposensibilisierung sowie der zahlreichen Faktoren, die den Erfolg einer Immuntherapie mit Allergenextrakten bestimmen, sind zahlreiche internationale Empfehlungen wie die „Guidelines of the international consensus on the diagnosis and managment of asthma" (International Consensus Report 1992) oder die Empfehlungen der WHO, der International Union of Immunological Society (Thompson et al. 1989) und der European Academy of Allergy and Clinical Immunology (Malling 1988; Malling u. Weeke 1993) entwickelt worden.

Im wesentlichen werden hier für die Indikation einer Hyposensibilisierung folgende Richtlinien und *Empfehlungen* genannt:
- keine Durchführbarkeit von Allergenkarenz oder Antigenelimination;
- Nachweis, daß eine Allergenreduktion allein die Symptomatik nicht beherrschen kann;
- Nachweis der klinischen Relevanz, der für die Therapie vorgesehenen Allergene; ferner muß
  - die Schwere des Krankheitsbildes in einem angemessenen Verhältnis zum zeitlichen und finanziellen Aufwand einer Hyposensibilisierung stehen.

■ **Kontraindikationen.** Als Kontraindikationen einer Hyposensibilisierung gelten Schwangerschaft, Tuberkulose und Krankheiten, die mit einer Immunsuppression einhergehen, maligne Erkrankungen, schwere allgemeine chronische Entzündungen oder Sekundärschäden am Reaktionsorgan, ferner psychische Störungen sowie die Behandlung mit β-Blockern und eine geringe Compliance.

Praktische Durchführung

Für die Behandlung stehen eine Reihe von verschiedenen Extrakten zur Verfügung:
- wäßrige Extrakte,

- Semi-Depot-Präparate (Pyridin oder Tetrahydrofuran-extrahiert, an Aluminiumhydroxyd oder an Tyrosin adsorbiert);
- hochgereinigte Präparate und
- Allergoide (Polymerisation durch Glutaraldehyd oder Harnstoffdenaturierung mit anschließender Bindung an Aluminiumhydroxyd oder Tyrosin).

■ **Präparate.** Von einigen Autoren wird empfohlen, in der Therapie möglichst gereinigte Präparate einzusetzen. So konnte z. B. bei pollenallergischen Kindern bei Verwendung eines hochgereinigten Lieschgrasextraktes (Spectralgen) ein besseres Ergebnis erzielt werden als mit einem Gesamtgrasmix (Kjellman u. Lanner 1980; Kjellman 1983). Hierbei ergibt sich jedoch die Frage, ob nicht bei der Reinigung solcher Extrakte auch die wesentlichen Teilkomponenten entfernt werden. Darüber hinaus ist auch die Nebenwirkungsrate bei Verwendung gereinigter Extrakte höher, zumal wäßrige Extrakte benutzt werden müssen (Brenner et al. 1983). Es gibt eine Reihe von Verbesserungen in der Extraktzubereitung, die die klinische Anwendung erleichtern und erweitern. Durch Aluminiumpräzipitation oder Verwendung von Adjuvanzien konnten retardierte, d. h. verzögert freigesetzte Depotpräparate hergestellt werden, die heute weitgehend angewendet werden. Sie haben aufgrund ihrer geringen Nebenwirkungstendenz die wäßrigen Extrakte – bis auf gewisse Ausnahmen (Insektengifte) – verdrängt. Ferner sind eine Reihe von chemischen Allergenmodifikationen (Allergoide) und -polymerisationen durchgeführt worden. Ziel dieser Modifikationen, z. B. durch Glutaraldehyd oder durch Ureadenaturierung und Bindung an tolerogene Träger, war eine Reduktion der Allergenität bei Erhaltung der Immunogenität und gleichzeitiger Verbesserung der Toleranz (Marsh et al. 1970; Lee u. Sehon 1978). Obwohl sich im Tierversuch eine Suppression der IgE-Antwort nachweisen ließ (Lee u. Sehon 1978), scheint ihr klinischer Erfolg nicht größer zu sein als der herkömmlicher Präparate. Dies mag daran liegen, daß von den Herstellern für die Allergoide eine stark reduzierte Injektionsfrequenz als ausreichend empfohlen wird.

■ **Vorsichtsmaßnahmen.** Nach Auswahl der Allergene und unter Berücksichtigung des Nachweises einer allergischen Sensibilisierung sowie deren Aktualität erfolgt in der Regel die parenterale Injektion des Hyposensibilisierungsextraktes, die ausschließlich vom Arzt durchgeführt werden muß. In der Regel erfolgt die Injektion in die Streckseite des Oberarmes, etwa eine Handbreit oberhalb des Ellenbogens. *Vor jeder Injektion* sollte eine genaue Zwischenanamnese erhoben werden, damit die Konzentration für die erneute Injektion nach Erhebung der klinischen Befundsymptomatik erhöht werden kann. Jeder Patient muß *nach der Injektion* 30 min unter ärztlicher Beobachtung bleiben. Da nach Allergenkontakt auch verzögerte Reaktionen innerhalb eines Zeitraums von 24 Stunden auftreten können, sollen die Eltern und Kinder auf mögliche Nebenwirkungen hingewiesen werden. Unmittelbar vor und 24 Stunden nach der parenteralen Hyposensibilisierung sollte sich der Patient keiner starken körperlichen Belastung aussetzen, bei Infekten oder Impfungen muß die Hyposensibilisierung unterbrochen werden und 2 Wochen nach Gesundung mit einer reduzierten Dosis fortgeführt werden.

■ **Allergendosen.** Bei den parenteral zu applizierenden Extrakten werden im Prinzip 3 unterschiedliche Stärken von den verschiedenen Firmen abgegeben. Bei hochgradig sensibilisierten Patienten kann eine zusätzliche Stärke „0" oder „A" angefordert werden. Im Prinzip beginnt man mit der schwächsten Konzentration, wobei man in 7–10tägigen Abständen zunächst sukzessive steigert, bis man auf der Endkonzentration der Flasche 3 oder C, die 1 ml entspricht, angelangt ist. Danach sollte man zweimal in 14tägigen Abständen erneut injizieren, um dann mit dieser Enddosis auf ein Injektionsintervall von 3–4 Wochen überzugehen. Da die Allergenextrakte nur begrenzt haltbar sind, muß man sich über das Verfallsdatum orientieren und etwa 4–6 Wochen vor dem Verfallsdatum oder bevor die Lösung der Endkonzentration zur Neige geht, eine Nachbestellung mit der Flasche der Endkonzentration rezeptieren. Nach jeder Injektion sollte Datum, Stärke und Menge der Einzelextrakte, sowie den Nebenwirkungen auf einem besonderen Injektionskalender notiert werden, der der Injektionsextraktpackung beigelegt ist. Neben der Standardhyposensibilisierung ist auch eine schnelle Hyposensibilisierung mit wäßrigen Extrakten möglich, die jedoch aufgrund der Nebenwirkungsgefahr bei täglich 4–5 Injektionen unter klinischen Bedingungen durchgeführt werden muß. Der Wert einer oralen Hyposensibilisierung ist dagegen äußerst umstritten. In neueren Studien konnte jedoch nachgewiesen werden, daß die orale Hyposensibilisierung dann einen Erfolg zeigt, wenn die Dosis auf das 30- bis 70fache der herkömmlichen Dosis gesteigert wird (Sabbah et al. 1994). Die sublinguale und nasale Applikationsform ist in klinischer Evaluation.

Nebenwirkungen

Die Nebenwirkungen einer Hyposensibilisierungstherapie reichen von lokalen Rötungen, Schwellungen, Infektionen, Granulomen über anaphylaktische Reaktionen (Konjunktivitis, Rhinitis, Asthmaanfall, Urtikaria, intestinale Symptome, Schock) bis zu unspezifischen Reaktionen (Kopfschmerzen, Schwindel, Gähnen etc.). Therapeutisch kann man bei schwächeren, lokalen Reaktionen Glukokortikoidsalben anwenden. Bei wiederholten Reaktionen ist zu erwägen, ob man 1/2–1 Stunde vor Injektion ein Antihistaminikum einnehmen läßt. Bei starken Reaktionen muß evtl. eine Staubinde angelegt werden oder eine subkutane Umspritzung mit 0,3–0,5 ml einer Adrenalinlösung (auf 1:1000) erfolgen. Bei systemischen Nebenwirkungen mit Schockäquivalenten müssen entsprechende Notfallmaßnahmen eingeleitet werden. Ein Notfallbesteck muß in jeder Praxis, in der Hyposensibilisierungen durchgeführt wird, vorhanden sein.

Trotz der Besonderheiten, die sich aus den Gefahren einer Hyposensibilisierung ergeben, werden immer wieder technische Fehler gemacht, die insbesondere in einer ungenauen Testung oder einer falschen Beurteilung der relevanten Allergene, der Rezeptur der falschen Hyposensibilisierungslösung, im Mischen von zuviel Allergenen bzw. von saisonalen und ganzjährigen Allergenen in einer Lösung sowie Injektionsfehlern bestehen.

Erfolgsbeurteilung

Der Erfolg einer Hyposensibilisierung ist in erster Linie nach den klinischen Kriterien abzuschätzen, wobei eine Verminderung der Symptomatik und eine Abnahme des Medikamentenverbrauchs als Kriterien herangezogen werden können (Tabelle 6.18). Die quantitative Erfassung einer Sensibilisierungsabnahme durch einen Prick-Test oder durch eine Suppression des IgE hat nur eine begrenzte Aussagefähigkeit. Die Rolle blockierender Antikörper ist bei Inhalationsallergien noch völlig unklar und die Bestimmung zudem ausschließlich Speziallabors vorbehalten. Am ehesten können noch inhalative oder nasale Provokationen einen Hyposensibilisierungserfolg objektivieren. Es muß jedoch darauf geachtet werden, daß unter strengen, standardisierten Bedingungen mit gleichen Chargen und gleichen Extraktkonzentrationen gearbeitet wird. Der Erfolg einer Hyposensibilisierungstherapie ist insgesamt mit großen Unsicherheitsfaktoren behaftet. In Zukunft wird sicherlich ein verbessertes Standardisierungs- und Reinigungsverfahren zu einem konstanten und relevanten Allergengehalt in den Hyposensibilisierungsextrakten beitragen. Durch die Entwicklung neuer Extrakte soll die Möglichkeit eröffnet werden, die IgE-Bildung bereits auf der B-Zell-Ebene zu drosseln. Mit Allergoiden, die einen solchen Weg beschreiten sollten, ließ sich jedoch eine IgE-Suppression nur im Tierexperiment erzielen. Antigene, die an das Copolymer von Dextroglutaminsäure und Dextrolysin gekoppelt sind, sind noch in der Erprobung. Darüber hinaus wird versucht, durch Konjugation von Allergenen durch Polyvinylalkohol und Polyäthylenglykol nichtimmunogene, jedoch tolerogene Polymere herzustellen, die über eine Aktivierung von T-Suppressorzellen zur IgE-Unterdrückung führen sollen. Weitere Eingriffe in die immunologischen Reaktionen und die Allergieentstehung sind im Experiment durch die Induktion von antiidiotypischen Antikörpern durch Gabe eines monovalenten Haptens möglich. Diese und andere Maßnahmen bedürfen noch weiterer intensiver, Forschung bevor sie beim Menschen zur Anwendung kommen können (Eggleston 1988).

Einen umfassenden Überblick über den gegenwärtigen Stand und die Empfehlungen einer Hyposensibilisierungstherapie gibt das 1998 publizierte WHO-Papier (WHO Position Paper).

6.5
Psychotherapie

Oberstes Prinzip jeder Behandlung muß es sein, das Kind bzw. die Familie des asthmatischen Kindes in die Besprechung über die Krankheit, ihre auslösenden Faktoren und über die notwendige Therapie miteinzubeziehen (Asthmaschulungsprogramme). Durch eine solche Aufklärungsarbeit werden Kind und Eltern zu Experten der Krankheit gemacht. Sie lernen, die Symptome rechtzeitig zu erkennen und die ersten notwendigen Therapiemaßnahmen selbständig einzuleiten. Dies nimmt dem Kind und den Eltern die Angst und unterbricht damit den Circulus vitiosus, der über

Atemnot, Angst, Überbehütung und Isolation des Kindes zu einer Dysfunktion des Familienlebens führt. Meist lösen sich so die durch die Krankheit eingefahrenen pathologischen Verhaltensmuster in der Familie von allein. Wenn dies nicht der Fall ist, ist die Indikation für eine strukturelle Familientherapie gegeben, in die die gesamte Familie einbezogen wird (Miklich et al. 1977; Minuchin 1977; Rosefeldt 1982). Da Konflikte in diesen Familien vermieden bzw. umgeleitet werden, kommt es nicht selten vor, daß sich die Familie selbst als intakt erachtet und das Spannungspotential leugnet. Hier besteht die Aufgabe des Psychologen darin, möglichst Schuldzuweisungen zu vermeiden und die Familie als Einheit zu sehen und zu behandeln.

Darüber hinaus können eine Reihe verhaltenstherapeutischer Techniken angewendet werden, die jedoch erst von älteren Kindern erlernt werden können (Übersicht bei King 1980; Steinhausen 1994).

Muskuläres (Jacobson 1938) und autogenes (Schultz u. Luthe 1969) Entspannungstraining

Obwohl in Einzelfällen wirksam, kann eine generelle Empfehlung zur Anwendung bei allen Kindern mit Asthma bronchiale nicht gegeben werden. So ist es nicht verwunderlich, daß in einer Untersuchung an 14 nichtselektierten Kindern mit chronischem Asthma trotz einer Relaxation, die durch eine signifikante Verminderung der Herzfrequenz unter der Relaxation angezeigt wurde, während der gesamten Behandlungsserie keine Verbesserung der Lungenfunktionsparameter zu erzielen war (Alexander et al. 1979). Jedes Relaxationstraining sollte als Begleitmaßnahme innerhalb eines Gesamttherapiekonzepts aufgefaßt werden. Als alleinige Maßnahme hat es sicherlich nur Erfolg bei ängstlichen, verspannten Kindern mit vorwiegend psychisch ausgelösten, leichten Asthmaformen. Es wurden auch Methoden entwickelt, die dem Kind eine akustische oder optische Rückmeldung über seinen Entspannungszustand, z. B. über ein M. frontalis-EMG, geben (Davis et al. 1973; Kotses et al. 1976). Durch ein solches Biofeedback-System soll das Kind lernen, seine Symptome selbst zu steuern.

Systematische Desensibilisierung

Diese Methode beruht auf der Beobachtung, daß bei asthmatischen Kindern die Vorstellung angstbesetzter Szenen eine Bronchokonstriktion auslösen kann (Tal u. Miklich 1976). Diese Szenen werden nun in eine hierarchische Reihenfolge, gemäß dem Ausmaß, in dem sie Angst auslösen, gebracht, und zwar unter Einschluß der Vorstellung eines Asthmaanfalls und der verschiedenen Stimuli, die ihn auslösen können. Indem man das Kind anhält, sich in der Reihenfolge der Hierarchie zunächst die weniger, dann die stärker Angst auslösenden Situationen vorzustellen, dabei aber immer einen Zustand muskulärer Entspannung aufrechtzuerhalten, wird die Angst Schritt für Schritt aufgehoben (sog. reziproke Hemmung). Moore (1965) konnte an 12 asthmatischen Kindern in einem Alter von 5–13 Jahren, die einmal nur einer Muskelentspannung, dann einer Muskelentspannung mit Suggestion und schließlich einer systematischen Desensibilisierung unterworfen wurden, zeigen, daß alle 3 Verfahren zwar eine symptomatische Besserung, aber nur die Desensibilisierung mit reziproker Hemmung auch eine Besserung der Lungenfunktion erbrachte.

Operante Verfahren

Diese Methoden basieren auf der Annahme, daß bestimmte asthmatische Symptome durch die ihnen vorausgehenden Bedingungen und nachfolgenden Konsequenzen, z.B. eine vermehrte Aufmerksamkeitszuwendung, konditioniert werden können. Durch Entzug dieser Verstärker und eine gleichzeitige Betonung erwünschter Verhaltensweisen kann möglicherweise eine Dekonditionierung eingeleitet werden. Ähnliche Prinzipien sind auch auf das Anstrengungsasthma angewendet worden (Khan u. Olson 1977).

Für alle verhaltenstherapeutischen Maßnahmen besteht die Gefahr, daß sie die psychologischer Aspekte des Asthmas überbewerten. Sie haben aber ihren Stellenwert als begleitende Maßnahmen im Rahmen eines Gesamttherapiekonzeptes. Das gilt auch für andere Verfahren wie Hypnose oder Spieltherapie, die im Prinzip ebenfalls in erster Linie das Angstpotential beim Patienten herabsetzen und anderes Fehlverhalten, wie mangelndes Selbstbewußtsein, aufheben sollen.

6.6
Asthmaverhaltenstraining – Grundlagen der Patientenschulung mit Kindern und Jugendlichen

6.6.1
Ziele pädiatrischer Asthmaschulungsprogramme

Die steigende Morbidität und Mortalität des Asthma bronchiale im Kindes- und Jugendalter in den siebziger und achtziger Jahren hat in verschiedenen Ländern zu genaueren Studien Anlaß gegeben. So führte Strunk zusammenfassend (1993) eine retrospektive Studie an Kindern durch, die an Asthmaanfällen verstorben waren. Er verglich sie mit Fällen ähnlichen Schweregrades, bei denen es jedoch nicht zum Ableben kam. Die Studie zeigte dabei einen signifikanten Anstieg der Mortalitätsrate, wenn Verhaltensprobleme sowie Eltern-Kind-Konflikte als Komplikationen auftraten. Demnach waren weniger der Schweregrad der Erkrankung selbst und die damit verbundenen somatisch definierten Variablen für die Todesfälle ausschlaggebend als vielmehr

Probleme im Umfeld der Erkrankung. Die familiäre Unterstützung war bei den an Asthma verstorbenen Kindern mangelhaft, entsprechend öfter traten Schwierigkeiten bei der Durchführung der Therapie sowie Eltern-Kind-Konflikte und familiäre Krisen auf.

Aber auch manipulativer Umgang mit der Erkrankung von Seiten der Kinder, unrealistische Selbsteinschätzung und die Unfähigkeit, auf Exazerbationen des Asthmas angemessen zu reagieren, war festzustellen. Ein unzureichendes Asthmamanagement (Selbstmanagement) zeigt sich in einer schlechten Patientencompliance. Unter Compliance versteht man dabei nicht das unreflektierte Befolgen ärztlicher Therapieanweisungen, sondern den auf den Patienten abgestimmten und mit dem Arzt ausgehandelten („informed consent") Therapievorschlag. Individuelle Bewältigungsmöglichkeiten, Wünsche und Bedürfnisse des Patienten werden vom Arzt bei der Erstellung des Therapieplans berücksichtigt (vgl. Niggemann 1998).

Die eben angesprochene Complianceproblematik läßt sich nach Volmer (1997) erfolgreich durch verhaltenseinübende Maßnahmen zur Patientenschulung angehen. Schulungsprogramme möchten krankheitsbezogenes Wissen vermitteln und dadurch eine Krankheitseinsicht aufbauen. Gelingt dies, dann sind entscheidende Vorbedingungen für eine hinreichende Compliance gegeben.

Vor allem bei Asthmatikern ist die Compliance besonders niedrig, da diese davon ausgehen, daß es sich beim Asthma um eine vorübergehende, nichtbehandlungspflichtige Erkrankung handelt, an der man nicht versterben kann. Die Krankheitseinsicht muß demnach durch eine Behandlungseinsicht vertieft und so die Compliance verbessert werden. Im Regelfall führt eine verbesserte Compliance zu einer erhöhten Lebensqualität (vgl. Warschburger 1998).

Als asthmaspezifische Ziele der Patientenschulung im Kindesalter bieten sich an:

- Vermeiden von Asthmaauslösern,
- Erkennen von Vorboten eines Asthmaanfalls,
- Sport trotz Anstrengungsasthma,
- Reduzierung der bronchialen Hyperreagibilität,
- Sichern der Medikamenteneinnahme (z.B. Abbau von Cortisonangst) und
- Umgang mit Krisensituationen (z.B. Atemnot).

Patientenschulung möchte also das Selbstmanagement verbessern und damit die Krankheitsfolgen reduzieren. Das zentrale Anliegen ist dabei, Kindern und ihren Eltern ein eigenverantwortliches Krankheitsmanagement zu ermöglichen. Ein eigenverantwortliches Asthmamanagement besteht darin, eine anfallsvermeidende pharmakologische Behandlung zu akzeptieren und im Alltag zu praktizieren; des weiteren sollen wesentliche Asthmarisiken im Alltag vermieden werden (z.B. Rauchen), und bei langfristigen Entscheidungen (z.B. Berufswahl) ist das Asthmarisiko zu berücksichtigen. Ein gelungenes Asthmamanagement bedeutet, daß der Patient *seinen Lebensstil* auf die Anforderungen der chronischen Krankheit anpaßt.

6.6.2 Pädiatrische Schulungsprogramme in Deutschland

Mehrere deutschsprachige Autoren konnten die Ergebnisse bestätigen, die Strunk in den USA bei asthmakranken Kindern gefunden hatte. So zeigt eine Studie von Noeker und Petermann (1998), daß asthmakranke Kinder und Jugendliche erhebliche Defizite in der Wahrnehmung von Vorboten asthmatischer Symptome aufweisen. Lim et al. (1996) befragten 210 Eltern asthmakranker Kinder nach ihrer Medikamentensicht. 36% der Eltern waren gegen Inhalationen und/oder präferierten orale Medikamente. Als Gründe für die Ablehnung der Inhalation nannten die Eltern:

- Furcht vor Abhängigkeit (64%),
- Angst vor Nebenwirkungen (45%) und
- vor einer Überdosierung (26%).

Weiterhin spielten die Weigerung des Kindes, in der Öffentlichkeit zu inhalieren (14%) eine Rolle und die Notwendigkeit einer strengeren Überwachung (24%). Die Eltern, die orale Medikamente präferieren, meinten, diese seien einfacher anwendbar (68%), besäßen weniger Nebenwirkungen (27%) und seien effektiver (21%). Diese und andere Studien zeigten:

- Bei notwendigen therapeutischen Maßnahmen, insbesondere denen der Pharmakotherapie, ist mit einer hohen Rate an Non-Compliance zu rechnen (vgl. Niggemann 1998).
- Die Einbeziehung von Eltern asthmakranker Kinder ist zumindest im Vorschulalter und im beginnenden Schulalter (ca. bis zum 8. Lebensjahr) für den Erfolg der Schulung mitentscheidend. In den darauffolgenden Jahren sinken jedoch die Einflußmöglichkeiten der Eltern drastisch ab.

Ende der achtziger und zu Beginn der neunziger Jahre entstanden in der Bundesrepublik Deutschland erste verhaltensmedizinische Asthmaschulungsprogramme für Kinder und Jugendliche. Diese Programme waren insofern neu, als sie nicht nur die bestmögliche Information des Patienten über seine Krankheit und ihre Therapie boten, sondern zusätzlich asthmabezogene Verhaltensübungen eingesetzt wurden, um das Verhaltensrepertoire in kritischen Alltagssituationen und asthmatypischen Problemfeldern zu erweitern (vgl. eine Übersicht in Petermann u. Walter 1997).

6.6.3
Welche asthmatypischen Problembereiche bei einer Schulung sind zu berücksichtigen?

Asthmatiker sollen selbstkontrolliert und ausdauernd mitarbeiten, realistisch den Behandlungsbedarf abschätzen sowie vertrauensvoll mit dem Arzt kooperieren (vgl. Petermann et al. 1997 a). Konkret sollen folgende Belastungen besser durch eine Patientenschulung bewältigt werden:

- Die regelmäßigen, häufig mehrfach täglich durchzuführenden Inhalationen sowie die Einnahme weiterer Medikamente erfordert ein hohes Ausmaß an *Selbstkontrolle*. Dazu kommt die Vermeidung asthmaauslösender Situationen sowie die Notwendigkeit, Körpersignale genau beachten und registrieren zu können.
- Verschiedene *asthmabezogene Ängste* belasten das chronisch kranke Kind. In der Studie von Noeker und Petermann (1998) berichteten die Kinder und Jugendlichen über Ängste nicht nur vor einem Anfall und vor dem Ersticken, sondern äußerten auch soziale Ängste, z.B. als Behinderte ausgegrenzt zu werden. Ängste vor der Zukunft kommen hinzu sowie die Ängste der Eltern, die sich auf das Kind übertragen. Nicht vergessen werden darf weiterhin die Angst vor echten oder vermeintlichen Medikamentennebenwirkungen, vor allem die Cortisonangst.
- *Soziale Behinderungen* asthmakranker Kinder und Jugendlicher werden weitgehend unterschätzt. Bereits 1988 ergab sich bei einer Studie an 17710 Kindern im Rahmen der U.S. National Health Interview Survey on Child Health eine bis zu 3fache Erhöhung an Schulfehlzeiten bei chronisch kranken Kindern (Bussing et al. 1995). Nach Freudenberg et al. (1980) ist Asthma der häufigste Grund, warum Kinder in den USA in der Schule fehlen. Über 10 Millionen Schulfehltage sind jährlich durch Asthma verursacht (Taitel et al. 1998). Eine deutsche Untersuchung (Lecheler u. Gauer 1991) zeigte bei schwer asthmakranken Kindern schulische Rückstände im Vergleich zu Gleichaltrigen, die ein und mehr Jahre betrugen.
- Die *Familie* kann für ein chronisch asthmakrankes Kind eine besondere Hilfe, jedoch auch ein besonderes Risiko bedeuten. Absurde Spekulationen über die Krankheitsgenese aus der psychoanalytischen Literatur der fünfziger und sechziger Jahre bedingt auch heute noch bei vielen Eltern erhebliche Schuldgefühle (Asthma = der erstickte Schrei nach Liebe, Asthma = die nach innen getretenen Tränen des nicht geliebten Kindes; vgl. Jores 1967). Auch verwöhnendes Verhalten der Eltern einem behinderten Kind gegenüber, andererseits aber wieder der Perfektionismus starrer Inhalationsregime in der Familie kann zu einem unüberwindlichen Hindernis einer sinnvollen Krankheitsbewältigung führen.

Die vorgenannten Problemfelder werden im Asthma-Verhaltenstraining berücksichtigt (s. auch Petermann u. Lecheler 1993; Petermann et al. 1997a). Grundlagen dafür waren nicht nur erste evaluierte Verhaltenstrainings aus den Vereinigten Staaten (Creer et al. 1979), sondern auch Verhaltenstrainings bei anderen chronischen Erkrankungen wie Diabetes mellitus (Petermann 1997). Das Asthmaverhaltenstraining setzt in der Schulung vier Schritte um (vgl. Petermann u. Walter 1997; Petermann et al. 1997a,b):

■ **Informations- und Wissensvermittlung.** Dies ist der erste Baustein im Asthmaverhaltenstraining. Sie kann zwar, wie erwähnt, allein noch zu keiner langfristigen Verhaltensänderung führen, stellt jedoch die Basis weiterer Bausteine des Programmes dar. Die den Kindern vermittelten Informationen beziehen sich auf die Erkennung und Behandlung des Asthmas sowie die Auswirkungen im Alltag. Gleichermaßen von Bedeutung ist das *Training von Hilfstechniken* wie das Benutzen von Dosieraerosolen, Handhabung von Inhaliergeräten oder auch physiotherapeutische Maßnahmen. Dazu gehört das Erlernen von atemerleichternden Körperstellungen und der Lippenbremse, die Vermeidung von unproduktivem Husten und weitere Techniken. Ein wesentlicher Punkt ist in diesem Zusammenhang das Durchsprechen und Einüben eines funktionierenden *Notfallplanes*.

■ **Schulung der Selbstwahrnehmung.** Dabei werden zwei Ziele verfolgt:
* *Körperwahrnehmung*;
  intern: Interozeption der Vorgänge bei der Atmung und ihre Vorboten (Kotses u. Harver 1998),
  extern: Wahrnehmung der Wirksamkeit von Medikamenten auf die Atemwege;
* Wahrnehmung der *Asthmaauslöser*.

In beiden Fällen werden Instrumente und Hilfsmittel (wie z.B. das Peak-Flow-Meter) eingesetzt.

■ **Verhaltenseinübung.** Für die langfristige Wirksamkeit der Schulung ist jedoch die Verhaltenseinübung entscheidend: Die angestrebte Verhaltensmodifikation erfolgt in Lernsequenzen, die das Kind in die Lage versetzen, eigene Handlungsschritte zu beurteilen, ggf. zu revidieren und beim nächsten Bewältigungsversuch zu verbessern. Lernpsychologische Techniken wie die Verhaltenseinübung in Rollenspielen sind in diesem Programmteil essentielle Bestandteile. Dabei werden Kommunikations- und Interaktionsfertigkeiten ebenso eingeübt wie prosoziales Verhalten aufgebaut und Verantwortungsbewußtsein geschult.

In einer separaten Sitzung (vgl. zu den Grundlagen Lecheler et al. 1997) werden Verhaltensweisen bei Sport und Bewegung eingeübt, da asthmakranke Kinder und Jugendliche ihre Behinderung vor allem durch ihre körperliche Leistungsfähigkeit bei altersentsprechenden Sport- und Bewegungsprogrammen definieren.

■ **Einüben krankheitsspezifischer sozialer Fertigkeiten.** Dazu gehört zum einen der Abbau krankheitsspezifischer Ängste, zum anderen auch der Aufbau kooperativer Verhaltensweisen. Vor allem die Kinder und Jugendlichen, die verweigernde und aggressive Verhaltensweisen an den Tag legen, gelten als Risikopatienten, denen die Krankheitsbewältigung häufiger nicht gelingt (vgl. auch Kotses u. Harver 1998). Seit langem werden praxiserprobte Programme zum Abbau von Verhaltensstörungen (vgl. Petermann 1998) auch im Asthmaverhaltenstraining genutzt.

6.6.4
Formale Voraussetzungen

Patientenschulungsprogramme wie das Asthmaverhaltenstraining werden in einem zeitlichen Rahmen von 10 Terminen durchgeführt, wobei jeder Termin 1,5 bis 2 Stunden in Anspruch nimmt. Krankenkassen, die diese Leistung bezahlen, haben in der Regel diesen zeitlichen Umfang auch als Vergütungsgrundlage genommen und festgeschrieben.

Offen bleibt, inwieweit Modifikationen vorgenommen werden müssen, um eine möglichst große Zahl von betroffenen Kindern und Jugendlichen zu erreichen. So ist auch ein „Baukastenprinzip" denkbar, bei dem ein einfacher Grundbaustein allen angeboten wird. Risikopatienten oder Familien mit besonderen Belastungen sollten aber noch weitere Bausteine angeboten werden, so daß man langfristige Schulungserfolge erreichen kann.

Weitere Modifikationen bestehen in der altersgruppenspezifischen Aufbereitung des Arbeitsmaterials z. B. für Vorschulkinder (vgl. Petermann et al. 1997a) sowie in einer Elternschulung (Petermann u. Walter 1997).

Standards der Schulung sind von der Arbeitsgemeinschaft Asthmaschulung im Kindesalter publiziert (Sczcepanski u. Lecheler 1995). Die Arbeitsgemeinschaft bildet in 5 Schulungszentren (Berchtesgaden, Berlin, Davos, Köln und Osnabrück) Asthmatrainer aus und verleiht Zertifikate. Die meisten Krankenkassen in Deutschland erstatten die Schulungskosten, wenn ein publiziertes und von der Arbeitsgemeinschaft anerkanntes Schulungsprogramm verwendet und von zertifizierten Asthmatrainern durchgeführt wird.

6.6.5
Evaluation pädiatrischer Asthmaschulungsprogramme

1997 wurden zwei große Evaluationsstudien beendet, die die Wirksamkeit verhaltensmedizinischer Asthmaschulungsprogramme untersuchten. In der „Luft ist Leben"-Studie der Arbeitsgemeinschaft Asthmaschulung im Kindesalter nahmen insgesamt 478 Patienten aus zwölf Zentren teil. Die Autoren halten in der Zusammenfassung fest, daß die verwendeten Schulungsprogramme erfolgversprechend und sinnvoll sind. Der Erfolg ist unabhängig vom Alter, Geschlecht und Zeitraum zwischen Diagnosestellung und Schulungsbeginn. Der Erfolg bestand im wesentlichen in einer verminderten Asthmasymptomatik und einer stabilen Verbesserung der Körperselbstwahrnehmung, Verminderung krankheitsspezifischer Angst und vergrößerter Zuversicht der Kinder, das Asthma kontrollieren zu können. Schulfehltage und Krankenhaustage gingen zurück (Lob-Corzilius u. Petermann 1997).

In der Modellaktion „Gesundheitliche Aufklärung und ambulante Schulung zur Sekundärprävention asthmakranker Kinder und Jugendlicher" waren 252 Kinder aus Köln, Halle und Dortmund einbezogen. Auch in dieser Studie ließen sich ähnliche Effekte feststellen: Drastisch verbesserte sich das Wissen über die Erkrankung, aber auch das Selbstmanagement (Asthmamanagement). Die Kinder wiesen nach der Schulung (sie wurden ein Jahr nachverfolgt) weniger Asthmasymptome auf – trotz Reduzierung der Medikamenteneinnahme. An weiteren ökonomisch bedeutsamen „harten" Ergebnissen ließ sich auch in dieser Studie der Rückgang von Schulfehltagen feststellen. Da es sich um leichte bis mittelschwere Asthmafälle handelte, war die Zahl der stationären Behandlungstage von vornherein so gering, daß sich dabei kein Schulungseffekt nachweisen ließ.

Eine weitere Erkenntnis brachte diese Studie zudem: Trotz hoher Asthmaprävalenz unter Schulkindern war es keineswegs leicht, Kinder, Eltern oder auch Hausärzte zu Verhaltensschulungen zu bewegen. Die Länge der Schulung und die häufigen Termine wurden dabei als hauptsächliche Hinderungsgründe angeführt. Bei den Kindern und ihren Eltern, die die Schulung durchgeführt hatten, erreichte die Zufriedenheit mit dem Schulungsinhalt und mit den Schulungsergebnissen hohe Werte (Lecheler et al. 1998).

Im Vergleich zum Erwachsenenalter sind bei pädiatrischen Asthmaschulungsprogrammen eine Reihe zusätzlicher Problemkreise zu berücksichtigen (vgl. Petermann et al. 1997a). Schule und Berufsentscheidung, der familiäre Umkreis oder die besondere Bedeutung des Anstrengungsasthmas bei Sport und Bewegung sind dazu Beispiele.

Pädiatrische Schulungsprogramme sind daher zeitlich, aber auch inhaltlich aufwendiger als Erwachsenenprogramme. Reine Wissensvermittlung, auch wenn das Aufzeigen von Hilfstechniken damit verbunden ist, führt noch nicht zu einer langfristigen Verhaltensänderung. Erst wenn eine Wahrnehmungsschulung (Schulung der Körperwahrnehmung und der Asthmaauslöser) erfolgt, ist der Grundstein für ein verhaltenswirksames Programm gelegt. Zentral ist weiterhin, daß alltagsnah Verhaltensweisen eingeübt werden, durch die Kinder ihre Erkrankung bewältigen lernen.

Sowohl internationale Vorbilder als auch zwei große deutsche Studien (vgl. Lob-Corzilius u. Petermann 1997; Lecheler et al.1998) zeigen an, daß das Verhalten asthmakranker Kinder und Jugendlicher tatsächlich beeinflußbar ist. Der Umgang mit der Erkrankung ist dadurch erlernbar. Nicht nur der Patient profitiert davon durch verbesserte Lebensqualität aufgrund geringerer Asthmasymptome, sondern auch die Allgemeinheit: Verminderte Krankenhaustage und geringere Schulfehlzeiten machen Asthmaschulungsprogramme bei Kindern und Jugendlichen aus gesundheitsökonomischen Aspekten bedeutsam (vgl. Volmer 1997).

6.7
Generelle Anwendung der therapeutischen Prinzipien

Der Einsatz verschiedener Therapieprinzipien kann nicht nach fixierten Regelschemata erfolgen, sondern muß in bestimmten Grenzen individualisiert werden. Dies beruht zum einen auf der unterschiedlichen Wertigkeit und

Rolle der multifaktoriellen Ursachen, zum anderen unterliegt die Ansprechbarkeit auf die verschiedenen Maßnahmen einer großen interindividuellen Variabilität. Die Vielfalt der möglichen Ursachen- und Maßnahmenkombinationen muß daher für jeden einzelnen Patienten „austitriert" werden. Gewisse Regeln, in deren Rahmen die individuelle Therapieanpassung vorgenommen werden muß, richten sich in erster Linie nach dem klinischen Zustand des Patienten, d. h. nach dem Schweregrad des Asthma bronchiale und den zugrundeliegenden Pathomechanismen.

6.7.1
Präventive Langzeittherapie

Ziel

Ziel einer Dauertherapie muß es sein, den Patienten anfalls-, im besten Fall auch symptomfrei zu bekommen, und ihn somit wieder in ein normales Leben einzugliedern. Dies geschieht durch einen Maßnahmenkatalog, der sich am individuellen Fall zu orientieren hat und eine Allergenprophylaxe oder -karenz, eine medikamentöse Therapie, eine Hyposensibilisierung, krankengymnastische Übungen, Sport sowie u. U. ein psychologisches Relaxationstraining einschließt. Wiederholte heilklimatische Behandlungen in einem allergenarmen Milieu müssen von Fall zu Fall in den Therapieplan einbezogen werden. Wenn man die einzelnen Maßnahmen nach dem Schweregrad, der Dauer der Erkrankung und nach bereits eingetretenen sekundären Folgen staffelt, so bietet gerade das Asthma des Kindesalters für alle Beteiligten, d. h. für das asthmatische Kind, die Eltern und den therapierenden Arzt, in den meisten Fällen erfreuliche Erfolge. Die Vielzahl der zur Verfügung stehenden Maßnahmen und die Möglichkeit ihrer Kombination haben dazu beigetragen, dem kindlichen Asthma bronchiale weitgehend den Schrecken der früheren Jahre zu nehmen.

Die *Therapieeinstellung* zur Prävention erfolgt dabei in mehreren Phasen (Tabelle 6.19): Nach einer umfangreichen Analyse, die Lungenfunktions-, Röntgen- und laborchemische Untersuchungen einschließt, werden folgende Maßnahmen chronologisch durchgeführt:
- Vom Arzt wird eine Bedarfs- oder Langzeittherapie eingeleitet, die den an der Entstehung des Asthma bronchiale beteiligten Faktoren Rechnung trägt.
- Nach einem ambulanten Termin 4–6 Wochen nach dem Ersttermin wird unter der Dauertherapie erneut eine analytische Untersuchung durchgeführt, um die Therapieeinstellung zu überprüfen.
- Ist durch anamnestische Befragung und objektive Untersuchungen unter Einschluß einer Lungenfunktion, evtl. mit Provokationstest wie z. B. körperlicher Belastung oder Kälteprovokation, ein protektiver Therapieerfolg

Tabelle 6.19. Therapieeinstellung und Therapiekontrolle beim Asthma bronchiale im Kindesalter

Phasen	Maßnahmen
1. Diagnosedifferenzierung	Anamnese Lungenfunktion Allergietests Röntgen Laborchemische und physiologische Untersuchungen
2. Auswahl der Medikamente	β_2-Sympathomimetika Dinatrium cromoglicicum topische Glukokortikoide Leukotrienantagonisten (Sekretolytika) u.a.
3. Nachweis der Wirksamkeit	Unter Therapie Teilanalyse wie in „Diagnosedifferzierung"
4. Festlegung der endgültigen Therapie	a) Dauertherapie b) Bedarfstherapie bei Husten, Schnupfen, Atemnot c) Zusätzliche Maßnahmen, Atemgymnastik, autogenes Training
5. Tägliche Zustandsbeurteilung	Durch klinische Symptome und zusätzlichen Arzneimittelverbrauch
6. Bei Verschlechterung	Symptomorientierte eigenständige Zusatztherapie
7. Bei weiterer Verschlechterung	Arzt

nachweisbar, wird im Gespräch mit dem Kind bzw. dessen Eltern die endgültige Dauertherapie festgelegt.

- Darüber hinaus wird eine Therapie für den Bedarfsfall, die sich an klinischen Symptomen wie Husten und Atemnot orientiert und die von dem Patienten bzw. dessen Eltern selbst überwacht und notfalls eingeleitet werden soll, festgelegt.
- Wichtig ist es, den Patienten und seine Bezugspersonen als Partner in die Therapie miteinzubeziehen und sie auf eine entsprechende Kompetenzstufe zu stellen, die es ermöglicht, Symptome und Risiken der Krankheit selber zu erkennen und somit eine eigenverantwortliche Therapie in einem gewissen Ausmaß durchzuführen.

Um dieses Ziel zu erreichen, bedarf es zahlreicher aufklärender Gespräche, die am besten in ein Asthmaschulungsprogramm integriert werden. Bei einer chronischen oder häufig wechselnden Symptomatik kann die Therapiekontrolle auch durch Eigenregistrierung der Lungenfunktion über ein Peak-flow-Meter-Gerät sowie durch Überwachungsbögen erfolgen. Auf letzteren werden die klinischen Symptome, die Lungenfunktionswerte und die Therapiemaßnahmen eingetragen. Bei den klinischen Symptomen wird der Zustand des Asthmatikers am Tage und in der Nacht registriert und notiert, wann Husten, Atemnot, ein pfeifendes Geräusch oder Auswurf aufgetreten sind. Außerdem werden andere Kriterien, die für die Auslösung und Unterhaltung eines Asthma bronchiale wichtig sein können, wie körperliche Aktivität, Witterungseinflüsse, Allergenexposition etc. registriert. Die Messung der Lungenfunktion über ein Peak-flow-Meter-Gerät trägt zur objektiven Abschätzung des Obstruktionsausmaßes bei, so daß eine gezielte Bedarfstherapie rechtzeitig zum Einsatz kommen kann. Das System der Therapiebeteiligung des Patienten und dessen Eltern soll die Nichtbefolgung ärztlicher Anordnungen verhindern. Durch die Fähigkeit zur Selbstüberwachung wird die Motivation für die Durchführung therapeutischer Maßnahmen erhöht.

Konsensus-Statement

Entsprechend einem Arbeitspapier deutscher pädiatrischer Pneumologen (Berdel et al. 1998) wurde in enger Anlehnung an ein Konsensus-Statement internationaler pädiatrischer Pneumologen (Warner et al. 1998) ein Stufenplan für die Dauertherapie erstellt. Hierbei wird das Asthma bronchiale in 4 Stufen unterteilt (Tabelle 6.20).

■ **Stufe 1.** Bei intermittierendem Asthma sind im Unterschied zu dem internationalen Statement mit 11 erlaubten Exazerbationen pro Jahr in der deutschen Version lediglich weniger als 6 Episoden von Husten und leichter Atemnot pro Jahr zugelassen (Tabelle 6.20). Für diese leichte Verlaufsform des Asthma bronchiale wird eine Bedarfstherapie mit einem β_2-Sympathikomimetikum in Form eines Dosieraerosols (mit oder ohne Inhalationshilfe) oder über ein Inhaliergerät empfohlen.

Im Einzelfall bleibt es dem behandelnden Arzt in Stufe 1 aber unbenommen, auch schon bei Kindern mit weniger als 6 Exazerbationen pro Jahr eine antientzündliche Therapie einzuleiten. Das gilt insbesondere für Säuglinge mit häufig rezidivierenden obstruktiven Bronchitiden sowie für Patienten mit dem Nachweis einer Hyperreagibilität als Ausdruck der chronischen Entzündung der Bronchialschleimhaut.

■ **Stufe 2.** Bei mehr als 6 Exazerbationen im Jahr wird in den nationalen Empfehlungen von mildem, persistierendem Asthma bronchiale gesprochen und eine antientzündliche Dauertherapie empfohlen. Diese sollte unbedingt über einen Mindestzeitraum von 3 bis 6 Monaten beibehalten werden. Nach dieser Zeit sind eine Kontrolle unter Einschluß von Anamnese und verschiedenen anderen diagnostischen Verfahren und ggfs. eine Reduktion der Therapie um eine Stufe möglich. Bei ausbleibendem Therapieerfolg ist die Steigerung um eine Therapiestufe evtl. auch vor 3 Monaten in Erwägung zu ziehen. Zuvor sollte jedoch die Compliance und die Inhalationstechnik überprüft werden. Außerdem sollte ausgeschlossen werden, daß Umweltfaktoren (Allergene und andere asthmaauslösende Faktoren) für den ausbleibenden Therapieerfolg verantwortlich sind.

Wird DNCG als antientzündliches Antiasthmatikum in der Stufe 2 gewählt, ist zu berücksichtigen, daß international Dosen von bis 3×10 mg pro Tag (=3×2 Hübe à 5 mg) empfohlen werden. Präparate, die in Deutschland im Handel sind, enthalten jedoch als DA nur 1 mg DNCG pro Hub oder 20 mg DNCG-Pulver pro Kapsel. Neuere Studien zur Dosisfindung konnten belegen,

Tabelle 6.20. Stufenplan der Therapie des Asthma bronchiale bei Kindern. (Mod. nach Reinhardt u. Berdel 1997)

Stufen	Merkmale	Therapie bei Bedarf (Reliever)	Dauertherapie (Controller)
Stufe 1: Intermittierendes Asthma	Husten und Episoden von leichter Atemnot weniger als 6mal pro Jahr Geringe Symptome, die das tägliche Leben oder den Schlaf nicht stören FEV_1, PEF>80% des persönlichen Bestwertes	Kurz wirksames β_2-Sympathomimetikum (1–2 Hübe), gegebenenfalls vor körperlicher Belastung, bei Unverträglichkeit alternativ Ipratropiumbromid (1–2 Hübe)	Keine
Stufe 2: Persistierendes mildes Asthma	Asthmasymptome ab 6mal pro Jahr und nicht mehr als einmal pro Woche, maximal zweimal pro Monat nachts Teils chronische Symptome (auch Husten), keine Beeinträchtigung von Wachstum und Entwicklung, teils asymptomatisch zwischen den Episoden, kaum Beeinflussung der Lebensqualität FEV_1, PEF >80% des persönlichen Bestwertes (im Intervall); keine Überblähung	Kurz wirksames β_2-Sympathomimetikum (1–2 Hübe), bei Unverträglichkeit alternativ Ipratropiumbromid (1–2 Hübe)	Gabe eines Entzündungshemmers (Dosis pro Tag: DNCG 3–4mal 2–4 Hübe bzw. eine Kapsel oder Ampulle (6–80 mg) Nedocromil 2–4mal 2 Hübe; Topische Steroide: Budesonid, Beclometason und Flunisolid bis 400 µg; Fluticason bis 250 µg Evtl. Leukotrienantagonisten (Montelukast 1 Tbl. 5 mg)
Stufe 3: Persistierendes mittelschweres Asthma	a) Verlauf mehr anfallsartig: deutliche Symptome mehr als einmal pro Woche tagsüber, mehr als zweimal pro Monat nachts b) Verlauf mehr chronisch: an vielen Tagen, häufig nachts Beeinträchtigung des täglichen Lebens FEV_1, PEF 60–80% des persönlichen Bestwertes; gelegentlich Überblähung	Kurz wirksames β_2-Sympathomimetikum (1–2 Hübe), bei Unverträglichkeit alternativ Ipratropiumbromid (1–2 Hübe)	Inhalative Steroide (Dosis pro Tag: Budesonid, Beclometason und Flunisolid 400–1000 µg; Fluticason 250–500 µg) Zu Beginn der Therapie und bei nichtausreichender Einstellung (z. B. bei Nebenwirkungen durch topische Steroide), zusätzlich lang wirksames β_2-Sympathomimetikum (oral, besser inhalativ) und/oder retardiertes Theophyllin (Serumspiegel 5–15 mg/l)

Tabelle 6.20 (Fortsetzung)

Stufen	Merkmale	Therapie bei Bedarf (Reliever)	Dauertherapie (Controller)
Stufe 4: Persistierendes schweres Asthma	Starke Symptome an den meisten Tagen und Nächten Deutliche Beeinträchtigung des täglichen Lebens FEV$_1$, PEF<60% des persönlichen Bestwertes; oft bzw. ständig Überblähung	Kurz wirksames β_2-Sympathomimetikum (1–2 Hübe), bei Unverträglichkeit alternativ Ipratropiumbromid (1–2 Hübe)	Inhalative Steroide (Dosis pro Tag: Budesonid, Beclometason und Flunisolid 1000–2000 µg; Fluticason 500–1000 µg) Orale Steroide (1–2 mg/kg KG/Tag für einige Tage, längerfristig 0,2–0,25 mg/kg KG) Zusätzlich langwirksames β_2-Sympathomimetikum (oral, besser inhalativ) und/oder retardiertes Theophyllin (Serumspiegel 5–15 mg/l)

daß die Steigerung der DNCG-Dosis von 1 mg auf 5 mg keinen zusätzlichen Effektivitätsgewinn bringt. Sind unter der Langzeittherapie mit DNCG die Asthmasymptome unter Kontrolle, so kann die Dosis von 3- bis 4mal täglichen Inhalationen auf 2mal tägliche Inhalationen heruntergesetzt werden.

Werden als Entzündungshemmer in dieser Stufe topische Steroide gewählt, so liegt die Tagesdosis für Budesonid, Beclomethason und Flunisolid bei bis 400 µg, für Fluticasonproprionat bei bis 250 µg. Möglicherweise wird sich in dieser Stufe auch ein Stellenwert der Leukotrienantagonisten ergeben. Montelukast ist in Deutschland seit April 1998 als einziger Vertreter dieser Medikamentengruppe auch für Kinder ab 6 Jahren zugelassen. Mögliche Indikationsbereiche ab der 2. Stufe ergeben sich bei Complianceproblemen bei der Gabe anderer Entzündungshemmer bzw. bei der Notwendigkeit zur Einsparung von inhalativen oder oralen Steroiden in höheren Stufen.

■ **Stufe 3.** Bei persistierendem mittelschwerem Asthma, das einen anfallsartigen, aber auch einen mehr chronischen Verlauf zeigen kann, bei dem bereits die Lungenfunktion eingeschränkt ist, ist die Dosis der inhalativen Steroide zu erhöhen: für Budesonid, Beclomethason und Flunisolid auf 400 bis 1000 µg; für Fluticason auf 250 bis 500 µg.

Bei diesen Dosen ist mit systemischen Nebenwirkungen zu rechnen, weshalb in dieser Stufe, um Cortison einzusparen, zusätzlich ein langwirkendes β_2-Sympathomimetikum oral, besser aber inhalativ oder ein retardiertes Theophyllin zusätzlich gegeben werden kann. Bei diesem Vorgehen sollte jedoch berücksichtigt werden, daß durch die lange Wirksamkeit dieser Medikamente evtl. ein Fortschreiten des Entzündungszustandes der Bronchialschleimhaut maskiert wird. Deshalb sollten in regelmäßigen Abständen (3 bis 6 Monate) Auslaßversuche gemacht werden, um beurteilen zu können, ob die Dosis des topischen Steroids nicht gesteigert werden muß.

In dieser Stufe sollen inhalierbare Glukokortikoide 2mal täglich (morgens und abends) inhaliert werden. Zur Vermeidung von Nebenwirkungen muß der Mund nach der Inhalation ausgespült werden bzw. sind die Zähne zu putzen. Bei Säuglingen und Kleinkindern sollte die Gabe vor der Nahrungsaufnahme erfolgen. Bei Applikation mittels Dosieraerosolen ist grundsätzlich ein Spacer bei Säuglingen und jungen Kleinkindern mit adaptierter Maske einzusetzen. Wird über Maske inhaliert, sollte nach der Inhalation das Gesicht gereinigt werden.

■ **Stufe 4.** Bei persistierendem schwerem Asthma werden die topischen Steroide noch höher dosiert, ggfs. werden orale Steroide dazugegeben. Die topische Glukokortikoidtherapie sollte dann beibehalten werden. Bei dieser Verlaufsform ist die zusätzliche Gabe eines langwirkenden β_2-Sympathomimetikums und/oder eines retardierten Theophyllins obligat.

Inhalationstherapie im Säuglings- und Kleinkindalter

Das Problem bei Anwendung von Inhalationstherapien im Kindesalter, insbesondere im Säuglings- und Kleinkindalter, besteht darin, daß offenbar ein

Tabelle 6.21. Therapieempfehlung für Kinder unter 5 Jahren. (Mod. nach The British Thoracic Society 1997)

Alter (Jahre)	Inhaliersysteme	Bronchodilatatoren	Entzündungshemmer
0–2	Dosieraerosol mit Spacer und Maske	Salbutamol 200 µg alle 6 h (1 mg alle 3 h)* Terbutalin 250 µg alle 6 h (2,5 mg alle 3 h) Ipratropiumbromid 125 µg alle 6 h (250 µg alle 6 h)	Beclometason 50–200 µg (600 µg) alle 12 h Fluticason 25–125 µg (250 µg) alle 12 h Budesonid 50–200 µg (600 µg) alle 12 h DNCG 5–10 mg alle 6–8 h
	Düsenvernebler mit Kompressor	Salbutamol 2,5 mg alle 6 h (alle 3 h) Terbutalin 5 mg alle 6 h (alle 3 h) Ipratropiumbromid 250 µg alle 6 h	Budesonid bis zu 1000 mg alle 12 h DNCG 20 mg alle 6–8 h
>2–5	Dosieraerosol mit Spacer	Salbutamol 200 µg alle 6 h (1 mg alle 3 h) Terbutalin 500 µg alle 6 h (2,5 mg alle 3 h)	Beclometason 50–200 µg (800 µg) alle 12 h Fluticason 25–125 µg (250 µg) alle 12 h Budesonid 50–200 µg (600 µg) alle 12 h DNCG 5 mg alle 6–8 h
	Düsenvernebler mit Kompressor	Salbutamol 2,5–5 mg alle 6 h (alle 3 h) Terbutalin 5–10 mg alle 6 h (alle 3 h)	Budesonid bis zu 1000 µg alle 12 h

* Die Werte in Klammern stehen für die Maximaldosis und die kürzest möglichen Intervalle.

Tabelle 6.22. Inhalationssysteme

Alter (Jahre)	Inhalationssysteme
<2	Kompressionsvernebler Inhalierhilfe mit Maske und Dosieraerosol (DA; Babyhaler; Aerochamber)

2–4	Kompressionshalter
	Inhalierhilfe mit DA
	   Nebulator (Astra)
	   Volumatic (Glaxo)
	   Aerochamber (Boehringer)
	   Fisonair (Fisons)

5–8	Pulverinhalation
	   Spinhaler (Fisons)
	   Diskhaler (Glaxo)
	   Rotahaler (Glaxo)
	   Turbohaler (Astra)
	Inhalierhilfe mit DA
	evtl. DA

>8	Dosieraerosol nach Instruktion Pulverinhalation s.o.

großer Teil der Kinder aufgrund einer mangelnden Kooperationsfähigkeit und einer ungenügenden Inhalationstechnik keinen Therapienutzen aus der Inhalationstherapie zieht. Nach Untersuchungen von Pedersen u. Mortensen (1990) sind dies etwa 50%. Es wird daher empfohlen, in den verschiedenen Lebensalterklassen dem entsprechenden Alter angemessene Inhalationssysteme zu verwenden. Sie sind in der Regel so konstruiert, daß sie eine Wirkstoffaufnahme durch das Inspirationsmanöver über ein Ventil aus einem Vorratsbehälter erlauben (Tabelle 6.22). Bei Kindern ab dem Vorschul- und Schulalter kann auch die inspirationsgesteuerte Inhalation eines wirkstoffhaltigen Pulvers aus einer Kapsel (Rotahaler, Spinhaler, Diskhaler, Turbohaler) erfolgen. In Deutschland stehen eine Reihe von Inhalationshilfen für Säuglinge (Babyhaler, Aerochamber) zur Verfügung (s. Kap. 6.2).

Die empfohlenen Therapiemaßnahmen im einzelnen sind den Tabellen 6.21 und 6.22 zu entnehmen.

Hyposensibilisierung

Eine Hyposensibilisierungsbehandlung mit Allergenextrakten hat im Kindesalter eine gewisse Bedeutung, da das Asthma des Kindes in der Regel allergisch bedingt ist und aufgrund fehlender Sekundärveränderungen von Bronchien und Lunge die Immuntherapie im Kindesalter wesentlich erfolgreicher ist als im Erwachsenenalter. Die Hyposensibilisierungstherapie hat jedoch heute – mehr denn je – strenge Indikationskriterien zu berücksichtigen (s. Kap. 6.4).

Atemgymnastik

Neben einer Allergenprävention gehören auch eine Atemgymnastik und eine gezielte sportliche Betätigung zu den präventiven Maßnahmen. Sie sind auch Inhalt einer umfassenden Asthmaschulung (s. S. Kap. 6.6). Bei der Atemgymnastik sollten jene Techniken Anwendung finden, die einem konsequenten Training der Respirationsmuskeln einschließlich des Zwerchfells dienen und dadurch die gesamte Ventilation steigern. Die Kontrolle der atemgymnastischen Übungen durch Registrierung einzelner Lungenfunktionsparameter („Biofeedback") scheint die Effizienz zu steigern. Bei der sportlichen Betätigung lernt das Kind den Umgang mit Gleichaltrigen, es wird akzeptiert und erfährt Anerkennung. Ein angemessenes körperliches Trainingsprogramm in der Gruppengemeinschaft fördert die soziale Integration, verbessert die körperliche Verfassung und reduziert die Empfindlichkeit gegenüber körperlicher Anstrengung („Dekonditionierung"). Hierdurch kommt es zu einer Steigerung des Selbstvertrauens und des Selbstwertgefühls. Ein gezieltes körperliches Training, so wie es in zahlreichen Asthmasportgruppen bereits erfolgt, muß jedoch unter der interdisziplinären Kontrolle von Ärzten und Physiotherapeuten bzw. Sportlehrern stehen. Dabei sollten eine ausreichende Prämedikation, kurze Aufwärmübungen mit geringen Belastungen und ein sich daran anschließendes Intervalltraining mit sog. Trockenübungen erfolgen. Wegen seines geringen respiratorischen Wärmeaustausches ist eine bevorzugte Sportart bei Asthmatikern das Schwimmen.

6.7.2
Therapie des Asthmaanfalles und des Status asthmaticus

Initiale Therapie

Zur Entscheidung, welche Kinder mit akuten Asthmaanfällen einer stationären Therapie bedürfen siehe Kap. 4.2. Bei Zugrundelegung der sich an klinischen Kriterien orientierenden Schweregradeinteilung ergibt sich für die 4 Schweregrade die in Tabelle 6.23 dargestellte Stufentherapie.

Sobald akute obstruktive Symptome mit Dyspnoe aufgetreten sind, besteht die erste Therapiemaßnahme in der Inhalation kurz wirksamer β-Sympathomimetika. Bei Kindern besteht die meiste Erfahrung mit Salbutamol; es konnte gezeigt werden, daß die Inhalation mit einem Dosieraerosol mit Inhalierhilfe der Inhalation mit dem Düsenvernebler ebenbürtig ist (Kerem et al. 1993). Es können z. B. 3×2 Hübe des jeweils verwendeten β-Sympathomimetikums im Abstand von 15 Minuten mit der Inhalierhilfe angewendet werden. Darunter sollte es zu einer raschen Besserung der Symptome kommen. Steht ein Pulsoxymeter zur Verfügung, kann jetzt die Sauerstoffsättigung kontrolliert werden; sie sollte über 91% liegen. Kleinkinder sind insbesondere bei akuter Atemnot u. U. nicht in der Lage, mit der Inhalierhilfe und dem Dosieraerosol umzugehen; sie profitieren von der Inhalation mit dem Düsen-

Tabelle 6.23. Therapie des akuten Asthmaanfalls; *A* ambulant, *B* bis *C* stationär auf Normalsationen, *C* bis *D* Intensivstation

A leicht	B mittelgradig	C schwer	D sehr schwer
β_2-Sympathomimetika	β_2-Sympathomimetika	β_2-Sympathomimetika	β_2-Sympathomimetika
1–2 Hübe über Inhalationshilfe alternativ mit Kompressorgerät Salbutamol 0,5%ig: 50–150 µg/kg/Dosis = 0,01–0,03 ml/kg/ Dosis (1 ml = 20 gtt) in 2 ml 0,9% NaCl (bzw. 8–10 gH für alle Altersstufen)	wie bei A, aber evtl. Wiederholung alle 20 min–1 h Bei Sgl. Versuch mit Adrenalin 1:1000 3 ml p.i. Zusätzlich Prednison 1–2 mg/kg/Dosis/d p.o. oder i.v.	Wie bei B, aber Wiederholung alle 10 min Zusätzlich Aufsetzen lassen O_2 1–4 l über Maske Prednison 2 mg/kg/ Dosis/d p.o. oder i.v. Über I.v.-Zugang Theophyllin 5–7 mg/ kg in 20 min bei Vorbehandlung 3–5 mg/kg, dann: 1–1,5 mg/kg/h im Dauertropf, Spiegel nach 2, 6, 12 h Flüssigkeit knapp halten, z.B. 4–12 Jahre 50 ml/kg/d i.v., als 4:1 kg 0–4 Jahre 20 ml/kg/d	Wie bei C, aber evtl. Dauerinhalation bis Besserung, Cave: Hypokaliämie Salbutamol Dauerinfusion 0,5–1 (evtl. 5) µg/kg/ min (Salbulair Infusionskonzentrat: 1 ml = 1 mg, bzw. Injektionslösung: 1 ml = 0,5 mg; Cave: 70% zeigen Hypokaliämie Bicarbonat: Falls pH <7,35 und neg. BE >3 (Dosis in ml: 0,3×BE×kg KG) Beatmung: selten nötig; langsame Frequenz, lange Exspirationszeit, PEEP, Relaxierung, manuelle Thoraxkompression im Exspirium; Cave: Pneu-Gefahr; permissive Hyperkapnie

A = Ambulant, B bis C = stationär auf Normalstationen, C bis D = Intensivstation
Alternative Therapieversuche:
C–D
Itratropiumbromid 3 × 250 µg p.i. mit 20 min Abstand
Magnesiumsulfat 25 µg/kg (max. 1,2 g) über 30 min, EKG beobachten, Stopp bei Frequenz <100/min; Adrenalin 0,1–1 µg/kg/min

vernebler (z.B. 2,5 mg Salutamol oder 8 gtt. Salbutamol Inhalationslösung). Eine Dosisanpassung an das Gewicht ist nicht erforderlich (Oberklaid et al. 1993; Penna et al. 1993). Wichtig ist jedoch, nicht zu geringe Dosen zu geben, da gerade Kleinkinder nur minimale Prozentsätze des applizierten Medikamentes pulmonal deponieren.

Wenn es offensichtlich ist, daß ein schwerer Anfall vorliegt, soll schon vorklinisch eine Dosis von 2 mg/kg Prednison, i.a. systemisch, d.h. oral oder rektal, gegeben und das Kind anschließend zur stationären Therapie eingewiesen werden (Connett et al. 1994).

In der Klinik

Kinder mit schweren Asthmaanfällen erhalten in der Regel 1–3 l/min Sauerstoff über eine Nasenbrille appliziert, wenn die pulsoxymetrisch gemessene Sauerstoffsättigung in der Raumluft unter 90% liegt. Diese Menge reicht aus, um das Ventilations-Perfusions-Mismatch zu überwinden (s. Kap. 4.2).

Die Inhalation von β-Sympathomimetika in kurzen Abständen, z.B. 0,15 mg/kg/Dosis Salbutamol alle 30 Minuten wird als nächste Therapiemaßnahme eingeleitet. Dies kann über ein Mundstück oder ebensogut über eine Maske bei Kleinkindern erfolgen.

Patienten, die langwirkende β-Sympathomimetika zur Therapie erhalten haben, brauchen manchmal höhere Dosen kurzwirksamer β-Mimetika um die gleiche relative Besserung ihrer Lungenfunktion zu erreichen (im Vergleich zu nicht vortherapierten Patienten). Dabei handelt es sich (jedoch wahrscheinlich nur um eine Art „Ceiling-Effekt", d.h. die maximal durch Bronchodilatation überhaupt erreichbare Verbesserung der Atemfunktion ist bei diesen Kindern durch die Vortherapie bereits z.T. ausgeschöpft (Lipworth 1997). Die restliche Obstruktion ist durch Schwellung und Sekretobstruktion bedingt und infolgedessen einer β-Sympathomimetika-Therapie nicht direkt zugänglich.

Manche Kinder können in der akuten Obstruktion infolge der Sekretverlegung und Schleimhautschwellung die inhalierten β-Sympathomimetika nicht an den Wirkort bringen. Daher wurde in einer kürzlich publizierten Studie nach einer initialen Phase von mehreren Inhalationen bei mangelnder Wirkung eine Kurzinfusion von Salbutamol über 10 Minuten angeschlossen. Es konnte gezeigt werden, daß diese Kinder einen günstigeren Verlauf hatten als andere, die ohne intravenöse β-Sympathomimetika blieben (Browne et al. 1997). Diese Ergebnisse bedürfen noch einer Bestätigung.

Gleichzeitig erhalten die Kinder in der Regel 4×1–2 mg/kg Prednison/Tag oral, i.v. oder rektal (Connet et al. 1994). Verschiedene Studien haben gezeigt, daß höhere Dosen keine bessere Wirkung bringen (McFadden 1995). Die zusätzliche Inhalation hochdosierter topischer Steroide brachte in einer Untersuchung keinen zusätzlichen Effekt zu den systemisch verabreichten Steroiden. Die Steroidgabe muß – je nach Schwere des Anfalls - u.U. über 1 Woche bis 10 Tage fortgesetzt werden und kann dann ohne Ausschleichen abrupt abgesetzt werden.

Die Verwendung von Ipratropriumbromid zusätzlich zu den oben geschilderten Maßnahmen brachte in verschiedenen Studien keinen klinisch verwertbaren zusätzlichen Effekt. Eine kürzlich durchgeführte Untersuchung zeigte jedoch, daß Kinder mit schwerster Atemwegsobstruktion (Ein-Sekunden-Kapazität unter 30%) von 3×250 µg Ipratropriumbromid innerhalb von 60 Minuten profitierten (Schuh et al. 1995). Es ist jedoch nicht klar, ob sich diese Therapie etablieren wird, da in der erwähnten Studie keine Steroide gegeben worden waren. Neueste Daten legen jedoch einen zusätzlichen Effekt nahe (Qureshi et al. 1998), so daß ein Versuch gerechtfertigt erscheint.

Es konnte bisher nicht eindeutig nachgewiesen werden, daß die zusätzliche Gabe von Theophyllin bei einem konsequent durchgeführten Regime von häufigen β-Sympathomimetika-Inhalationen und Steroiden eine zusätzliche

Besserung bei akuten Asthmaanfällen bringt. Andererseits gibt es auch keine Studien, die eine Wirkung bei schwersten Anfällen ausschließt (Corbridge u. Hall 1995). Gerade bei jüngeren Kindern, die Schwierigkeiten mit der inhalativen Therapie haben oder diese wegen Unruhe manchmal nicht tolerieren, kann eine intravenöse Theophyllingabe zumindest einen basalen bronchodilatierenden Effekt sicherstellen.

Bei Kindern mit schwerer Atemnot muß die Flüssigkeitszufuhr in der Regel parenteral erfolgen. Ein stark gefüllter Magen behindert die Zwerchfellfunktion. Die orale Ernährung ist auch dann kontraindiziert, wenn eine weitere Verschlechterung mit eventueller Intensivpflichtigkeit und künstlicher Beatmung zu befürchten ist. Da Kinder mit akutem Asthma zum Teil erhöhte ADH-Spiegel aufweisen, genügt es, ihnen Flüssigkeit in der Höhe der altersgemäßen Bedarfsmenge oder sogar etwas darunter zuzuführen. Obwohl die Kinder initial meist etwas dehydriert sind, werden sie infolge der Neigung zu Flüssigkeitsretention dadruch rasch rehydriert (Potter et al. 1991). Wegen der Neigung zum Lungen- und Bronchialschleimhautödem sollen diese Patienten nicht überwässert werden.

Wenn sich die Symptome des Patienten nicht verbessern und sogar eine weitere Verschlechterung eintritt, muß er auf eine Kinderintensivstation verlegt werden.

Sehr bewährt hat sich hier die kontinuierliche Verneblung von β-Sympathomimetika über die Maske mit dem Vernebler. Der Vernebler kann mit Sauerstoff betrieben werden. Es erfolgt das übliche Intensivmonitoring. Es konnte gezeigt werden, daß der bronchodilatatorische Effekt linear mit der applizierten Dosis zunimmt und daß er oft erst bei außerordentlich hohen Dosen ausreichend war (Reiser et al. 1995). Hierbei wurden hohe β-Sympathomimetika-Blutspiegel gemessen, so daß es wahrscheinlich ist, daß die eigentliche Wirkung hämatogen eintritt. Hierbei ist zu beachten, daß etwa 70% aller Patienten, die β-Sympathomimetika dauerinhalieren oder intravenös erhalten, eine Hypokaliämie erleiden (β-Sympathomimetika-Effekt, Kalium-Abfall um 0,5–1–1,5 mmol/l). Diese tritt innerhalb von 30 Minuten ein und bedarf einer laborchemischen Kontrolle, evtl. einer K^+-Substitution.

Neuere Therapiekonzepte

Die Anwendung und Prüfung neuerer Therapiekonzepte bei der Intensivtherapie des Status asthmaticus ist dadurch erschwert, daß viele Studien zwar den Effekt einzelner Substanzen nachweisen, jedoch ohne vorher die obengenannte Standardtherapie in dokumentierter Weise maximal appliziert zu haben. Dazu kommt, daß selbst wenn eine bestimmte Maßnahme in kontrollierten Studien in der Verumgruppe keinen eindeutigen Effekt erbringt, dennoch bei Einzelpatienten lebensentscheidende Besserungen eintreten können, die eine Intubation und Beatmung mit allen Komplikationsmöglichkeiten verhindern. Es kann äußert schwierig sein, diese einzelnen Patienten anhand klinischer Parameter zu identifizieren. Daher wird in der Intensivtherapie auch die Anwendung von nicht eindeutig in Doppelblindstudien prospektiv als wirksam geprüften Medikamenten im Einzelfall gerechtfertigt sein. Andererseits soll auf der Intensivstation nicht durch die Anwendung kontroverser Therapiemodalitäten die rechtzeitige Intubation und Beatmung verzögert und damit das Risiko hypoxischer Komplikationen vermehrt werden.

■ **Magnesiumsulfat.** Magnesiumsulfat bewirkt eine Relaxation der glatten Muskulatur. Bei erwachsenen Paitenten gibt es positive Fallberichte, die durchgeführten großen prospektiven Studien an Erwachsenen zeigt jedoch keinen Effekt. Andererseits zeigte eine randomiserte placebokontrollierte Studie bei Kindern, daß die Anwendung von 25 mg/kg Magnesiumsulfat über 20 Minuten i.v. bei solchen Kindern, die auch nach 3 ausreichend dosierten Salbutamolinhalationen noch eine Ein-Sekunden-Kapazität unter 60% hatten, zu einer Verbesserung der Lungenfuktion und zur rascheren Klinikentlassung führten (Ciarallo et al. 1996). Methodische Probleme lassen diese Studie jedoch nicht unwidersprochen bleiben.

Insgesamt kann Magnesium also noch nicht in das Routinemanagement von Kindern mit Asthma bronchiale und Status asthmaticus einbezogen werden. Es könnte jedoch vom erfahrenen Intensivmediziner in der Notsituation versucht werden.

■ **Furosemid** verbessert zwar die Atemwegsobstruktion, dieser Effekt ist jedoch bei ausreichender β-Sympathomimetika-Vorinhalation nicht mehr nachweisbar (Karpel et al. 1994).

■ **Helium.** Die Messung von Sauerstoff und Helium als Ersatz für normale Luft oder Sauerstoff ist aus der Erwachsenenmedizin bekannt. Die geringere Dichte dieses Gases bewirkt weniger Reibung in den Atemwegen, so daß der Widerstand bei gleicher Atemwegsgeometrie geringer wird.

Bei Kindern mit schwerem Asthma bronchiale wurde dieses Verfahren in einer Studie erprobt und brachte keinerlei Vorteile (Carter et al. 1996). Die technisch schwierige Applikation, insbesondere bei Verwendung beim beatmeten Patienten, macht diese Therapie derzeit unpraktikabel.

■ **Leukotrieninhibitoren.** Die neueren antiasthmatischen Therapeutika, die z.T. als Alternative für inhalative Steroide bei leichteren Verläufen gedacht sind, wurden bisher nicht beim schweren Asthma bronchiale in der Akutsituation bei Kindern getestet, so daß sich hier über ihre Einsatzmöglichkeiten nichts sagen läßt.

■ **Anaesthetika.** Ketamin ist ein Anaesthetikum mit bekannten adrenergen Wirkungen. Es zeigte bei beatmeten Patienten mit schwerster Atemwegsobstruktion einen Abfall der Beatmungsparameter und Obstruktion (Youssef Ahmed et al. 1996). Andererseits ist dieses Medikament jedoch gerade beim agitierten Patienten mit evtl. laryngealer Irritation und Infekten der oberen Luftwege nicht indiziert, da es zu einer pharyngealen Hypersekretion und zu einer Verstärkung der laryngealen Reflexe kommt (Howton et al. 1996). Durch Bewußtseinseinschränkung kann es zudem zum akuten Atemstillstand kommen.

Ein anderes Anaesthetikum, nämlich Halothan wurde ebenfalls in verzweifelten Fällen, insbesondere an intubierten Patienten durch Anaesthesiebeatmungsgeräte appliziert, ebenso wurden Aether und Isofloran versucht. Im Prinzip kommt es jeweils zu einer Besserung der Obstruktion (Saulnier et al. 1990). Die erheblichen Nebenwirkungen erlauben jedoch nur eine kurzzeitige Verwendung durch den erfahrenen Arzt beim beatmeten Patienten auf der Intensivstation. Es können bleibende neuromuskuläre Schäden auftreten. Rhythmusstörungen wurden berichtet.

■ **Ribavirin.** Bei Säuglingen und jungen Kleinkindern kann die Unterscheidung zwischen RSV-Bronrcholitis und Asthma schwierig sein. Ein positiver Antigennachweis sichert die Diagnose nicht unbedingt, da der Test nicht hoch spezifisch ist und auch Asthmaattacken durch RSV hervorgerufen werden können. Eine erregerspezifische Behandlung mit dem inhalierbaren Virostatikum Ribavirin ist insbesondere in den USA unter anderem von den Herstellern sehr propagiert worden. Eine kürzlich publizierte Metaanalyse einer Vielzahl von Studien zeigte, daß die Effekte jedoch widersprüchlich, nur bei früher Anwendung zu erwarten und in ihrem Ausmaß marginal oder nicht nachweisbar sind (Randolph u. Wang 1996). Der hohe Preis und die durch die in der Produktinformation angegebene Teratogenität erschwerte Anwendung (Widerstände bei den Schwestern) begrenzen die Indikationsstellung zusätzlich. Die umständliche Anwendung (Plastikhauben mit Absaugeinheit) behindert die sorgfältige konservative Therapie der Bronchiolitis. Die Applikation bei beatmeten Patienten ist wegen der Obstruktion von Beatmungstuben und Ventile durch das Pulverinhalat riskant und kann nur von erfahrenen Zentren in Sonderfällen erwogen werden. Symptomatisch ist die Adrenalininhalation effektiv.

Künstliche Beatmung

Eine Beatmung ist notwendig, wenn der Patient in der manifesten Ateminsuffizienz zur Aufnahme kommt oder sich trotz massivster Therapie soweit verschlechtert, daß es zur Ateminsuffizienz und zum drohenden Atemstillstand kommt. Die Entscheidung zur Intubation und Beatmung kann nicht nur vom einzelnen Laborwert oder einem Score abhängig gemacht werden. Auch Anstiege des arteriellen pCO_2 müßten nicht zwingend zur Intubation führen. Entscheidend sind die Anzeichen der klinischen Erschöpfung.

Bei Asthmapatienten ist mit hohen Atemwegsdrucken und teilweise mit der Notwendigkeit zu manuell assistierter Exspiration zu rechnen; es wurde in bis zu 20% aller beatmeten Kinder ein Pneumothorax beobachtet. Durch die erforderlichen hohen Beatmungsdrucke kommt es zur rechtsventrikulären Dehnung und durch die ventrikuläre Interdependenz auch zur Behinderung der linksventrikulären Füllung, zusätzlich zur Behinderung der pulmonalen Perfusion und der Füllung des linken Vorhofes.

Infolgedessen kann es zu massiven zirkulatorischen Instabilitäten kommen; diese lassen sich durch Volumengaben in der Regel beherrschen. Es gibt zwar bisher keine eindeutigen Studien, die die Überlegenheit moderner Beatmungskonzepte gegenüber früheren Verfahren oder die Überlegenheit eines Verfahrens gegenüber dem anderen bei der Beatmung von Asthma bronchiale beweisen. Dennoch liegt es in Analogie zu anderen pulmonlaen Erkrankungen nahe, das Konzept einer Reduktion des Barotraumas durch permissive Hyperkapnie, d.h. durch Tolerierung von deutlich erhöhten CO_2-Werten mit langsamen Atemfrequenzen und sehr langen Exspirationszeiten zu bevorzugen (Bellamo et al. 1994).

Manche Patienten müssen bei der Beatmung muskelrelaxiert werden; hier ist es wichtig, daß die Muskelrelaxation nur so kurz wie möglich durchgeführt wird und keine extrem hoch dosierten Steroide gleichzeitig verabreicht werden (weniger als 4×2 mg/kg Prednison/Tag), um lang dauernde Myopathien zu vermeiden, die immer wieder beschrieben worden sind (Hansen-Flaschen et al. 1993).

Zu den stationären Aufnahmen im Status asthmaticus gehören meist Kinder mit einer Erstmanifestation, therapeutisch schwer einstellbare Asthmatiker oder Kinder, bei denen, meist aufgrund einer schlechten Compliance, eine inkonsequente Therapie betrieben wurde.

Die Vielfalt der therapeutischen Maßnahmen mit ihren speziellen Anwendungsindikationen ermöglicht eine individuelle therapeutische Einstellung und sollte dazu führen, daß Asthmaanfälle und insbesondere der gefürchtete Status asthmaticus in der Pädiatrie eine Rarität bleibt.

Literatur

Abramson MJ, Puy RM, Veiner JM (1995) Is allergen immunotherapy effective in asthma? Am J Respir Crit Case Med 151:969

Adcock IM, Barnes PJ (1996) Tumor necrosis facher alpha causes retention of activated glucocorticoid receptor within the cytoplasm of A549 cells. Biochem Biophys Res Commun 225:1127

Adkinson NF, Egglestone PA, Eney D et al. (1997) A controlled trial of immunotherapy for asthma in allergic children. N Engl J Med 336:324

Agertoft L, Pedersen S (1994) Effects of long term treatment with an inhaled corticosteroid on-groth and pulmonary function in asthmatic children. Respir Med 88:373–381

Agertoft L, Pedersen S (1997) A randomized, double-blind dose reduction study to compare the minimal effective dose of budesonide turbohaler and fluticasone propionate diskhaler. J Allergy Clin Immunol 99:773

Ahlquist RP (1948) A study of the adrenotropic receptors. Am J Physiol 153:586

Alario AJ, Lewander WJ, Dennehy P, Seifer R, Mansell AL (1992) The efficacy of nebulized metaproterenol in wheezing infants and young children. AJDC 146:412

Alexander AB, Cropp GJ, Chai H (1979) Effects of relaxation training on pulmonary mechanics in children with asthma. J Appl Behav Anal 12:27

Allen DB, Mullen M, Mullen B (1994) A meta-analysis of the effect of oral and inhaled corticosteroids on growth. J Allergy Clin Immunol 93:967–976

Altounyan REC (1967) Inhibition of experimental asthma by a new compound-disodium cromoglycate (Intal). Acta Allergol 22:487

Altounyan REC (1969) Disodium cromoglycate – development and clinical pharmacology. Proceedings of a Symposium on Disodium Cromoglycate: Progress in bronchial asthma. Sydney, p 15

Altounyan REC (1981) Sodium cromoglycate in allergic and non-allergic obstructive airway disease. Pharmakotherapie 4:163

American Academy of Allergy and Immunology (1993) Position statement: inhaled β_2-adrenergic agonists in asthma. J Allergy Clin Immunol 91:1234

Anderson GP, Lindén A, Rabe KF (1994) Why are long-acting β-adrenoceptor agonists long-acting? Eur Respir J 7:569

Anonymous(1997) The british guidelines on asthma management: review and position statement. Thorax 52:1–21

Arnold JD, Hill GN, Sansom LN (1981) A comparison of the pharmacokinetics of theophylline in asthmatic children in the acute episode and in remission. Eur J Clin Pharmacol 20:443

Arnoux B, Denjean A, Page CP, Nolibe D, Morley J, Benvister J (1988) Accumulation of platelets and eosinophiles in baboon lung after PAF-acether challenge. Am Rev Respir Dis 137:855

Aubier M, Levy J, Clerici C, Neukirch F, Cabrieres F, Herman D (1991) Protective effect of theophylline on bronchial hyperresponsiveness in patients with allergic rhinitis. Am Rev Respir Dis 143:346

Avital A, Godfrey S, Schachter J, Springer C (1994) Protective effect of albuterol delivered via a spacer device (babyhaler) against metacholine induced bronchoconstriction in young wheezy children. Pediatr Pulmonol 17:281

Aziz J, Hall IP, McFarlane LC, Lipworth BJ (1998) β_2-adrenoceptor regulation and bronchodilatar sensitivity after regular treatment with formoterol in subjects with stable asthma. J Allergy Clin Immunol 101:337

Baraniuk JN, Ali M, Brody D et al. (1997) Glucocorticoids induce β_2-adrenergic receptor function in human nasal mucosa. Am J Respir Crit Care Med 155:704

Barnes PJ (1990a) Effect of nedocromil sodium on airway sensory nerves. Proc Asthma Symp, Montreal, p 14

Barnes PJ (1990b) Effect of corticosteroids on airway hyperresponsiveness. Am Rev Respir Dis 141:70–76

Barnes PJ (1995) Drug therapy: inhaled glucocorticoids for asthma. N Engl J Med 332:868

Barnes PJ (1996) Exhaled nitric oxide; a new lung function test. Thorax 51:233–237

Barnes PJ, O'Conor BJ (1995) Use of a fixed combination β_2-agonist and steroid dry powder inhaler in asthma. Am J Respir Crit Case Med 151:1053

Barnes PJ, Holgate ST, Laitinen LA, Pauwels R (1995) Asthma mechanisms, determinents of severity and treatment: the role of nedocromil sodium. Clin Exp Allergy 25:771

Barnes PJ, Pedersen S, Busse WW (1998) Efficacy and safety of inhaled corticosteroids. New developments. Am J Respir Crit Care Med 157:1

Bauer CP, Emmrich P (1988) Einfluß von Nedocromil-Natrium auf die Hyperreagibilität des Bronchialsystems des jugendlichen Asthmatikers. Monatsschr Kinderheilkd 136:810

Baxter JD, Rousseau GG (1979) Glucocorticoid hormone action: an overview. In: Baxter JD, Rousseau GG (eds) Glucocorticoid hormone action. Springer, Berlin Heidelberg New York

Becker AB, Simons FER (1989) Formoterol, a new long-acting inhaled β_2-agonist: double blind comparison with salbutamol and placebo in children with asthma. J Allergy Clin Immunol 84:891

Bellamo R, McLaughlin P, Tai E, Parkin G (1994) Asthma requiring mechnical ventilation: a low morbidity approach. Chest 105:891–896

Benedictis FM, Tuteri G, Pazelli P, Bertotto A, Bruni L, Vaccaro R (1995) Cromolyn versus nedocromil: duration of action in exercise-induced asthma in children. J Allergy Clin Immunol 96:510

Bennati D, Piacentini GL, Peroni DG (1989) Changes in bronchial reactivity in asthmatic children after treatment with beclomethasone alone or in association with salbutamol. J Asthma 26:359

Bentur I, Kerem E, Canny G, Reisman J, Schuh S, Stein R, Levison H (1990) Response of acute asthma to a β_2-agonist in children less than two years of age. Ann Allergy 65:122

Bentur L, Canny GJ, Shields MD et al. (1992) Controlled trial of nebulized albuterol in children younger than 2 years of age with acute asthma. Pediatr 89:133

Berdel D (1995) Topische Steroide: Relevante Systemische Nebenwirkungen. Allergo J 4:177

Berdel D, Heimann G (1984) Besonderheiten des Theophyllinmetabolismus im Kindesalter. Atemw und Lungenkrankheiten 10:526

Berdel D, Süverküp R, Heimann G, Berg A von, Liappis N, Stühmer A (1987) Total theophylline clearance in childhood: the influence of age-dependent changes in metabolism and elimination. Eur J Pediatr 146:41

Berdel D, Berg A von, Reinhardt D, Heimann G, Steinijans VW, Sauter R (1990) Pharmakokinetik und Pharmakodynamik bei Kindern unterschiedlicher Altersgruppen nach ungleicher täglicher Dosierung von Theophyllinretardpellets. Pneumologie 45:863

Berdel D, Reinhardt D, Hofmann D, Leupold W, Lindemann H (1998) Therapie-Empfehlungen der Gesellschaft für Pädiatrische Pneumologie zur Behandlung des Asthma bronchiale bei Kindern und Jugendlichen. Monatsschr Kinderheilkd 146:492

Berg A von, Berdel D (1989) Formoterol and salbutamol metered aerosols: comparison of a new and an established β_2-agonist for their bronchodilating efficacy in the treatment of childhood bronchial asthma. Pediatr Pulmonol 7:89

Berg A von, Berdel D (1990) Efficacy of formoterol metered aerosol in children. Lung (Suppl) 168:90

Berg A von, Berdel D (1993) Ein neues β_2-Sympathomimetikum mit langer Wirkungsdauer. Monatsschr Kinderheilkd 141:53

Berg A von, Blic J de, Rosa M la, Keod P-H, Moorat A (1998) A comparison of regular salmeterol vs 'as required' salbutamol therapy in asthmatic children. Respir Med 92:292

Bergendal A, Lindén A, Skoogh BE, Gerspacher M, Anderson GP, Löfdahl CG (1996) Extent of salmeterol-mediated reassertion of relaxation in guinea-pig trachea pretreated with aliphatic side chain structural analogues. Br J Pharmacol 117:1009

Bianco S, Pieroni M, Refine RM, Rottoli L, Sestini P (1989) Protective effect of inhaled furosemide on allergen-induced early and late asthmatic reactions. N Engl J Med 321:1069

Bisgaard H (1998) Automatic actuation of a dry powder inhaler into a nonelectrostatic spacer. Am J Respir Crit Care Med 157:518–521

Bisgaard H, Anhoj J, Klug B, Berg E (1995) A non-electrostatic spacer for aerosol delivery. Arch Dis Childhood 73:226–230

Bisgaard H, Nielsen M, Anderson B et al. (1998) Adrenal function in children with bronchial asthma treated with beclomethason dipropionate or budesonide. J Allergy Clin Immunol 81:1068

Boman G (1986) Changes in asthma morbidity, drug therapy and mortality. In: Pharmacological treatment of bronchial asthma. National board of health and welfare. Drug Information Committee, Sweden 3:1

Boner AL, Vallone G, DeStefano G (1989) Effect of inhaled ipratropium bromide on metacholine and exercise provocation in asthmatic children. Pediatr Pulmonol 6:881

Bousquet J, Michel FB (1994) Specific immunotherapy in asthma. J Allergy Clin Immunol 94:1

Bousquet J, Hejjauoi A, Soussana M, Michel FB (1990) Double blind, placebo-controlled immunotherapy with mixed grass-pollen, allergoids IV. Comparison of the safety and efficacy of two dosages of a high-molecular-weight allergoid. J Allergy Clin Immunol 85:490

Bousquet J, Becker WM, Hejjauoi A, Chanal I, Lebel B, Dhivert H, Michel FB (1991) Differences in clinical and immunologic reactivity of patients to grass pollens and to multiple pollen species. J Allergy Clin Immunol 88:43

Braunstein GL, Trinquet G, Harper AE (1996) Compliance with nedocromil sodium and a nedocromil sodium/salbutamol combination. Eur Respir J 9:893–898

Brenner M, Marsiske C, Kunkel G, Lasius D, Sladek M, Kirchhoff E (1983) Erste Erfahrungen einer ambulanten Schnellhyposensibilisierung bei Graspollen-Allergikern mit einem hochgereinigten Extrakt (Spectralgen). Allergologie 6:204

Browne GJ, Penna AS, Phung X, Soo M (1997) Randomised trial of intravenous salbutamol in early management of acute severe asthma in children. Lancet 349:301–305

Busse WW (1994) Dose-related efficacy of Pulmicort (budesonide) Turbohaler in moderate to severe asthma. J Allergy Clin Immunol 93 (Suppl):186

Bussing R, Halfon N, Benjamin B, Wells KB (1995) Prevalence of behavioral problems in U.S. children with asthma. Arch Pediatr Adolesc Med 149:565–572

Canny GJ, Reisman J, Levison H (1997) Does Ketotifen have a steroid-sparing effect in childhood asthma? Eur Respir J 10:65

Carter E, Cruz U, Chestrown S, Shieh G, Reilly K, Hendeles L (1993) Efficacy of intravenously administered theophylline in children hospitalized with severe asthma. J Pediatr 122:470–476

Carter ER, Webb CR, Moffitt DR (1996) Evaluation of heliox in children hospitalized with acute severe asthma. A randomized crossover trail. Ches 109:1256–1261

Chapman ID, Foster A, Morley J (1993) The relationship between inflammation and hyper-reactivity of the airways in asthma. Clin Exp Allergy 23:168–171

Cherniack CR, Gasseman SI, Ramsdell JW (1990) A double-blind, multicenter group comparative study of the efficacy and safety of nedocromil sodium in the management of asthma. Proc Asthma Symp, Montreal, June 1990:96

Cheung D, Timmers MC, Zwindermann AH, Bei EH, Dijkman JH, Sterk PJ (1992) Long-term effects of a long acting β_2-adrenoceptor agonist, salmeterol, on airway hyperresponsiveness in patients with mild asthma. N Engl J Med 327:1198

Chmelik F, Dougthy A (1994) Objective measurments of compliance in asthma treatment. Ann Allergy 73:527–532

Churchill L, Friedman B, Schleimer RP, Proud D (1992) Production of granulocyte-macrophage colony-stimulating factor by cultured human tracheal epithelial cells. Immunol 75:189

Chylack LT (1997) Cataracts and inhaled corticosteroids. N Engl J Med 337:46

Ciarrallo L, Sauer AH, Shannon MW (1996) Intravenous magnesium therapy of moderate to severe pediatric asthma: results of a randomized, placebo-controlled trial. J Pediatr 129:809–814

Clark RB, Allal C, Friedman J, Johnson M, Barber R (1996) Stable activation and desensitization of β_2-adrenergic receptor stimulation of adenylyl cyclase by salmeterol: evidence for quasi-irreversible binding to an exosite. Mol Pharmacol 49:182

Cloosterman SGM, Hofland ID, Lukassen HGM et al (1997) House dust mite avoidance measures improve peak flow and symptoms in patients with allergy but without asthma: a possible delay in the manifestation of clinical asthma? J Allergy Clin Immunol 100:313

Collins GG, Cole CH, Souef PNL (1990) Dilution of nebulised aerosols by air entrainment in children. Lancet 336:341–343

Colloff MJ, Ayres J, Carswell F et al. (1992) The control allergens of dust mites and domestic pets: a position paper. Clin Exp Allergy 22 (Suppl):1

Connett GJ, Warde C, Wooler E, Lenney W (1994) Prenisolone and salbutamol in the hospital treatment of acute asthma. Arch Dis Child 70:170–173

Conolly ME, Greenacre JK (1977) The β-adrenoceptor of the human lymphocyte and human lung parenchym. Br J Pharmacol 59:17

Cook SJ, Small RC, Berry JL, Chiu P, Downing SJ, Foster RW (1993) β-adrenoceptor subtypes and the opening of plasmalemmal K^+-channels in trachealis muscle: electrophysiological and mechanical studies in guinea-pig tissue. Br J Pharmacol 109:1140

Corbridge T, Hall JB (1995) The assessment and management of adults with status asthmaticus. Am J Respir Crit Care Med 151:1296–1316

Court J (1992) Adolescents and compliance. Current Therapeutics 33:55–59

Crane J, Flatt A, Jackson R et al. (1989) Prescribed fenoterol and death from asthma in New Zealand, 1981–1983. Lancet 1:917

Crane J, Burgess C, Pearce N, Beasley R (1993) The β_2-agonist controversy: a perspective. Eur Respir Rev 15:475

Creer TL, Burns KL (1979) Self-management trainings for children with chronic bronchial asthma. Psychotherapy and Psychosomatics 32:270–278

Creer TL, Wigal IK (1990) Respiratory disorders. In: Pierce S, Wardle J (eds) The practice of behavioral medicine. Oxford University Press, London

Crescioli S, Spinazzi A, Plebani M (1991) Theophylline inhibits early and late asthmatic reactions induced by allergens in asthmatic subjects. Ann Allergy 66:245

Crossman DC, Dashwood MR, Taylor GW, Wellings R, Fuller W (1993) Sodium cromoglycate: evidence of tachykinin antagonist activity in the human skin. J Appl Physiol 75:167

Crowley S, Hindmarsh PC, Matthews DR, Brook CGD (1995) Growth and the growth hormone axis in prepubertal children with asthma. J Pediatr 126:297

Dale HH (1906) On some physiological actions of egot. J Physiol Lond 34:163

Daniel EE, Grover AK, Kwan CY (1983) Calcium. In: Stephens NL (ed) Biochemistry of smooth muscle, vol III. CRC Press, Boca Raton, p 2

Davis MH, Saunders DR, Creer TL, Chai H (1973) Relaxation training facilitated by biofeedback apparatus as a supplemental treatment in bronchial asthma. J Psychosom Res 17:121

Dawson W, Tomlinson R (1974) Effects of cromoglycate and ETYA on the release of prostaglandins and SRS-A from immunologically challenged guinea-pig lungs. Br J Pharmacol 52:107

Debelic M (1986) Nedocromil-Natrium beim Anstrengungsasthma im Jugendlichenalter. Atemw-Lungenkrkh 12 (Sondernr: 110):2

Debelic M (1994) Cetirizin bei allergischen Atemwegserkrankungen im Kindesalter – eine offene multizentrische Wirksamkeits- und Verträglichkeitsprüfung. J Pharmakol Ther 2:65

Diaz P, Galleguillos FR, Gonzales M, Pantin CFA, Kay AB (1984) Bronchial lavage in asthma: the effect of disodium cromoglycate on leukocyte count, immunoglobulins and complement. J Allergy Clin Immunol 74:41

Dixon M, Jackson DM, Richards JM (1980) The action of sodium cromoglycate on „C" fibre endings in the dog lung. Br J Pharmacol 70:11

Dolovich MB (1995) Influence of inhalation technique on response and compliance. Eur Respir Rev 28:166

Dolovich MB, Newhouse MT (1993) Aerosols. Generation, methods of administration and therapeutic applications in asthma. In: Middleton E, Reed CE, Ellis EF, Adkinson NF, Yunginger JW, Busse WW (eds) Allergy – principles and practice, 4th ed. Mosby, St. Louis, p 559

Dolovich MP, Killian D, Wolff RK, Obminski G, Newhouse MT (1977) Pulmonary aerosol deposition in chronic bronchitis: intermittent positive pressure breathing versus quiet breathing. Am Rev Respir Dis 115:397

Donnelly R, Williams KM, Baker AB, Badcock CA, Day RO, Seale PJ (1997) Effects of budenoside and fluticasone on 24-hour plasma cortisol. Am J Respir Crit Care Med 156:1746

Dougall IG, Harper D, Jackson DM, Leff P (1991) Estimation of the efficacy and affinity of the β_2-adrenoceptor agonist salmeterol in guinea-pig trachea. Br J Pharmacol 104:1057

Drazen JM, Israel E, O'Byrne PM (1999) Treatment of asthma with drugs modifying the leukotriene pathway. N Engl J Med 340:197

Drotar DE, Davis EE, Cockcroft DW (1997) Tolerance to the bronchoprotective effect of salmeterol 12 hours after starting twice-daily treatment. Am Allergy Asthma Immunol 80:31

Du T, Sapienza S, Wang CG, Renzi PM, Pantano R, Rossi P, Martin JG (1996) Effect of nedocromil sodium on allergen-induced airway responses and changes in the quantity of airway smooth muscle in rats. J Allergy Clin Immunol 98:400

Durham SR, Varney VA, Gaga M, Frew AJ, Jacobson M, Kay AB (1991) Immunotherapy and allergic inflammation. Clin Exp Allergy 21:206

Dutoit JJ, Salome CM, Voolcock AJ (1987) Inhaled corticosteroids reduce the severity of bronchial hyperresponsiveness in asthma, but oral theophylline does not. Am Rev Respir Dis 136:1174

Eberlein WR, Bongiovanni AM, Rodriguez CS (1967) Diagnosis and treatment: the complications of steroid treatment. Pediatrics 40:279

Edmisch AT, Goldberg RS, Duper B, Devichand P, Follows RM (1994) A comparison of budesonide 800 micrograms and 400 micrograms via Turbohaler with disodium cromoglycate via Spinhaler for asthma prophylaxis in children. Br J Clin Res 5:11–23

Eggleston PA (1988) Immunotherapy for allergic respiratory disease. Ped Clin N Am 35:1103

Essen-Zandvliet EE van, Hughes MD, Waalkens HJ, Duiverman EJ, Pocock SJ, Kerrebijn KF, CNSLD Study Group (1992) Effects of 22 months of treatment with inhaled corticosteroids and/or β_2-agonists on lung function, airway responsiveness and symptoms in children with asthma. Am Rev Respir Dis 146:547

Essen-Zandvliet EE van, Hughes MD, Waalkens HJ, Duiverman EJ, Kerrebijn KF, CNSLD Study Group (1994) Remission of childhood asthma after long-term treatment with an inhaled corticosteroid (budesonide): can it be achieved? Eur Respir J 7:63

Faith RE, Hessler JR, Small PA Jr (1977) Respiratory allergy in the dog: induction by the respiratory route and the effects of passive antibody. Int Arch Allergy Appl Immunol 53:530

Fink JN, Forman S, Silvers WS, Soifer MM, Tashkin DP, Wilson A (1994) A double-blind study of the efficacy of nedocromil sodium in the management of asthma in patients. J Allergy Clin Immunol 94:473–481

Flores G, Horwitz RI (1997) Efficacy of β_2-Agonists in bronchiolitis: A reappraisal and meta-analysis. Pediatrics 100:233

Fok TF, Lam K, Chan CK et al. (1997) Aerosol delivery to non-ventilated infants by metered dose inhaler: should a valved spacer be used? Pediatr Pulmonol 24:204–212

Freudenberg N, Feldman C, Clark N, Millman E, Valle I, Wasilewski Y (1980) The impact of bronchial asthma on school attendance and performance. J School Health 50:522–526

Ganse E van, Kaufman L, Derde MP, Yernault JC, Delaunois L, Vincken W (1997) Effects of antihistamines in adult asthma: a meta-analysis of clinical trials. Eur Respir J 10:2216

Gebbie T (1983) Therapeutic choices in asthma. In: Clark TJH (ed) Steroids in asthma. Adis, Auckland New York London, p 83

Geller-Bernstein C, Sneh N (1980) The management of bronchial asthma in children under the age of 3 1/2 years using intal (sodium cromoglycate) administered by spinhaler. Clin Allergy 10:503

Gerritsen J, Koëter GH, Potsma DS, Schouten JP, Knol K (1989) Prognosis of asthma from childhood to adulthood. Am Rev Respir Dis 140:1325

Gibson NA, Ferguson AE, Aitchison TC (1995) Compliance with inhaled ashma medication in preschool children. Thorax 50:1274–1279

Ginchansyk E, Weinberger M (1979) Relationship of theophylline clearance to oral dosage in children with chronic asthma. J Pediatr 91:655

Girard JP (1981) Ketotifen and bronchial hyperreactivity in asthmatic patients. Clin Allergy 11:449

Gleeson JGA, Loftus BG, Price JF (1990) Placebo controlled trial of systemic corticosteroids in acute childhood asthma. Acta Pediatr Scand 79:1052

Gove RI, Burge PS, Stableforth DE, Skinner (1988) The effects of Ketotifen on beta-adrenergic activity in asthmatics. Eur J Clin Pharmacol 34:585

Grainger J, Woodman K, Pearce N, Crane J, Burgess C, Keane A, Beasley R (1991) Prescribed fenoterol and death from asthma in new Zealand, 1981–1987: a further case-control study. Thorax 46:105

Grant SM, Goa KL, Filton A, Sorkin EM (1990) Ketotifen. A review ot its pharmacodynamic and pharmacocinetic properties and therapeutic use in asthma and allergic disorders. Drugs 40:412

Griese M, Reinhardt D (1996) Leukotrien-Blockade beim Asthma – ein neues antiinflammatorisches Therapieprinzip. Dtsch Med Wschr 121:845–851

Griese M, Kusenbach G, Reinhardt D (1990) The comparison of the histamine release test to standard test in diagnosis of childhood asthma. Ann Allergy 65:46

Groggins RC, Hiller EJ, Milner AD, Stokes GM (1981) Ketotifen in the prophylaxis of childhood asthma. Arch Dis Child 56:304

Haahtela T, Järvinen M, Kava T (1991) Comparison of the β_2-agonist terbutaline with the inhaled corticosterid budesonid in newly detected asthma. N Engl J Med 325:388

Haahtela T, Järvinen M, Kava T (1994) Effects of reducing or discontinuing inhaled budesonide in patients with mild asthma. N Engl J Med 331:700

Häcki MA, Hinz GW, Medici TC (1997) Clinical experience over five years of daily therapy with formoterol in patients with bronchial asthma. Clin Drug Invest 14:165

Hansen-Flaschen, J, Cowen J, Raps EC (1993) Neuromuscular blockade in the intensive care unit. Am J Respir Crit Care Med 147:234–236

Hardy JG, Newman SP, Knoch M (1993) Lung deposition from four nebulizers. Respir Med 87:461

Harris JP, Weinberger MM, Nassif E, Smith G, Milavetz G, Stillerman A (1987) Early intervention with short courses of prednisone to prevent progression of asthma in ambulatory patients incompletely responsive to bronchodilators. J Pediatr 110:627

Harris MG (1981) Bronchial irritant receptors and a possible new action from cromolyn sodium. Ann Allergy 46:156

Hayden ML, Pertanowski M, Matheson L, Scott P, Call RS, Platts-Mills TAE (1997) Dust mite allergen avoidance in the treatment of hospitalized children with asthma. Am Allergy Asthma Immunol 79:437

Hendeles L, Massahari M, Weinberger M (1983) Theophylline. In: Middleton E, Reed DE, Ellis EF (eds) Allergy – principles and practice. Mosby, St. Louis Toronto, p 673

Hendeles L, Weinberger M, Szefler S, Ellis E (1992) Safety and efficacy of theophylline in children with asthma. J Pediatr 120:177

Hill DJ, Thompson PJ, Stewart GA, Carlin JB, Nolan TM, Kemp AS, Hocking CS (1997) The Melbourne house dust mite study: eliminating house dust mites in the domestic environment. J Allergy Clin Immunol 99:323

Hirata F, Schiffmann E, Venkatasubramanian K, Salomen D, Axelrod J (1980) A phospholipase A_2 inhibitor protein in rabbit neutrophils induced by glucocorticoids. Proceeding in the National Academy of Sciences USA 77:2533

Hoag JE, McFadden ER (1991) Long-term effect of cromolyn sodium on nonspecific bronchial hyperresponsiveness: a review. Ann Allergy 66:53

Hodges JGC, Milner AD, Stokes GM (1981) Assessment of a new device for delivering aerosol drugs to asthmatics children. Arch Dis Child 56:787

Holgate ST (1996) A rationale for the use of nedocromil sodium in the treatment of asthma. J Allergy Clin Immunol 98:157

Holzner PM, Müller BW (1994) In-vitro Untersuchung verschiedener Inhalationshilfen für Dosieraerosole mit dem Zwei-Phasen-Aufprallmeßgerät. Int J Pharmacol 106:69

Hoshino M, Nakamura Y (1997) The effect of inhaled sodium cromoglycate on cellular infiltration into the bronchial mucosa and the expression of adhesion molecules in asthmatics. Eur Respir J 10:858

Howton JC, Rose J, Duffy S, Zoltanski, T, Levitt MA (1996) Randomized, double-blind, placebo-controlled trail of intravenous ketamine in acute asthma. Ann Emerg Med 27:170–175

Hüls G, Lüdtke S, Lindemann H, Füssle R, Schiefer HG (1994) Zur Wartung von Inhalationsgeräten im ambulanten Anwendungsbereich. Monatsschr Kinderheilkd 142:209

Imman WHW, Adelstein AM (1969) Rise and fall of asthma mortality in England and Wales in relation to use of pressure aerosols. Lancet II:279–285

International Consensus Report on the Diagnosis and Management of Asthma. Allergy (Suppl 1)47:1

Jack D (1991) The 1990 Lilly Prize Lecture. A way of looking at agonism and antagomism: lessons from salbutamol, salmeterol and other β-adrenoceptor agonists. Br J Clin Pharmacol 31:501

Jacobson E (1938) Progressive relaxation. Chicago Univ Press, Chicago

Jatakonon AU, Lim S, Chung KF, Barnes PJ (1997) Correlation between exhaled nitric oxide, sputum eosinophils and metacholine responsiveness. Am J Respir Crit Care 155:A819

Jeppsson AB, Löfdahl CG, Waldeck B, Widmark E (1989) On the predictive value of experiments in vitro in the evaluation of the effect duration of bronchodilator drugs for local administration. Pul Pharmacol 2:81

Johnson LK, Longenecker JP, Baxter JD, Dalman MF, Widmaier EP, Eberhardt NL (1982) Glucocorticoid action: a mechanism involving nuclear and non-nuclear pathways. Br J Dermatol 107 (Suppl 23):6

Johnson M (1995) Salmeterol. Med Res Rev 15:225

Joos GF, Pauwels RA (1990) Mechanisms involved in neurokinin-induced bronchoconstriction. Arch Int Pharmacodyn Ther 303:132

Jores A (1967) Praktische Psychosomatik. Huber, Bern

June D (1997) Achieving the change and successes in the formulation of CFC-free MDIs. Eur Respir Rev 7:32–34

Juniper EF, Kline PA, Vanzielegem A, Ramsdale EH, O'Byrne PM, Hargreave FE (1990) Effect of long-term treatment with an inhaled corticosteroid (Budesonide) on airway hyperresponsiveness and clinical asthma in nonsteroid-dependent asthmatics. Am Rev Respir Dis 142:832–836

Karpel JP, Dworking F, Hager D, Feliciano S, Shapiro D, Posner L, Liks D (1994) Inhaled furosemide is not effective in acute asthma. Ches 106:1396–1400

Keely D, Neill P (1991) Asthma paradox. Lancet 337:1099

Kemp JP, the salmeterol quality of life study group (1998) Salmeterol improves quality of life in patients with asthma requiring inhaled corticosteroids. J Allergy Clin Immunol 101:188

Kennedy JD, Hasham F, Clay MJD, Jones RS (1980) Comparison of actions of disodium cromoglycate and ketotifen on exercise-induced bronchoconstriction in childhood asthma. Br Med J 281:1458

Kenyon CJ, Dewsbury NJ, Newman SP (1995) Differences in aerodynamic particle size distribution of innovator and generic beclomethasone dipropionate aerosols used with and without a large volume spacer. Thorax 50:846–850

Kerem E, Levison H, Schuh S, O'Brodovich H, Reisman J, Bentur L, Canny GJ (1993) Efficacy of albuterol administere by nebulizer versus spacer device in children with acute asthma. J Pediatr 123:313–317

Kerrebijn KF, Essen-Zandvliet EEM van, Neijens HJ (1987) Effect of long-term treatment with inhaled corticosteroids and β-agonists on the bronchial responsiveness in children with asthma. J Allergy Clin Immunol 79:653

Kerrick WGL, Hoar PE (1981) Inhibition of smooth muscle tension by cyclic AMP-dependent protein kinase. Nature 292:253

Khan AU, Olson DL (1977) Deconditioning of exercise induced asthma. Psychosom Med 39:382

King NJ (1980) The behavioral management of asthma and asthma-related problems in children: A critical review of the literature. J Behav Med 3:169

Kitamura S, Ishihara J, Takaku F (1984) Effect of disodium cromoglycate on the action of bronchoactive agents in guinea pig tracheal strips. Drug Res 34:1002

Kjellman NIM (1983) Erfahrungen in der Diagnose und Therapie mit gereinigten Allergenextrakten im Kindesalter. Allergologie 6:199

Kjellman NIM, Lanner A (1980) Hyposensitization in childhood hay fever. Allergy 35:323

Klein G, Urbanek R, Matthys H (1981) Long-term study of the protective effect of ketotifen in children with allergic bronchial asthma. The value of a provocation test in assessment of treatment. Respiration 41:128

Knorr B, Matz J, Bernstein JA et al. (1998) Montelukast for chronic asthma in 6- to 14-year-old children. J Am Med Assoc 279:1181–1186

Kotses H, Harver A (eds) (1998) Self-management of asthma. Dekker, New York

Kotses H, Glaus KD, Crawford PL, Edwards JE, Sander MS (1976) Operant reduction of frontalis EMG activity in the treatment of asthma in children. J Psychosom Res 20:453

Kozlik R, Berg A von, Reinhardt D, Berdel D (1995) Long-term influence of Salbutamol and Formoterol on bronchial hyperreactivity and β_2-adrenoceptor density in children with bronchial asthma. Eur J Med Res 1:465

Kozlik-Feldmann R, Berg A von, Berdel D, Reinhardt D (1996) Long-term effects of formoterol an salbutamol on bronchial hyperreactivity an β-adrenoceptor density on lymphocytes of children with bronchial asthma. Eur J Med Res 1:465

Kraan J, Koëter GH, Mark TW v d, Sluiter HJ, Vries K de (1985) Changes in bronchial reactivity induced by 4 weeks of treatment with anti-asthmatic drugs in patients with allergic asthma: a comparison between budesonide and terbutaline. J Allergy Clin Immunol 76:628–636

Kraemer R, Frey U, Sommer CW, Russi E (1991) Short term effect of albuterol, delivered via a new auxillary device in wheezy infants. Am Rev Respir Dis 144:347

Kume H, Takai A, Tokuno H, Tomita T (1989) Regulation of CA^{++}-dependent K^+-channel activity in tracheal myocytes by phosphorylation. Nature 341:152

Kusenbach VG, Reinhardt D (1986) Effect of sodium cromoglycate (SCG) on alpha and β_2 receptors of platelets and lymphocytes. Atemwegs- und Lungenkrh 12:86

Laitinen LA, Laitinen A, Haahtela T (1992) A comparative study of the effects of an inhaled corticosteroid, budesonide, and a β_2-agonist, terbutaline, on airway inflammation in newly diagnoses asthma: a randomized, double-blind, parallel-group controlled trial. J Allergy Clin Immunol 90:32

Lal S, Malhotra S, Gribben D (1984) Nedocromil sodium: a new drug for the management of bronchial asthma. Thorax 39:809

Lands AM, Arnold A, McAuliff JP, Luduena FP, Brown TG Jr (1967) Differentiation of receptor systems activated by sympathomimetic amines. Nature 214:597

Lanser K, Wichert P von (1979) Mukolytika in Klinik und Praxis. In: Herzog H, Nolte D, Schmidt P (Hrsg) Obstruktive Atemwegserkrankungen, Bd. 6. Witzstrock, Baden-Baden Köln New York, S 42

Larsson SC (1979) Aspects of bronchial β_2-receptor tolerance. Scand J Respir Dis 103 (Suppl):84

Lecheler J, Gauer S (1991) Schuldefizite asthmakranker Kinder und Jugendlicher. Monatsschr Kinderheilkd 139:69–72

Lecheler J, Biberger A, Pfannebecker B (1997) Asthma und Sport. INA, Berchtesgaden

Lecheler J, Freidel K, Petermann F (1998) Results of a multi-centered study of health care and outpatient training as secondary prevention for children and youth suffering from asthma (Abstr 115821). American Thoracic Society, Chicago

Lee WY, Sehon AH (1978) Suppression of reaginic antibodies with modified allergens. Reduction in allergenicity of protein allergens by conjugation to polyethylene glycol. Int Arch Allergy Appl Immunol 56:159

Lemoine H (1992) β-adrenoceptor ligands: characterization and quantification of drug effects. Quant Struc Act Relat 11:211

Lemoine H, Overlack C (1992) Highly potent β_2-sympathomimetics convert to less potent partial agonists as relaxants of guinea pig tracheae maximally contracted by carbachol. Comparison of relaxation with receptor binding and adenylate cyclase stimulation. J Pharmacol Exp Ther 261(1):258

Lemoine H, Novotny GEK, Kaumann AJ (1989) Neuronally released (–)-noradrenaline relaxes smooth muscle of calf trachea mainly through β_1-adrenoceptors: comparison with

(–)-adrenaline and relation to adenylate cyclase stimulation. Naunyn-Schmiedebergs Arch Pharmacol 339:85

Lemoine H, Overlack C, Köhl A, Worth H, Reinhardt D (1992) Formoterol, fenoterol and salbutamol as partial agonists for relaxation of maximally contracted guinea pig trachea: comparison of relaxation with receptor binding. Lung 170:163

Lemoine H, Overlack C, Reinhardt D (1999) Are side effects in asthma therapy by formoterol and other β_2-sympathomimetics possibly related to differential stimulation and binding of drugs to β-adrenoceptor subtypes of heart and lung. (in preparation)

Lenney W, Milner AD (1978) At what age do bronchodilators work? Arch Dis Childhood 53:532

Lenney W, Pedersen S, Boner AL, Ebbut A, Jenkins MM (1995) Efficacy and safety of salmeterol in childhood asthma. Eur J Pediatr 154:983

Lichtenstein LM (1978) An evaluation of the role of immunotherapy in asthma. Am Rev Respir Dis 117:191

Lichtenstein LM, Norman PS, Winkenwerder WL (1971) A single year of immunotherapy for ragweed hay fever. Immunological and clinical studies. Ann Intern Med 75:663

Lichtenstein LM, Ishizaka K, Norman PS, Sobotka AK, Hill BM (1973) IgE-antibody measurements in ragweed hay fever. Relationship to clinical severity and the results of immunotherapy. J Clin Invest 52:472

Lim SH, Goh DYT, Tam AYS, Lee BW (1996) Parents' perceptions towards their child's use of inhaled medications for asthma therapy. J Pediatr Child Health 32:306–309

Lipworth BJ (1997) Airway subsensititvty with long-acting beta 2-agonists. Is there cause for concern? Drug Saf 16:295–308

Lob-Corzilius T, Petermann F (Hrsg) (1997) Asthmaschulung – Wirksamkeit bei Kindern und Jugendlichen. Psychologie, Weinheim

Löfdahl CG, Cheung KF (1991) Long-acting $b_2$adrenoceptor agonists: a new perspective in the treatment of asthma. Eur Respir J 4:218

Löfdahl CG, Svedmyr N (1991) β-agonists – friends or foes? Eur Respir J 4:1161

Loh RKS, Jabra HII, Geha RS (1994) Disodium cromoglycate inhibits $S\mu$-S_e deletional switch recombination and IgE synthesis in human B-cells. J Exp Med 180:663

Lopez-Vidriero LM, Bhaskar KR, Reid LM (1993) Bronchial mucus. In: Weiss EB, Stein M (eds) Bronchial asthma. Little Brown, Boston Toronto London, p 356

Mac Kenzie CA, Weinberg EG, Tabachnik E, Taylor M, Havnen J, Crescenzi K (1993) A placebo controlled trial of fluticasone propionate in asthmatic children. Eur J Pediatr 152:856–860

Malling HJ (1988) Immunotherapy: position paper of the European Academy of Allergology and Clinical Immunology. Allergy (Suppl 4)48:9

Malling HJ, Weeke B (1993) Immunotherapy: Position paper of the European Academy of Allergology and Clinical Immunology. Allergy (Suppl 14)48:9

Mallorga P, Tallman JF, Henneberry RC, Hirata F, Strittmatter WT, Axelrod J (1980) Mepacrine blocks β-adrenergic agonist-induced desensitization in astrocytoma cells. Proc Natl Acad Sci 77:1341

Malz JC, Nishikawa M, Barnes PJ (1995) Protective effects of a glucocorticoid on downregulation of pulmonary β_2-adrenergic receptors in vivo. J Clin Invest 96:99–106

Malz JC, Nishikawa M, Barnes PJ (1996) Glucocorticosteroids increase β_2-adrenergic receptor transscription in human lung. Am J Physiol 268:L41-L46

Mann NP, Hiller EJ (1982) Ipratropium bromide in children with asthma. Thorax 37:72

Marsh DG, Lichtenstein LM, Campbell DH (1970) Studies on allergoids prepared from naturally occuring allergens. Immunology 18:705

Martin U, Römer D (1978) The pharmacological properties of a new, orally active antianaphylactic compound. Ketotifen, a benzocycloheptathiphene. Drug Res 28:770

Martinez FD, Antognoni G, Macri F, Bonci E, Midulla F, Castro G de, Ronchetti R (1988) Parental smoking enhances bronchial responsiveness in nine-year-old children. Am Rev Respir Dis 138:518

Mattson K, Poppius H, Nikander-Hurme R (1979) Preventive effect of Ketotifen, a new antoallergic agent on histamine-induced bronchoconstriction in asthmatics. Clin Allergy 9:41

Mazurek N, Berger G, Pecht I (1980) A binding site on mast cells and basophils for the anti-allergic drug cromolyn. Nature 286:722

McCarthy M (1997) US warns on zafirlukast. Lancet 350:342–342

McCrea KE, Hill SJ (1993) Salmeterol, a long-acting β_2-adrenoceptor agonist mediating cyclic AMP accumulation in a neural cell line. Br J Pharmacol 110:619

McFadden ER (1995) Dosages of corticosteroids in asthma. Am J Respir Crit Care 147:1306–1310

McFadden ER, Gilbert JA (1994) Exercise induced asthma. New Engl J Med 330:1362

Meylan WM; Howard PH (1995) Atom/fragment contribution method for estimating octanol-water partition coefficients. J Pharm Sci 84:83

Miklich DR, Renne CM, Creer TL et al. (1977) The clinical utility of behaviour therapy as an adjunctive treatment for asthma. J Allergy Clin Immunol 60:285

Milner AD (1980) Response to bronchodilator drugs in the first five years of life. Eur J Clin Pharmacol 18:117

Minuchin S (1977) Families and family therapy. Harvard Univ Press, Cambridge

Molen T van der, Postma DS, Turner MO et al. (1996) Effects of long acting β against formoterol on asthma control in asthmatic patients using inhaled corticosteroids. Thorax 52:535

Molimard M, Naline E, Zhang Y, Le Gros V, Begaud B, Advenier C (1998) Long- and short-acting β_2-adrenoceptor agonists: interactions in human contracted bronchi. Eur Respir J 11:583

Moore N (1965) Behaviour therapy in bronchial asthma. A controlled study. J Psychosom Res 9:257

Moore RH, Khan A, Dickey BF (1998) Long-acting inhaled β_2-agonists in asthma therapy. Chest 113:1095

Morr H (1978) Effect of disodium cromoglycate (Intal) on antigen-induced histamine release from passively sensitized human lung in vitro. Lung 155:33

Naspitz CK, Sole D (1993) Treatment of acute wheezing and dyspnea attacks in children under 2 years old: inhalation of fenoterol plus ipratropium bromide vs. fenoterol. J Asthma 29:253

Naspitz CK, Ferguson AC, Tinkelman DG (1993) Approaches to the treatment of chronic asthma. In: Tinkelmann DG, Naspitz CN (eds) Childhood asthma. Marcel Dekker, New York, p 329

Nathan RA (1998) Is the tolerance to the bronchoprotective effect of salmeterol clinically relevant? Am Allergy Asthma Immunol 80:3

National Asthma Education and Prevention Program (1997) Expert panel report II: Guidelines for the diagnosis and management of asthma. NHI Publ No 97–4051:1–50, Bethesda

Nelson JA, Strauss L, Skowronski M, Cinfo R, Novak R, McFadden ER (1998) Effect of long-term salmeterol treatment on exercise-induced asthma. N Engl J Med 339:141

Newman SP, Pitcairn GR, Hooper G, Knoch M (1994) Efficient drug delivery to the lungs from a continuously operated open-vent nebulizer and low pressure compressor system. Eur Respir J 7:1177

Nials AT, Sumner MJ, Johnson M, Coleman RA (1993) Investigations into factors determining the duration of action of the β_2-adrenoceptor agonist salmeterol. Br J Pharmacol 108:507

Nicolai T (1995a) Therapie des akuten Asthmaanfalls. Monatsschr Kinderheilkd 143:1261

Nicolai T (1995b) Der akute Asthma-Anfall. Monatsschr Kinderheilkd 143:1261–1272

Nielsen KG, Skov M, Klug B, Bisgaard H (1997) Flow-dependent effect of formoterol dry-powder inhaled from the aerolizer. Eur Respir J 10:2105

Niggemann B (1998) Compliance-Probleme bei asthmakranken Kindern und Jugendlichen und deren Familien. In: Petermann F (Hrsg) Compliance und Selbstmanangement. Hogrefe, Göttingen, S 247–255

Nikolaizik WH, Marchant JL, Preece MA, Warner JO (1994) Endocrine and lung function in asthmatic children on inhaled corticosteroid. Am J Respir Crit Care Med 150:624

Noeker M, Petermann F (1998) Children's and adolescents' perception of their asthma bronchiale. Care Health Develop 24:21–29

Nolte D, Lichterfeld A (Hrsg) (1980) Interaktion von Vagus und Sympathikus bei Bronchialerkrankungen. Urban & Schwarzenberg, München Wien Baltimore

Norman PS (1996) Is there a role for immunotherapy in the treatment of asthma? Yes. Am J Respir Crit Care Med 154:1225

Norman PS (1998) Immunotherapy: past and present. J Allergy Clin Immunol 102:1

Oberklaid F, Mellis CM, Souef PN, Geelhoed GC, Maccarrone AL (1993) A comparison of a bodyweight dose versus a fixed dose of nebulised salbutamol in acute asthma in children. Med J Aust 158:751–753

O'Doherty MJ, Miller RF (1993) Aerosols for therapy and diagnosis. Eur J Nucl Med 20:1201

Ortolani C, Pastorello E, Moss RB et al. (1984) Grass pollen immunotherapy: a single year double-blind, placebo-controlled study in patients with rhinitis. J Allergy Clin Immunol 73:283

Overlack C, Lemoine H, Worth H, Reinhardt D (1992) Vergleichende Analyse der kardialen Nebenwirkungen von β_2-Sympathomimetika im Tiermodell. Atemw-Lungenkrkh 18:316

Pakes GE, Brogden RN, Heel RC, Speight TM, Avery GS (1980) Irpatropium bromide. A review of its pharmacological properties and therapeutic efficacy in asthma and chronic bronchitis. Drugs 20:237

Palmquist M, Persson G, Lazer L, Rosenberg J, Larsson P, Lötvall J (1997) Inhaled dry-powder formoterol and salmeterol in asthmatic patients: onset of action, duration of effect and potency. Eur Respir J 10:2484

Patalano F, Ruggieri F (1989) Sodium cromoglycate: a review. Eur Respir J 6:556–560

Pauwels RA, Löfdahl GG, Postma DS et al. (1997) Effect of inhaled formoterol and budesonide on exacerbations of asthma. N Engl J Med 337:1405

Pearce N, Grainger J, Atkinson MC et al. (1990) Case-control study of prescribed fenoterol and death from asthma in New Zealand 1977–1981. Thorax 45:170

Pearlman DS (1989) Bronchial asthma: a perspective from childhood through adulthood-update. Pediatr Allergy Immunol 3:191

Pearlman DS, Chervinsky P, La Force C et al. (1992) A comparison of salmeterol with salbuterol in the treatment of mild to moderate asthma. N Engl J Med 327:1420

Pedersen S (1995) Drug delivery. Am J Respir Crit Care Med 151:28

Pedersen S, Fuglsang G (1988) Urine cortisol excretion in children treated with high doses of inhaled corticosteroids. A comparison of budesonide and beclomethasone. Eur Respir J 1:433

Pedersen S, Mortensen S (1990) Use of different inhalation devices in children. Lung 168 (Suppl):653

Pedersen S, O'Byrne P (1997) A comparison on the efficacy and safety of inhaled corticosteroids in asthma. Allergy 52 (Suppl 39):1

Pelikan Z, Knottnerus I (1993) Inhibition of the late asthmatic response by nedocromil sodium administered more than two hours after allergen challenge. J Allergy Clin Immunol 92:19

Penna AC, Dawson KP, Manglick P, Tam J (1993) Systemic absorption of salbutamol following nebulizer delivery in acute asthma. Acta Paediatr 82:963–966

Persson CGA, Erjefält I, Grega GJ, Svensjö E (1982) The role β-receptor agonists in the inhibition of pulmonary edema. In: Malik AB, Staub NC (eds) Lung microvascular injury. Ann NY Acad Sci 384:544–557

Petermann F (Hrsg) (1997) Patientenschulung und Patientenberatung, 2., völlig veränd. Aufl. Hogrefe, Göttingen

Petermann F (Hrsg) (1998) Lehrbuch der Klinischen Kinderpsychologie, 3., korr. Aufl. Hogrefe, Göttingen

Petermann F, Lecheler J (Hrsg) (1993) Asthma bronchiale im Kindes- und Jugendalter, 3., erweit. Aufl. Quintessenz, München

Petermann F, Walter HJ (1997) Patientenschulung mit asthmakranken Kindern und Jugendlichen, 2., völlig veränd. Aufl. In: Petermann F (Hrsg) Patientenschulung und Patientenberatung. Hogrefe, Göttingen, S 123–142

Petermann F, Walter HJ, Köhl C, Biberger A (1993) Asthma-Verhaltenstraining mit Kindern und Jugendlichen. Quintessenz, München

Petermann F, Niebank K, Petro W (1997a) Neuere Ergebnisse zur Patientenschulung bei Asthmatikern. In: Petermann F (Hrsg) Asthma und Allergie, 2., erweit. Aufl. Hogrefe, Göttingen, S 103–123

Petermann F, Walter HJ, Biberger A, Gottschling R, Petermann U, Walter I (1997b) Asthma-Verhaltenstraining mit Vorschulkindern: Konzeption und Materialien, 2., erweit. Aufl. In: Petermann F (Hrsg) Asthma und Allergie. Hogrefe, Göttingen, S 137–189

Piacentini GL, Martinati L, Mingoni S, Boner AL (1996) Influence of allergen avoidance on the eosinophil phase of airway inflammation in children with allergic asthma. J Allergy Clin Immunol 97:1079

Platts-Mills TAE, Maur RK von, Ishizaka K, Normon PS, Lichtenstein LM (1976) IgA and IgG antiragweed antibodies in nasal secretion. Quantitative measurement of antibodies and correlation with inhibition of histamine release. J Clin Invest 57:1041

Plotnik LH, Ducharme FM (1998) Should inhaled anticholinergics be added to β_2-agonists for treating acute childhood and adolescent asthma? A systematic review. BMJ 317:971

Podleski WK, Panaszek BA, Schmidt JL, Burns RB (1984) Inhibition of eosinophil cytotaxic maior basic protein release by ketotifen in a patient with milk allergy manifested as bronchial asthma – an electron microscope study. Agents Actions 15:177

Pöch G, Umfahrer W (1976) Differentiation of intestinal smooth muscle relaxation caused by drugs that inhibit phosphodiesterase. Naunyn-Schmiedebergs Arch Pharmacol 293:257

Potter PC, Klein M, Weinberg EG (1991) Hydration in severe asthma. Arch Dis Child 66:216–219

Prendiville A, Green S, Silverman M (1987) Ipratropium bromide and airways function in wheezy infants. Arch Dis Child 62:397

Price JF, Russell G, Hindmarsh PC, Weller P, Heaf DP, Williams J (1997) Growth during one year of treatment with fluticasone propionate or sodium cromoglycate in children with asthma. Pediatr Pulmonol 24:178

Qureshi F, Pestian J, Davis P, Zaritzky A (1998) Effect of nebulized ipratropium on the hospitalization rates of children with asthma. N Engl J Med 339:1030

Rabe KF, Chung KF (1991) The challenge of long-acting β-adrenocepter agonists. Respir Med 85:5

Rainey DK (1989) Nedocromil sodium (tilade) a review of preclinical studies. Eur Respir J (Suppl 2)6:561

Randolph AG, Wang EE (1996) Ribariin for respiratory syncytial virus lower respiratory tract infection. A systematic overview. Arch Pediatr Adolesc Med 150:942–947

Reinhardt D (1997) Behandlung mit Glukokortikoiden. In: Reinhardt D (Hrsg) Therapie der Krankheiten des Kindesalters. Springer, Berlin Heidelberg New York Tokyo

Reinhardt D, Berdel D (1994) Gegenwärtige Rolle der β_2-Sympathomimetika in der Therapie des Asthma bronchiale. Moatsschr Kinderheilkd 142:118

Reinhardt D, Berdel D (1997) Asthma bronchiale und obstruktive Bronchitis. In: Reinhardt D (Hrsg) Therapie der Krankheiten im Kindes- und Jugendalter. Springer, Heidelberg Berlin New York Tokyo, S 639

Reinhardt D, Borchard U (1982) H_1-receptor antagonists: comparative pharmacology and clinical use. Klin Wochenschr 60:983

Reinhardt D, Griese M (1989) Glucocorticoids in childhood. Ergebn Inn Med Kinderheilkd 58:24

Reinhardt D, Berdel D, Heimann G et al. (1987) Steady state pharmacokinetics, metabolism and pharmacodynamics of theophylline in children after unequal twice-daily dosing of a new sustained-release formulation. Chronobiol International 4:369

Reinhardt D, Ludwig J, Kusenbach G, Griese M (1988) Effects of the antiallergic drug Ketotifen on bronchial resistance and β-adrenergic density of lymphocytes in children with exercise induced asthma. Den Pharmacol Ther 11:180

Reinhardt D, Overlack C, Schauerte K, Renner F, Lemoine H (1994) Besitzt Fenoterol stärkere kardiale Nebenwirkungen als Formoterol und Salbutamol? Eine tierexperimentelle Studie. 16. Jahrestagung der Gesellschaft für Pädiatrische Pneumologie, München, 1994

Reisner C, Kotch A, Dworkin G (1995) Continuous versus frequent intermittent nebulization of albuterol in acute asthma: a randomized, prospective study. Ann Allergy Asthma Immunol 75:41–47

Rekker RF, Mannhold R (1992) Calculation of drug lipophilicity. The hydrophobic fragmental constant approach. VCH, Weinheim New York Basel Cambridge

Renner F, Reinhardt D, Lemoine H (1997) Comparison of adenylyl cyclase activation by short-and long-acting β_2-sympathomimetics in receptor membranes from human lung. Naunyn-Schmiedebergs Arch Pharmacol 355:R29

Richter O, Reinhardt D (1982) Methods for evaluating optimal dosage regimens and their application to theophylline. Int J Clin Pharmacol 20:564

Richter O, Reinhardt D (1983) Problematik der Entwicklung von Dosierungsschemata für medikamentöse Behandlungen im Kindesalter. Monatsschr Kinderheilkd 131:63

Rochlin RE, Sheffer AL, Greineder DK, Melmon KL (1980) Generation of antigen-specific suppressor cells during allergy desensitization. N Engl J Med 302:1213

Rosefeldt H (1982) Asthma bronchiale im Kindesalter. Psychosomatische Aspekte. Z Allg Med 58:180

Ruffin RE, Fitzgerald JD, Rebuck AS (1977) A comparison of the bronchodilator activity of SCH 1000 and salbutamol. J Allergy Clin Immunol 59:136

Russell G, Williams AJ, Weller P, Price JF (1995) Salmeterol xinafoate improves asthma control in asthmatic children taking high doses of inhaled corticosteroids. Am Allergy Asthma Immunol 75:423

Rutten van Molken PMH, Dorslaer EKA von, Jansen MCC, Kastjens HAM, Rutten FFH (1995) Costs and effects of inhaled corticosteroids and bronchodilators in asthma and chronic obstructive pulmonary disease. Am J Respir Crit Care Med 151:975

Sabbah A, Hassoun S, Le Sellin J, Andre C, Sicard H (1994) A double-blind placebo-controlled trial by the sublingual route of immunotherapy with a standardized grass-pollen extract Allergy 49:309

Salmon B, Wilson NM, Silverman M (1990) How much aerosols reaches the lung of wheezy infants and toddlers? Arch Dis Child 65:401

Salvaggio JE, Burge HA, Chapman JA (1993) Emerging concepts in mild allergy: what is the role of immunotherapy? J Allergy Clin Immunol 92:217

Saulnier FF, Durocher AV, Deturck RA, Lefebvre MC, Wattel FE (1990) Respiratory and hemodynamic effects of halothane in status asmaticus. Intens Care Med 16:104–107

Schaefers M, Richter O, Reinhardt D, Becker B (1984) Relationship between pharmacodynamics and pharmacokinetics in asthmatic children receiving a sustained release formulation of theophylline. Int J Clin Pharmacol 22:406

Schayck CP von, Dompeling E, Herwaarden CLA von (1991) Bronchodilator treatment in moderate asthma or chronic bronchitis: continuous or on demand? A randomised controlled study. MJ 303:1426

Scheid CR, Honeyman TW, Fay FS (1979) Mechanism of α-adrenergic relaxation of smooth muscle. Nature 277:32

Schleimer RP (1990) Effects of glucocorticoids on inflammatory cells relevant to their therapeutic applications in asthma. Am Rev Respir Dis 141:59

Schuh S, Canny G, Reismann JJ, Kerem E, Bentur L, Petric M, Levison H (1990) Nebulized albuterol in acute bronchiolitis. J Pediatr 117:663

Schuh S, Johnson DW, Callahan S, Canny G, Levison H (1995) Efficacy of frequent nebulized iprotropium bromide added to frequent high dose albuterol therapy in severe childhood asthma. J Pediatr 126:639–645

Schultz JH, Luthe W (1969) Autogenic training: a psychophysiological approach to psychotherapy. Grune & Stratton, New York London

Schultze-Werninghaus G (1981) Dinatrium cromoglicicum in der Therapie des Asthma bronchiale. Dtsch Med Wochenschr 106:874

Schultze-Werninghaus G, Schwarting HH (1974) Die protektive Wirkung von Dinatrium cromoglicicum im inhalativen Antigen-Provokationstest bei Bäckerasthma. Pneumologie 151:115

Schuster A, Kozlik R, Reinhardt D (1990) Influence of short- and long-term inhalation of salbutamol on lung function and β_2-adrenoceptors of mononuclear blood cells in asthmatic children. Eur J Pediatr 150:209

Scott PH, Tabachnik E, MacLeod S, Correia J, Newth C, Levison H (1981) Sustained release theophylline for childhood asthma: evidence for circadian variation of theophylline pharmacokinetics. J Pediatr 99:476

Sczepanski R, Lecheler J (Hrsg) (1995) Standards der Asthmaschulung im Kindesalter. Prävent Rehabil 7(1):1–46

Sears MR, Robin DR, Print CG (1990) Regular inhaled beta agonist treatment in bronchial asthma. Lancet 336:1391

Secrist H, Chelen CJ, Wen Y, Marshall JD, Umetsu DT (1993) Allergen immunotherapy decreases interleukin 4 produktion in CD4 positive T-cells from allergic individuals. J Exp Med 178:2123

Settipane GA, Klein DE, Boyd GK, Sturam JH, Freye HB, Weltman JK (1979) Adverse reaction to cromolyn. JAMA 23:811

Silverman M (1990) The role of anticholinergic antimuscarinic bronchodilator therapy in children. Lung 168 (Suppl):304

Simons FER (1997) A comparison of beclomethasone, salmeterol and placebo in children with asthma. N Engl J Med 337:1659

Simons FER, Luciuk GH, Becker AB, Gillespie CA (1982) Ketotifen: a new drug for prophylaxis of asthma in children. Ann Allergy 48:145

Simons FE, Perseaud MP, Gillespie CA, Cheang M, Shuckett EP (1993) Absence of posterior subcapsular cataracts in young patients treated with inhaled glucocorticoids. Lancet 342:776–778

Simons FE, Gerstner TV, Cheang MS (1997) Tolerance to the bronchoprotective effect of salmeterol in adolescents with exercise-induced asthma using concurrent inhaled glucocorticoid treatment. Pediatrics 99:655

Sobotka AK, Malveaux FJ, Marone G, Thomas LL, Lichtenstein LM (1978) IgE mediated basophil phenomen. Quantitation, control, inflammatory interactions. Immunol Rev 41:171

Sparrow MP, Pfitzer M, Gagelmann M, Rüegg JC (1984) Effect of calmodulin, Ca^{2+} and cAMP protein kinase on skinned tracheal smooth muscle. Am J Physiol 246:C308

Speizer FE, Doll R, Heaf P (1968) Observations of recent increase in mortality from asthma. Br Med J 1:335

Spitzer WOS, Suissa S, Ernst P et al. (1992) The use of β-agonists and the risk of death and near death from asthma. N Engl J Med 326:501

Sporik R, Holgate ST, Platts-Mills FAE, Cogswell JJ (1990) Exposure to house dust mite allergen (DpI) and the development of asthma in childhood: a prospective study. N Engl J Med 323:502

Statistika Centralbyran (1963–1990) Dödsorsaker (causes of deaths), 1961–1967. Annual Reports, SOS Stockholm

Steinhausen HC (1994) Psychosocial aspects of chronic disease in children and adolescents. Horm Res 41 (Suppl):36

Stemmann EA, Kosche F (1975) Comparison of the effects of SCH 100 MDI, Sodium cromoglycate and β-adrenergic drugs on exercise-induced asthma in children (Abstr). Postgrad Med J 51:105

Stevens DA, Barnes PJ, Adcock IM (1995) β-agonists inhibit DNA binding of glucocorticoid receptors in human pulmonary and bronchial epithelial cells. Am J Respir Crit Care Med 151:A195

Stolley PD (1972) Asthma mortality: why the United States was spared an epidemic of death due to asthma. Am Rev Respir Dis 105:883

Storm van Gravesande K, Langenbacher E, Kühr J (1998) Der Einsatz von DNCG in der medikamentösen Prophylaxe des kindlichen Anstrengungsasthmas. Mschr Kinderheilkd 146:272

Strunk R (1993) Psychische Faktoren und ihre Bedeutung für die Prognose des Asthmas. In: Petermann F, Lecheler J (Hrsg) Asthma bronchiale im Kindes- und Jugendalter, 3., erweit. Aufl. Quintessenz, München, S 71–78

Svedmyr N (1990) Action of corticosteroids on β-adrenergic receptors. Clinical aspects. Am Rev Respir Dis 141:31

Svedmyr N (1993) β_2-adrenoceptor-agonists – potential problems: „development of tachyphylaxis". Monaldi Arch Chest Dis 48:254

Svedmyr N (1995) Adrenergic β agonists and corticosteroids in obstructive lung disease. Eur Respir Rev 5:31

Svedmyr N, Löfdahl CG (1987) Physiology and pharmacodynamics of β-adrenergic agonists. In: Jenny JW, Murphy S (eds) Drug therapie for asthma, research clinical practice. Dekker, New York Basel, p 177

Svendson VG, Olsen OT, Peterson LN (1991) House dust mites and allergy. Allergy 46 (Suppl 119):6

Swartz SL, Dluhy RG (1978) Corticosteroids: clinical pharmacology and therapeutic use. Drugs 16:238

Szefler SJ (1991) Glucocorticoid therapy for asthma: clinical pharmacology. J Allergy Clin Immunol 88:147

Szefler SJ, Bender BG, Jusko WJ et al (1995) Evolving role of theophylline for treatment of chronic childhood asthma. J Pediatr 127:176

Szentivanyi A (1968) The β adrenergic theory of the atopic abnormality in bronchial asthma. J Allergy 42:203

Taitel MS, Allen L, Creer TL (1998) The impact of asthma on the patient, family and society. In: Kotses H, Harver A (eds) Self-management of asthma. Dekker, New York, p 321

Tal A, Miklich DR (1976) Emotionally induced decrease in pulmonary flow rates in asthmatic children. Psychosom Med 38:190

Tal A, Levy N, Bearman JE (1990) Methylprednisolone therapy for acute asthma in infants and toddlers. A controlled clinical trial. Pediatrics 86:350

Tan S, Hall JP, Dewar J, Dow E, Lipworth B (1997) Association between β_2-adrenoceptor polymorphism and susceptibility to bronchodilatar desensitisation in moderately severe stable asthmatics. Lancet 350:995

Tasche MJA, Wouden JC van der, Kigen JHJM, Ponsioen BP, Bernsen RMD, Suijlekom LWA, Jongste JC de (1997) Randomized placebo-controlled trial of inhaled sodium cromoglycate in 1–4-year-old children with moderate asthma. Lancet 350:1060

Teschemacher A, Lemoine H (1998a) β_2-Adrenoceptor desentization in tracheal smooth muscle cells induced by long- and short-acting β_2-sympathomimetics. Naunyn-Schmiedebergs Arch Pharmacol 358/1 Suppl 2:R592

Teschemacher A, Lemoine H (1998b) Does an additional binding site ('exosite') for salmeterol at the β_2-adrenoceptor really exist? Naunyn-Schmiedebergs Arch Pharmacol 357:R102

Teschemacher A, Lemoine H (1999) Kinetic analysis of drug-receptor interactions of long acting β_2-sympathomimetics in isolated receptor membranes. Evidence against prolonged effects of salmeterol and formoterol on receptor coupled adenyly cyclase. J Pharmacol Exp Ther 288:1084–1092

Teschemacher A, Lemoine H, Reinhardt D (1996) Spielt eine anticholinerge Komponente für die Wirkung der neuen Langzeit-β_2-Sympathomimetika Formoterol und Salmeterol eine Rolle? Monatsschr Kinderheilk 144:333

Teschemacher A, Reinhardt D, Lemoine H (1998) Do parasympatholytic effects of long-acting β_2-sympathomimetics contribute to their beneficial effects in the therapy of bronchial asthma? Pulmonary Pharmacol Ther 11:253–261

The British Thoraxic Society (1997) The british guidelines on asthma management. Thorax 52 (Suppl 1)

Theoharides TC, Sieghart W, Greengard P, Douglas WW (1980) The antiallergic drug cromolyn may inhibit histamine secretion by regulating phosphorylation of a mast cell protein. Science 207:80

Thompson RA, Bousquet J, Cohen SL (1989) Current status of allergen immunotherapy (hyposensitization). Shortened version of a WHO/IUIS report. Lancet 1:259

Tjwa MKT (1995) Budesonide inhaled via Turbohaler: a more effective treatment for asthma than beclomethasone dispropionate via Rotahaler. Ann Allergy Asthma Immunol 75:107

Toogood JH, Baskerville J, Jennings B (1989) Bioequivalent doses of budesonide and prednisone in moderate and severe asthma. J Allergy Clin Immunol 84:668

Tsiu SJ, Self TH, Burns R (1990) Theophylline toxicity: update. Ann Allergy 64:241

Turner-Warwick M, Batten JC (1972) Brompton Hospital/Medical Researcfh Council Collaborative Trial: long-term study of disodium cromoglycate in treatment of severe extrinsic or intrinsic bronchial asthma in adults. Br Med J 4:383

Urbanek R, Klein G (1980) Untersuchungen zum protektiven Effekt von Ketotifen bei allergischen Kindern mit Asthma bronchiale. Klin Pädiatr 192:309

Urbanek R, Kuhn W, Forster J, Michel E (1982) Immunological criteria for terminating hyposensitization treatment. Eur J Pediatr 139:316

Velzen E van, Bos JAW van den, Essel T van, Bruijn R de, Aalkers R (1996) Effect of allergen avoidance at high altitude on direct and indirect bronchial hyperresponsiveness and markers of inflammation in children with allergic asthma. Thorax: 51:582

Volmer T (1997) Wirtschaftlichkeitsüberlegungen bei Patientenschulungen. In: Petermann F (Hrsg) Patientenschulung und Patientenberatung, 2., völlig veränd. Aufl. Hogrefe, Göttingen, S 101–120

Wagner J, Reinhardt D, Schümann HJ (1973) Comparison of the bronchodilator and cardiovascular actions of isoprenaline. Th 1165a, terbutaline and salbutamol in cats and isolated organ preparations. Res Exp Med 162:49

Waldeck B (1996) Some pharmacodynamic aspects on long-acting β-adrenoceptor agonists. Gen Pharmac 27(4):575

Warner JO (1989) The place of Intal in paediatric practice. Respir Med 83:33

Warner JO, Boner AL (1988) Allergy and childhood asthma. Clin Immunol Allergy 2:217

Warner JO, Götz M, Landau LI, Levison H, Milner AD, Pederson S, Silvermann M (1989) Management of asthma: a consensus statement. Arch Dis Child 64:1065

Warner JO, Neijens HJ, Landau LJ et al (1992) Asthma: a follow up statement from an international paediatric asthma consensus group. Arch Dis Child 67:240

Warner JO, Naspitz CK, Cropp GJA (1998) Third international pediatric consensus statement on the management of childhood asthma. Pediatric Pulmonol 25:1

Warschburger P (1998) Lebensqualität und Compliance – Die Sichtweise des Patienten. In: Petermann F (Hrsg) Compliance und Selbstmanagement. Hogrefe, Göttingen, S 103–138

Weck AL de (1981) Perspektiven der Immuntherapie. Allergologie 4:225

Weinberger M, Bronsky EA (1974) Evaluation of oral bronchodilator therapy in asthmatic children. J Pediatr 84:421

Wennergren G, Nordvall SL, Hedlin G, Möller C, Wille S, Nilsson EA (1996) Nebulized budesonide for the treatment of moderate to severe asthma in infants and toddlers. Acta Paediatr Scand 85:183

WHO Position Paper. Allergen immunotherapy: therapeutic vaccines for allergic disease. Allergy 44:1

Wildhaber JH, Devadason SG, Hayden MJ et al. (1996) Electrostatic charge on a plastic spacer device influences the delivery of salbutamol. Eur Respir J 9:1943–1946

Wilson AM, Clark DJ, Devlin MM, McFarlane LC, Lipworth BJ (1997) Adrenocortical activity with repeated administration of one-daily inhaled fluticasone propionate and budesonide in asthmatic adults. Eur J Clin Pharmacol S3:317

Wönne R, Mönkhoff M, Ahrens P, Hofmann D (1990) Untersuchung der protektiven Wirkung von Nedocromil-Natrium mit bronchialen Kaltluftprovokationen bei Kindern mit Asthma bronchiale. Pneumonologie 44:1193

Worth H, Overlack C, Zimmermann M, Reinhardt D, Lemoine H (1999) Long-term inhaled formoterol reduces bronchial hyperresponsiveness in mild asthmatics. Eur J Med Res (in press)

Wüthrich B, Radielovic P (1978) Zur medikamentösen Bronchialasthma Prophylaxe. Dtsch Med Wochenschr 103:1865

Wyatt R, Weinberger M, Hendeles L (1978) Oral theophylline dosage for the management of chronic asthma. J Pediatr 92:125

Yates DH, Kharitonov SA, Robbins RA, Thomas PS, Barnes PJ (1995) Effect of a nitric oxide synthase inhibitor and a glucocorticosteroid on exhaled nitric oxide. Am J Respir Crit Care Med 152:892–896

Youssef Ahmed MZ, Silver P, Nimkoff L, Sagy M (1996) Continous infusion of ketamine in mechanically ventilated children with refractory bronchospasm. Intens Care Med 22:972–976

Ziment I (1976) What to expect from expectorants. JAMA 236:193

Ziment I (1978) Respiratory pharmacology and therapeutics. Saunders, Philadelphia

Ziment I (1993) Hydration, humidification and mucokinetic therapy. In: Weiss EB, Stein M (eds) Bronchial asthma. Little Brown, Boston Toronto London

Zink S, Rösen P, Sackmann B, Lemoine H (1993) Regulation of endothelial permeability by β-adrenoceptor agonists: contribution of β_1- and β_2-adrenoceptors. Biochim Biophys Acta 1178:286–298

Zink S, Rösen P, Lemoine H (1995) Comparison of micro- and macrovascular endothelial cells (BREC and BAEC) in β-adrenergic regulation of transendothelial permeability. Am J Physiol 269 (Cell Physiol 38):C1209–C1218

Zorc JJ, Pusic MV, Ogborn J, Lebet R, Duggen AK (1999) Ipratropium bromide added to asthma treatment in the pediatric emergency department. Pediatrics 103:748

Anhang
(Tabelle A-1 bis A-5)

Tabelle A-1. Übersicht über einige in der Pädiatrie gebräuchliche Antiasthmatika und ihre Dosierung

Handelsname	Intern. Freiname	Hersteller	Präparateform	Säuglinge	Kleinkinder	Schulkinder	Erwachsene
Bronchodilatatoren							
Aarane	Cromoglicin-säure + Reproterol	Fisons	1 Hub=1 mg+0,5 mg	3–4mal 1 Hub		3–4mal 2 Hübe	=
Allergospasmin	Cromoglicin-säure + Reproterol	Asta Medica	1 Hub=1 mg+0,5 mg	3–4mal 1 Hub		3–4mal 2 Hübe	=
Atrovent	Ipratropium-bromid	Boehringer Ingelheim	1 Hub: 0,02 mg Lösung: 0,025% 1 ml (20 Tr.) = 0,25 mg Inhaletten 1 Kps. (Pulver) = 0,2 mg	2–4mal 2–4 Tr. über Düsenvernebler	2–4mal 4–6 Tr. über Düsenvernebler	4mal 1–2 Hübe 6–8 Tr. 3mal 1 Kapsel inhalieren	2–4mal 8–10 Tr.
Berodual	Ipratropium-bromid + Fenoterol	Boehringer Ingelheim	1 Hub 0,02 mg +0,05 mg Inhal. Lsg. (1 ml): 0,25 mg Ipratrop. 0,5 mg Fenoterol			3–4mal 2 Hübe 4 Tropfen in Verneblerlösung geben und veratmen lassen	=
Berotec 100/200	Fenoterol	Boehringer Ingelheim	Dosieraerosol 1 Hub=100/200 µg Inhal. Lsg.: 0,1% 1 ml=1 mg Inhaletten 5 mg Pulver = 1 Kps. =200 µg	4mal 1–2 Hübe			=
				2–3–4–8 Tropfen der 0,1%-Lösung über Respirator			
				3mal 3 Tr.	3mal 5–10 Tr. 3mal 1/2 Meßl. 3mal 1/2 Tbl. >6 J: 3mal 1 Kapsel inhalieren	3mal 10 Tr. 3mal 1 Meßl. 3mal 1 Tbl.	3mal 10–20 Tr. 3mal 1–2 Meßl. 3mal 1–2 Tbl.

Tabelle A-1 (Fortsetzung)

Handelsname	Intern. Freiname	Hersteller	Präparateform	Säuglinge	Kleinkinder	Schulkinder	Erwachsene
Bricanyl	Terbutalin	Astra (Pharmastern)	1 Hub=0,25 mg			Standard: 3mal 1-2 Hübe 4-6mal 1-2 Hübe	
			Inhal.Lsg. 1% 1 ml = 10 mg	2-3 Tr.	-5 Tr.	-10 Tr.	-20 Tr. über Düsenvernebler
			Tbl. 2,5 mg				4mal 1 Tbl.
			Tbl. forte 5 mg		2mal 1/2 Tbl.	2-3mal 1 Tbl.	2-3mal 1 Tbl.
			Elixier 1 ml=0,3 mg	2-3mal 2,5 ml	2-3mal 2,5-5 ml	2-3mal 5 ml	2-3mal 10-15 ml
			1 Amp.=0,5 mg s.c.	2mal 0,1 ml	2mal 0,2 ml	2mal 0,3-10 ml	2-4 mal 0,5 ml s.c.
			Duriles (Retardtbl. =7,5 mg)				2mal 1 Tbl.
Bricanyl Comp.	Terbutalin + Guaifenesin	Astra	Filmtbl. 2,5 mg+100 mg		2mal 1/2 Tbl.	2mal 1 Tbl.	2-3 mal 1-2 Tbl.
			Elixier 1 ml=0,3 mg Terb. + 13,3 mg Guaif.	2-3mal 2,5 ml	2-3mal 2,5-5 ml	2-3 mal 5-10 ml	2-3×10 ml
Bronchospasmin	Reproterol	Homburg ASTA	1 Hub: 0,5 mg			3(-4)mal 2 Hübe	3-4 mal 2 Hübe
			1 Amp.: 0,09 mg i.v. 1 Oblongtbl.: 20 mg			3mal 1/2 Tbl.	1mal 1-2 Amp. 3mal 1/2-1 Tbl.
Foradil	Formoterol	Ciba Geigy Novartis Pharma	1 Inhalkps.=12 µg		ab 4 J.: 2mal 1 Hub		2mal 1-2 Hübe
Loftan	Salbutamol	Glaxo	1 Tbl. 4/8 mg		3-12 J.: 2mal 4 mg		>12 J.: 2mal 8 mg
Oxis TH	Formoterol	Astra	6/12 µg				1-2mal 12 µg/d 1-2 Söge
Serevent	Salmeterol	Glaxo	Dosieraerosol 1 Hub=25 µg		(nicht unter 4 J.)	1-2mal 2 Hübe	2mal 2 bis max. 4 Hübe
			Diskus= 0,05 mg			2mal 1 Hub	2mal 1-2 Hübe

Tabelle A-1 (Fortsetzung)

Handelsname	Intern. Freiname	Hersteller	Präparateform	Säuglinge	Kleinkinder	Schulkinder	Erwachsene
Spiropent	Clenbuterol	Boehringer Ingelheim	1 Tbl.=0,02 mg			2(–3)mal 1 Tablette	>12 J.: 2mal 1 Tbl.
			mite: 0,01 mg				
			Saft: 5 ml=0,005 mg	2mal 2,5 –5ml	2mal 7,5–10 ml	2mal 15 ml (bis zum 12. Lj.)	
Sultanol	Salbutamol	Glaxo	1 Hub=0,1 mg		2–4mal 1–2 Hübe	4–6mal 1–2 Hübe	max. 10 Hübe
			Fertiginhalat.: 1 Amp.=1,25 mg/2,5 mg			3–4×1 Amp	=
			Inhalationslsg..: 1 ml=5 mg	3–4mal 2 Tr. über Düsenvernebler	–4–6 Tr.	–8 Tr.	–10–12 Tr.
			forte Fertiginhalat (2,5 mg/2,5 ml) Sultanol Rotadisk 200/400		3–4×1 Kps.		
Suprarenin	Adrenalin	Hoechst	1 Amp.=1 ml Lsg.: 1:1000	0,15 ml	0,2 ml	0,3–0,5 ml	0,7 ml s.c.
Infektokrupp	Adrenalin	Infektopharm	Spray		1–2 Hübe		
Ventilat	Oxitropium-bromid	Boehringer	1 Hub=0,1 mg		1–2 Hübe	3mal 2 Hübe	
			Inhal.-Lsg. 1 ml=1,5 mg Pulver in Kps. 1 Kps. = 0,1 mg				2-(4)mal 6–12 Tr. 2–3×1 Kps.

Theophyllinpräparate siehe Anhang-Tabelle A-2

Tabelle A-1 (Fortsetzung)

Präventive Mittel

Handelsname	Intern. Freiname	Hersteller	Präparateform	Säuglinge	Kleinkinder	Schulkinder	Erwachsene
Aarane	Cromoglicinsäure + Reproterol	Rhone-Poulenc-Rohrer	1 Hub=1 mg+0,5 mg		3–4 mal 1 Hub	3–4 mal 2 Hübe	3–4 mal 2 Hübe
Allergospasmin	Cromoglicinsäure + Reproterol	Asta Medica	1 Hub=1 mg+0,5 mg		3–4mal 1 Hub	3–4mal 2 Hübe	3–4mal 2 Hübe
Atemur/Flutide – junior 25	Fluticason	Cascan/Glaxo	1 Hub=0,025 mg	(2mal 1–2 Hübe	2mal 2 Hübe)	(>6 J. 2mal 2 Hübe)	
– Dosieraerosol 125			1 Hub=0,125 mg			2mal 1–2 Hübe	(>16 J. 2mal 2–4 Hübe)
– forte 250			1 Hub=0,250 mg			2mal 1(max.) Hub	2mal 1–2 Hübe
Atemur/Flutide Rotadisk – junior 50	=	=	1 Dosis =0,050 mg		(>6 J.) 2mal 1–2 Inhal.	2–3mal 2 Inhal.	
– 250			1 Dosis=0,250 mg			>16 J.: 2mal 1(max.) Inhal.	2mal 1 Inhal.
Beclomet Easyhaler	Beclometason	Orion	1 Sog =0,2 mg			1–2mal 1	2mal 1–2(–4)
Celestamine	Betamethason + Chlorphenamin	Essex-Pharma	1 Tbl.: Betameth. 0,25 mg Chlorph. 2 mg		2–3mal 1/4–1/2 Tbl.	2–3mal 1/2–1 Tbl.	3mal 1–2 Tbl.
Ditec	Cromoglicinsäure + Fenoterol	Boehringer Ingelheim	1 Hub =1 mg+0,05 mg		4mal 1 Hub (4–6 J.)	4mal 2 Hübe	4mal 2 Hübe
Inhacort	Flunisolid	Boehringer Ingelheim	1 Hub=0,25 mg			2mal 2 Hübe (6–14 J.)	2mal 2–4 Hübe

Tabelle A-1 (Fortsetzung)

Handelsname	Intern. Freiname	Hersteller	Präparateform	Säuglinge	Kleinkinder	Schulkinder	Erwachsene
Intal	Cromoglicinsäure	Rhone-Poulenc-Rohrer	Brechampulle=20 mg	2mal 1/2–1 Amp.	2mal 1 Amp.	2–3mal 1 Amp.	4mal 1 / 2–3mal / 1–2 Amp
			1 Kps=20 mg / 1 Hub=1 mg		3mal 1 Kps. / 3mal 1 Hub	4mal 1 Kps. / 4mal 2 Hübe	= / =
Pulmicort	Budesonid	Astra	1 Hub=0,2 mg		<12 J.: 2mal 1 Hub/Sog	ab 12 J.: 2–4mal 1–2 Hübe/Söge	=
			1 Sog=0,2 mg / 1 Sog=0,4 mg / Susp. zur Inhalation / 1,0 mg/2 ml / 0,5 mg/2 ml	2mal 20 Tr. –4 ml	2mal 20 Tr. / –1 ml / =	2mal 2 ml (max.)	2mal 4 ml / 2mal 8 ml (max.)
						dann auf Erhaltungsdosis reduz.	
Sanasthmax	Beclomethason	Glaxo	1 Hub=0,25 mg		6–12 J.: 2mal 1 Hub	ab 12 J.: 2mal 2(–4) Hübe	=
Sanasthmyl	Beclomethason	Glaxo	1 Hub=0,05 mg / Rotadisk 1 Sog=0,2 mg		2mal 1 Hub	<12 J.: 2mal 2–4 Hübe / 4–12 J. 1–2mal 1(–2) Söge	>12 J.: 2mal 4–6 Hübe / >12 J. 2mal 1–4 Söge
Tilade	Nedocromil-Natrium	Rhone-Poulenc-Rohrer	1 Hub=2 mg		ab 6 J.: bis 4mal 2 Hübe		2–4mal 2 Hübe
Halamid	Nedocromil-Natrium	Asta Medica	1 Hub=2 mg		bis 4mal 2 Hübe		2–4mal 2 Hübe
Tinset	Oxatomid	Janssen	1 Tbl.=30 mg			(>12 J.: 2mal 1/2 Tbl.)[+]	2mal 1 Tbl.

Tabelle A-1 (Fortsetzung)

Handelsname	Intern. Freiname	Hersteller	Präparateform	Säuglinge	Kleinkinder	Schulkinder	Erwachsene
Viarox	Beclomethason	Byk Gulden	1 Hub=0,05 mg		2mal 1 Hub	2-4mal 1-2 Hübe	3-4mal 2 Hübe
Zaditen	Ketotifen	Novartis	1 Kps.=1 mg Sirup: 10 ml=2 mg	2mal 1-2 ml (-2,5 ml)	>3 J.: 2mal 2 ml	2mal 3-4 ml	2mal 1-2 Kps. 2mal 5 ml (-10 ml)
Vianimite	Salmeterol 50 µg Fluticason 100 µg	Glaxo	Pulver über Diskus		ab 4 J. bis z. Erw. 2×1		Einzeldosis
Sekretolytika Fluimucil (Beispiel)	Acetylcystein	Zambon	Granulat 100 mg, 200 mg Ampulle (3 ml) 300 mg	1 Btl/d in 2-3 ED	2-3mal 1 Beutel à 100 mg	3mal 1 Beutel à 300 mg 2-3mal 1-1 1/2 Amp.	
Mucosolvan	Ambroxol	Boehringer	Saft: 5 ml=15 mg 1 Tbl.=30 mg 1 Retardkapsel = 75 mg Tropfen: 1 ml=25 Tr.=7,5 mg Inhal. Lsg. 2 ml=15 mg Ampullen (i.v.) = 15 mg	2mal 2,5 ml 2mal 1 ml 2mal 1 ml 2mal 1/2 Amp.	3mal 2,5 ml 3mal 1 ml 1-2mal 2 ml 3mal 1/2 Amp.	2-3mal 5 ml 2-3mal 2 ml 1-2mal 3 ml 2-3mal 1/2-1 Amp.	3mal 5-10 ml >12 J.: 2-3mal 1 1mal 1 Kps. 2-3mal 4 ml 3mal 3 ml 2-3mal 1/2-1 Amp.
Transbronchin	Carbocystein	Asta Medica	1 Kps.=375 mg Sirup: 5 ml=250 mg		2mal 5 ml	3mal 5 ml	3mal 2 Kps. 3mal 15 ml

Tabelle A-2. Verschiedene Theophyllinpräparate. Angegeben ist der Gehalt an reinem Theophyllin und an evtl. Hilfsstoffen

Präparat Handelsname	Hersteller	Ampullen mg	Supp mg	Tabletten Normal mg	Kapseln Retard mg	Sonst. mg
Afonilum	Knoll	240			250 mite: 125 forte: 350 retard: 500	
Aminophyllin	OPW			100	350 retard 175: 175	
Bronchoretard	Klinge				350 forte: 500 mite: 200 junior: 100	
Euphylong	Byk Gulden	200 mg=10 ml 500 mg=20 ml		Quick=1 Bstbl. =200 mg	Euphylong 125 mg 250 mg 375 mg 500 mg	Infusionsfl.: 100 ml=400 mg
Phyllotemp	Mundipharma				182,25 mg forte: 283,5 mg	
Pulmidur	Astra/Pharmastern				200 300	

Tabelle A-2 (Fortsetzung)

Präparat Handelsname	Hersteller	Ampullen mg	Supp mg	Tabletten Normal mg	Kapseln Retard mg	Sonst. mg
Solosin	Hoechst	208 (5 ml)			270	Tropfen: 1 ml=25 Tr.=104 mg
Solosin	Hoechst	0,42			mite 135	Kurzinfusion: 60 ml=420 ml Infusionslösung Konzentrat: 15 ml=624 mg
Theolair	3 M Medica				250	
Uniphyllin	Mundipharma	200			400 600 300 minor = 200	

Dosierung in mg pro kg Körpergewicht s. Tabelle 6.3

Tabelle A-3. Pharmakologisches Profil der Glukokortioide

Glukokortikoid	Handelsname	Hersteller	Tabletten (mg)	Ampullen (mg) zur i.v.-Inj.	
Cortison	Cortison „Ciba"	Ciba	25	–	–
Cortisol	Hydrocortison „Hoechst"	Hoechst	10		Infusionlsg. Konzentrat: 1 ml = 5 mg
Prednison	Decortin	Merck Ciba	1; 5; 20; 50 5; 50	Solu-Decortin	25; 50; 250
Prednisolon	Decortin H	Merck	1; 5; 20; 50	Solu-Decortin H	10; 25; 50; 100; 250; 500; 1000 15; 25
6-Methyl-prednisolon	Urbason	Hoechst	4; 8; 16; 40	Solubile	16; 32 forte 20 mg/ 1000 mg
Fluocortolon	Ultralan	Schering	5; 20; 50		
Triamcinolon	Delphicort Volon	Lederle Bristol-Myers Squibb	2; 4; 8 4; 8, 16	Volon A Solubile	10; 40; 80; 200 mg
Dexamethason	Fortecortin	Merck	0,5; 1,5; 4; 8	Fortecortin Mon.	4; 8; 40 mg/ 100 mg

Glukokortikoid	Klinische Äqui-valenz-dosis	Rel. ent-zündung-hemmende Wirkung	Rel. Na$^+$-Reten-tion	Halb-wert-zeit (min)	Biol. Halb-wertzeit (h)	Schwellendosis für die Supres-sion der Hypo-physe (mg/m^2)
Cortison	25	0,8	0,8	90	8–12	14
Cortisol	20	1	1	90	8–12	12
Prednison	5	3,5	0,6	200	18–36	9
Prednisolon	5	4	0,6	200	18–36	9
6-Methyl-prednisolon	4	5	0	200	18–36	9
Fluocortolon	5	5	0	200	18–36	9
Triamcinolon	4	5	0	200	18–36	9
Dexamethason	0,8	30	0	300	36–54	0,6

Tabelle A-4. Allergenextrakte zur Hyposensibilisierung

Firma	Wäßrige Extrakte zur Injektion	Wäßrige Extrakte zur oralen Hypos.	Semi-Depot-Extrakte	Allergoide
Allergo-pharma	Novo-Helisen	Novo-Helisen oral	Novo-Helisen Depot	Allergovit (Allergoid-Depot) von versch. Allergenen
HAL	Allerset	Hal-oral	Depot-Hal Depot-Hal S (forte) (enthält geg. Depot-Hal die doppelte Allergen-konzentr.)	Purethal (Gräser- und/oder Baumpollen)
Scherax	Alk – wäßrig-oral N – oral SQ		Depot N (partiell gereinigt) Depot SQ (selektiv gereinigt) lyophilinisiert SQ	
Smith Kline Beecham	ADL (spezifische Desensibilisie-rungslösung)		ADL Conjuvac-3 Bäume Conjuvac-3 Gräser Conjuvac-Milbe	TA Tyrosin-Allergoid (glutaraldehydmodi-fizierter, an Tyrosin adsorbierter Extrakt) Baumpollen Gräserpollen

Tabelle A-5. Hyposensibilisierungsschemata für Semidepotextrakte. Injektionsabstand 7 bis 14 Tage, Injektionen streng subkutan

Stärke	Sensibilisierungsgrad		
	mäßig ml	hoch ml	
1 oder A	0,10 0,40 0,70	0,10 0,20 0,40 0,70 1,0 evtl. Konzentrationsstärke 0 vorschalten	Von manchen Herstellern wird für hochempfindliche Patienten, auch Kinder, zur Vorschaltung eine niedrige Konzentrationsstärke angeboten
2 oder B	0,10 0,20 0,40 0,70	0,10 0,20 0,40 0,70 1,0	
3 oder C	0,10 0,20 0,40 0,70 1,0	0,10 0,20 0,30 evtl. nicht weiter steigern	

Nach Erreichen der Endkonzentration kann langsam auf 3–4wöchentliche Injektionsabstände übergegangen werden. Auch bei saisonalen Allergien sollte ganzjährig hyposensibilisiert werden. Während der Saison wird die Dosis auf etwa 1/2 bis 1/3 der Enddosis, d.h. bis auf die maximal tolerierbare Dosis reduziert.

Allergovit (Allergoid-Depot von verschiedenen Allergenen)	8 Spritzen (in der Vorsaison im Abstand von 7–14 Tagen)
Tyrosin-Allergoid (Extrakt aus Gräser- und Roggenpollen bzw. Baumpollen): Fertigspritzen und Durchstechflasche Glutaraldehyd-modifiziert, Tyrosin-fixiert	Grundbehandlung 3 Spritzen (300, 800, 2000 Noon-E) in der Vorsaison im Abstand von 7–14 Tagen. Daran anschließend evtl. 3 Fortsetzungsspritzen (2000 Noon-E) im Abstand von 7 Tagen bis 28 Tagen

Sachverzeichnis

A

Acetylcholin 64
Adenosin, Provokation 169
Adenosinrezeptoren 202
Adenoviren 89
Adenylatzyklase 72, 73, 186
- a_2-Rezeptoren 72, 73
- β_2-Rezeptoren 72
- Stimulation 186
- System 73
Adhäsionsmoleküle, Wirkung auf Glukokortikoide 219
Adrenalin 63
- Inhalationsapplikation beim Asthmaanfall 286
adrenerge Rezeptoren 67
- a-Rezeptoren 70
- β-Rezeptoren 68, 82
adrenerges System
- NANC (nichtadrenerges, nichtcholinerges System) 83, 84
- Signalaktivierung 72
Aerochamber (s. auch Dosieraerosole) 247
Aerosole 239–255
- Aerosoldeposition 241
- Aerosolerzeugung 240, 241
- Applikation 239
- Charakteristika 239, 240
- Deposition 239
- Diffusion 241
- Dosieraerosole (s. dort) 244–249
- Impaktion 241
- Sedimentation 241
Allergengruppen für Immuntherapie 260, 261
Allergenpräparate und -dosierung (s. auch Hyposensibilisierung) 257–265
Allergie / Allergene 24, 44–63
- Atopie (s. dort) 44–63
- Außenraumallergien 60
- duale Reaktion, allergische 135
- Epitope, Allergene 24
- Formaldehyd / Medikamente, Antigenelimination 257
- Hausstaubmilben 26, 27, 57, 58
- – Antigenelimination 255, 256
- Hühnereiweiß 24
- Hundehaarallergene 59, 60
- IgE, allergenspezifisches 151
- immunologische Grundlagen 44–46
- Infekte, Zusammenspiel mit Allergien 90
- inhalative Allergene 55–60
- Innenraumallergien 57–60
- Katzenhaarallergene 58, 59
- Kuhmilchunverträglichkeit 24, 62
- Milchernährung, hypoallergene 25
- Muttermilch 24
- Nahrungsmittelallergie 61–63, 171
- – Antigenelimination 257
- nervöse und neurohumorale Einflüsse 63–84
- Pilzsporen, Antigenelimination 256
- Pollen, Antigenelimination 256
- Prävention 25
- Rauchen, Antigenelimination 256
- Reizrezeptoren („irritant receptors") 93
- Salut, allergisches 148
- Schimmelpilze 60
- Sofortreaktion, allergische 135
- Tierhaarallergien, Antigenelimination 255
- Viren, allergische Sensibilisierung 96
- zelluläre und molekulare Abläufe, allergische Reaktion 56, 57
Allergietests 149–154
Alpha
a-Blocker 238
a-Rezeptoren 70–73, 77, 180
- adrenerge 70, 77
a_1-adrenerge Rezeptoren 74
a_2-Rezeptoren 72, 73
- Hemmung durch 73
Anaesthetika, Asthmaanfall 285
Anamnese 145–147
- Familienanamnese 18
Anstrengungsasthma 110–115
- Inzidenz 110
- Klinik 112
- Pathogenese 111
- Refraktärperiode 113
- Temperatur 113
- Therapie 114
- verzögerte Reaktion 113
- Wärmeaustausch 111

Anstrengungs-/Belastungstest   168
Antibiotika   237
Anticholinergika   179
Antigenelimination   255–257
– Formaldehyd/Medikamente   257
– Hausstaubmilbe   255, 256
– Nahrungsmittel   257
– Pilzsporen   256
– Pollen   256
– Rauchen   256
– Tierhaarallergien   255
Antigenprovokation   170
Antihistaminika   179, 237, 238
Antileukotriene   232–235
– Stufenschema der Asthmatherapie   234
Applikationsform, Hyposensibilisie-
   rung   264
Arachidonsäure   87
Arzneimittel und Asthma (s. auch Medika-
   mente)   120
Aspirin und Asthma   120
Asthma
– chronische Phase   134–136
– extrinsisch-nichtatopisches Asthma   4
– intermittierendes   134
– intrinsisches Asthma   4
– leichtes Asthma   162
– Lungenfunktion und Asthmaschwere-
   grad   162, 163
– schweres Asthma   162
– im symptomfreien Intervall   134–136
Asthmaanfall   139–141
– Einteilung, akuter Asthmaanfall   140
– Herzfrequenz   141
– bei Kleinkindern, Differentialdia-
   gnose   141
– Mortalitätsrisiko   142
– Pathomechanismen   139
– Prävention, Frühtherapie   141
– Risikofaktoren   142
– Sauerstoffsättigung   140
– Therapie   281–283
– – Adrenalininhalation   286
– – ambulant   282
– – Anaesthetika   285
– – Flüssigkeitszufuhr
– – Helium   285
– – Ipratropriumbromid   283
– – künstliche Beatmung   286
– – Leukotrieninhibitoren   285
– – Magnesiumsulfat   285
– – neue Therapiekonzepte   284, 285
– – Prednison   283
– – Ribavirin   286
– – stationär   282, 283, 287
– – β-Sympathomimetika   283, 284
– – Theophyllin   283
– Untersuchungen   163
Asthmaschulungsprogramm
   (s. Schulung)   267
Asthmaschweregrad und Lungenfunkti-
   on   162, 163

Asthmatodesraten/Mortalität   30, 31
Asthmaverhaltenstraining (s. auch
   dort)   267–273
Atemgymnastik   281
Atemwege, Säuglingsalter   13
Atemwegsobstruktion, Ätiologie   13
Atemwegswiderstand   159–161
Ätiopathogenese   116
Atopie/atopische Erkrankungen   28, 44–63
– Dermatitis, atopische   28
– Diagnostik   148
– extrinsisch-atopisches Asthma   4
– extrinsisch-nichtatopisches Asthma   4
– immunologische Grundlagen   44–46
– zusätzliche   28
Atropinabkömmlinge   207, 208
– Kombination mit β-Sympathomimeti-
   ka   208
– Vergleich mit β-Sympathomimetika   207,
   208
Ausatemluft, NO   165
Auskultation   148
Außenraumallergien   60
autogenes Entspannungstraining   266
„autohaler"   251
autonome
– Imbalance   95
– Rezeptorstrukturen   66, 67
– – Klasse-1-Rezeptoren   67
– – Klasse-2-Rezeptoren   67
– Strukturen, Zilienapparat   95
autonomes Nervensystem,
   Pathologie   78–84

B
„babyhaler" (s. auch Dosieraerosole)   247
Bakterien   15, 97, 98
– Infekte, bakterielle   15
– Superinfektion, bakterielle   98
basophile Granulozyten, Hyposensibilisie-
   rung   259, 260
Beatmung, künstliche beim Asthmaan-
   fall   286
Beclomethason   278
Beginn   10
– „early onset-asthma"   10
– „late onset-asthma"   10
Beta
β-Blocker   120
β-Rezeptoren   63, 67–70, 78, 82, 180, 219
– adrenerge   68
– – β-adrenerge Theorie   82
– – Verteilung   75
– Downregulation   81, 82
– Rezeptoraktivität   70
– Rezeptordichte   78
– Rezeptorstruktur   69
– Rezeptoruntertypen   69
– β_2-Rezeptoren   72, 76, 82
– – Glu 27-Form   82
– – Polymorphismus   198
Bordetella pertussis   91

bronchiale Provokation   168, 169
- Adenosin   169
- Antigenprovokation   170
- mit Histamin   169
- Kaltlufthyperventilationsprovokation   169, 170
- mit Metacholin   169
- oraler Provokationstest bei Nahrungsmittelallergie   170, 171
Bronchialsystem
- elektronenoptische Präparate   94
- hyperreagibles (s. dort)   102–109
Bronchiolitis   14, 15, 90, 91
Bronchitis, Säuglinge   12
bronchoalveoläre Lavage (BAL)   165, 209
Bronchoskopie   165
Bronchospasmolyse   168
Budesonid   221, 278

C

Ca^{2+}-Stoffwechsel   73, 74
CD23   52
Cetirizin   237
cholinerges System / cholinerge
- Innervation   64, 65
- NANC (nichtadrenerges, nichtcholinerges System)   83, 84
- Pathologie   83
- Rezeptoren   71, 72, 77
- - M_1, M_2 und M_3 71
Chromosom-6   20
chronisches Asthma bronchiale   134–136
cNO-Stickoxid   87
CO_2 161
Compliance / Patienten-   160, 252–254
- Strategien zur Verbesserung   253, 254
„coupling"   78
- „high-efficiency"   78
- „stoichiometric"   78
Cyclosporin A   237
Cysteinleukotrienrezeptorantagonisten   232

D

Definitionen   1, 137
- Risikofaktoren   1, 2, 58
Deposition von Aerosolen   239
Dermatitis, atopische   28
Δ_6-Desaturase   19, 20
Desensibilisierung   196, 197
- systematische, Psychotherapie   266
- Tachyphylaxie   80
Diagnose / Diagnostik   3, 145–174
- allergisches Salut   149
- Anamnese   145–147
- assoziierte Erkrankungen   147
- atopisches Ekzem   148
- Auskultation   148
- Einteilung (s. auch dort)   3, 4
- Exazerbationsfaktoren   147
- Gewicht und Größe   148
- Haupt- und Nebenkriterien   3
- Lebensmilieu   147

- Röntgenuntersuchung   149
- Symptome   147
Differentialdiagnostik, Untersuchungen   171–174
- Astmaanfall bei Kleinkindern   141
- obstruktive Atemewegserkrankungen   172, 173
Diffusion
- Aerosole   241
- Diffusionskapazität   162
„diskhealer"   251
DNCG (Dinatriumcromoglicicum)   179, 208–213
- antiinflammatorische Wirkung   209
- BAL (bronchoalveoläre Lavage)   209
- Dosis   212
- Indikation   212
- Kindesalter, Besonderheiten   211
- Kombination mit β_2-Sympathomimetika   212
- Mastzellstabilisation   210
- unerwünschte Wirkungen   212
- Vergleich mit Nedocromil-Natrium   213
- Wirkungsmechanismus   209, 210
Dosieraerosole   244–249
- Abstandshalter   244
- Anweisungen   245
- Fehler bei der Inhalation   244
- mechanische Kompatibilität   247, 248
- - Aerochamber   247
- - Fisonair   247
- - Babyhaler   247
- - Nebulator   247
- - Rondokugel   247
„downregulation", β-Rezeptoren   81, 82
duale Reaktion, allergische   135
Düsenvernebler   243, 244

E

„early onset-asthma"   10
„easy-breath"   251
„easyhaler"   251
ECP (eosinophiles kationisches Protein)   165
Einteilung   4
- akuter Asthmaanfall   140
Entspannungstraining   266
- autogenes   266
- muskuläres   266
Entzündung, hyperreagibles Bronchialsystem   106–109
- Entzündungsmediatoren   110
- eosinophile   106, 107
- Granulozyten   108
- - basophile   108
- - eosinophile   108
- Leukozyten, basophile   109
- Makrophagen   108
- Mastzellen   108
- Monitoring   163–168
- T-Zellen   109, 110
- - Th_0-Zellen   106

- - Th$_1$-Zellen   106
- - Th$_2$-Zellen   106
Eosinophilie
- ECP (eosinophiles kationisches Protein)   165
- EPO (eosinophile Peroxidase)   165
- Protein X, eosinophiles   165
Epidemiologie   8, 9
Epitope, Allergene   24
EPO (eosinophile Peroxidase)   165
EPX-EDM (Neurotoxin)   165
Erkrankungsrisiko   17–19
Ernährung und Umwelt   22
Erscheinungsformen   5
Exazerbationen, psychische   119
„exo-site"-Hypothese   186   187
Expektoranzien   236
extrinsisch
- atopisches Asthma   4
- nichtatopisches Asthma   4

F
Familie / familiäre Aspekte   11, 22, 23, 29
- familiäre Belastung   11
- Familienanamnese   11, 18
- Familiengröße   29
- Geschwisteranzahl   29
- Jungen   11
- Mädchen   11
- Reaktionsmuster   118
- Zwillings- und Familienstudien   22, 23
FcεRI und FcεRII   51
Fenoterol   181, 182, 192
FEV$_1$ 156
Fisonair (s. auch Dosieraerosole)   247
Flunisolid   221, 278
Flüssigkeitszufuhr, Asthmaanfall   284
Flußmessungen   156
Fluticason   221
ForadilR   182
Formaldehyd, Antigenelimination   257
Formoterol   182–186, 189, 190, 192
- Langwirksamkeit   184, 185
- Strukturformel   184
- Vergleich mit Salmeterol   189, 190
Furosemid   238, 239

G
Ganzkörperplethysmographie   157, 158
Gastransferfunktion der Lunge   161, 162
Gasverdünnungsmethoden   157
Gasvolumen, intrathorakales (ITGV)   158
GDP (Guanindiphosphat)   72
genetische
- Aspekte   16–22
- Kandidatenregionen   21
genetischer Einfluß   19–22
genetisches Risiko, erhöhtes, Maßnahmen   25
Genloci   20
Genort   21

- 11q13   21
- 5q31–35   21
Genrearrangement   48
Geschwisteranzahl   29
Gewicht und Größe   148
Glukokortikoide   179, 217–231
- akutes Asthma   222
- antiinflammatorische Wirkung   217
- β_2-Langzeit-Sympathomimetika   224, 225
- bronchiale Hyperreagibilität   223
- Budesonid   221
- Dosierung   222
- - und Beendigung der Therapie   226
- Effekt auf NO-Exhalation   220
- Einfluß
- - auf Peak-Flow-Meter-Werte   224
- - auf Wachstumsgeschwindigkeit   231
- Flunisolid   221
- Fluticason   221
- Interaktion mit β_2-Sympathomimetika   219
- klinische Wirksamkeit   221–225
- Langzeitbehandlung   224
- Maximaleffekt   227
- Modellvorstellung für die Glukokortikoidwirkungen   218
- Nebenwirkungen   230
- permissive Wirkung auf β_2-Rezeptoren   219
- Rezeptor   217
- systemische   221, 229
- - akute Exazerbation   221
- - Dosierung   221
- topische   221, 222, 226
- - Beendigung der Therapie   226
- - Dosierung   222, 226
- - Dosis-Wirkungs-Kurven   227
- - Grundprinzipien   226
- - Hypophysen-Nebennieren-Achse   228
- - Kataraktentwicklung   229
- - Langzeitwirkung   228
- - Wachstum   228
- Triamcinolonacetonid   221
- unerwünschte Wirkung   228
- - Minimierung der unerwünschten Wirkung   230, 231
- Vergleich verschiedener Präparate   225
- Wirkungen auf Zytokine und Adhäsionsmoleküle   219
- Wirkungsmechanismus   217–219
- zelluläre Effekte   219, 220
Goldpräparate, orale   237
G-Protein   72, 73
Granulozyten, hyperreagibles Bronchialsystem   108
- basophile   108
- eosinophile   108
Größenzunahme   33
Guanindiphosphat (GDD)   72
Guanintriphosphat (GTP)   72
Guanosinphosphat   72

H

Häufigkeit 9
- körperliche Anzeichen vor einem Asthma-
  anfall, Häufigkeitsverteilung 146
Hausstaubmilben 26, 27, 57, 58
- Antigenelimination 256
- Exposition mit Milbenantigen 58
Hauttests 150
Helium
- Asthmaanfall 285
- Gasverdünnungsmethoden 157
Herzfrequenz, Asthmaanfall 141
Histamin
- Histaminfreisetzung aus Basophi-
  len 152–154
- Provokation 169
- Rezeptoren 74
HLA-System 20
hormonelle Beeinflussung des Asthma
  bronchiale 120
Hühnereiweißallergie 24
Hundehaarallergene 59, 60
Husten 98, 137
hyperreagibles Bronchialsystem / bronchiale
  Hyperreagibilität (BHR) 102–109,
  223
- Asthmaschweregrad 103
- Definition 103
- Entzündung (s. dort) 105–109
- Genetik 105
- Glukokortikoide 223
- Häufigkeit 103
- Lebensalter 104
- bei Sinusitis 99
- Stimuli 102
- β-Sympathomimetika 198, 199
- unspezifisches Phänomen 104
Hyperventilation 111
- Kältehyperventilation 114
Hyposensibilisierung / Immunthera-
  pie 257–265
- Allergendosen 264
- Allergenpräparate 263
- allgemeine Empfehlung 265
- Auswahl von Patienten und Allerge-
  nen 260, 261
- Auswahlkriterien, sonstige 261
- basophile Granulozyten 259, 260
- Empfehlungen 262
- Erfolgsbeurteilung 265
- Grundphänomen 258
- IgE-Antikörper 259
- IgG-Antikörper 258, 259
- Indikation 262
- klinische Anwendung und Erfolgskrite-
  rien 260–265, 280
- Kontraindikationen 262
- praktische Durchführung 262, 263
- Semi-Depot-Präparate 263
- Studien 261
- Vorsichtsmaßnahmen 263
- Wirkungsmechanismus 258–260

I

ICAM-1 108, 109
IgE-(Immunglobulin E)-Antikörper 15, 16,
  44–50
- allergenspezifisches 151
- Gesamt-IgE 151
- Hyposensibilisierung 259
- Metabolismus 46
- Moleküle 45
- Nabelschnurblut, IgE-Spiegel 15, 16, 22
- Rezeptoren
- – hochaffiner IgE-Rezeptor 49, 50
- – Kreuzvernetzung von IgE-Rezepto-
  ren 50
- – niederaffiner IgE-Rezeptor 52–54
- – Untereinheiten 50
- – Zusammenspiel von IgE und seinen Re-
  zeptoren 54, 55
IgG-Antikörper, Hyposensibilisierung 258,
  259
Imbalance, autonome 84
Immunglobulin 44–50
- E (s. IgE) 15, 16, 44–50
- Genrearrangement 48
- Klassifikation 46
- – Subklassen (s. dort) 46, 49
immunologische Grundlagen, allergische
  Reaktion 44–46
Immuntherapie (s. Hyposensibilisie-
  rung) 257–265
Impaktion, Aerosole 241
Infekte 89–98
- bakteriell 15
- Schutz vor allergischer Sensibilisie-
  rung 97
- viral 89–97
- Zusammenspiel mit Allergien 90
Influenzaviren 89
Informations- und Wissensvermitt-
  lung 270, 271
Inhalationshilfen bei Säuglingen 191
Inhalationssysteme 254, 255, 279, 280
- Anwendbarkeit 255
- Kleinkinder 279
- Säuglinge 279
- Vor- und Nachteile 254, 255
Inhalationstechnik 243–252
- Effektivität 246
Inhalationstherapie im Säuglings- und
  Kleinkindalter 279
inhalative Allergene 55–60
Inhalierhilfen 244, 245
- Säuglinge 250
- Spacer 245
Innenraumallergien 57–60
Interleukine (IL; s. auch Zytokine, Adhäsi-
  onsmoleküle) 21, 219
- IL-2 109
- IL-4 109
- IL-5 109
Interleukine 21
intermittierendes Asthma bronichiale 134

intrauterin Sensibilisierung   22, 23
intrinsisches Asthma   4
Inzidenz   8
Ionenkanäle, Beeinflussung von   75
Ipratropriumbromid   207
- Asthmaanfall   283
„irritant receptors" (Reizrezeptoren)   83,
   93
ISAAC-Studie   8
ITGV (intrathorakales Gasvolumen)   158

J
Jungen, familiäre Belastung   11

K
Kältehyperventilation   114
- Hyperventilationsprovokation   169, 170
Kandidatengene   20, 21
- genetische Kandidatenregionen   21
kardiale Wirkung, β-Sympathomimeti-
   ka   195
Kataraktentwicklung, topische Glukokorit-
   koide   229
Katzenhaarallergene   58, 59
Ketotifen   215-217
- appetitsteigernde Wirkung   217
- Besonderheiten im Kindesalter   216
- Gewichtszunahme   217
- klinische Anwendung   216, 217
- Müdigkeit   216
- unerwünschte Wirkungen   216, 217
- Wirkungsmechanismus   215, 216
klinische Erscheinungsformen   133 ff.
Kompresionshalter   280
Kompressionsvernebler   280
Konkordanzraten   17
Konsensus-Statement   276
- Stufe 1   276
- Stufe 2   276
- Stufe 3   278
körperliche Untersuchung (s. Diagnostik)
Kuhmilchunverträglichkeit   62
künstliche Beatmung, Asthmaanfall   286

L
Langzeitprognose   30
Langzeittherapie
- Glukokoritkoide   224, 225
- präventive   274-281
- - Stufenplan der Therapie   277, 278
- - Therapieeinstellung   274
„late onset-asthma"   10
Laufbelastung   168
Lebensmilieu   147
leichtes Asthma   162
Leukotriene   87, 88
- Metabolismus   88
- Rezeptorantagonisten   88, 232
- - Stufenschema der Asthmatherapie   234
- Wirkung   88
Leukotrieninhibitoren, Asthmaanfall   285
Leukotriensynthesehemmer   233

- Klinische Wirkung   233
Leukozyten, basophile, hyperreagibles Bron-
   chialsystem   109
LTC$_4$, LTD$_4$, und LTE$_4$ 87
Lungendeposition, Aerosole   242
Lungenfunktion und Asthmaschwere-
   grad   162, 163
Lungenfunktionsuntersuchung   154-163
Lungensteifheit   160, 161

M
Mädchen, familiäre Belastung   11
Magnesiumsulfat, Asthmaanfall   284
Makrolide   237
Makrophagen, hyperreagibles Bronchialsy-
   stem   108
Mastzellen, hyperreagibles Bronchialsy-
   stem   108
„maximum midexspiratory flow"   156
medikamentöse Therapie   179-238
- Antibiotika   237
- Antihistaminika   237, 238
- Antileukotriene (s. dort)   232-235
- Atropinabkömmlinge (s. dort)   207, 208
- Dinatriumcromoglicicum (s.
   DNCG)   208-213
- Glukokortikoide (s. dort)   217-231
- Ketotifen (s. dort)   215-217
- Nedocromil-Natrium (s. dort)   213-217
- β-Sympathomimetika (s. dort)   180-201
- Theophyllin (s. dort)   179, 201-206, 283
Membranphospholipide   88
Metacholin, Provokation   169
Methotrexat   237
Milbendichte   26, 27
Milchernährung, hypoallergene   25
mittelschweres Asthma   162
MMEF$_{25-75}$ („maximum midexspiratory
   flow")   156
Monitoring der Entzündungsreaktion der
   Atemwege   163-168
Montelukast   232-234
Mortalität   30, 31
- Asthmaanfall, Mortalitätsrisiko   142
- β-Sympathomimetika   193, 194
mRNA   49
Mukolytika   235, 236
Mundatmung bei hyperbronchialen Syn-
   drom   99
Muskarinrezeptoren   71, 74
muskuläres Entspannungstraining   266
Muttermilch   24
Mykoplasmen   89
„myosin light chain kinase" (MLCK)   180

N
Nabelschnurblut, IgE-Spiegel   15, 16, 22
- Screening   16
Nahrungsmittel
- Allergien   61-63, 171
- - Diagnose   62, 63
- - Pricktest   62

– Antigenelimination 257
Nahrungsmittelprovokation 61, 171
– orale 171
NANC (nichtadrenerges, nichtcholinerges
System) 83, 84
Nebulator (s. auch Dosieraerosole) 247
Nedocromil-Natrium 179, 213–217
– asthmatischer Husten 213
– Besonderheiten im Kindesalter 214, 215
– klinische Anwendung 215
– Nebenwirkungen 215
– Vergleich mit DNCG 213
– Wirkeffekt 214
– Wirkungsmechanismus 213, 214
nervöse und neurohumorale
Einflüsse 63–84
Nervus vagus 64
Neuropeptide 66
Neurorezeptoren, pulmonale 66
Neurotoxin (EPX-EDM) 165
nichtadrenerg
– nichtcholinerge Mechanismen 65, 66
– nichtcholinerges System (NANC) 83, 84
NO (Stickoxid) 85–87, 165–167
– Ausatemluft 165, 167
– Bildung von 86, 87
– cNO-Stickoxid 87
– Effekt auf Glukokortikoide 220
– Entzündung 87
– Metabolismus 87
– nNO-Stickoxid 87
– physiologische Effekte und Funktio-
nen 86
– Verlaufsparameter 167, 168
Noradrenalin 63

O
obstruktive Atemewegserkrankungen 172,
173
OxisR 182
Ozon 119, 120

P
Parainfluenza-Viren 89
Parentektomie 117
Patch-Test 150
Pathogenese 43–131
Patientenschulung 267
pCO$_2$ 161
PEF 156
– maximaler Spitzenfluß 156
Persönlichkeitsstruktur, asthmatische Kin-
der 29
Phosphodiesterase 202
Phospholipase
– A$_2$ 81
– C 74, 75
– – α_1-adrenerge 74
– – histaminerge H$_1$ 74
– – muskarinerge M$_3$- 74
– – Tachykininrezeptoren 74
Pilzsporen, Antigenelimination 256

Plethysmographie, Ganzkörper- 157, 158
Pneumotachographie 155
Pollen, Antigenelimination 256
„postnasal drip" 99
postnatale Faktoren 24–26
Prädiktion, obstruktive Säuglingsbronchi-
tis 12
pränatale Faktoren 22, 23
Pranlukast 232
Prävalenz 8, 9
– Häufigkeit 9
– ISAAC-Studie 8
– Zunahme 9
Prednison, Asthmaanfall 283
Pricktest 150
– Nahrungsmittel 62
– Prick-Pricktest 150
Prognose 30
– Langzeitprognose 30
Proteinkinase C (PKC) 52
Provokation
– Adenosinprovokation 169
– Antigenprovokation 170
– bronchiale (s. dort) 168, 169
– Histaminprovokation 169
– Kälte-Hyperventilationsprovokation 169,
170
– Metacholinprovokation 169
– Nahrungsmittelprovokation 61, 170,
171
psychische
– Exazerbation 119
– Faktoren 115–119
psychoanalytische Therapie 115
Psychotherapie 265–267
– operante Verfahren 267
– systematische Desensibilisierung 266
pulmonale Neurorezeptoren 66
Pulsoximetrie 161
Pulverinhalation 280
Pulverinhalatoren 251, 252
– Übersicht 252

R
RAST-Test 151
Rauchen 27, 119, 120
– Antigenelimination 256
R$_{aw}$ 159
Reagibilität der Atemwege 168–171
Rearrangement 47, 48
Rebound-Phänomen, β-Sympathomimeti-
ka 201
Reflexbereitschaft 84
Reflexbronchokonstriktion 110
Reflux, gastroösophagealer 119
Reibtest 150
Reizrezeptoren („irritant receptors") 93
Reparaturmechanismen 111
Residualvolumen, funktionelles 157
Rezeptoren, Verteilung 75–77
– adrenerge α-Rezeptoren (s. auch Al-
pha) 77

– adrenerge β-Rezeptoren
    (s. auch Beta) 75
Rhinoviren 89
Ribavirin, Asthmaanfall 286
Risikofaktoren 1, 2, 58, 26–28
Rondokugel (s. auch Dosieraerosole) 247
Röntgenuntersuchung 149
RSV-Broncholitis, Ribavirin 286
RS-Viren 89
Ruhelungenvolumen 159

S
Salbutamol 181, 182, 192
– Strukturformel 184
Salmeterol 182, 183, 192
– Langwirksamkeit 185, 186
– Strukturformel 184
– Toleranzentwicklung 198
Sauerstoffsättigung 161
– Asthmaanfall 140
Säuglinge
– Atemwege 13
– obstruktive Bronchitis 12
– Prädiktion 12
– β-Sympathomimetika 191, 192
Schimmelpilze 60
Schulung / Schulungsprogramm 267–270
– in Deutschland 269
– einüben krankheitsspezifischer sozialer
    Fertigkeiten 271
– formale Voraussetzungen 272
– Informations- und Wissensvermitt-
    lung 270, 271
– für Kinder 269
– – Evaluation Pädiatrie 272, 273
– Problembereiche einer Schulung 269,
    270
– Selbstwahrnehmung 271
– Standards 272
– Verhaltenseinübung 271
schweres Asthma 162
Sedimentation, Aerosole 241
sekretregulierende Mittel 236
Selbstwahrnehmung, Schulung 271
Semi-Depot-Präparate, Hyposensibilisie-
    rung 263
Sensibilisierung
– adrenerge Rezeptoren 79
– intrauterin 22, 23
SereventR 182
Signalaktivierung, adrenerge 72
Signaltransduktion (s. auch IgE) 50–52
– CD23 52
– FcεRI 51
– FcεRII 51, 52
– hochaffiner IgE-Rezeptor 50–52
– niederaffiner IgE-Rezeptor 52–54
– Kreuzvernetzung von IgE-Rezeptoren 50
– Zusammenspiel von IgE und seinen Re-
    zeptoren 54, 55
sinubronchialer Reflex 100
Sinusaspirate 101

Sinusbronchitis 98
Sinusitis, Asthma 98–101
– Erregerspektrum 101
– Röntgen 149
– Symptome 98
– Therapie 101
– Wechselbeziehung mit Asthma 99
Sofortphase 134
Sofortreaktion, allergische 135
soziale Aspekte 29
– Familiengröße 29
– Geschwisteranzahl 29
– Persönlichkeitsstruktur, asthmatische Kin-
    der 29
Spacer (Inhalierhilfen) 245
Spirometrie –
    Pneumotachographie 155
Sputum 164, 165
Status asthmaticus 137–142
– Definition 137
– pathophysiologische Mechanismen 137,
    138
– Schweregrad, Einschätzung 139
– Therapie 281
Steifheit der Lunge 160, 161
Stickoxid (s. NO)
Stickstoff, Gasverdünnungsmethoden 157
Stimmbanddysfunktion 171, 172
Stoffwechselbeeinflussung 73, 74
– Ca^{2+}-Stoffwechsel 73, 74
Subklassen, Immunglobulin 46, 49
– Subklassen-Switching 49
Substanz P 83
sympathische Innervation 63, 64
Sympathomimetika
    β-Sympathomimetika 180–201
– Asthmaanfall, Therapie 283, 284
– – kontinuierliche Verneblung 284
– Asthmamortalität 193, 194
– und bronchiale Hyperreagibilität 198,
    199
– Glukokortikoide 224, 225
– kardiale Wirkung 195
– klinische Anwendung 190
– Kombination
– – mit Atropinabkömmlingen 208
– – mit DNCG 212
– Kurzzeit- 193
– Langzeit- 192, 193
– Lipophilie 183, 185
– Nebenwirkungen 192, 193
– partieller Agonismus 188, 189
– pharmakologisches Profil 182, 183
– – Rebound-Phänomen 201
– bei Säuglingen 191, 192
– Inhalationshilfen bei Säuglingen 191
– Selektivität 182, 190
– Strukturformen 183
– Toleranzentwicklung 197
– Vergleich mit Atropinabkömmlin-
    gen 207, 208
– Wirkstoffe 181–190

– Wirkungsmechanismus 180, 181
Symptome 136
symptomfreier Intervall 134–136

T
Tachykininrezeptoren 74
Tachyphylaxie-Desensibilisierung 196, 197
Terbutalin 181
Th$_1$-Zellen 21, 55
– Hyposensibilisierung 259
Th$_2$-Zellen 21, 55
– Hyposensibilisierung 259
Theophyllin 179, 201–206, 283
– akuter Asthmaanfall 204, 205, 283
– altersabhängige Charakteristik 203
– antiinflammatorische Wirkung 202
– Dosierung 203, 204
– Dosisanpassung 206
– intravenöse Applikation 204, 205
– orale Applikation 205
– Pharmakokinetik 203
– unerwünschte Wirkung 205, 206
– Wirkungsmechanismus 202
Therapie 178–287
– generelle Anwendung, therapeutische
  Prinzipien 273–287
– medikamentöse (s. dort) 179–238
– Kinder unter 5 Jahren, Therapieempfeh-
  lung 279
– Prinzip 178
Therapieeinstellung 274, 275
Therapiekontrolle 275
Tierhaarallergien, Antigenelimination 255,
  255, 256
„tight junctions" 92
Toleranzentwicklung 196, 197
– Salmeterol 198
Triamcinolonacetonid 221
T-Zellen, hyperreagibles Bronchialsy-
  stem 109, 110

U
Umwelt / Umweltfaktoren 22, 26
Untersuchung, körperliche (s. Diagno-
  stik) 148

V
Verhaltenstraining 267–273
– Verhaltenseinübung 271
Verlauf 30–
  33
– Größenzunahme 33
– Wachstumsgeschwindigkeit 33
– Wachstumsretardierung 32
verzögerte Phase 134
Viren 89–97
– Adenoviren 89
– allergische Sensibilisierung 96
– Histaminfreisetzung 96
– Hyperreagibilität 93
– Influenzaviren 89
– Mykoplasmen 89
– Parainfluenza-Viren 89
– Rhinoviren 89
– RS-Viren 89
– Substanz P 96
Virusinfektionen 14, 15
Viruspersistenz 96, 97
Vitalkapazität, forcierte 155
„vocal cord dysfunction" 171, 172
Volumina und Flüsse / Volumen- und Fluß-
  messungen 155–159

W
Wachstumsgeschwindigkeit 33
Wachstumsretardierung 32
Wärmeaustausch 111
Wasserstoffperoxid 165
Wiederholungsrisiko, empirisches 18

Z
Zafirlukast 232, 234
Zileuton 232
Zilienapparat, Veränderungen 91–95
– Beeinflussung autonomer Strukturen 95
Ziliendyskinesiesyndrom 94
Zwillings- und Familienstudien 22, 23
Zytokine, Wirkung auf Glukokortikoi-
  de 219